心血管麻醉思考与实践

第一辑

李立环 著

科学出版社
北 京

内 容 简 介

作者以自身经历、临床生涯的学习和成长过程为背景，记述了其本人在大学、进修、硕士和博士研究生学习中的感悟。以纪实性的手法，介绍了其本人 46 年的麻醉生涯及所经历的国家心血管病中心、中国医学科学院阜外医院心血管麻醉和外科的发展过程。作者在记述其本人对心血管麻醉的思考与实践中，以患者最终的转归为目的，逐渐形成了有别于传统观念及临床处理措施的理念和方法，表露了对现代麻醉学、心血管麻醉学及其相关问题，以及临床上广泛流行的处理措施的看法，倡导同道重新对现有理念和临床实践的措施进行思考。

本书可供麻醉医生、心血管外科医生、体外循环医生、心血管内科医生、ICU 医生使用，也可作为医学生的学习参考用书。

图书在版编目（CIP）数据

心血管麻醉思考与实践 . 第一辑 / 李立环著 . —北京：科学出版社，2020.2

ISBN 978-7-03-064410-7

Ⅰ . ①心… Ⅱ . ①李… Ⅲ . ①心脏外科手术 – 麻醉学 – 研究 Ⅳ . ① R654.205

中国版本图书馆 CIP 数据核字（2020）第 023517 号

责任编辑：戚东桂 董 婕 / 责任校对：张小霞
责任印制：吴兆东 / 封面设计：龙 岩

科学出版社 出版
北京东黄城根北街16号
邮政编码:100717
http://www.sciencep.com
涿州市般润文化传播有限公司印刷
科学出版社发行 各地新华书店经销
*
2020年2月第 一 版 开本：720 × 1000 1/16
2025年4月第六次印刷 印张：21 1/2
字数：420 000
定价：98.00元
（如有印装质量问题，我社负责调换）

前言

临近退休之际，不少同事、同道和学生建议我写一本有关心血管麻醉方面的书。由于在 21 世纪初期，我曾经组织过中国医学科学院阜外医院（以下简称阜外医院）麻醉科的同事集体编写了一本《临床心血管麻醉实践》，现已经过去十余年，是再次组织大家对《临床心血管麻醉实践》重新编写，还是另外编写一本有关心血管麻醉方面的专著呢？例如，“阜外医院心血管麻醉学”或“阜外心血管麻醉学”？如果组织大家编写，就必然要由阜外医院的麻醉医生来集体编写。阜外医院麻醉科（现称为麻醉学中心）有 50 余位麻醉医生，仅主任医师和副主任医师就有 30 余位，这么多的医生集体编写一部著作，不仅内容构思、写作方式上千差万别，而且在理论认识和临床管理上也是花样各异。这样编写出来的并不是我所期望的著作。平时与兄弟医院的同道们闲聊时，他们常会说：“你的那本书怎么怎么……”我就赶快纠正说：“那不是我的书，而只是组织大家编写的书。”自己担任十余年的科室主任，从未在学术思想上去强加于人，要求同事去做什么，不去做什么。现已退休，更不会要求编写人员按照自己的学术思想去编写内容，而且即使提出了编写的细节，也难以如愿。况且对某一问题的学术认识，也难以区分谁是谁非，既然如此，不如按自己的思路来编写一本有关心血管麻醉方面的书籍。

自己一人如何来写一部心血管麻醉学呢？是遵循浩如烟海的临床专著共同的写作方式，还是不受外界的影响，自己怎么想，怎么认识，以及怎么做的就怎么写呢？我思虑再三，最后决定不受传统科技书籍写作方式的影响，完全按照自己的认识和思路，以及自己从事心血管麻醉的工作实践，结合阜外医院心血管麻醉的发展历程来写一本心血管麻醉的专业书籍。由于本书的写作方式完全不同于传统的科技书籍，书中的内容也与目前流行的麻醉学专著有很大的差别，因此，本书既不同于传统的科技书，也不同于小说、纪实文学之类的书籍，更不是自传，到底归为何类，自己也说不清楚。

由于在退休之际，忙于发起、筹备成立中国心胸血管麻醉学会，无暇顾及本书的写作。在心血管领域众多院士（陈灏珠、葛均波、高润霖、高长青、胡盛寿、朱晓东）、胸心外科学术组织负责人（石应康、庄建，曾先后任中华医学会胸心外科学分会主任委员）、胸心外科医生、麻醉医生，以及首都医科大学附属北京安贞医院、中国人民解放军总医院、广东省人民医院、复旦大学附属肿瘤医院、中南大学湘雅二医院同行的大力支持下，尤其是在阜外医院领导及同事的关心、帮助和全力支持下，构思 10 年（从 2005 年首届国际华人心血管麻醉论坛开始）、筹备 6 年、运作 3 年的中国心胸血管麻醉学会冲破重重阻力，最终获得国家批准，并于 2015 年 3 月 20 日在人民大会堂宣布成立。作为国家一级学术团体，成立伊始，虽工作千头万绪，但学会理事会成员热爱学会，工作积极，4 年的时间内已成立了 29 个二级分会（截至 2019 年 4 月），开展了大量的国内外学术交流、基层医生巡讲和培训工作，并推出了围术期高血压的管理，心血管外科手术中的抗纤溶治疗，针对大血管外科手术、TAVR 手术（经导管主动脉瓣置换）的麻醉临床路径，右美托咪定在心血管麻醉和围术期的应用等问题的专家共识和指南，并在以“心手相连、点亮生命”，培训、普及大众掌握心肺复苏的现场救治技术为主导的公益活动方面做了大量的工作。截至 2019 年 6 月，遍及全国各地的心肺复苏办事处已达 121 个，已有 50 余万国民大众接受了现场心肺复苏急救技术的培训。麻醉学会不少社会活动有同事分担，使得自己能在临床麻醉工作的空余时间沉下心来编写对心血管麻醉的思考与实践体会，因此，本书直到 2018 年春节后才开始动笔。

本书完全是由我一人所写，没有去刻意参考任何一本心血管麻醉及其他相关的专业书籍，仅凭自己脑海中的记忆，以及以往在不同场合所作的学术报告。考虑到心血管麻醉的相关理论和基础知识在很多的专业书刊中都有详尽的叙述，因此，本书中很少有基础理论知识的篇幅，而且也未对心血管麻醉的相关问题做全面的描述。对于本书中所涉及的某些问题，也未像其他专业书籍那样从各个方面去做全面阐述，仅仅是从临床的实用角度表述了自己的一些观点，有的甚至只是只言片语，因此，本书的开本和篇幅较小。自己是一位临床麻醉医生，观察和认识问题都是从临床角度出发，所写的心血管麻醉内容也都是自己脑海中的记忆，书中所介绍的具体事例基本上都是亲身所经历过的，因此，本书观点可能与传统或者习惯上的认识会有冲突。而那些自己不曾实践过或者不熟悉的“新”技术、“新”方法、新药或者“新”的监测手段，书中均未描述。本书中也少有心血管麻醉和相关专业方面的“最新进展”。其原因为我不太清楚何为“最新进展”，在临床医学领域，是否属于“最新”、是否属于“进展”不是由谁来主观标定，而是由广大的麻醉医生在临床实践中来辨认的，除非是那些刚刚问世的技术和理论。况且，很多的专业书刊上经常发布“最新进展”，因此，本书不再赘述。另外，本书也未像目前流行的那样，去引用参考文献、指南、共识等来证明自己的某个观点和临床处理措施的准确性（此点有违于现代科技书刊的传统做法）。本书中的全部内容都是出于自己对心血管麻醉的思考与实践，因此，本书在某种意义上也可以说是自己临床麻醉生涯的纪实性记录。

编写本书的目的并非向同道宣传自己的什么“高见”和“经验”，而是把自己所了解的我国心血管麻醉的情况，所经历的阜外医院心血管麻醉的发展过程，以及我对心血管麻醉的粗浅认识分享给大家，借以怀念和感谢启蒙、教导、帮助过自己的老师和同事，以及那些改变了自己的学术观念的难以忘怀的病例和经历。抛砖引玉，以求引发对现有心血管麻醉的传统观念和临床处理措施的思考，也表露自己对现行麻醉学领域的观点和临床上的处理措施的一些看法。因此，并不渴求大家认同或者宣扬我的观点，更不希望读者去机械地模仿本书中所介绍的临床处理措施或者治疗方法。对于本书中所出现姓名的人员，我已都一一拜访，并征得了他们的同意。如果年轻读者在成长的道路上能从书中获得点滴的帮助，或者大家在临床工作中遇到问题能从书中有所启发并最终有益于患者，我将会感到无比欣慰。本书之所以能够与大家见面，是阜外医院给了我这么好的学习和工作平台，本书的撰写，是我对阜外医院的感恩，也是对在创建中国心胸血管麻醉学会的过程中给予大力支持和帮助的各级领导和各位同道的点滴回赠。由于到 2020 年 3 月，中国心胸血管麻醉学会即将成立 5 年，为了使本书能在 2020 年 3 月前与大家见面，撰写时间加之能力有限，书中难免存在瑕疵，敬请读者给予批评指正。在此感谢科学出版社的支持，把本书的出版列入计划，使得大家能在 2020 年初见到本书。

李立环

2019 年 10 月

目　录

第一篇　理　　念

第二篇　实　　践

第一篇

理　　念

第一章
心血管麻醉学习之路

第一节 学习经历

我于1973年11月毕业于安徽医学院蚌埠分院［"文化大革命"期间，蚌埠医学院和芜湖医专与安徽医学院合并，分别称为安徽医学院蚌埠分院、安徽医学院皖南分院，"文化大革命"结束后分开独立。安徽医学院蚌埠分院于1974年独立为原来的蚌埠医学院，安徽医学院皖南分院独立并且升级为皖南医学院。此处介绍一些与本书的主题思想无关的历史背景。1958年，国家为了发展医学教育事业，由北京医学院（现北京大学医学部）抽出部分师资力量，包括基础医学和临床医学的人员成立了北京第二医学院即现在的首都医科大学；南京医学院即现在的南京医科大学抽出部分力量成立了徐州医学院，即现在的徐州医科大学；上海第一医学院即现在的复旦大学医学院在重庆成立了重庆医学院，即现在的重庆医科大学；浙江医学院即现在的浙江大学医学院在温州成立了浙江第二医学院，后改名为温州医学院，即现在的温州医科大学；上海第二医学院，即现在的上海交通大学医学院在安徽蚌埠市成立了蚌埠医学院］，在那个强调"又红又专"的年代，在毕业分配前，自己已经做好了"社来社去"的思想准备，从未闪现过毕业分配留校的念头，因为自己一不是党员，二不是学生干部。但在临近毕业分配时，我们连队的专职学生干部（当时上学时以部队的形式编制，所有73届的270名学生被编制为一个营，每90名学生设置为一个连，每个连队的连长和指导员为专职学生干部。连长由学校的任教老师担任，而指导员则由政工干部担任。因此，连队的指导员才是真正管理学生的干部）张书昌指导员（我毕业后，张指导员又到了蚌埠医学院附属医院外科任专职党支部书记。1978年我考上了中国医学科学院阜外医院的研究生，离开蚌埠医学院附属医院后，张书记改任为蚌埠医学院统战部部长，现已去世）找我说："学校准备把你留下。"当我听到这句话时非常吃惊，怕是听错，不由得反问了一句。张指导员接着说："按照毛主席'大学还是要办的'精神，学校需要留下‘又红又专’的学生来充实教师和医生队伍。你在这一届毕业生中学习成绩第一。虽然有些人不同意你留校，说你‘只专’、不‘红’，但我对你了解，你做得很好。”就这样，我被留在了学校并分配到蚌埠医学院附属医院工作，而且在毕业后一年于1974年12月28日光荣地加入了中国共产党。虽然在分配专业时，领导征求过每位留校学生的意愿，自己也曾表示，除不愿意去麻醉科外，其他科室都行，但最终还是被分配到了麻醉科。在麻醉科工作1年5个月后，即1975年3月被派去上海市胸科医院进修学习心胸麻醉。在上海市胸科医院学习期间，受到了同去进修学习、亦师亦友的胸外科医生李辉老师（上海本地人，原蚌埠医学院附属医院胸外科主任，于20世纪80年代初期调至上海卢湾区中心医院，后任该院院长）在各方面给予的关心和帮助（进修结束回到蚌埠医学院附属医院后，李辉老师一直都很关心和爱护我）。一同进修学习的上海市第六人民医院麻醉科的徐惠芳医生（徐惠芳教授后任上海市第六人民医院麻醉科主任，现已去世）也像大姐姐一样地关心和照顾我。进修学习1年后，于1976年4月返回工作单位——安徽医学院蚌埠分院附属医院麻醉科（安徽医学院蚌埠分院于1974年6月恢复为原来的蚌埠医学院）。每当自己回想起大学学习及在蚌埠医学院附属医院工作的日子，以及与张书昌书记、席德忠和李辉老师的师生情谊，心情就非常激动，久久不能平息。2019年6月22日，在上海参加东方麻醉大会之际，拜见了席德忠和李辉两位老师。看到年逾古稀的两位老人身体依然硬朗，心中感到无比的宽慰。

高等学校恢复高考后的第二年即1978年，国家开始招收研究生，这点燃了我渴求进一步学习的欲望。在当时的麻醉科负责人、亦师亦友的席德忠老师（席德忠教授于自己在研究生学习期间调至上海瑞金医院，后担任上海瑞金医院副院长等职务）的鼓励和指点下考上了中国医学科学院阜外医院（简称阜外医院，在1978年，该院大门口牌子上的名称为中国医学科学院阜成门外医院）尚德延教授的硕士研究生。硕士研究生毕业后，于1984年考上了原北京医学院第一附属医院（现为北京大学第一医院，简称北大医院）麻醉科谢荣教授（国家学位委员会麻醉学专业唯一的委员）的麻醉学博士研究生，于1987年11月博士研究生毕业，毕业后留在北大医院麻醉科工作。1988年5月，随北大医院心外科团队到美国洛杉矶Cedars-Sinai医疗中心进修学习冠状动脉旁路移植术的麻醉，开始操作桡动脉穿刺置管、颈内静脉穿刺和放置Swan-Ganz导管（此前在阜外医院仅进行过锁骨下静脉穿刺，在北大医院由于刚进入临床工作不久，尚未进行过深静脉及桡动脉穿刺）。1989年4月底从北大医院再次回到阜外医院，从此成为一名专职的心血管麻醉医生。1998年，我去美国西北大学（Northwestern University）进修学习，开展关于药代动力学的研究，但由于各种原因，在外科领导的要求下提前回国了。

改革开放后，尤其是进入了 21 世纪后，我国的经济得到了快速发展，看到今天优越的条件，每当与岳云、薛玉良同学（岳云教授和薛玉良教授是 79 级阜外医院尚德延教授的研究生，虽然他们是 1979 年入学，但由于毕业时间与 78 级研究生相距较近，我们三人不分早晚，都以同学相称）回想起当年在尚德延教授指导下的研究生学习经历时，我们三人无不感慨现在学习环境的优越。岳云教授和薛玉良教授的研究生毕业论文是油印的，而我是阜外医院 78 级 19 名研究生中第一名毕业答辩的，研究生毕业论文则是自己用 20×20 的稿纸手抄复写下来的。

第二节　脑海中永不会忘记的学习征途中的人和事

现代科技的发展改变了人们的日常生活习惯，同样改变了人们的学习和书写方式，使得一些人难以再像以前那样用心和费心地去做一件事情了。2018 年国庆期间我参加了一次亲戚孩子的婚礼，孩子的父亲在婚礼上按照司仪的要求做了非常感人的发言，但细细品味，却不是那么真挚。婚礼结束后我向孩子的父亲表示祝贺，并说到在婚礼上的发言稿写得很好。他笑笑回答说：“那不是自己写的，是在网上拷贝下来的。”孩子的父亲是清华大学的高才生，写一篇婚礼上的发言稿对他来说是轻而易举的，但现代生活的方便也使得他不愿费这个心了。目前人们很少会用笔去写点什么，大多是直接在电脑上拷贝或者是摘录下来的。如果我们能用心检查，Word 文档中对拷贝或者摘录下来的字句和段落电脑会毫不客气地画出很多绿线，画出绿线的部分是表示句子不符合汉语语法，属于不规范的汉语字句。

经常在学术会议上听到，某研究发现了什么；也有人会经常说到，我们有了几个或者多少个发现，以至于在一篇医学论文中，会出现数不清的发现。博士研究生学习阶段，我在刚入学后不久写了一篇综述文章，呈送给导师谢荣教授。谢教授审阅后问我：“李大夫，英文单词 find 和 discover 有无区别？”导师提出的问题立即使我明白了，英文科技文章中可以经常见到 find，但极少能见到 discover。谢教授语重心长地说：“find 和 discover 两个单词虽然经常被翻译成‘发现’，但是两词本身的意义却有很大的区别。”我接过导师的话语说：“老师，我明白了，文章中不应该出现‘发现’”。导师接着教导说：“是啊！一个科技工作者一生中能有一个‘发现’就很了不起了，可看看我们现在，一篇文章中会出现多少个‘发现’啊！这些人真是‘了不起’啊！”导师的这一教导虽然已经过去了 30 余年，却时常在耳边回响。从那时起，在我所写的文章中，再也没有出现过“发现”二字，而且对每年新入学的研究生，以及在修改年轻医生的文章时，我都会把导师谢荣教授教导自己的这一故事讲述给他们听，至于还有多少人记得这个故事，就不得而知了。

1975 年在上海市胸科医院麻醉科进修学习期间，一位 42 岁的男性患有动脉导管未闭，未闭的动脉导管直径约 1.5cm，拟在全身麻醉下行未闭动脉导管闭合术（当时上海市胸科医院不做未闭动脉导管切断缝合术，手术治疗的未闭动脉导管患者几乎都是用专制的动脉导管闭合器施行闭合手术）。当时的麻醉诱导药物基本上只有硫喷妥钠，使用的肌肉松弛药都是琥珀胆碱。当静脉注入硫喷妥钠和琥珀胆碱后，患者出现了快速性心律失常，袖带收缩压降至 60mmHg。依据在手术间负责监测此例患者心电图的心内科医生的意见（当时所有的心血管外科手术都是由心内科医生在手术间负责监测患者的心律失常），两次静脉注入利多卡因治疗均无效。分析利多卡因治疗无效的原因时，手术间里的心内科、心外科和麻醉科的医生对心律失常的性质是室上性还是室性争论不休。在讨论无果，治疗上感到束手无策的情况下，金定炼老师（当时的上海市胸科医院麻醉科负责人）提出利多卡因 100mg 与阿托品 1mg 抽入一个注射器内从静脉注入。两药注入后奇迹发生了，患者很快恢复了窦性心律，收缩压也上升至 110mmHg。事后请教金老师，为何要把利多卡因和阿托品抽入同一个注射器？鉴于当时的认识水平，金老师说：“治疗有效的具体原因说不清楚，但可以打个比喻，如一支队伍的最高指挥官不能指挥队伍了，他下面的三个或者更多的军官分别发号施令，队伍就会乱套。现在要做的是用利多卡因使下面发号施令的军官都闭嘴，用阿托品来恢复最高指挥官的指挥功能，即用利多卡因来压制窦房结以下的兴奋冲动，用阿托品来恢复窦房结的功能，双管齐下来恢复窦性心律。”金老师把这人人都可明白的生活哲理运用到顽固性心律失常的治疗中，使得刚毕业一年多的我对金老师无比崇拜。此事虽然已经过去了 40 多年，但仍像在眼前一样。1978 年考入阜外医院的研究生后，有次在和导师尚德延教授说起自己在上海市胸科医院进修学习的经历，谈到金定炼老师时，尚教授说：“金大夫（上海多称医生为医生，北京多称医生为大夫）是一个有思想的医生，他在阜外医院进修（金定炼老师在 20 世纪 60 年代曾在阜外医院麻醉科进修学习）期间，曾经提出过麻醉医生应该具备内科医生的知识，即麻醉医生应该是手术室内的内科医生。”我想，金定炼老师可能是国内最早提出麻醉医生应该是手术室内的内科医生的麻醉医生。金定炼老师思维缜密，一丝不苟的学习和工作精神时刻都在激励着我。此时，我想起在大学学习期间刚进入临床时，带教见习的老师对风湿热的讲解，他说：“风湿热多数是由溶血性链球菌感染引起的，急性发病后 5 ～ 10 年可侵袭心脏瓣膜。”毕业考试时在内科临床现场考核，考核我的病例恰巧是风湿热患者。当我汇报到风湿热患者发病后 5 ～ 10 年可患风湿性心脏瓣膜性心脏病时，内科负责人（当时不称为科室主任，只称为负责人）问我："谁告诉你的？"我就把那位老师给我讲解的过程复述了一遍。内科负责人纠正说："风湿热发病的急性期即可侵袭心脏瓣膜，导致心脏瓣膜性心脏病变。"此事对我的触动很大，使得自己在毕业后的医疗生涯中，不知、不懂、不清楚、不太了解、没把握的问题，绝不敢解释、回答，唯恐误导学生和同事。

在上海市胸科医院进修学习期间，一例 18 岁的女性，术前诊断为肺动脉瓣狭窄。当时的肺动脉瓣狭窄和继发孔型房间隔缺损这两种心脏疾病都是在全身麻醉低温下完成直视手术的。手术过程为气管插管后，上海市胸科医院的做法是把患者放入冰水车中（阜外医院的做法是在患者身体的周围放置冰块和冰水，我 1978 年考入阜外医院的研究生后，仍然见到这种方法），待患者体温下降 1℃左右后，再把患者放置在手术床上。手术进行到阻断上下腔静脉时，患者的体温可续降至 35℃左右。阻断上下腔静脉后，患者的血液不能回流到心腔内，心脏处于空搏状态。此时在第一助手的配合下，术者迅速切开肺动脉，在直视下剪开狭窄的肺动脉瓣，然后缝合肺动脉的切口，开放上下腔静脉。上下腔静脉开放后，身体的血液快速回流入心腔内，于是心脏就开始恢复排血功能，此时的心率将较阻断上下腔静脉前明显增快、血压也明显升高，这是在开放上下腔静脉后必然会出现的循环亢奋现象。原因可能是阻断上下腔静脉后，患者由于处于缺血状态，机体应激反应物质急剧增加，因此，在开放上下腔静脉后就出现了循环亢奋的现象。如果开放上下腔静脉后，不出现心率增快、血压升高的循环亢奋现象，患者继后的循环可能就难以维持了。当时问到是否出现过这种情况时，带教的老师告诉说："还没有发生过。"因此，上海市胸科医院在低温麻醉下施行的心脏手术，据说没有出现过死亡病例。待患者的血流动力学稳定后，依次缝合心包、闭合胸骨等，至手术结束。当时的体表降温方法可允许降低的最低温度不得低于 34℃（患者从冰水车里被搬出后身体所能续降的最低温度）。因为患者的体温如果低于 34℃，容易发生心室颤动（室颤），而在低温的情况下，室颤的处理非常困难，因此，一般要求续降后的最低温度在 35 ～ 35.5℃。由于患者的体温在 35 ～ 35.5℃时，能够允许阻断循环的时间较短，因此，仅适于单纯肺动脉瓣狭窄直视切开术，或Ⅱ孔型房间隔缺损直视缝合术。如果患者合并了其他的心血管畸形，是不可能在体表低温的麻醉下完成手术的。由于此例患者术前病情危重（缺氧、发绀、大心脏、心胸比高达 0.95），手术开始，心外科负责人潘治教授即要求术者周运乾医生在 20 分钟内切开肺动脉瓣。心包切开后，周医生探查心脏，见患者并非只患有单纯肺动脉瓣狭窄，而是合并有右心室流出道肌部狭窄，术前诊断错误。在这种情况下，仅靠单纯的体表降温是不可能完成手术的，必须要在体外循环下才能完成手术。而当时的体外循环装置是使用的碟片式氧合器，氧合器的安装、预充等准备工作至少需要 2 小时多。潘治教授二次进入手术间，看到这种情况，脸色变得很凝重，什么也没说就走出了手术室。当时体外循环下的心脏直视手术基本上集中在室间隔缺损修补术和肺动脉瓣狭窄合并房间隔缺损的法洛三联症矫治术，较少开展右心室流出道疏通（如法洛四联症等）等复杂手术。如果施行这类手术，当时基本上都是由潘治教授和曹庆亨教授来完成的（那时上海市胸科医院的院长顾恺时教授因各种原因已经不做手术了）。在事先无任何准备的情况下改变手术方式，而且患者的病情又非常危重，手术又相对复杂、时间较长，潘治教授可能是认为成功的概率非常渺茫，故而面色凝重。面对较长时间的等待体外循环，麻醉怎么办？当时上海市胸科医院的全身麻醉方式和上海市的其他医院一样，都是普鲁卡因静脉复合麻醉。普鲁卡因静脉复合麻醉的配方当时在上海分为“单复液”和“双复液”。“单复液”的配方为 1% 普鲁卡因溶液 500ml 中加入哌替啶 200mg 和琥珀酰胆碱 400mg；而“双复液”的配方是把 1% 普鲁卡因溶液 500ml 换为 2% 普鲁卡因溶液 500ml，哌替啶和琥珀酰胆碱的用量不变。上海市胸科医院麻醉科当时使用的大多是“双复液”。由于那时的手术时间都不是很长，一般的心脏手术的麻醉时间很少有超过 4 小时的，胸科手术的麻醉时间超过 5 小时的也很少，因此，当时的要求是每例手术麻醉所用的“双复液”的用量不超过 500ml。如果在等待体外循环期间仍使用“双复液”麻醉，那么，所用的“双复液”肯定要超过 500ml，这将不利于患者的安全。于是我向带教我麻醉的钱影梅老师建议：“在等待体外循环安装这段时间，由于患者无手术刺激，能否不用‘双复液’麻醉，给予药物能使患者处于安静、不动的睡眠状态即可。”钱老师问我用什么药物。我说，γ- 羟基丁酸钠可使患者深度镇静，对循环无明显影响，可以试试。钱老师采纳了我的建议，等待体外循环期间仅给予了 γ- 羟基丁酸钠。由于患者处于低温状态，所需要的 γ- 羟基丁酸钠的用量也不大，体外循环开始后继续滴注“双复液”。结果，手术获得成功，患者术后恢复顺利。这一病例不仅给刚刚工作的我很大的启发，也给上海市胸科医院麻醉科和外科不小的触动。该病例使我认识到，手术全程中并不需要相同的麻醉深度，应该根据不同的刺激强度来调节麻醉的深度和镇痛强度。

1990 年第二季度，阜外医院麻醉科领导安排我开始主管冠状动脉旁路移植术的麻醉。1990 年 10 月，一例 54 岁男性因患主动脉瓣疾病需行主动脉瓣置换术。按照当时阜外医院外科的规定，50 岁以上的男性瓣膜性心脏病患者，术前必须要常规进行冠状动脉造影检查。患者在冠状动脉造影检查时发生了心绞痛，负责造影的放射科医生从心导管内注射硝酸甘油处理后迅速结束了造影检查，急忙把患者送回了当时的第七病房（外科病房）。冠状动脉造影检查见冠状动脉三支病变。患者回到第七病房后不久出现了恶性心律失常，随之袖带测不到血压，呼吸困难，待麻醉医生快速赶到第七病房时，患者已呼吸停止，麻醉医生立即行气管插管，外科医生决定紧急行冠状动脉旁路移植和主动脉瓣置换术。患者送到手术室时无自主呼吸，意识消失，双侧瞳孔散大，大动脉搏动触摸不清，监测仪上显示为恶性心律失常（室性和室上性心律交替）。由于1990年阜外医院每日的手术量不多，当时又是下午，每个手术间的手术基本上都已经结束，因此，大家都来到了这个手术间（原第三手术间）。1990年，冠状动脉旁路移植术作为常规手术在阜外医院开展的时间不长，手术数量不多，国内其他兄弟单位尚未起步，择期手术死亡率很高（阜外医院在1989年冠状动脉旁路移植手术的住院死亡率为26%，1990年死亡率下降至6%，1991～1994年死亡率5%～6%，1994年死亡率5.4%。1992～1994年我离开了阜外医院麻醉科）。面对患者这种情况，外科认为已无手术指征和抢救的必要，决定放弃不再进一步治疗。当外科医生宣布对这位患者的处理意见后，原已挤满手术间的人群便立即散了，离开了手术间，只剩下我和从广西来进修麻醉的一位同事。此时，我想起金定炼老师把利多卡因和阿托品抽在同一个注射器抢救成功的案例，在外科放弃治疗的情况下，我决定试一试。于是把普罗帕酮35mg和阿托品2mg抽在一起经静脉注入。奇迹发生了，患者很快恢复了窦性心律，颈动脉和股动脉可触摸到搏动。股动脉穿刺置管测压，弹簧血压表测得股动脉平均压为60mmHg。看到患者恢复了窦性心律，股动脉平均压有60mmHg，外科医生决定立即手术。手术于晚上近7点开始，朱晓东院士（当时任外科主任，后任阜外医院院长）为术者，吴清玉教授（当时为外科的副主任医师，后任阜外医院外科主任和副院长、清华大学华信医院院长、清华大学心脏病中心主任）担任第一助手，在体外循环下完成了主动脉瓣置换、冠状动脉搭桥三支。手术持续约8小时，于次日凌晨近4点结束。当把患者从手术床上搬起放置在ICU病床上时，患者苏醒，可主动睁眼。该病例对我继后的医疗生涯影响很大。后来，我又把氨茶碱和麻黄碱抽入一个注射器经静脉注入以提升心率。因为用氨茶碱提升心率或者降低气道压时通常会出现血压下降，与麻黄碱抽在一起静脉注入则可抵消氨茶碱降低动脉血压的作用，而且麻黄碱和氨茶碱都有增快心率、降低气道压的作用。以压力的高低和心率的快慢来决定氨茶碱和麻黄碱的用量，则可获得较为满意的临床效果。

20世纪80年代末期，由于冠心外科在阜外医院起步时间不长，临床上对冠状动脉旁路移植术的术前准备、术中和术后处理的认识还不够深入。对于维持心肌的氧供耗平衡，在努力保持氧供不减少的情况下，最大限度地降低心肌氧耗量的认识较为肤浅。因此，临床麻醉的管理及术后的处理常同其他心外科手术一样：维持较高的血压，较高的心排血量，因此患者的心率常偏快。心率快，血压高则明显增加了心肌的氧耗量，心肌氧的供需平衡难以维持，因此，易引发心律失常和心肌缺血，严重者可发生心肌梗死等心血管事件。1991 年苏联解体前，我随阜外医院外科和麻醉科领导去苏联国家卫生部心血管病研究所进行学术交流。回国后见外科术后 ICU 有一男性患者，41 岁，因冠心病，左心室室壁瘤在体外循环下行室壁瘤切除，左心室成形术后频发室颤。询问病情，得知患者麻醉和手术过程均很顺利，但是在手术当日夜间清醒后就频发室颤，当晚就室颤 66 次，但是每次电击除颤均可恢复窦性心律。我回国后上班已是术后的第 16 天，这期间患者已经出现室颤 500 余次。询问 ICU 的医生和护士患者室颤有无诱因。回答的结果均是无任何诱因。如果是在无任何诱因的情况下就发生室颤，如何预防，又如何从根本上进行治疗？于是，自己只要有机会就去观察患者（手术室和原来的 ICU 连在一起），结果观察到：患者室颤前多有心率轻微增快（循环稳定时心率一般在 78 ～ 80 次 / 分，室颤发作前心率多在 83 ～ 85 次 / 分），血压轻度升高（循环稳定时桡动脉平均压一般在 77 ～ 80mmHg，室颤发作前多在 82 ～ 85mmHg。当时无压力传感器测压，外科 ICU 均是用弹簧血压计来监测患者的平均动脉压）的现象。这是否提示患者发生室颤与其心率增快、血压升高而致的心肌氧耗量增加有关？回国上班后的第 5 天，适逢自己值班，外科医生决定给患者行气管切开术，要求麻醉科实施麻醉并保证患者的安全。按照当时麻醉科的规定，该工作由值班医生负责，自然就落在了我身上。静脉注入地西泮待患者神志消失后给予大剂量芬太尼，直至心率降至 61 次 / 分，平均动脉压降至 70mmHg 时才开始手术。手术过程非常顺利、平稳，不仅没有发生室颤，甚至连一个室性期前收缩也未出现。但是术后待麻醉作用消失，患者苏醒后又频发室颤。术后第 24 天，郭加强（当时任阜外医院院长）教授决定再次手术，麻醉科领导安排我主施麻醉。按照维持稳定的血流动力学、最大限度地降低心肌氧耗量的处理原则，加上气管切开术的麻醉经历，二次手术及麻醉过程非常顺利。不论是麻醉诱导、气管导管替换气管切开导管，还是放置 Swan-Ganz 导管，在这些最易发生心律失常的操作中都未出现任何心律失常。二次手术剥除了心内膜，患者最后康复出院。该病例的诊疗经历对我的触动很大：医生对危重、特殊病例的处理一定要亲自细心观察，追踪病情变化，不能依照他人的病情汇报来决定处理方案。汇报病情者并非刻意要隐瞒什么，更多的情况下是不认识或者没有观察到病情的细微变化。因此，能否捕捉到这些细微的病情变化，有时候就成为处理能否成功的关键。此例反复室颤的患者，室颤发作前心率仅增快 3 ～ 5 次 / 分、血压也仅升高 3 ～ 5mmHg，如果不是细心观察，是很难捕捉到这一轻微变化的，或者是观察到了这一变化而没有引起足够的重视。此例患者的救治经过，更加促使自己在临床工作中养成了一种习惯：就是交予我麻醉的病例，我一定是术前自己去访视患者，早于或者是与患者同时进入手术室，术中不离开手术间，术毕把患者送回到 ICU，与 ICU 相关人员详细交接病情及注意事项。这一工作习惯直至在退休后的临床工作中仍是如此。

1995 年，阜外医院任命我为麻醉科副主任，按照分工，我主管临床工作。为降低阜外医院冠状动脉旁路移植术的住院死亡率，我与当时的外科主任肖明弟教授（肖明弟教授后任上海市第一人民医院心脏中心主任、上海远大心胸医院院长）商量，制订方案。经与外科医生认真讨论后，目标定为：1995 年冠状动脉旁路移植术的住院死亡率降至 3% 以下。结果：阜外医院在 1995 年共施行冠状动脉旁路移植术 164 例，死亡 3 例，住院死亡率为 1.83%。1996 年 6 月，外科胡盛寿教授（当时任阜外医院外科副主任，后任中国医学科学院阜外医院院长，国家心血管病中心主任）开始了非体外循环下的冠状动脉旁路移植术。当时市场上没有冠状动脉旁路移植术的固定器，必须由助手搬动心脏显露手术野，术者吻合血管，因此对血流动力学的干扰很大。前三例冠状动脉旁路移植术中有两例是单一的前降支搭桥，另一例是前降支和右冠状动脉主干搭桥。当进行到第四例时，术前诊断为前降支和右冠状动脉病变，但是打开心包后探查冠状动脉，探查的结果为右冠状动脉的远端狭窄，吻合右冠状动脉时，心脏必须处于直立位，这势必对血流动力学会带来很大的干扰。术者胡盛寿院士征求意见：是在体外循环下手术还是不用体外循环？为了深入了解心脏位置变动大时对血流动力学的影响，我对自己提出了挑战，建议仍按原计划不用体外循环。当吻合右冠状动脉远端血管、心脏处于直立位（我把心脏的这一位置称为心脏芭蕾）时，患者的心率减慢至 30 次 / 分左右，收缩压降至 30mmHg 左右，但是仍然为窦性心律，而且没有出现室性期前收缩等心律失常。当时很多人到手术间观看，大家都紧张地注视着循环的变化，真是连大气都不敢喘，手术间安静得似乎针掉到地上都能听得见。右冠状动脉吻合完毕，患者的心脏恢复原位后，心率和血压很快恢复。术毕患者很快清醒，自主呼吸恢复正常，手术结束后约 10 分钟拔出气管导管，回外科 ICU。该例患者在右冠状动脉吻合期间的循环变化颠覆了自己、麻醉科同事、外科医生以至整个外科团队对血流动力学及冠状动脉旁路移植术患者管理的认识。以减少心脏作功、降低心肌氧耗量的原则来管理冠心病患者极大地提高了阜外医院外科的医疗质量，以至于后来胡盛寿院士在手术时以玩笑的口吻说：“我们手术时不看血压。”此处必须要声明的是：此例患者在非体外循环下的血流动力学状况是一个极端的现象，是在无奈的情况下不得已的做法。介绍这一病例的目的仅是为了说明冠心病患者的麻醉管理原则，绝无任何推崇这种血流动力学的想法，请不要模仿。由于阜外医院外科冠状动脉旁路移植术在 1995 ～ 1996 年取得了很大的进步，以至于外科有位高年资医生在 1996 年底曾问我："我们的冠状动脉旁路移植术现在都这么好了，以后还会有进步吗？"我当时肯定地回答说："当然还会有进步，住院死亡率和并发症还会下降。"进入 21 世纪后，阜外医院冠状动脉旁路移植术术后 30 天的死亡率降低至 1% 以下，近几年又下降至 0.3% 左右。

1996 年，美国华盛顿大学提出了心脏外科手术快通道的理念，而阜外医院麻醉科在 1996 年也已经开始了术毕气管拔管。当时的麻醉性镇痛药仅有芬太尼，阜外医院也没有丙泊酚等短效麻醉药。为了术毕能气管拔管，在起初的快通道麻醉中，自己重新使用了静脉普鲁卡因麻醉，但是不用哌替啶和琥珀酰胆碱，而是改用了临床上仅有的哌库溴铵和芬太尼间断静脉注射。在取得了非体外循环下冠状动脉旁路移植术术毕气管拔管的快通道麻醉经验的基础上，继后陆续开展了体外循环下的其他心血管手术术毕气管拔管的快通道麻醉。由于后来丙泊酚、瑞芬太尼在临床上的广泛应用，快通道麻醉的方法也就不再使用静脉普鲁卡因麻醉了。阜外医院在手术室内气管拔管的成人手术快通道麻醉的病种包括：单一二尖瓣或者主动脉瓣置换术、二尖瓣和主动脉瓣联合瓣膜置换术、Ebstein 畸形矫治术、Ross 手术、体外循环下冠状动脉旁路移植术和心脏移植术等。曾有一天三例心脏移植术就有两例患者术毕即刻在手术室内拔除气管导管。但是在现行的医疗模式下，术毕气管拔管的快通道麻醉并未明显缩短患者的住院时间，甚至还增加了术后镇痛等工作负担。虽然目前在外科学领域广泛提倡术后快速康复，但是在国内多数医疗单位开展的心血管外科手术术中和术后大量使用血管活性药物来支持循环，有些患者术后因为血流动力学不稳定而被迫使用的机械通气长达 12 小时以上，甚至有些医疗单位的住院死亡率仍高达 8%（目前我国心血管外科手术的住院死亡率为低于 1% 至高于 8% 不等）的情况下，心血管外科手术的快速康复可能还只是个美好的愿望。

第二章 对现行麻醉管理理念的思考

我是 1973 年开始从事麻醉工作，那时所在单位的全身麻醉所用的药物都是乙醚。由于在乙醚麻醉下手术，乙醚麻醉的深度必须要深于三期Ⅰ级，因此，很少考虑患者在麻醉和术中的应激反应问题，但是也很少考虑患者的血流动力学是否稳定。随着新的麻醉药物的广泛使用，以及麻醉方法的变化，也有可能是由于麻醉基础研究方面的发展，麻醉和手术创伤的应激问题在临床上的讨论愈演愈烈，相关方面的基础研究也如雨后春笋般蓬勃发展。随着对麻醉和术中应激反应问题的研究和讨论，临床麻醉管理的理念也发生了变化。在此章节的讨论中，并不涉及目前在这些方面的很多研究，仅只对现时所流行的观点，结合自己在工作中的实践提出些看法。

第一节 如何认识麻醉和手术创伤引起的应激反应

有关麻醉和手术创伤引起的应激反应的研究文献很多，但是对于应激反应发生的原因，以及应激反应对机体影响的认识并不相同。多数临床麻醉医生认为，强烈的应激反应对机体是有害的，但是适度的应激反应对维持循环的稳定却是很必要的。2018 年 11 月 1 日在我主持的一次学术报告会上，有位讲者在讲演中一再强调术中一定要有应激反应、要有炎症反应，术后一定要有疼痛、要有炎症反应，但是术中的这些应激反应、炎症反应，以及术后的疼痛、炎症反应必须要适度。这也就是说，应激反应、炎症反应和疼痛在术中和术后都是必需的，关键是要适度。这位讲者并且强调说，术中如果没有应激和炎症，术后如果没有疼痛那是非常危险的，到底怎么危险，讲者并没有解释。至于术中适度的应激和炎症反应，术后适度的疼痛的标准是什么，讲者也没有解释。如果同意这位讲者的意见，现在提出并要解决的问题是：术中何种程度的应激反应和炎症反应才是适度的？术后适度疼痛的标准是什么？临床工作中以什么指标来评估术中的应激反应和炎症反应适度？再者，即使某些麻醉医生认可的适度应激反应和炎症反应，难道对患者就无害吗？为何有那么多的麻醉医生认为麻醉和术中需要适度的应激反应呢?

记得有次在学术活动的空隙期间，我和几位年龄与我相仿或者长几岁的同道闲聊时，不知不觉就聊到了麻醉和手术中的应激问题。有位较我长几岁的同道说，麻醉和术中如果没有应激反应，血压可能就无法维持了。这位学长也和上面所提到的那位讲者一样，同样是强调应激反应不能过度，要适度。这样看来，认为麻醉和术中要有“适度”的应激反应并不是部分麻醉医生的意见，而是在麻醉界中较为普遍的观点。从这位学长的意见看，很有可能是认为适度的应激反应是为了维持患者循环的稳定。这位学长曾担任过某一麻醉学术组织的负责人。我虽然并不认同这一观点，但在当时并未发表任何意见来与这位学长争辩。如果大家都认同麻醉和术中要维持循环的稳定需要适度的应激反应，那我们人类在日常的生理状态下的血压和其他的血流动力学指标，与我们所说的应激有关吗？难道是靠应激反应来维持的吗？退一步说，如果人类在白天处于所谓的“适度应激”的状态中，那么在夜间呢？夜间在熟睡状态中的循环也需要“适度的应激反应”才能维持吗？如果夜间睡眠状态中的循环也是需要“适度应激”来维持，那么，白天的“适度应激”和夜间睡眠状态下的“适度应激”又有何不同？诸如此类的问题，却在文献上又找不到答案。多年来，麻醉界对麻醉机制的研究都有非常浓厚的兴趣，投入了大量的人力和物力，提出了各种各样的理论和学说，但均未得到定论。如果能像研究麻醉的机制那样重视研究麻醉和手术中的创伤应激，我想应该能够定量性地得出：创伤应激对人体的危害，“适度应激”的标准，麻醉和术中“无应激”和“适度应激”的区别，以及麻醉和手术中是否真的需要“适度应激”。手术必然伴有创伤和痛苦，而麻醉是为了减轻创伤和痛苦，这是容易理解的。麻醉能否消除手术所带来的创伤和痛苦却又是一个难以回答的问题。“减轻”和“消除”仅是二字之差，但是就目前的科技水平来说，要做到“消除”二字，却很难，甚至是不太可能达到的目标。虽然目前不大可能做到“消除”，但是“减轻”的程度却是控制在麻醉医生的手中，即应激反应的强弱是人为的因素，由麻醉的质量所决定。高质量的麻醉应该能把手术创伤所引起的应激反应降至最小程度。从这一点上说，对麻醉和手术所致的应激反应的研究，从临床的角度说，似乎更有意义，对手术患者也最为重要。

2019 年 7 月 13 日在北京的一次学术会议上，我担任一个学术板块的主持。在这一板块上曾有两位教授分别做了“老年人血压的调控”和“应激反应的综合调控对预后的影响”的报告。在“老年人血压的调控”的讲演中，关于老年患者的基础血压的概念，教授列举了许多影响因子很高，包括 *JAMA* 杂志上的观点，但当我请教到“你认为哪个时间段的心率和血压为基础值”时，她却怎么也不给予我回答。在“应激反应的综合调控对预后的影响”的讲演中，教授反复强调：麻醉和术中的应激对患者是有害的，在抑制应激反应的处理中，镇痛比镇静更为重要(我认同这一观点,在后面的章节中也反复讨论了这一问题)。但是在谈到麻醉性镇痛药时，他又说到，过量地使用麻醉性镇痛药对患者的免疫、神经和精神等方面是不利的。至于麻醉性镇痛药使用多大剂量属于过量，他却回答不了。此处举出这两位教授的报告，并无任何批评之意，而只是说明麻醉和创伤虽然是我们每天都要面临的问题，但直至今日，对这些问题的认识和处理却仍然是模糊不清的。

1987 年 11 月份，我博士研究生毕业后留校在现在的北京大学第一医院麻醉科工作，当时麻醉科正在做麻醉诱导对血糖影响的临床研究。研究方案为麻醉诱导前从受试者（手术患者）的桡动脉置管处抽血，气管插管后从同一部位再次抽血监测血糖，以观察气管插管前后受试者的血糖变化。结果是所有的受试者气管插管后的血糖均升高，说明气管插管引发了机体的应激反应。这一研究的结果可能代表了临床上的普遍现象。问题是，直至当前，尚未见到如何来避免气管插管时血糖升高的临床研究，可见，大家对于气管插管所引起的血糖升高已习以为常。但是在众多的医学刊物上，却可见到减轻麻醉诱导和气管插管时的心血管应激反应的各种措施，甚至可以说这些措施是五花八门的。有的医生在文献上报道：气管插管前给予芬太尼 3 ～ 5μg/kg 即可抑制气管插管时心血管应激反应，也有气管插管前喉部喷射利多卡因的做法，更有报道静脉注射 β 受体阻滞药艾司洛尔、钙通道阻滞药尼卡地平或者艾司洛尔与尼卡地平联合用药来抑制气管插管时的心血管应激反应的。各式各样的减轻气管插管时心血管应激反应的处理措施的出现，说明临床麻醉医生都认识到了气管插管时的心血管应激反应对患者是有害的。但问题是，气管插管前静脉注射芬太尼 3 ～ 5μg/kg，能够有效地抑制气管插管时的心血管应激反应吗？认为这些措施抑制了气管插管时的心血管应激反应的评价标准又是什么？如果以气管插管后血压升高、心率增快幅度不超过术前的 20% ～ 30%，即认为有效地抑制了气管插管时的心血管应激反应，这一评判标准科学吗？如果患者入手术室后处于紧张，甚至恐惧状态，以紧张、恐惧状态时的血流动力学参数作为评判的基础值又有何意义？另外，从以应用上述措施就认为可以抑制气管插管时的心血管应激反应来看，临床上的评价标准也是非常混乱的。文献上报道的气管插管前给予 β 受体阻滞药或钙通道阻滞药，虽然可以抑制气管插管时的心率增快和血压升高的心血管反应，但伤害性刺激仍然会上传入中枢神经系统，只是心血管系统被 β 受体阻滞药或钙通道阻滞药抑制难以反应而已。另外，如果麻醉诱导时给予的 β 受体阻滞药或钙通道阻滞药的剂量不当，或者患者不适于应用，则易于发生恶性心血管事件。因此，对于文献上所报道的减轻气管插管时的应激反应的方法和措施，应该进行仔细的分析和研究，不应该轻易地去模仿。再者，即使气管插管未引发心率增快和血压升高，也不一定说明患者对气管插管没有发生应激反应。

最为完美的麻醉和手术过程应该如同睡眠一样，手术结束，患者苏醒，术后无任何痛苦和不适。显然，现在的科技水平不可能达到这一境界，将来是否可以达到尚难以预测。我认为，现在较为理想的麻醉和手术过程应该为患者的血流动力学较麻醉诱导前（此处的麻醉诱导前是指患者处于安静、睡眠状态）无明显变化，血糖不高于平时安静状态下的水平或者是略有下降，麻醉和手术不引起应激反应物质增加或者是应激反应物质较术前略有降低，机体氧供耗平衡，内环境稳定不受干扰。以下是一例冠状动脉旁路移植术患者术前的基本情况、麻醉前用药、麻醉诱导、麻醉诱导前后和手术开始后的血流动力学参数。

患者，男性，64 岁，体重 82kg，身高 1.65m，术前病历记载袖带血压为 120/82mmHg、心率 62 次 / 分、血糖 6.85mmol/L。术前诊断为冠状动脉三支病变，拟在体外循环下行冠状动脉旁路移植术。患者麻醉诱导前 2 小时口服咪达唑仑 15mg、美托洛尔 12.5mg，护士于患者口服咪达唑仑和美托洛尔后 80 分钟到病房接运患者时肌内注射吗啡 10mg，我进入手术室后见患者处于睡眠状态。

麻醉诱导：静脉注射舒芬太尼 25μg、依托咪酯 8mg 后给予罗库溴铵 50mg，然后依据血压和心率的变化再次缓慢注射舒芬太尼 175μg（注射和观察时间约 8 分钟，从最初静脉注射舒芬太尼到完成气管插管共 12 分钟）后完成气管插管。患者麻醉诱导前、气管插管后和手术开始后的血流动力学变化见图 2.1 ～图 2.3。

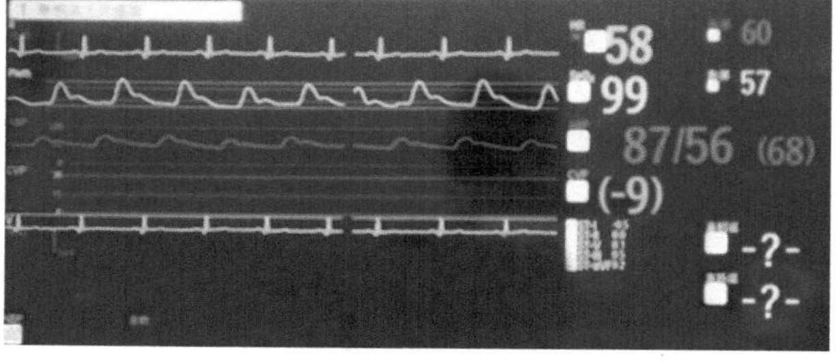

图 2.1　患者麻醉诱导前的血流动力学参数

图 2.1 示，患者在麻醉诱导前的心率为 58 次 / 分，桡动脉穿刺置管所测血压为 87/56mmHg。此时患者处于睡眠状态。

图 2.2 示，患者在气管插管后的心率仍为 58 次 / 分，血压较麻醉诱导前无明显变化，为 88/54mmHg。

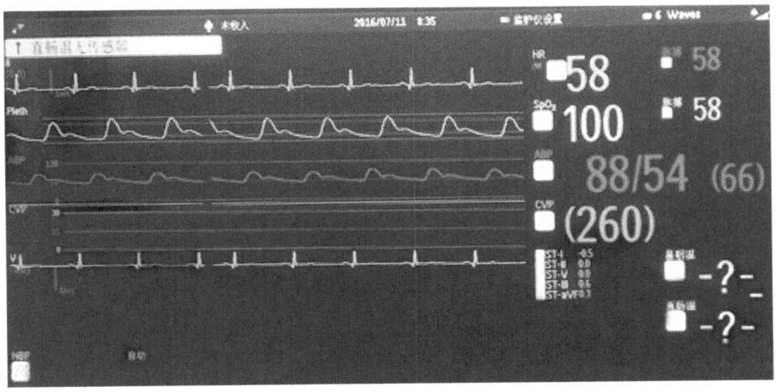

图 2.2　患者气管插管后的血流动力学参数

图 2.3 示，手术开始后患者的血流动力学非常稳定，心率和血压较麻醉诱导前均无明显变化，心率为 62 次 / 分，血压为 90/56mmHg。

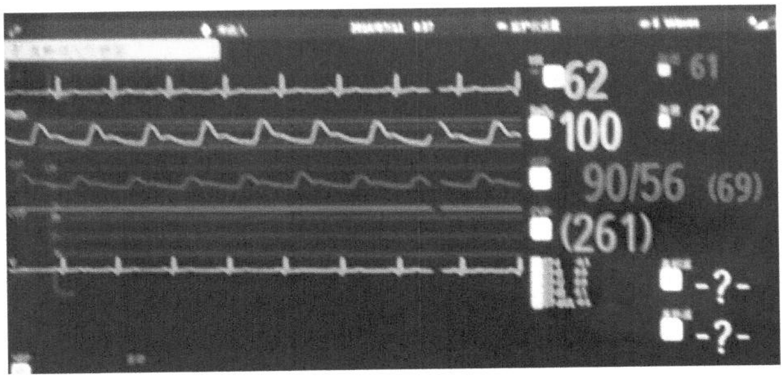

图 2.3　手术开始后患者的血流动力学参数

手术开始后中心静脉血气分析检查结果显示 pH 7.41、血氧饱和度 73%、BE 0.8、血乳酸浓度 0.6mmol/L、血糖浓度 6.1mmol/L。

上述血流动力学参数和静脉血气分析结果虽然不足以说明患者在麻醉诱导和手术中无应激反应，但基本上可以判断为患者即使出现了应激反应，反应的强度也不明显。另外，该例患者的上述情况不知是否符合目前临床上所认为的“适度应激”，如果符合“适度应激”的标准，这种“适度应激”在临床麻醉中又占有多大的比例呢？

大剂量芬太尼类药物麻醉应用于心血管手术起始于 20 世纪 70 年代，最为盛行时，麻醉诱导仅用大剂量芬太尼和肌肉松弛药，不给予任何镇静药或安定药。当时把这种麻醉方法称为“全凭芬太尼麻醉”，并且还有一种名称为“无应激麻醉”。由于不给予任何镇静药或安定药，患者在麻醉和术中易出现知晓现象，以及新的麻醉药物（如丙泊酚）的问世，并成功应用于临床，现不再有麻醉医生施行“全凭芬太尼麻醉”，芬太尼类药物的用量较前也有所减少。特别是近些年来，由于有不少的研究指责使用大剂量的麻醉性镇痛药有诸多缺点，因此，很多的医疗单位在心血管麻醉中芬太尼类药物的用量较前有大幅度下降，但特别需要指出的是阜外医院麻醉科在使用芬太尼类药物方面并未受到文献的影响。虽然目前流行的趋势是每例手术患者芬太尼类药物的用量在下降，但阜外医院麻醉科并未减少手术患者芬太尼类药物的用量。麻醉、手术创伤能否引发机体的应激反应及反应的强弱，可能取决于麻醉的深度和镇痛的强度。日常生活常识告诉我们，如果在工作中被利器划伤而没有感觉到疼痛，则可能不会发现自己被利器划伤。但是如果出现了痛感，则必然会意识到自己受到了伤害。如果疼痛剧烈，将会出现心率增快、血压升高的应激反应。因此，能否完全抑制或者是避免患者出现疼痛感觉可能是麻醉和术中是否发生应激反应的关键。现行的麻醉深度和镇痛强度的监测未必能够说明机体是否会出现应激反应。临床看来似乎循环稳定（循环稳定的传统标准是血压和心率的变化幅度不超过基础值的 20% ～ 30%。此处暂不评论这一标准是否科学，仅就基础值而言，又何为基础值？）、麻醉深度和镇痛强度监测的指标都在现行的标准范围内，但是生化检查仍见患者的血中应激反应及炎症物质增加（应激反应和炎症物质增加对机体的危害在各相关专业书刊中均有叙述），以及血糖升高等变化，提示现行的麻醉深度和镇痛强度的标准并不能避免机体对麻醉和手术创伤产生的应激和炎症反应。

目前常见在麻醉诱导期中出现低血压，而气管插管后又常出现血压升高和心率增快。麻醉诱导药物导致的血压下降可激发机体的保护性应激反应，而气管插管的刺激则在此基础上更加重了已经发生的应激反应。另外，临床上现常见在麻醉诱导期血压下降时给予儿茶酚胺类药物提升血压。儿茶酚胺类药物本身可加重应激反应，而气管插管所诱发的应激反应则又进一步加重了应激反应物质的释放和对血流动力学的影响。

过度的应激可引发炎症反应已无争议。临床上，在心脏移植患者的体温监测中，常见患者的核心温度（直肠的温度或膀胱的温度）升高（应激性体温升高），核心温度与体表温度的温差明显增大，而住院期间常规的体温测量却难以显示患者有体温升高的现象。核心温度升高的原因可能与心脏移植患者的心脏功能严重受损，机体为了生存而处于过度应激状态有关。而机体的其他脏器功能受损除与心功能严重低下脏器长期灌注不足有关外，可能也与机体长期处于应激状态导致的炎症反应的伤害有一定的关系。

紧张和过度疲劳可使人衰竭致死。长时间的麻醉和手术，死亡率增加的原因虽然错综复杂，但是与麻醉和手术引发的长时间应激反应的伤害不无关系。以合理的麻醉深度和完善的镇痛抑制机体对麻醉和手术创伤的应激反应，应该能够改善患者的预后。遗憾的是，目前所有的监测均难以反映麻醉深度是否合理，镇痛强度是否完善。以目前临床常用的BIS值和镇痛强度监测给出的镇痛范围来表示麻醉深度的合理性和镇痛强度的完善并不一定十分准确和科学，因为在即使可消除内隐记忆的BIS值的麻醉深度下，血液中的应激反应物质和血糖的水平仍然升高，这是我在心血管麻醉中继续使用大剂量的芬太尼类药物的重要原因。因为我认为：若要抑制麻醉和术中应激反应物质的释放，完善的镇痛可能要比较深的麻醉更为重要。再打一个类似于前面所举的可能不太恰当的比喻：人在清醒状态下被利器刺伤了，如果没有感觉到疼痛，则可能不会出现任何躲避的动作。但是在睡眠，甚至在神志消失或者浅昏迷的状态下，如果被利器刺伤出现了疼痛的感觉，都有可能会出现躲避反应。长期的临床实践已充分表明，以大剂量芬太尼类药物为主的麻醉，可以较好地抑制应激反应，表现为麻醉和术中的血糖浓度不高于术前或较术前轻度下降，血液应激反应物质的变化与血糖类似。至于多大剂量的芬太尼类药物才能很好地抑制麻醉和术中的应激反应难以有统一的标准，可能要以患者的年龄、性别、体质的强弱、所患的疾病、心功能的情况及手术刺激的强度而定。另外从文献报道来看，区域麻醉下如果阻滞完全，镇痛完善，手术中应激反应物质并不增加，也可能说明了完善的镇痛对抑制应激反应的重要性。

目前临床上普遍认为，麻醉和术中的应激反应是难以避免的，而且是必须的，关键是看应激是否“适度”。评价应激是否适度通常以循环的变化为标准，即在无明显刺激的情况下，血压处于较低水平，而刺激增强时血压恢复到“正常水平”。如果以此标准来进行评价，图2.1～图2.3所介绍的患者在麻醉诱导前、气管插管后和手术开始后的血流动力学变化，则可能不属于这种“适度应激”的范畴。因为患者在手术开始后，血流动力学参数并没有恢复到术前在病房里的水平。从该例患者在麻醉诱导前、气管插管后及手术开始后的血流动力学的参数来看，那种所谓的“适度应激”的反应对机体并非无害（后续的章节中对应激反应还将进行讨论）。如果把“适度应激”的标准定义为无明显刺激时血压降低，而刺激明显时血压升高，临床上则可能会出现：在无明显刺激时，如果是因为血管扩张引发的血压下降，在氧的需要量没有减少的情况下，一旦损害了机体氧的供需平衡，患者的心率势必要反射性增快，血液中的应激反应物质定要增加。因此，造成了机体的氧供不足，而出现了氧的供耗失衡的低血压状态，并不意味着机体不发生明显的应激反应。而强烈的刺激后，机体的氧耗量必然增加，血压升高虽然有可能给患者提供了较前为多的氧供，但并非一定能够维持氧的供需平衡。此种情况下，机体的应激反应可能较前更为强烈。因此，那种无明显刺激时血压降低，而刺激明显时血压升高的“适度应激”的标准将会明显干扰患者内环境的稳定。由此也可以看出，血流动力学的变化并不能说明机体是否发生了应激反应，以及应激反应的强弱。

血压的高低难以说明应激反应的程度，这在体外循环转流中能够得到更好的证明。体外循环转流开始时出现的低血压状态是临床上常见的现象。体外循环转流中的平均动脉压在 50mmHg 以下者很常见，但是血液中的儿茶酚胺等应激反应物质是明显增加的，而且灌注压的高低与应激反应物质增高的幅度也无明确的相互关系。虽然体外循环转流中灌注压的变化不同于非体外循环下血流动力学的变化，但是提示了从血流动力学的变化上来推测应激反应的强弱是不科学的。虽然血流动力学的变化与机体的应激反应之间的关系错综复杂，难以从血流动力学的变化上判断应激反应的程度，但是，临床上的高循环动力学反应，即心率快和血压高无疑将伴有较强的应激反应。如果认同强烈的应激反应对患者是有害的，那种血压高了总比血压“低”了安全，宁可血压高些也不能血压低的观念势必使患者处于较强的应激反应中，这对患者是不安全的。

如何避免患者在麻醉和术中不出现应激反应，或者更确切地说不出现明显的应激反应，是一个难以回答的问题。这是因为，目前临床上对应激反应的认识并没有统一的标准，而且对麻醉和术中出现的各种不良事件，大家很少去从应激反应的角度来考虑问题。因此，虽然临床上大家都认为麻醉和术中应该避免出现强烈的应激反应，但是对应激反应的出现又常熟视无睹。如果必须要提出避免麻醉和术中不出现明显的应激反应的措施，则可能为：①区域麻醉优于全身麻醉，当然区域麻醉必须要阻滞完全、镇痛完善。②以大剂量的麻醉性镇痛药为主的静吸复合麻醉可能要优于以丙泊酚为主的全凭静脉麻醉或全凭吸入麻醉。③避免麻醉诱导期引发应激反应。④尽量不用能够增加心脏作功和心肌氧耗量的药物。⑤接近生理指标的麻醉管理，其中自然包括稳定的血流动力学。⑥如果能够做到在麻醉状态下，机体的代谢和氧耗量下降，则应该应用控制性循环的理念来管理患者。

第二节　如何看待麻醉下的动脉压力和脏器灌注

麻醉和术中维持脏器和机体的灌注已经成为麻醉管理中所遵循的不变原

则，几乎很少有人对此提出异议。但是维持脏器和机体灌注的标准是什么，即麻醉和术中维持多少的灌注量却无人提出。因此，不少学术组织推出的专家共识中，将患者术前的器官灌注量作为在麻醉和术中机体灌注的标准。生理情况下，机体器官的血流灌注量与其作功的多少密不可分。生活常识告诉我们，饭后不宜做剧烈活动，因血液向胃肠道分布，大脑和其他器官的血供减少，因此饭后人们常感到疲乏，易于瞌睡。而剧烈的体育活动时，不仅心排血量明显增加，而且血流向肢体分布，胃肠道的血供却又明显减少。这些常识清楚地告诉我们，人体心排血量的多少、脏器的灌注和血流量的分布与其作功的大小和氧耗量的高低密切相关。那么麻醉状态下呢？意识消失、无痛和肌肉松弛的情况下，毫无疑问机体的氧耗量要明显低于正常的生理状态。

如果承认全身麻醉（全麻）下机体的氧耗量要明显低于生理状态，那么，麻醉和术中维持机体和脏器的血流灌注量，而其在术前水平的依据是什么？难道全身麻醉下还要维持大脑的思维、肌肉的张力和骨骼的运动等全身器官的功能吗？再者，强调麻醉和术中要维持脏器和机体血流灌注量的科学标准又是什么？毫无疑问，正常生理状态下的血流灌注量的标准不适合于全麻状态，正如静息状态下的心排血量、肌肉和骨骼的血流灌注量不能满足于运动状态，而运动状态下的心排血量、器官和组织的血流灌注量也不会出现在静息状态下一样。因此，全麻下维持脏器和机体血流灌注量的观点是模糊的、错误的、不科学的，也无任何标准可循。

全麻下要维持机体和器官多少的血流灌注量？假如血压能够反映器官的血流灌注量，全麻下要维持多高的血压？阜外医院在对正常人群进行 24 小时动态血压监测的研究中观察到：夜间睡眠状态下，相当多的成年人的收缩压低于 80mmHg。我咨询的一位研究人群动态血压的教授告诉我，她平时的收缩压在 100mmHg 左右，而在夜间收缩压可低至 59mmHg。咨询这位教授时，她已 59 岁，身体健康。当我和心血管流行病学专家顾东风院士（国家心血管病中心副主任，中国医学科学院阜外医院副院长）说到目前麻醉界对循环管理的认识时，他语气肯定地说："我虽然不懂麻醉，但是这一观点肯定不对，全麻下怎么应该维持生理状态下的血流灌注量和血压呢？全麻下患者的氧耗量明显减少了嘛！"

在生理状态下，人体的心排血量和器官的血流灌注量随着氧耗量的大小而变化，如果全麻能够降低机体的氧耗量，则机体各器官的血流灌注量应该随着氧耗量的降低而下降。如果血压能反映脏器的血流灌注量，则也应该随着器官血流灌注量的减少而降低。

全麻能否降低机体的氧耗量？这对麻醉医生看似极其简单的问题，回答起来却并非简单。虽然临床上可能都认为在麻醉状态下，患者的氧耗量要明显下降，这正如顾东风院士所说的那样，但是实际上并非如此。翻开外科学的发展史，麻醉未问世之前，外科手术对患者的创伤有详尽的描述，那时患者的氧耗量在手术中要较术前大幅度增加。但是在现行的麻醉状态下，患者在术中的氧耗量就一定会下降吗？目前，临床上的麻醉深度的分级远不如乙醚麻醉的分级那么清晰，乙醚麻醉时的一期麻醉深度为皮质抑制期，此期患者虽然神志消失，但是却被禁忌在此期施行任何手术。假如在此期给予足够量的肌肉松弛药，按照目前的临床做法，则有可能施行手术，但是患者必然要产生强烈的应激反应，氧耗量势必要明显高于术前。假如 BIS 监测问世在乙醚麻醉的那个时代，如果当时用 BIS 监测乙醚麻醉的深度，在麻醉深度一期时，BIS 值可能也会大幅度下降。虽然 BIS 值会下降到多少我并不清楚，更不敢断言（不知道是否有这方面的研究报道，经询问和查寻均未见用 BIS 监测乙醚麻醉深度的相关研究报道），但是，如果 BIS 值下降到了 50 左右，这已达到目前所谓的麻醉深度的适宜范围，难道就可以在此期（乙醚麻醉一期）进行手术吗？如果在乙醚麻醉的一期进行手术，患者的血流动力学会发生什么样的变化？患者的氧耗量在这种情况下会下降吗？回答应该是否定的。再者，目前临床上，在给予使患者睡眠剂量的镇静药或安定药后，如果紧接着给予足量的肌肉松弛药，BIS 值下降至 60 ～ 70 的情况并不少见。在这种情况下，难道也能手术吗？创伤性检查（胃镜、肠镜检查等）的麻醉中，BIS 值也有可能会降低至 50 左右，如果在这种情况下手术，患者的氧耗量会下降吗？回答也应该是否定的。另外，目前临床上最为盛行的麻醉方法可能为全凭静脉麻醉，而且全凭静脉麻醉又多以丙泊酚药物为主。曾在一次学术会议上，听到一位颇有名气的麻醉教授说：“如果临床上没有了丙泊酚，我们都不知道如何做麻醉了。”对这位教授的演讲不作评论，但是他的演讲却说明了一种情况，即目前临床上对丙泊酚的使用极为青睐。由于丙泊酚等其他镇静或安定类药的静脉麻醉药不同于乙醚和七氟烷等吸入麻醉药，它们没有镇痛作用，在明显减少麻醉性镇痛药、给予大剂量肌肉松弛药的情况下，要靠 BIS 监测来确定何种深度的麻醉才能消除大脑对创伤刺激的反应并非易事。如果麻醉深度和镇痛强度不能抑制大脑对伤害性刺激的反应，患者体内的应激反应物质将会显著增加，心脏的作功和机体的氧耗量势必要明显高于术前，在这种情况下，即使维持了术前水平的血流灌注量，也难以满足机体的需要，那么，患者的氧供需平衡则势必要遭到破坏。因此，麻醉和手术中要维持机体和器官的血流灌注量的观点是虚无缥缈的，在临床麻醉中没有任何的指导意义，因为这一观点没有科学的标准可循。由此看来，由于难以确立每例全麻患者在术中的氧耗量是否下降，科学的观点应该是麻醉和术中维持与机体的氧需要量相匹配的血流灌注量；如果术中患者的氧需要量降低，可以维持低于术前，但是应该与之相匹配的血流灌注量；如果术中患者的氧需要量高于术前，则麻醉和术中要维持高于术前的血流灌注量。毫无疑问，术中氧需要量高于术前的情况是必须要避免的，而事实在临床上，却有可能是经常发生的。由于目前常把血流灌注量与血压联系在一起，如果血压能够反映机体的血流灌注量，则应该维持与机体的氧耗量相匹配的血压。当然，以血压的高低来反映机体和器官的血流灌注量的多少只能是假设。如果能够如顾东风院士所说的那样，即麻醉状态下患者的氧耗量要明显低于术前，则麻醉的深度必须要适当，镇痛强度必须要完善。如果患者能够处于适当的麻醉深度和完善的镇痛强度下，患者在麻醉和术中的氧耗量自然会较术前明显下降。因此，患者在麻醉和术中的氧耗量是否会下降，以及氧耗量下降的程度可能是评价麻醉质量最为关键的指标。但是，由于目前的监测指标难以说明患者的麻醉深度是否适当，镇痛是否完善，因此，麻醉和术中患者的血流动力学、内环境和某些内分泌指标的变化可能远较麻醉深度和镇痛强度的监测更具有临床意义。下面请看相邻的两个手术间的患者在不同的手术阶段的血流动力学参数和机械通气指标的变化。

病例一：患者，男性，51 岁，78kg，因冠状动脉三支病变于 2019 年 4 月 8 日在体外循环下行冠状动脉旁路移植术。术前患者心功能良好。图 2.4 为 08：55 时患者的血流动力学参数和机械通气参数。此时手术已经进行到游离乳内动脉环节，手术室内的环境温度设置在 19℃。

图 2.4 可见监测仪屏幕下方较小的数字分别为患者的膀胱温度（监测仪上显示的是直肠温度）和鼻咽温度。图中可见，此时患者的鼻咽温度为 35.5℃、膀胱温度为 36.2℃。患者的血流动力学稳定，心率 52 次 / 分、血压 112/66mmHg。

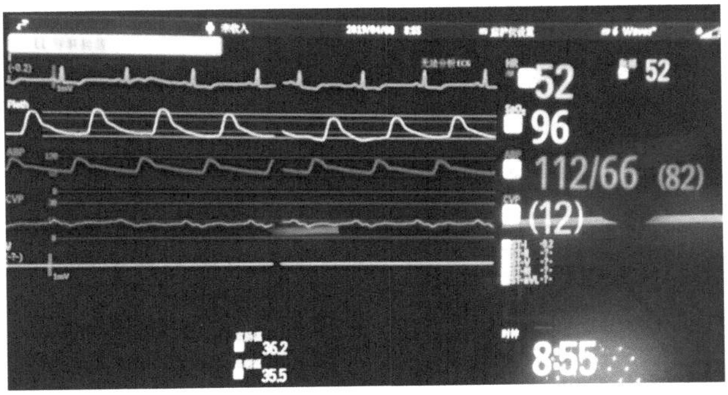

图 2.4 08：55 时患者的血流动力学参数

图 2.5 中麻醉机上的监护屏幕所显示的时间为 08：53，与实际的时间有偏差。图中可见，在与图 2.4 同一个时间点上，即 08：55 时的通气频率为 10 次 / 分、潮气量为 520ml 的情况下，患者的呼气末二氧化碳分压为 37mmHg。

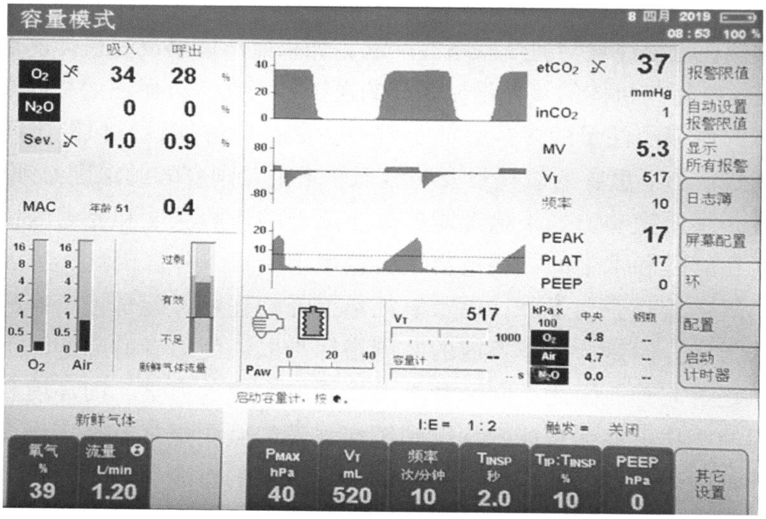

图 2.5　08：55 时患者的机械通气参数

图 2.6 和图 2.7 中最下面一栏中的数字表示的是时间。图中所显示的直肠温度实际上是膀胱温度。从图中可见，在游离乳内动脉期间，患者的血流动力学参数是非常稳定的，但是患者的体温呈现出非常缓慢的下降趋势。患者的鼻咽温度已经从 08：55 时的 35.5℃降低至 09：15 的 35.2℃、膀胱温度从 36.2℃降低至 35.9℃。

HR	52	61	53	52	52	52	60
SpO_2	97	98	97	96	96	96	96
ABPs	118	118	114	113	110	110	107
ABPd	69	69	68	67	66	66	64
ABPm	86	86	84	82	81	80	79
CVPm	11	12	12	12	12	12	12
直肠温	36.3	36.3	36.2	36.2	36.2	36.2	36.2
鼻咽温	35.5	35.5	35.5	35.5	35.5	35.5	35.4
04/08	8:53	8:54	8:55	8:56	8:57	8:58	8:59

图 2.6　游离乳内动脉期间患者的血流动力学参数（1）

HR	50	50	50	48	49	49	50
SpO_2	95	95	95	95	95	95	95
ABPs	98	96	94	91	93	93	94
ABPd	62	60	59	55	56	56	57
ABPm	74	73	71	66	68	68	69
CVPm	?13	?18	12	?12	11	11	?12
直肠温	36.0	36.0	36.0	36.0	36.0	36.0	35.9
鼻咽温	35.3	35.3	35.3	35.2	35.2	35.2	35.2
04/08	9:09	9:10	9:11	9:12	9:13	9:14	9:15

图 2.7　游离乳内动脉期间患者的血流动力学参数（2）

病例二：患者，男性，46 岁，66kg，因二尖瓣病变于 2019 年 4 月 8 日在体外循环下行二尖瓣置换术。术前患者为窦性心律，心功能良好。图 2.8 ～图 2.10 为 08：55（与图 2.4 同一时点）时患者的血流动力学参数、机械通气参数与 BIS 值。此时手术尚未开始，手术室内的环境温度设置在 25℃。

从图 2.8 中可见，在手术尚未开始前患者的血流动力学是稳定的，此时患者的心率为 61 次 / 分、血压为 94/56mmHg。

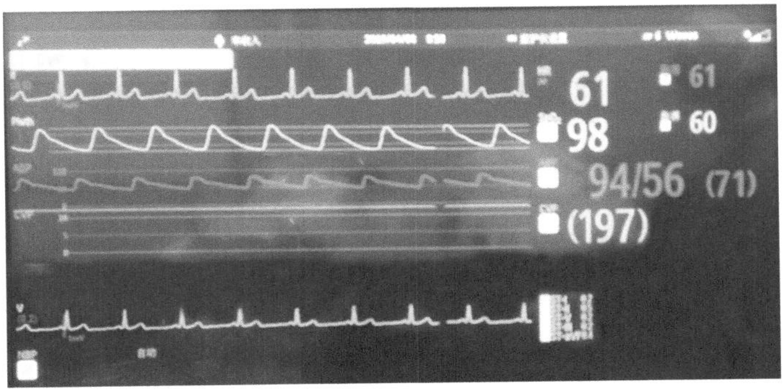

图 2.8　08：55 时患者的血流动力学参数

图 2.9 与图 2.8 在同一个时间点上。从图中可见，在通气频率为 10 次 / 分、潮气量为 550ml 的情况下，患者的呼气末二氧化碳分压为 40mmHg。

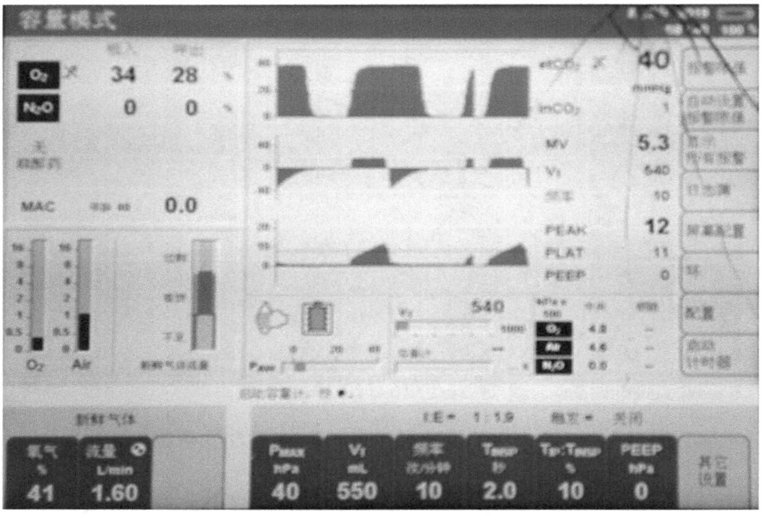

图 2.9　08：55 时患者的机械通气参数

图 2.10 可见，患者此时的 BIS 值为 49，应该是在目前所认为的适宜范围内。

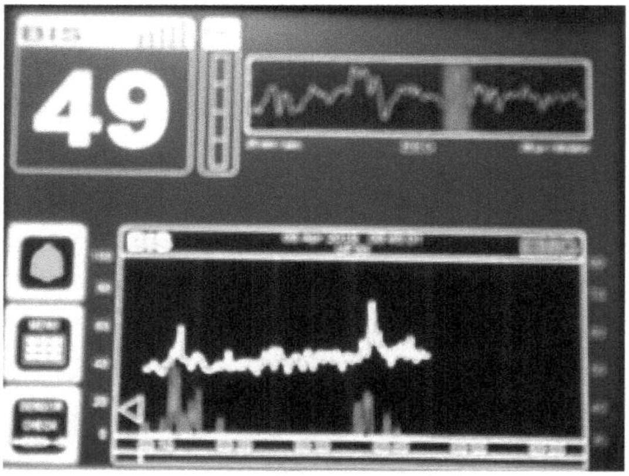

图 2.10　08：55 时患者的 BIS 值

图 2.11 最下面的一栏中的数字表示的是时间。08：57 时手术开始。图中可见，手术开始后患者的血压升高，心率虽然增快，但是不太明显。08：59 时劈开胸骨，血压继续上升，心率的变化仍然不太明显。另外。从图中所显示的温度看，患者的体温没有随着时间的延长表现出下降的趋势。

HR	60	61	62	60	65	66	72	66
SpO_2	98	98	98	98	99	100	100	100
ABPs	91	93	96	94	118	122	125	121
ABPd	55	57	60	59	77	79	82	77
ABPm	69	70	74	72	93	96	99	94
CVPs	---	---	---	?5	4	---	4	5
CVPd	---	---	---	?1	1	---	0	1
CVPm	199	198	200	?2	2	?3	2	3
直肠温	36.0	36.0	36.1	36.2	36.2	36.3	36.3	36.3
鼻咽温	36.3	36.2	36.2	36.2	36.2	36.2	36.2	36.2
04/08	8:53	8:54	8:55	8:56	8:57	8:58	8:59	9:00

图 2.11　患者在手术开始前、后的血流动力学参数及其体温的变化

图 2.12 为图 2.11 的延续。图中可见，胸骨劈开后患者的血压继续升高，随着血压的升高，心率也呈现出增快的趋势，到 09：07 时，患者的心率从胸骨劈开前的 66 次 / 分逐渐增快至 77 次 / 分。另外。从图中所显示的温度看，患者的体温不仅没有随着时间的延长呈现出下降的趋势，反而有缓慢升高的变化。患者在 08：57 手术开始时的鼻咽温度和膀胱温度都在 36.2℃，而在 09：05 时膀胱温度就升高了 0.3℃，达到了 36.5℃。

HR	68	75	69	71	73	74	77	77
SpO_2	100	100	100	100	100	100	99	99
ABPs	120	131	135	136	131	122	117	113
ABPd	76	82	85	86	83	79	76	74
ABPm	94	102	105	106	102	96	92	89
CVPs	4	3	5	5	---	5	5	5
CVPd	-1	0	1	1	---	0	1	1
CVPm	2	2	3	2	?41	2	3	3
直肠温	36.4	36.4	36.4	36.4	36.5	36.5	36.5	36.5
鼻咽温	36.2	36.2	36.2	36.2	36.2	36.2	36.2	36.2
04/08	9:01	9:02	9:03	9:04	9:05	9:06	9:07	9:08

图 2.12　患者在胸骨劈开后的血流动力学参数及其体温的变化

上述的两例患者是在相同的时间段内的血流动力学、呼吸参数和体温的变化。患者都是在同一时间进入手术室，只是由于负责麻醉的医生及其手术医生工作节奏的不同，两位患者手术进展的快慢有所差异而已。理论上，由于两位患者的年龄相仿，第一位患者的体重重于第二位患者，而且所患的疾病为冠心病，本身的氧耗量应该高于第二位患者（冠心病患者和瓣膜性心脏病患者氧耗量差异的讨论详见第十一章）。但是从两例患者在相同的时间段内的血流动力学（第二位患者在手术开始后，尤其是胸骨劈开后的心率明显快于第一位患者，血压也高于第一位患者）、呼吸参数（如果按每千克体重的潮气量来看，第一位患者为6.7ml、第二位患者则为8.3ml，而第二位患者的呼气末二氧化碳分压反而高于第一位患者）和体温的变化（即在基本相同的时间段内，第一位患者的鼻咽温度和膀胱温度从08：55到09：09都下降了0.2℃。而第二位患者从08：55到09：08的时间段内，膀胱温度升高了0.3℃）来看，第二位患者的氧耗量却高于第一位患者。另外，从第一位患者的血流动力学和体温的变化来看，患者在手术的创伤下没有表现出明显的应激反应。而从第二位患者的血流动力学和体温的变化来看，随着手术刺激的增强，患者表现出了一定程度的应激反应，虽然此时的BIS值在目前所谓的适宜范围之内。如果把患者在术中的血流动力学变化，所能表现出机体氧耗量变化的参数纳入麻醉质量控制的范围，显然，第二位患者的麻醉质量明显不如第一位患者。

除麻醉深度和镇痛强度影响机体的氧耗量外，下列因素也影响患者在非麻醉状态下的氧耗量，自然也会影响到在麻醉状态下的氧耗量。

（1）患者不同年龄段的影响：不同年龄段的患者在生理状态下的氧耗量本身就有明显的差异，这是简单的医学常识。就麻醉状态下而言，在条件类似的情况下，如身高、体重、体表面积和麻醉深度等，老年患者的心排血量低于中青年患者，可能就说明了不同年龄段的患者氧耗量的差异。假如血压的高低与氧耗量的多少相关，即若血压能够反映机体的氧耗量，那么血压就应该随着年龄的增长而降低，但不应该是升高。由于人体的血管张力随着年龄的增长而发生的变化，血压的高低与氧耗量的多少之间的关系就变得错综复杂了，尤其是老年人。因此，如何判断老年患者的氧耗量、血流灌注量和血压之间的关系时必须要从多方面考虑，不应该简单地认为每位老年患者在麻醉和术中都必须维持较高的血压。假如有的老年患者的血管张力随着年龄的增长并未发生明显的变化，而只是出现了器官功能的减退和氧耗量的下降，又或者术前经历过长期的降低血管张力的治疗，患者已经适应了新的血管张力，以及与之相匹配的血流灌注量之间的关系，那么在麻醉的管理中又该如何认识老年患者的血压呢？如果上面的假设成立，是否又会与目前的观念发生冲撞呢？而上述假设的情况并非就不存在。例如，有些人的血压并没有随着年龄的增长而升高，反而是到了老年低于青壮年时期的血压，其本身的心血管功能与同龄人相比并未见异常，这是否可以解释：有些老年人随着年龄的增长，由于机体的氧耗量在进行性下降，其本身的血管弹性或血管张力在没有明显变化的情况下，血压不仅没有随着年龄的增长而进行性升高，反而是有所降低了呢？对这些老年患者，又该如何来管理麻醉和术中的血压呢？

（2）内分泌疾病的影响：不同的内分泌疾病之间的氧耗量差异很大，甲状腺功能亢进与甲状腺功能减退患者的氧耗量的差异就是明证。另外，席汉综合征和肾上腺皮质功能减退等疾病患者的氧耗量也明显低于正常人，这不仅在相关的专业书刊中都有详尽的描述，而且也是简单的医学常识问题。

（3）心脏疾病的影响：不同的心脏疾病之间的氧耗量有明显的差异，这在麻醉学领域中可能是一个被忽略的问题。在同等条件下，如年龄、身高、体重、性别等相同的情况下，不同的心脏病患者氧耗量等的差异如下所述。①非紫绀型先天性心脏病患者的氧耗量要大于紫绀型先天性心脏病患者，临床上表现为紫绀型先天性心脏病患者的日常活动量要低于非紫绀型先天性心脏病患者。至于紫绀与非紫绀型先天性心脏病患者氧耗量差异的原因，可能与其本身的病理生理改变有关，这是易于理解的。②冠心病患者的氧耗量要高于瓣膜性心脏病患者，原因之一可能为冠心病患者的心功能要好于瓣膜性心脏病患者，日常活动量要大于瓣膜性心脏病患者，而且病程要短于瓣膜性心脏病患者。为此，冠心病患者在临床麻醉中对低血压和血流动力学不稳定的耐受性就不如瓣膜性心脏病患者。临床上常见到：当某些原因导致患者血压低、心率快或出现休克状态时，瓣膜性心脏病患者经过救治，多数能够恢复、转归较好，而冠心病患者出现类似的情况后则常救治困难，预后恶劣。另外，与瓣膜性心脏病患者相比，在同样不稳定的血流动力学的情况下，冠心病患者则易于发生其他心血管事件。同样由于冠心病患者的氧耗量高于瓣膜性心脏病患者的缘故，因而对麻醉药的耐受性较强，对麻醉药物的需要量也较多。基于同样的道理，紫绀型先天性心脏病患者对于不稳定的血流动力学的耐受性要好于非紫绀型先天性心脏病患者，而对麻醉药物的耐受性却又明显不如非紫绀型先天性心脏病患者。③梗阻性肥厚型心肌病患者由于其本身的病理生理学特点，在所有的心血管疾病中，可能对麻醉药物的耐受性最强，因而在施行左心室流出道疏通术的麻醉中，所需要的麻醉药物的用量很大。在本书的其他章节中也提到了阜外医院所实施的第二例梗阻性肥厚型心肌病左心室流出道疏通术（在 1989 年）的麻醉诱导。第二例患者在麻醉诱导中所用的药物为地西泮 20mg、芬太尼 3.5mg，气管插管前又静脉注射了普萘洛尔 1mg，气管插管时才无明显的血压升高和心率增快的血流动力学反应。而在 1984 年施行的第一例梗阻性肥厚型心肌病左心室流出道疏通术的麻醉诱导和维持中，由于担心患者的血压下降和心率减慢，麻醉药物的用量较少，而患者却在较高的血压和较快的心率的状态下突然发生室颤。因此，在决定患者的麻醉诱导和维持的方案时，要认真评估患者的氧耗量，而且要密切结合患者的疾病来区别对待。并且要在麻醉的诱导和维持中，依其每位患者所患的疾病，以及所评估的氧耗量的高低等因素来给予相应的药物和不同的药量。

（4）心功能的影响：同冠心病和瓣膜性心脏病患者氧耗量差异的道理一样，同种病变中不同的心功能状况对机体的氧耗量也有明显的影响。心功能好的患者的氧耗量要高于心功能差的患者，这和冠心病与瓣膜性心脏病患者、紫绀型与非紫绀型先天性心脏病患者氧耗量差异的道理一样，是机体自我调节的结果。大量的临床病例早已证实，那些心功能好、氧耗量高的患者对麻醉药的需要量较大，对麻醉的耐受性较好，如果按照平时一般的做法，麻醉和术中的血流动力学较易维持平稳；而那些心功能较差、氧耗量低的患者如果按照平时的麻醉习惯，可能给予麻醉药物血压就会下降，对麻醉的耐受性差，术中的血流动力学不易维持平稳。但是，如果发生了同样严重程度的循环衰竭和休克等情况，心功能差、氧耗量低的患者的耐受性却有可能要强于心功能好和氧耗量高的患者，这就如同上述所讨论的冠心病和瓣膜性心脏病患者对循环衰竭的耐受性的差异。例如，条件相同的两位患者如果血压都低于 50mmHg，心功能好的患者就有可能会出现心肌缺血、恶性心律失常等心血管事件，而心功能差的患者在相同的时间内却有可能不发生类似的恶性心血管事件，这一点可能出乎大家的意料。之所以会出现这样的结果，其原因之一可能为心功能差的患者由于平时的氧耗量较低，对机体严重的氧供耗失衡的耐受性较好。

（5）急性与慢性心功能减退的影响：急性与慢性心功能减退的患者之间的氧耗量有明显的差异，慢性心功能不全的患者的氧耗量要低于急性心功能不全的患者，原因可能为慢性心功能不全的患者因为心功能低下，机体的活动量被迫减少，时间长了彼此之间相互调节、适应，使得机体的氧耗量慢慢下降到了某一水平。而急性心功能减退的患者，因为突发心功能不全，机体无时间调整氧耗量与之适应，致使氧耗量仍维持在发生急性心功能不全前的原有水平。因此，急性心功能不全患者的病情通常都很危重，麻醉的管理极有挑战性。虽然有些专业书刊也介绍了这类患者的麻醉管理，但这可能仅仅是书本中的理论，实际在临床麻醉的管理中远不同于其他患者，风险极大，处理棘手，很是困难，因此，术中或术后的死亡率很高。所幸的是，临床麻醉中极少能够遇见急性心功能不全的病例，这是因为：①急性心功能不全的发病率较低；②出现急性心功能不全的患者病情凶险，外科医生一般不会在此期进行手术。

（6）不同性质的心功能不全的影响：心血管内科常把心功能障碍区分为两种，并分别称为射血分数保留的心力衰竭（EF 高于 40%）和射血分数低下的心力衰竭（EF 低于 40%）。这种称谓只能说明心力衰竭患者 EF 值的高低，并不能从名称上看出心力衰竭的性质。我曾经询问过心血管内科专家，为何对心功能障碍要如此分类，他回答说："可能是名称翻译的缘故。"另外，"衰竭"二字给人的感觉就如同恶性肿瘤的末期，似乎没有继续治疗的必要。因此，从麻醉学的角度来看，心力衰竭称为心功能不全可能更为合适。另外，把射血分数保留的心力衰竭（EF 高于 40%）和射血分数低下的心力衰竭（EF 低于 40%）分别改称为舒张性心功能不全和收缩性心功能不全，则可从名称上看出心功能不全的性质，有些一目了然的感觉。自然，这只是我的理解和认识，绝无任何强加于人的意思，也不可能去强加于人来接受这一称谓。

影响舒张性心功能不全与收缩性心功能不全患者的氧耗量的因素复杂、多变，难以笼统地确定两者之间氧耗量的高低，即很难说哪种心功能不全的氧耗量高、哪种心功能不全的氧耗量低。舒张性心功能不全与收缩性心功能不全患者的氧耗量的大小，以及氧耗量的差异依其心脏的大小、心室壁的厚度、心室的顺应性及心功能减退的程度而异。一般来说，收缩性心功能不全患者的心脏通常大于舒张性心功能不全的患者，仅就此点而言，收缩性心功能不全患者的心脏氧耗量可能要高于舒张性心功能不全的患者。但是由于舒张性心功能不全患者的心室壁较厚、心腔内的压力较高、心室的顺应性较差，其氧耗量却又要高于收缩性心功能不全的患者。再加上收缩性心功能不全患者的左心室射血分数普遍要低于舒张性心功能不全的患者，因此，判断收缩性或舒张性心功能不全患者的氧耗量必须要个体化，不能一概而论。从麻醉管理的角度分析，舒张性心功能不全的患者术前通常会经过硝酸酯类药、β 受体阻滞药、钙通道阻滞药、血管紧张素转化酶抑制药或血管紧张素受体拮抗药等药物的治疗，心肌的舒张功能可得到明显改善。麻醉药物由于可减轻心脏的负荷，改善心室的顺应性，因而也可改善心脏的舒张功能。另外，临床实践已证实，舒张性心功能不全的患者在麻醉和术中的循环较易维持，而收缩性心功能不全的患者则常需要正性肌力药物治疗，这也有可能提示舒张性心功能不全的患者的氧耗量在多数情况下要高于收缩性心功能不全的患者。

（7）手术类型与体位的影响：麻醉界有句名言"只有小手术，没有小麻醉"，虽然麻醉没有大小之分，但手术却常分为大、中、小手术，为此，卫生行政管理部门还专门制订了手术分级的管理规定。手术的大小与创伤刺激的强弱可明显影响患者在麻醉和术中的氧耗量。因为手术大则创伤大，创伤大则患者的应激反应强，而应激反应强则氧的消耗量大。大手术由于术中患者的氧耗量大，能量消耗多，氮的负平衡严重，术后患者的恢复就较慢，这对术前的氧耗量较低，接受大手术（上腹部，尤其是深部手术，胸腔内手术、胸腹部大血管手术和体外循环下的心脏手术）并在术中出现了高氧耗（强烈的应激反应所致）的患者的影响更大，这些患者术后的恢复就更加困难。而创伤较小的手术，如体表手术、患者的应激反应就较轻，术中的血流动力学很少出现波动（大出血的患者除外）。例如，上肢断肢再植的患者，手术时间有可能会长达24小时以上，但是患者的心率和血压却很少波动。因此，创伤小的手术，术后患者的恢复就很迅速，这些都是简单的医学常识问题。侧卧位进行手术的患者，可能由于身体处于侧卧位，受侧卧位影响的部位的肌肉被牵拉，张力较大，氧耗量可能要高于平卧位施行手术的患者，不过很少有人会考虑此点。如果患者的手术体位不适，则相应部位的肌肉张力就较大，氧耗量就可能要高于体位舒适的患者。胸腹腔内手术患者之间氧耗量的差异受多方面因素的影响，影响因素之一则与手术的牵拉密切相关。

（8）麻醉方法的影响：麻醉方法的不同对患者氧耗量的影响可能众所周知。接受区域麻醉的患者如果镇痛完善、体位舒适、麻醉和术中无任何不适，氧耗量则会低于全身麻醉的患者，循环方面的表现则为心率和血压稳定，血糖和应激反应物质无明显增加。同一种麻醉方式下的麻醉质量的优劣对患者氧耗量的影响也有明显的差异。镇痛不全、肌肉松弛不满意患者在术中的氧耗量要高于镇痛完全、肌肉松弛良好的患者。全麻能否抑制应激反应对患者的氧耗量的影响有很大的区别。全麻诱导时如果不能抑制患者的应激反应，氧耗量可能要明显高于麻醉诱导前，临床表现为心率增快、血压升高，血中的应激反应物质增多，这些问题已经在前面讨论过。如果患者在麻醉诱导期不出现应激反应，氧耗量则较麻醉诱导前明显降低，除血流动力学方面的表现外（心率减慢、血压下降），血糖和应激反应物质较麻醉诱导前降低就很好地说明了这一点。区域麻醉如果能做到镇痛完善、体位舒适，患者的氧耗量就要明显低于镇痛不全、体位不适患者的氧耗量。另外，区域阻滞麻醉下如果镇痛不全，肌肉松弛不够，患者的氧耗量不仅要明显高于术前，而且麻醉的管理也很被动。镇痛不全时常给予镇静药和（或）镇痛药以增强区域阻滞麻醉的效果，但可诱发呼吸和循环等方面的问题，这在相关的文献中常有报道。

（9）儿茶酚胺等药物的影响：由于儿茶酚胺和多数正性肌力药物可增强心肌的收缩力，加快传导系统的传导和电活动的频率，以及增加血管的张力等作用，因此，可明显增加患者的氧耗量。从某种意义上来说，任何增加心脏作功和心肌氧耗量的药物和措施对心脏都是有害的，反之，能够减少心脏作功、降低心肌氧耗量的药物和措施对心脏本身都应该是有利的。正是因为儿茶酚胺类药物及正性肌力药物可增加机体的氧耗量，在这些药物治疗下的患者一旦发生了循环衰竭，对他们的救治就会非常困难。从阜外医院大量的心脏移植患者的情况来看，如果供体的心脏在捐献前接受了大剂量的儿茶酚胺和（或）正性肌力药物的治疗，则供体的心脏在移植后不仅复苏困难，而且复苏后的血流动力学的维持和管理也很棘手，有时在多种机械措施的帮助下，如 IABP 和 ECMO，受体的恢复也很困难，而且供体心脏受损的程度与在捐献前接受儿茶酚胺等药物治疗时间的长短、药物品种的多少和剂量的大小密切相关。儿茶酚胺等药物治疗的时间越长、所用的品种越多、剂量越大，供体的心脏所受损的程度就越重。因此，供体的心脏在捐献前是否经受过大剂量的儿茶酚胺等正性肌力药物的治疗常成为供体的心脏是否适合移植的标准之一。另外，儿茶酚胺等正性肌力药物支持下的血压对脏器的血流灌注，以及对机体氧的供需平衡的作用远不如自身调节下的血流灌注压力。换言之，在血压水平相同的情况下，药物支持下的血压质量远不如自身调节下的血压质量。因为在无药物干预的情况下，患者自身调节维持的血压可能反映了机体氧的供需平衡，而药物支持下的循环虽然血压水平尚可维持，但是患者常可出现氧的供需失衡的现象，临床表现为混合静脉血氧饱和度下降、乳酸增加、代谢性酸血症，并可进行性发展到代谢性酸中毒、少尿、肾衰竭和多脏器衰竭。因此，能够改善心脏作功而又不增加心肌氧耗量的药物一直受到临床上的关注，从目前的文献报道来看，钙通道增敏药——左西孟旦（levosimendan）可能在改善心脏作功的同时不增加心肌的氧耗量，不增加心律失常的发生。但是，由于该药在临床使用不久，因此，确切的治疗效果还有待临床进一步的证实。

（10）抑制心脏的药物的影响：目前，麻醉、术中和术后最常应用的抑制心脏作功的药物为 β 受体阻滞药和钙通道阻滞药（二氢吡啶类的钙通道阻滞药由于对心脏的传导系统没有影响，在降低血管张力的同时，可反射性地引起心率增快，因而对心脏作功没有明显的抑制作用，难以降低心肌的氧耗）。由于 β 受体阻滞药和钙通道阻滞药（目前最常用的药物为地尔硫䓬）可减少心脏作功、降低机体的氧耗量，在氧的供应量相同的情况下，接受 β 受体阻滞药和钙通道阻滞药治疗的患者则容易维持氧的供需平衡。由于这两类药物与麻醉药物均有协同作用，因此也可以“加深”麻醉，表现为其可减少麻醉药物的用量。在临床认为麻醉药物用量较少，麻醉较“浅”的情况下，不出现心率快和血压高的循环亢奋现象，因此有“β 受体阻滞药和钙通道阻滞药也能做麻醉”之说。但是需要注意的是，在 β 受体阻滞药和钙通道阻滞药治疗下的患者，一旦发生心搏骤停，却不容易复苏。另外，由于β受体阻滞药和钙通道阻滞药与麻醉药物有协同作用，应注意减少这两种药物治疗下的患者的麻醉药物的用量。

氧供需平衡是机体或组织器官调节血供的原则，麻醉和术中可能只存在氧供不足而不太可能出现氧供过剩，即氧的供应量多于氧的需要量的情况。由于氧供需平衡的原则，即机体和组织器官的血流灌注量的多少与其氧耗量的高低密切相关，因此，机体和组织器官的血流灌注量的多少取决于其氧耗量的高低。如果机体或组织器官对氧的需要量多则其血流灌注量就多，对氧的需要量少则血液的供应量自然就随之减少，因此，血流灌注量减少并不一定就意味着氧的供应量不足，即氧的供需平衡并非一定就遭到破坏。由于机体的氧耗量下降，则所需要的血流灌注量必然下降，而与血流灌注量密切相关的血压也可能随之下降，如果在此种情况下用药物强行提升血压显然并不科学，但此种情况在临床上并非少见。临床上常可见到患者的心率在50次/分左右时，血压处于“较低”的水平，收缩压有可能会低于90mmHg。而此时患者的混合静脉血氧饱和度在70%以上，甚至可达80%左右，血乳酸浓度正常，BE在正常范围，有尿液排出。但是，由于患者的收缩压低于90mmHg，心率慢于60次/分，有些医生就会给予儿茶酚胺类药物来强行提升血压、增快心率。因此，如果不考虑患者在麻醉和术中对氧的需要量明显下降的情况，仅以血压和（或）组织器官的血流灌注量较麻醉前减少（如本书中介绍的用多普勒监测颈动脉内膜剥脱术的患者在麻醉和术中脑血流变化的例子）就用正性肌力药物去提升患者的血压，借以增加组织脏器的血流灌注量的做法不仅不科学，而且对患者也是有害的。

生理学知识早已证实，机体或者组织器官的血液供应有其压力自动调节的范围，其压力自动调节的范围在某些病理情况下可发生变化，如高血压患者的脑血流自动调节的压力范围的下限就有可能上升。但是，在麻醉和术中器官血供自动调节的压力范围在何种情况下丧失，即血供的多少随着血压的高低而变，或者在某种病理情况下变为多少目前并不清楚。20世纪80年代初期，曾有学者应用 ^{133}Xe 监测体外循环下的脑血流的变化时观察到，体外循环转流中灌注压低至30mmHg时脑血流的自动调节能力（生理状态下，脑血流自动调节的压力范围的下限为50～60mmHg）仍未丧失，这有可能提示在麻醉和术中脑血流自动调节的压力范围的下限发生了明显的下移（不知道是否有这方面的研究报道）。另外，临床上常可见到，合并冠心病的高血压患者在发生心肌梗死后，其血压通常可自行下降，但是在临床上并未观察到血压下降至正常范围后患者出现了脑缺血的症状和体征。这是否也同样提示了脑血流的压力自动调节范围可随着机体的病理生理的变化而自行调节。正如高血压的患者，脑血流自动调节的压力范围的下限上升的道理一样，在他们发生了心肌梗死后，由于血压的下降，脑血流自动调节的压力范围原来上升的下限下移了，或者说是重新回到了正常的生理范围，以便适应机体和脏器，尤其是大脑对氧的需要量与其血流灌注量相匹配所发生的变化。另外，临床上也很少见到高血压患者在服用抗高血压药物，血压下降后出现了脑并发症的情况。假如这一设想成立，麻醉状态下如果大脑的氧耗量下降，脑血流自动调节的压力范围的下限也就有可能下移，这是否可以部分解释麻醉药物对脑和其他脏器的保护作用呢?

众多学者，尤其是在国内外的麻醉学术会议上，对于麻醉和术后出现的脑部并发症的原因，几乎是一致的声音，即脑部并发症与麻醉和术中的“低血压”有关。有的医生甚至提出，为了避免出现脑部并发症，麻醉和术中的收缩压必须保持在三位数（即 100mmHg 以上），极其严厉地强调了血压的绝对值对保证大脑血供的重要性。而在 2016 年，德国麻醉学会前主席 Christian Werner 在广州的学术会议上报告了他的一项研究，却直接反驳了这种观点。Christian Werner 教授报告的内容见图 2.13（该内容由参加会议的研究生提供）。

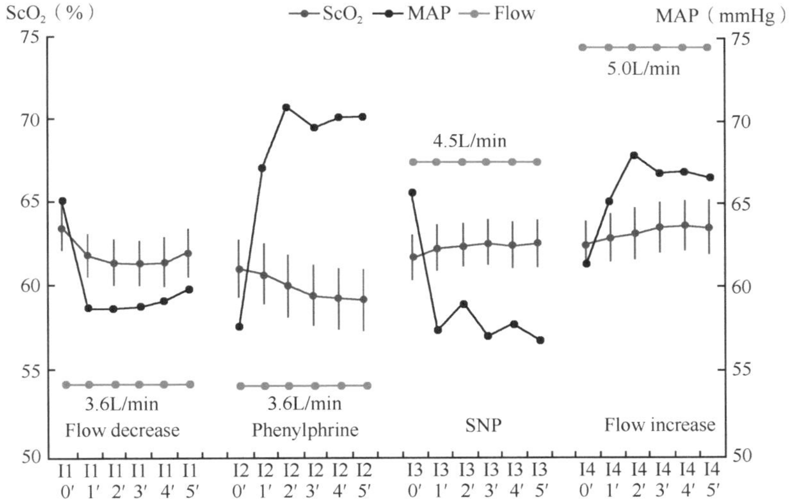

图 2.13 脑氧饱和度与压力和流量之间的关系

图中共有 4 个线条图案。左一的线条图案表示，在血流量 3.6L/min 的基础上，以减少流量来降低平均动脉压（MAP），对脑氧饱和度的影响不大。左二的线条图案表示，在流量 3.6L/min 的基础上，用去氧肾上腺素升高 MAP，脑氧饱和度不升反降。左三的线条图案表示，当流量从 3.6L/min 增加至 4.5L/min 后，应用硝普钠降压，把 MAP 降低后，脑氧饱和度不降反略微上升。最右边的线条图案表示，把流量从 3.6L/min 增至 5L/min 以提高 MAP 时，脑氧饱和度仅略有上升。

Christian Werner 教授根据其研究认为，血压高并不代表脑的灌注好，血压低也未必说明脑的灌注不好（我不清楚该研究的设计方案。从上图所显示的研究结果看，是否把流量设定在 3.6L/min 超出了所需要的数值。如果把流量设置在仅可以维持脑氧饱和度的下限，是否还会得出这样的结果就很难说了）。由于该研究是在非麻醉的状态下进行的，因此，不涉及大脑的氧耗量。由于在麻醉状态下，脑的氧耗量可能会有不同程度的下降（理论上应该是这样，但实际在临床上，每例患者在麻醉状态下的脑氧耗量是否都有下降却难以确定，这在前面也已经讨论），其下降的程度又与不同的麻醉质量密切相关，因此，要确立血压下降到何种程度就会发生脑损伤绝非易事。由于临床情况的千差万别，麻醉的质量和手术创伤的变异又很大，仅靠一项或者几项临床研究就决定血压下降到多少，持续时间多长就会出现脑损伤是不严谨的，不科学的，也是与临床的实际情况不相符合的。另外，血压和脑血流量下降到何种程度才会造成脑损伤，本身之间的关系就错综复杂，再加上麻醉和术中多种因素的影响，而且就目前的知识水平，很多影响因素还尚不了解，绝不能简单地认为血压降低到多少就会发生脑损伤。仅仅根据一些临床病例和试验研究的结果，或者某些统计学方面的计算，就武断地决定麻醉和术中脑损伤的因素，并在医学刊物上发表，不知对临床工作是起到指导作用还是误导作用？下面所介绍的病例，在麻醉和术中的血流动力学参数和临床转归方面，就对目前术后出现脑并发症的危险因素的传统观念提出了挑战。

患者，男性，81 岁，因冠心病、心绞痛拟在体外循环下行冠状动脉旁路移植术。患者术前曾有高血压病史，其血压曾高达 180/90mmHg。此次住院手术，术前在病房的袖带血压为 135/83mmHg。术前超声检查见双侧颈内动脉狭窄，左侧颈内动脉狭窄程度＞ 90%，右侧颈内动脉狭窄程度＞ 70%。

患者在局部浸润麻醉下完成颈动脉内支架置入术后开始麻醉诱导，麻醉诱导从开始注射麻醉药物到完成气管插管的整个过程约 13 分钟（麻醉诱导的时间明显长于传统快诱导的时间，原因详见本书的第六章）。桡动脉血压从麻醉诱导前的 130/75mmHg 缓慢下降至气管插管后的 92/40mmHg，心率也从麻醉诱导前的 60 次 / 分减慢至 42 次 / 分。随着手术的进行，麻醉时间的延长，患者的收缩压慢慢下降并维持在 80mmHg 左右，心率持续稳定在 40 次 / 分左右。脱离体外循环后，收缩压稳定在 100mmHg 左右，心率稳定在 65 次 / 分左右。图 2.14 是该例患者的电子麻醉记录单。

图中可见，患者在麻醉诱导后血压有所下降，继而血压又缓慢下降并在体外循环转流前，收缩压维持在 80 ～ 90mmHg、心率稳定在 40 ～ 50 次 / 分。

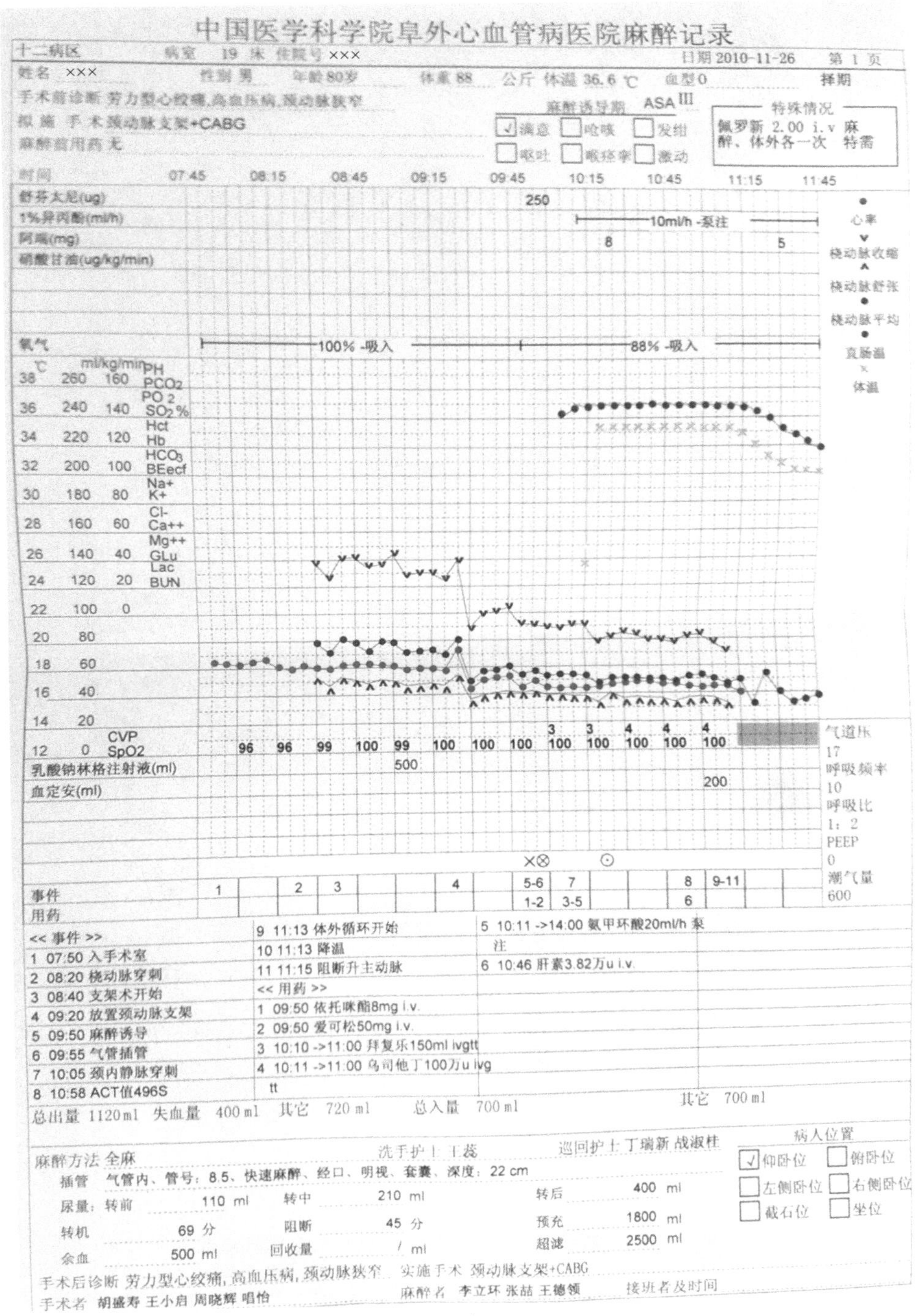

中国医学科学院阜外心血管病医院麻醉记录

十二病区　病室 19 床 住院号 ×××　日期 2010-11-26　第 1 页

姓名 ×××　性别 男　年龄 80岁　体重 88 公斤　体温 36.6 ℃　血型 0　择期

手术前诊断 劳力型心绞痛,高血压病,颈动脉狭窄　麻醉诱导期 ASA III

拟施手术 颈动脉支架+CABG

麻醉前用药 无

☑ 满意　☐ 呛咳　☐ 发绀　☐ 呕吐　☐ 喉痉挛　☐ 激动

特殊情况：佩罗新 2.00 i.v 麻醉、体外各一次 特需

时间 07:45 08:15 08:45 09:15 09:45 10:15 10:45 11:15 11:45

舒芬太尼(ug) 250

1%异丙酚(ml/h) 10ml/h -泵注

阿端(mg) 8 5

硝酸甘油(ug/kg/min)

氧气 100% -吸入 88% -吸入

CVP 3 3 4 4 4

SpO2 96 96 99 100 99 100 100 100 100 100 100 100 100

乳酸钠林格注射液(ml) 500

血定安(ml) 200

气道压 17　呼吸频率 10　呼吸比 1：2　PEEP 0　潮气量 600

事件 1 2 3 4 5-6 7 8 9-11

用药 1-2 3-5 6

<< 事件 >>

1 07:50 入手术室
2 08:20 桡动脉穿刺
3 08:40 支架术开始
4 09:20 放置颈动脉支架
5 09:50 麻醉诱导
6 09:55 气管插管
7 10:05 颈内静脉穿刺
8 10:58 ACT值496S
9 11:13 体外循环开始
10 11:13 降温
11 11:15 阻断升主动脉

<< 用药 >>

1 09:50 依托咪酯8mg i.v.
2 09:50 爱可松50mg i.v.
3 10:10 ->11:00 拜复乐150ml ivgtt
4 10:11 ->11:00 乌司他丁100万u ivg tt
5 10:11 ->14:00 氨甲环酸20ml/h 泵注
6 10:46 肝素3.82万u i.v.

总出量 1120 ml　失血量 400 ml　其它 720 ml　总入量 700 ml　其它 700 ml

麻醉方法 全麻　洗手护士 王菠　巡回护士 丁瑞新 战淑桂

病人位置：☑ 仰卧位　☐ 俯卧位　☐ 左侧卧位　☐ 右侧卧位　☐ 截石位　☐ 坐位

插管 气管内、管号：8.5、快速麻醉、经口、明视、套囊、深度：22 cm

尿量：转前 110 ml　转中 210 ml　转后 400 ml

转机 69 分　阻断 45 分　预充 1800 ml

余血 500 ml　回收量 / ml　超滤 2500 ml

手术后诊断 劳力型心绞痛,高血压病,颈动脉狭窄　实施手术 颈动脉支架+CABG

手术者 胡盛寿 王小启 周晓辉 唱怡　麻醉者 李立环 张喆 王德领　接班者及时间

A

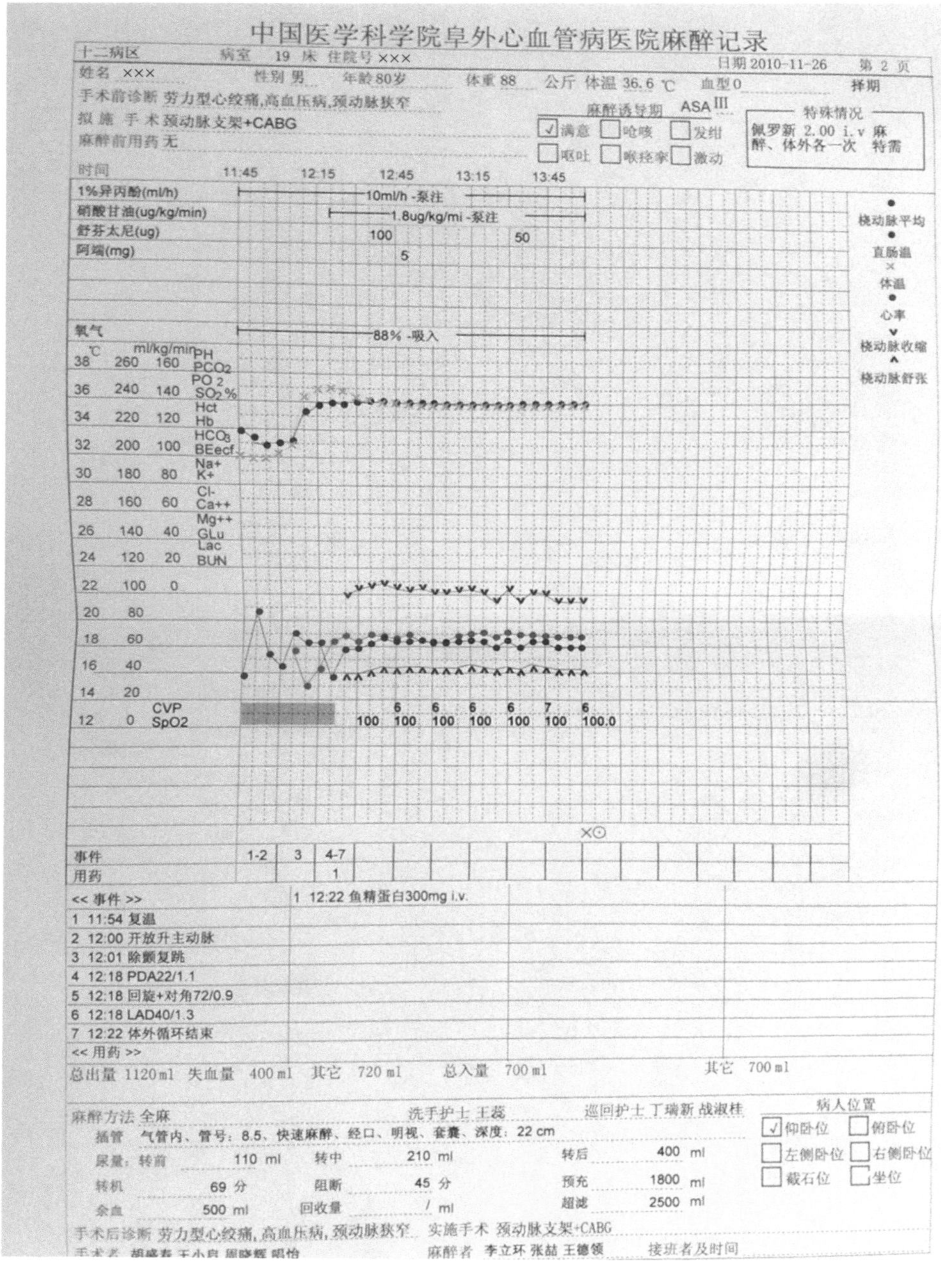
中国医学科学院阜外心血管病医院麻醉记录

十二病区 病室 19 床 住院号 ××× 日期 2010-11-26 第 2 页

姓名 ××× 性别 男 年龄 80岁 体重 88 公斤 体温 36.6 ℃ 血型 0 择期

手术前诊断 劳力型心绞痛,高血压病,颈动脉狭窄

拟施手术 颈动脉支架+CABG

麻醉前用药 无

麻醉诱导期 ASA III

☑满意 ☐呛咳 ☐发绀 ☐呕吐 ☐喉痉挛 ☐激动

特殊情况：佩罗新 2.00 i.v 麻醉、体外各一次 特需

时间 11:45 12:15 12:45 13:15 13:45

1%异丙酚(ml/h) 10ml/h -泵注

硝酸甘油(ug/kg/min) 1.8ug/kg/mi -泵注

舒芬太尼(ug) 100 50

阿端(mg) 5

氧气 88% -吸入

℃ ml/kg/min PH PCO2 PO2 SO2% Hct Hb HCO3 BEecf Na+ K+ Cl- Ca++ Mg++ GLu Lac BUN

38 260 160
36 240 140
34 220 120
32 200 100
30 180 80
28 160 60
26 140 40
24 120 20
22 100 0
20 80
18 60
16 40
14 20
12 0 CVP SpO2

CVP: 6 6 6 6 7 6
SpO2: 100 100 100 100 100 100 100.0

桡动脉平均 直肠温 体温 心率 桡动脉收缩 桡动脉舒张

事件 1-2 3 4-7
用药 1

<< 事件 >>
1 11:54 复温
2 12:00 开放升主动脉
3 12:01 除颤复跳
4 12:18 PDA22/1.1
5 12:18 回旋+对角72/0.9
6 12:18 LAD40/1.3
7 12:22 体外循环结束
<< 用药 >>
1 12:22 鱼精蛋白300mg i.v.

总出量 1120 ml 失血量 400 ml 其它 720 ml 总入量 700 ml 其它 700 ml

麻醉方法 全麻 洗手护士 王蕊 巡回护士 丁瑞新 战淑桂

插管 气管内、管号：8.5、快速麻醉、经口、明视、套囊、深度：22 cm

尿量：转前 110 ml 转中 210 ml 转后 400 ml

转机 69 分 阻断 45 分 预充 1800 ml

余血 500 ml 回收量 / ml 超滤 2500 ml

病人位置 ☑仰卧位 ☐俯卧位 ☐左侧卧位 ☐右侧卧位 ☐截石位 ☐坐位

手术后诊断 劳力型心绞痛,高血压病,颈动脉狭窄 实施手术 颈动脉支架+CABG

手术者 麻醉者 李立环 张喆 王德领 接班者及时间

B

图 2.14 81 岁患者冠状动脉旁路移植术中的电子麻醉记录单

术后机械通气 16 小时后拔管，术后 13 天出院，无并发症

A 图为患者的第一张麻醉记录单。图中灰影前面的部分为患者进入手术室到体外循环开始转流的时间。图中的灰影部分为体外循环的转流时间

B 图为患者的第二张麻醉记录单。图中的灰影部分仍为体外循环转流的时间，灰影后面的部分为脱离体外循环到手术结束的时间

从图中可见，患者在停机后的血压较体外循环转流前的血压有所升高，收缩压维持在 100mmHg 左右，心率也有所增快，维持在 60 ～ 70 次 / 分。由于患者术前合并有肺动脉高压（麻醉后 Swan-Ganz 导管监测的肺动脉收缩压为 63mmHg），因此，术后机械通气时间较长，时间为 16 小时。患者在术后 13 天康复出院，未出现任何并发症。

从患者的麻醉记录单可见，体外循环转流前约有两小时的时间患者的收缩压维持在 80 ～ 90mmHg，按照传统的麻醉安全管理的理念，这对于 81 岁高龄的老人是无法接受的，况且患者还患有双侧颈动脉的严重狭窄。虽然这仅是个案，但该例患者在麻醉和手术过程中的血流动力学参数仍然极大地冲击了目前麻醉和术中所谓的血压安全范围,同时也挑战了要避免中枢神经系统的并发症，麻醉和术中的收缩压必须要维持在三位数的所谓“共识”。至于在相对偏低的血压的情况下，为何不发生脑部并发症，请见本书中的第十二章。

众多的文献报道了低血压与脑损伤之间的关系，有的文献甚至定量性地报道了血压降至多少，持续时间多长，脑卒中和死亡率可增加多少，住院时间延长多少等，而且这些文献还常被众人引用，不得不使人相信临床上的实际情况就是如此。

血压是决定机体和脏器血流灌注量的因素，但并非是唯一的因素，尤其是大脑。生理学知识已证实，血压值受很多因素的影响，相同的血压值对机体和脏器的血流灌注量的影响有明显的差异。前已述及，血管强力收缩下的血压对脏器的灌注远不如自身调节下的压力。麻醉和手术中导致血压下降的因素很多，在患者氧耗量不变的情况下，如无失血或血容量不足，导致血压下降最常见的原因是血管扩张。而在血管扩张的情况下，心排血量有可能增加，即使血压下降，脏器的血流灌注量可能并不减少，这就如同 Christian Werner 教授在他的研究中所见到的灌注压降低，而脑氧饱和度却不下降。如果血压下降是由于麻醉药物对心功能的严重抑制，则脏器的血流灌注量可能会受到影响，但是，在此种情况下，心脏和全身的氧耗量也会下降，而且由于麻醉药物对心功能造成严重抑制的情况在临床上也较为少见。因为从阜外医院大量的心脏移植的病例来看，即使 EF 低至 20% 以下的患者也能较好地耐受麻醉，麻醉诱导期血压下降少见。如果血压下降是由于失血或血容量严重不足所致，此种情况下发生的脑损伤和死亡率增加，则不应该简单地以低血压来表述它们之间的相互关系。不考虑导致血压下降的原因，简单地以血压的绝对值来描述与脏器损伤和死亡率之间的关系，是不严谨的，也是不科学的，并且很有可能误导临床上只重视血压的绝对值，而忽视了导致血压变化的因素，以及其他影响脏器血流灌注的因素，尤其是大脑血流的调节因素。例如，对老年患者，忽视二氧化碳对脑血流的调节作用，在过度通气的情况下，即使维持较高的血压，仍有可能发生脑缺氧缺血性损伤。

麻醉学领域中，传统观念中的低血压为在麻醉和手术中非高血压患者的收缩压低于 90mmHg，MAP 低于 60mmHg 或与基础血压相比降低的幅度超过了 20% ～ 30%。临床麻醉中，通常把血压的波动幅度不超过基础值的 20% ～ 30% 作为循环稳定的标准，这一理念不仅成为麻醉管理中的指导思想，而且常在医疗事故的鉴定中作为评判循环是否稳定，是否导致并发症的标准。暂不讨论这一标准是否科学，仅就血压的基础值而言，何为基础值？从字面上理解，基础血压应该是患者处于基础代谢状态时的血压，但是在临床上是难以得到基础代谢状态时的血压的。患者入院时所测得的血压是不能作为基础血压的，因为患者在刚入院时所测得的血压通常会偏高。举一个自己亲身经历的例子：1978 年阜外医院研究生入学体检，当时有几位年龄相对大些的同学（38 岁左右）在测量血压时血压偏高。体检老师说："你们太紧张了，休息一会、放松放松再测一次。"由于这些同学都是从事心血管专业的，他们于是偷偷地口服了普萘洛尔，再次测量血压未见异常。而事实上，这些同学根本就未患高血压。如果以患者入手术室后的血压作为基础值，所受的影响则更大。是否给予患者麻醉前用药、给何种药物、剂量的大小、给药的时间，以及患者入手术室后处于何种状态（是紧张、恐惧还是安静入睡），这些因素都将明显影响患者入手术室后的血压水平。由于得不到基础代谢状态下的血压水平，因此，麻醉和手术中以所谓血压的波动幅度不超过基础值的 20% ～ 30% 作为循环稳定的标准，不仅在临床上无任何可操作性，而且也是不科学的。再以第二章第一节所举的某病例来看，患者的病历上记录的在病房时的袖带血压为 120/82mmHg，MAP 为 95mmHg。而患者入手术室后桡动脉置管所测的血压为 87/56mmHg，MAP 为 68mmHg，这两组血压的数据差别很大，是以病房的血压数值作为基础值还是以患者入手术室后的血压作为基础值？再者，如果以病历上记录的血压 120/82mmHg 的数值降低 20% 计算，则为 96/66mmHg，MAP 95mmHg 降低 20% 则为 76mmHg。而以患者入手术室后的血压 87/56mmHg 的数值降低 20% 计算，则为 69/45mmHg，MAP 68mmHg 降低 20% 为 54mmHg。96/66mmHg 与 69/45mmHg，76mmHg 与 54mmHg 这两组数据的大小不但有很大的差异，而且数据本身的临床意义也明显不同。按目前临床上对血压认识的传统观念，血压 96/66mmHg，MAP 76mmHg 还可接受，而血压 69/45mmHg，MAP 54mmHg 的数值在临床上是根本无法接受的，目前认为这种水平的血压显然是很危险的。因此，患者进入手术室后呈嗜睡状态时的血压水平 87/56mmHg 是不允许降低 20% 的。因此，在没有明确何种状态下的血压为基础值的情况下，就以血压升高或者降低的幅度不超过基础值的20%～30%作为循环稳定的标准，似乎有些空中楼阁的感觉。

从另一角度看，按照目前临床上的观念和“共识”，患者入手术室后的收缩压87mmHg是低于90mmHg这一“最低安全限度”的，而且该例患者所患的疾病是冠心病，而冠心病更“忌惮”低血压，收缩压87mmHg是必须即刻处理的。况且，血压低于90mmHg的患者在综合麻醉中就可能需要用药物提升血压。该患者在麻醉诱导前的收缩压低于90mmHg，若按照传统观念和“共识”的意见，即应该给予升压药物提升血压，但是患者并无任何需要提升血压的临床征象。再者，假如没给患者麻醉前用药，患者入手术室后处于紧张和恐惧状态，血压肯定要高于患者在病房时的血压，很有可能收缩压会高于150mmHg。如果麻醉，术中以收缩压150mmHg波动20%的变化来维持患者的血流动力学，收缩压以降低20%计算，则要保持在120mmHg左右，这一血压水平持平于病房时的血压。麻醉状态下的血压持平于病房时的血压，如果血压的水平可代表机体氧耗量的变化，那么，是否就意味着患者的氧耗量在麻醉状态下并未下降？这显然也是不科学的。另外，如果以血压的升高幅度不超过基础值的20%作为麻醉下循环稳定的标准则可能更不适宜。试想，此例患者在病房记录的血压为120/82mmHg，如果在此数值上升高20%则为144/98mmHg。假如患者进入手术室处于紧张和恐惧状态，此时的收缩压升高到150mmHg，在收缩压150mmHg的基础上再以升高20%计算，则为180mmHg。由此看来，目前临床上，麻醉和术中血压的波动幅度不超过基础值的20%的观念是否需要重新考虑了，因为血压的基础值的概念含糊不清，而且目前临床上也无统一的认识和标准。那种把患者在病房所测的血压作为基础值，或者未给患者麻醉前用药，以患者入手术室后的血压作为基础值的做法显然都是不科学、不正确的。另外，即使能够统一患者血压的基础值的标准，而且该标准又是真正的基础代谢状态下的压力，麻醉和术中血压的波动幅度不超过基础值的20%的理论根据又是什么？我一直在思考、求教这个问题，但总是得不到答案。

麻醉和术中维持血压的波动幅度不超过基础值的20%～30%作为循环稳定的标准的传统理念在麻醉学界可以说是根深蒂固，几乎成为评判循环是否稳定的定律。曾有一次参加博士研究生的论文答辩，按照规定，需要考核研究生的临床技能。当时这位研究生的考核内容为全麻操作。答辩委员们进入手术室，见被选择作为考核的患者在麻醉诱导前的收缩压为120mmHg，心率80次/分，但是在气管插管后，患者的收缩压升高到150mmHg，心率增快至110次/分。面对患者在麻醉诱导前后的血流动力学变化，由博士生导师组成的答辩委员会对这位研究生的临床技能给予的评语仍然是：全麻操作熟练，麻醉诱导期血流动力学稳定。如果按照收缩压 120mmHg 升高 30% 计算，则为 156mmHg，而实际上患者的收缩压升高到 150mmHg，仍在 156mmHg 范围之内，从这一观点上说，患者在麻醉诱导期的血流动力学是稳定的。答辩结束后我私下问这位研究生："你认为麻醉诱导过程中循环稳定吗？"由于这位研究生曾在阜外医院麻醉科进修学习过，她不好意思地回答我说："用老师您的标准（即阜外医院麻醉科的标准）来评价，麻醉诱导过程的血流动力学肯定是不合格的。"那么，为何由麻醉学专业的博士生导师组成的答辩委员会给出了这样的评语呢，是出于人情关系还是出于对专业方面的认识？如果是出于人情关系给出这样的评语尚可理解（据我所知，除 20 世纪 78 级研究生中有人未通过研究生毕业答辩外，还未曾听说有其他年级研究生未通过毕业答辩的）；如果是出于麻醉学专业方面的考虑，看来阜外医院与其他医院的麻醉医生对麻醉和术中循环稳定的标准的认识则有很大的差别了。这是否也提示：麻醉和术中维持血流动力学稳定的传统标准的科学性需要进行广泛讨论，重新思考了。

第三节　指南、共识、指导意见与临床转归

2001 年，我曾会诊处理一例患者，因为给鱼精蛋白导致患者室颤而被迫行二次体外循环，转流期间心脏顽固性室颤，难以复跳（该病例将在相关章节中讨论），科室一位高年资的同事（当时这位同事的职称为副主任医师）反复追问我："主任，我处理有错吗（因为该例患者的麻醉由这位同事负责）"？我非常严肃地回答他："没错，处理措施很规范。"他问我一遍，我就如此回答他一次。因为这例患者在他给鱼精蛋白期间发生了室颤，而且在二次体外循环转流期间反复除颤了 12 次，心脏都没有复跳，这给该同事造成了很大的压力。这就涉及一个非常现实的问题：按照指南、共识或指导意见处理（抢救）患者，效果不好，而使用了在指南、共识或指导意见中从未涉及的药物或措施，却抢救或治疗成功，这又该如何看待？更为严峻的一件事情：曾有一件医疗纠纷案例，鉴定专家反复审查临床处理经过，没有找到违反医疗规范的问题。但是有一位专家在审查血气分析的结果时，看到氧分压和氧饱和度低，于是专家组的鉴定意见就给出了"患儿术后出现的脑部并发症是由于术中缺氧"的结论。由于缺氧导致患儿术后出现严重的脑部并发症，这是极其重大的医疗过失，因此，该病例的医疗纠纷被判定为一级甲等责任事故，相关医院需要负 100% 的责任。而实际上，该例患儿的血气分析抽取的是静脉血而不是动脉血。由于目前血气分析的正常值是以动脉血监测的数值为标准的，毫无疑问从静脉血中

的测得的氧分压和氧饱和度要低于动脉血中的氧分压和氧饱和度的正常值。当事发医院申诉指出血气分析的数值是静脉血的而不是动脉血的时，鉴定专家组的反馈意见是血气分析在临床上都是检查动脉血，而不应该检查静脉血，相关医院仍有责任。虽然大家都清楚，指南、共识或传统习惯不能作为法定的标准，但是实际上，这些没有法律作用的“传统习惯”却时常被看作为法律条文而被滥用。而从另一角度看，该例患儿血气分析的结果除氧分压和氧饱和度低于动脉血的正常标准外，其他的指标都在正常范围。如果患儿因严重缺氧而致术后出现了脑部并发症，血气分析中的其他指标会正常吗？如此简单的问题，由主任医师组成的医疗事故鉴定专家团队在给出鉴定意见前为何不询问事发医院呢？而只是简单地看到氧分压和氧饱和度低于正常就草率地给出了这样的结论。更为可笑的是，当事发医院申诉，指出鉴定意见的错误时，反而指责事发医院为何检查静脉血的血气，而不是按规范检查动脉血的血气。实际上，对心血管疾病患者，术中检测混合静脉血，如未放置肺动脉导管，即使是检测中心静脉血的血气，也较检测动脉血的血气更有临床意义。因为，动脉血的血气分析中的氧分压和氧饱和度主要是反映肺脏的气体交换功能，而静脉血中的氧分压和氧饱和度，却是反映患者的氧供和氧需是否平衡的指标之一。此类让人无奈的问题，不知道是因为鉴定专家对血气检查的意义不甚了解，还是机械地按“规范”办事。如此的事情在临床上并非罕见。

我不敢妄议，也不会评论众多的学术组织推出的指南、共识或指导意见，但是这些指南、共识或指导意见却对临床的影响很大。很多的学术会议上都会有专家、教授和学者去解读或宣讲这些指南、共识或指导意见，更有医生在不同的场合引用这些指南、共识或指导意见中的内容来证明自己的观点或处理措施的准确性。临床工作中的医生，尤其是年轻医生常会自觉不自觉地提到指南、共识或指导意见上是怎么写的，怎么规定的。临床上如果遇到复杂、困难病例，按照指南、共识或指导意见处理无效，而有人提出新的处理措施时，经常会有人问：有依据吗？有文献支持吗？甚至会提出，有循证医学的证据吗？试想，如果是一项新的处理措施，哪来的文献支持和循证医学的证据，有文献支持和循证医学证据的处理措施还能会是新的吗？任何一种新的理念、新的观点或新的技术和方法的问世时都可能没有依据，没有文献支持，更不会有循证医学的证据。如果临床上的处理措施都要求有文献支持，有循证医学的证据，人类还怎么能做到“有所发明、有所创造、有所前进”呢？而实际在临床上，文献上查不到的处理措施并非不存在，甚至有可能在临床上已应用了多年，只是没有被关注，没有被报道，或者没有能够在专业刊物上发表而已。对于能否在刊物上发表文章，这儿不妨举一个例子：在 1996 年美国华盛顿大学提出心脏手术麻醉快通道的理念之前，我曾向国内某刊物提交了阜外医院心血管手术术毕即刻气管拔管的快通道麻醉的文章。可是，编辑部对稿件的处理意见却是没有文献支持，而且病例较少（当时报道了10例患者），不予刊出。因此，那种唯文献而文献的思想，是不能作为临床处理措施科学性的评判标准的。从另一角度说，专业书刊上发表的文章，包括在那些影响因子很高的刊物上发表的研究文章，也不一定每一篇都有科学价值、临床意义或对实际工作有指导作用，反而有的文章可能对临床工作和药物的推广使用起到阻碍作用。例如，POISE研究结果的发表，使得原来对β受体阻滞药了解不够深入，且畏惧使用的医生更加担心，甚至害怕β受体阻滞药真像POISE研究所发表的结果那样，会增加患者脑卒中的发生率和术后的死亡率。因此，POISE研究结果的发表，不同程度上造成了那些有明确的β受体阻滞药治疗指征的患者，或需要给予β受体阻滞药治疗的患者，而未能得到β受体阻滞药的治疗。

指南、共识或指导意见对相关问题提出了指导性建议，这对年轻医生的成长，临床的规范化处理具有重要意义，但是不应该成为束缚医生采取别的或者是新的处理措施的工具，更不能把它们看作法律来评判医疗措施的对错。高年资医生更不能生硬而简单地以指南、共识或指导意见来处理复杂的临床问题。现在提倡精准医疗，而精准医疗在临床上的前提必须是个体化医疗，没有个体化医疗，就难以有临床医学的进步。机械地按照指南、共识或指导意见去处理临床问题，只能当一名普通医生，即别人能处理的，你可能会处理，别人不会处理的，你也不会处理。因此，指南、共识或指导意见虽然对规范化医疗可以起到指导作用，但是如果事事强调规范，则可能阻碍临床医学的发展和创新。另外，较为可笑的是，有些教授和学者在没有参与指南、共识和指导意见制订的情况下，却热衷于在很多的学术场合上去解读，去揣摩，并且宣传这些指南、共识或指导意见的临床意义，而不是去剖析这些指南、共识和指导意见是否与临床情况相符，是否能够真正地指导临床实践。这种把别人，甚至别的国家制订的指南、共识或指导意见“奉若神明、顶礼膜拜”的做法，不仅不利于个人的成长和进步，而且更不利于患者的治疗。如果不是借鉴，而是照搬国外的指南、共识或指导意见，则有可能会阻碍我国临床医学的发展和进步。另外，在大力提倡精准医疗的今天，如何来理解和认识精准医疗与指南、共识和指导意见的关系，应该是麻醉学界、甚至整个医学界都应该思考的问题了。

1989年，还在我是主治医师时，有次科室开会，领导批评说：“阜外医院麻醉科对每种心脏病成人和小儿的麻醉都有明确而详细的规定，麻醉药物用多大剂量（指芬太尼），单位时间给多少液体都写得清清楚楚，但是有些医生就是不执行。”我举手要求发言，得到允许后说：“科室制订的每种心脏病的麻醉常规对年轻医生可以起到引路作用，但是对已经从事麻醉工作多年的医生，就不应完全按照规定来处理患者，不然，我们的麻醉科又怎么能发展进步呢？”现在回想起来，当时自己还是年轻，虽然话说得好像没有错误，但是说话的场合则非常不合时宜。

1996年，阜外医院刚开展非体外循环下的冠状动脉旁路移植术时，由于没有固定器，对血管吻合期间心率的控制要求很严格。对已经给予了β受体阻滞药后心率仍然未达到要求的患者，曾有进修医生建议说，新斯的明也能减慢心率。药理学上介绍新斯的明是可以减慢心率，但并非是推荐用新斯的明来治疗心率增快，而是说新斯的明有明显减慢心率的不良反应。使用新斯的明来减慢心率，而且是在全麻给予肌肉松弛药的情况下，到哪儿去找文献支持呢？可实际在临床上给予极小量的新斯的明（每次0.25～0.5mg）或与β受体阻滞药合用，不仅可以满意地控制心率，而且我使用的结果也未见对肌肉松弛的程度有明显的影响（当时并未进行肌肉松弛程度的监测），自然也无必要额外增加肌肉松弛药的药量。此处所举新斯的明与β受体阻滞药合用来减慢心率的例子仅仅只是为了说明上面的问题，绝无推崇这一做法的意思，敬请读者在临床工作中不要轻易采用这一治疗措施。

几乎所有的相关指南都强调，静脉注射β受体阻滞药时患者的收缩压必须在100mmHg（或者110mmHg）以上，换言之，对于收缩压在100mmHg以下的患者，不得静脉注射β受体阻滞药。而我在临床实践中，却在收缩压明显低于80mmHg的情况下，静脉注射美托洛尔或阿替洛尔，并获得了其他处理措施难以得到的治疗效果，甚至可以说，起到了起死回生的作用，这与指南上的规定是背道而驰的（详情请见后面的章节）。另外，快速房颤的患者，如果心室率超过了120次/分，血压通常也处于低水平，收缩压低于100mmHg的情况很常见。此时，如果静脉注射少量美托洛尔或阿替洛尔，通常可以收到立竿见影的效果，即心室率减慢，血压升高，这自然也违背了指南或共识的规定。

关于β受体阻滞药的药物介绍，几乎所有的专业书刊都强调，β受体阻滞药的注射液要谨慎与钙通道阻滞药的注射液合用，原因为可能会发生严重的心率减慢和低血压，甚至可发生灾难性的心血管事件。但是两药合用是否一定会发生严重的心动过缓和低血压，则取决于两药的用量。由于两药合用有彼此的相加或协同作用，使用恰当，则可获得应用单一药物难以得到的治疗效果。我曾多次把β受体阻滞药注射液与钙通道阻滞药注射液合用，取得了应用单一药物难以取得的效果。但目前存在的问题是：按照专业书刊、相关指南、相关共识给药，出现了严重不良反应，医生可能不被问责。但是若“违背”了这些规定，一旦出现了问题，即使与这些药物毫无关系，却是责任医生承担不了的。

更为滑稽的是，如果是年轻医生违反了这些“规定”，即使获得了良好的效果，也有可能被指责或批评。

众多的学术组织推出的指南、共识或指导意见几乎都是为临床上救治患者服务的。患者的生命和安全高于一切，所有的指南、共识等都应该以患者利益为准则。临床情况千差万别、错综复杂，不应该轻易而机械地规定如何操作。在临床医学领域中，最重要的莫过于救治患者的生命、解除患者的疾病、缓解患者的痛苦。而麻醉医生最根本的职责则是保证手术患者的安全，不管病情多重，只要手术有益于患者，麻醉医生都有责任，更要有能力做好生命的守护神，而且要争取做到以最低的花费、最少的干预，能够使患者在术后获得最好的康复。武林小说中有句话：高手在民间。我想，临床上最有效的处理措施可能不在指南、共识或指导意见上，也不在那些影响因子很高的刊物上，而是在那些工作在临床一线，具有丰富的临床经验，并且勤于思考，勇于探索，对工作精益求精的医生身上。只是这些无价之宝的临床处理措施和勤于思考的医生没有被发掘、被认识而已。在麻醉界以基金、SCI 论文论英雄的今天，难以有人来考虑这些“民间”的医疗高手了。

科学技术高速发展的今天，在医疗、卫生和健康领域中，新的理念层出不穷。从临床治疗上的精准医疗，到外科学领域中的快速康复（ERUS），再到卫生健康管理中的大数据，这些理念已经广泛、深刻地影响了我国的医护人员。目前，名目繁多的“快速康复”的学术组织、五花八门的“精准医疗”学术会议如雨后春笋般地蓬勃发展，但是如何认识这些理念与临床治疗的个体化，则是每位麻醉医生都应该认真思考的问题。在大力提倡大数据和规范化的今天，每位医生都不应该忘记个体化医疗是临床医学的根本，尤其是在麻醉学领域。在临床医疗领域，没有个体化的医疗，就不可能有临床医学的进步。没有个体化的麻醉处理方案，就难以保证每位患者在术中的安全，患者同样也难以获得最佳的康复。麻醉管理中的个体化医疗才是衡量一位麻醉医生水平的标准。

第四节　对心血管外科团队的认识

看到这一节的题目，可能大家会想，作为一名麻醉医生，为何要提出这一问题？在 2015 年 3 月 20 日中国心胸血管麻醉学会成立的大会上，胡盛寿院士指出，随着我国经济的快速发展，临床医学取得了长足的进步，外科学领域的各个专业，如普通外科、骨科、泌尿外科，甚至神经外科等，县级医院都开展得很好。唯独心血管外科，县级医院基本上没有开展，某些中等城市、省会级城市、医学院校附属医院也开展得不好。原因虽然很多，但缺乏合格的心血管麻醉医生，不能形成心血管外科团队，可能是其重要原因。胡盛寿院士作为一名心血管外科医生，他的讲话充分肯定了心血管麻醉的重要性，却也明确指出了心血管外科的发展对心血管麻醉的依赖性。心血管外科团队的组成对开展心血管外科的必要性，大众都很清楚，麻醉医生在心血管外科团队中的重要性，理论上大家都很明白，但是在临床实际工作中，却经常会出现一些混乱现象。20世纪北京某家著名的大型医院，心血管外科和麻醉科在临床工作中关系紧张，致使麻醉医生在整个心外科手术中的工作仅限于完成气管插管。其他的工作，如创伤性穿刺（桡动脉穿刺置管、深静脉穿刺置管等）、血流动力学的监测和维持、抗凝和拮抗药物的使用等一切工作都由外科医生来完成。以至于该院的外科医生到阜外医院工作后，自觉不自觉地表现出在原医院的工作习惯，这样的心外科团队又如何能开展好心血管外科工作？

心血管外科手术的麻醉远较其他外科手术的麻醉复杂而困难，所涉及的专业领域的知识非常广泛，这就要求心血管麻醉医生首先应该是医生（具有广泛的临床各科医生的知识和技能，尤其是心血管内科医生的临床技能，这正如前文已述及的金定炼老师所说的，“麻醉医生应该是手术室内的内科医生”），然后是麻醉医生（具有各科麻醉的临床技能），最后才能成为心血管麻醉医生。医学发展至今日，作为保证外科手术安全的麻醉医生来说，仅以完成手术，把患者送出手术室，在手术室内患者不发生呼吸和循环不良事件为目标是远远不够的。心血管麻醉医生不仅要保证患者在手术中的安全，而且要努力做到手术对患者的生理干扰最小，手术花费最少，并能使患者获得最好的康复。就临床麻醉工作而言，心血管麻醉医生要主动担负起保障手术患者安全的重任，包括呼吸、循环、血液管理等各个方面的问题，给术者营造一个心无二用、专心做好手术的环境。虽然外科医生和麻醉医生在术中面对的许多问题是共同的，但是由于专业分工的不同，外科医生平时对呼吸、循环、血液管理等方面的关注不如麻醉医生，因而对这些问题的了解和处理能力也就可能不如麻醉医生。因此，作为心外科团队中的“老大”的外科医生就应该努力去调动麻醉医生的主观能动性。作为同一个战壕里的战友，团队成员之间彼此尊重，相互协作配合，患者才可能获得最佳的临床治疗效果。固然社会，甚至在医疗卫生界，人们对麻醉专业的认识还不够全面，但是作为心血管麻醉医生要认识到，我们的麻醉水平不仅关系到患者术中的安危，还会影响到患者术后远期的转归。如果术中患者发生了呼吸、循环不良事件，手术出血、渗血较多等，即使救治成功，患者也要付出代价，轻则住院时间延长，费用增加，重则脏器功能受损，术后生活质量下降，甚至可能会缩减患者的生存时间。临床上，甚至在麻醉学界有不少人认为，临床麻醉不像外科手术那样能区分出好坏，麻醉只要不出问题，质量都差不多，即使麻醉管理得再好，也就那么回事！“那么回事”的思想严重地影响了麻醉医生在临床麻醉技术上的精益求精。另外，社会和医学界以SCI论文和基金获得的多少论“英雄”的大潮，也严重冲击着每位麻醉医生的心灵。以至于很多的麻醉医生（甚至在整个医学界）中产生了这样的一种思想，即临床麻醉做得再好，也不如多获得基金或多发表几篇SCI文章有用。就目前的临床医学领域来说，麻醉学与其他的临床学科存在着一个明显不同的现象。在外科学领域，国内很难见到不会做手术而名声大噪的外科医生，以至于有些外科教授虽然已是70多岁的高龄，却仍然站立在手术台边。一个不擅长手术的外科医生可以被行政管理部门聘任为医院院长，但是很难被医院聘任为外科主任。但是在麻醉学领域，不从事临床麻醉或者不怎么会做临床麻醉的医生，被医院聘任为麻醉科主任的现象却是存在的。受其影响，在麻醉学界出现了这种现象，不要说50多岁近60岁，就是才40岁左右的麻醉医生，一旦被医院聘任为麻醉科主任，他就很少去独自麻醉管理患者了，而是忙于各种社会活动和基金申请。虽然麻醉学界出现的这种情况的原因复杂，但是却反映出了一个问题，即不仅社会上对工作在临床一线的麻醉医生不了解，而且就是在医院内部，对临床麻醉这一保障患者安全工作的重要性，也没有像口头上所说的那样重视。由于心血管麻醉的风险高，每例手术的工作时间长和强度大，而经济收入又可能低于其他外科手术的麻醉，以至于在综合医院，很少有麻醉医生愿意去从事心血管麻醉。现在国内的情况是，著名大医院的麻醉科主任，虽然在填写专业特长时也会填写心血管麻醉，但是实际上他（她）们本人很少单独去管理心血管手术患者的麻醉。如果偶尔去做心血管手术的麻醉，基本上都是参与麻醉中的某个环节而已。因此，由这些不做心血管麻醉的“著名麻醉活动家”所组成的各种学术团体，也就很难发出心血管麻醉的声音。

写到这儿，不由得想到，即与被卫生行政管理部门划归为医技科室的放射科相比，一个不会看X线片的医生也不会被医院聘为科室主任。由不从事临床麻醉，或者很少，甚至不愿意做临床麻醉的医生被聘任为麻醉科主任，由他们领导麻醉科室，临床麻醉的质量如何得以提高？麻醉医生又怎么能够把精力投入到麻醉的管理中去呢？那些由不做心血管麻醉的专家、教授组成的学术组织，又怎么来规划引领我国心血管麻醉的发展？可能有人会说，麻醉科主任不一定要亲自做麻醉，能组织好大家做好临床，开展好科研，把学科建设搞好就行了。科室主任不同于院长，院长的责任是管理好医院，院长是指挥者，而科室主任不仅要管理好科室，更要做好临床工作，即科室主任既是指挥员，更是战斗员，在危重患者的麻醉和抢救方面，科室主任要像英雄黄继光那样冲在前面，而不是拿着枪在后面督阵。在博士研究生的学习阶段，有一次我和导师谢荣教授说起麻醉科室主任所应该具备的条件时，导师说："麻醉科室主任应该是临床和科研工作都很出色。如果分别就临床和科研工作而言，不以科研工作为重点的麻醉医生可以担任麻醉科主任，而不从事临床工作或者临床业务能力不强的麻醉医生是不应该担任麻醉科主任的。"

科研和论文非常重要，这是每个医院领导都非常重视的问题，因为这关系到医院的声望和排名。如何看待救治患者与基金和论文的关系，下面所介绍的一次学术活动从正面就回答了这个问题。2018 年 6 月，在北京举办的一次科技沙龙会议上，一位从事航空发动机研究的科学家说："我们已取得了很多的科研成果，发表了影响因子很高的科技论文，但是都没有能比制造出一个实物（指航空发动机）重要。"从临床角度上说，作为一名心血管麻醉医生，社会赋予我们的使命是保证心血管外科手术患者的安全，并力争患者在术后能够获得最好的康复。在麻醉学界当前的这种学术思潮下，如果跟随这种学术风气，或者过多考虑个人的得失，则很难在临床工作中做到精益求精。另外，心血管麻醉医生不应，也不能与心血管外科医生"攀比"，不应该去过多地考虑是否能像外科医生那样"风光"，那样受到社会和患者的尊重，而是要能够正确地认识麻醉对心血管手术患者的重要性，以及一名麻醉医生应该担当的社会责任。既然心血管麻醉选择了我们，或者是我们选择了心血管麻醉，这就是我们的"命"，我们不仅要认"命"，更要有使"命"彪炳千古的决心。麻醉医生应该坚信，外科手术有"名刀"，心血管麻醉也应该有"名麻"。每位心血管麻醉医生都应该把每例临床麻醉做到"极致"，虽然"极致"的麻醉我们目前还做不到，但是"极致"的麻醉应该是每位麻醉医生毕生追求的目标。如果能够把每例麻醉都以"极致"的标准来要求自己，心外科医生在手术台上可能就不会有那么多要求了。如果麻醉医生仅仅满足于把临床麻醉做得"差不多""不出事"，作为患者第一责任人的外科医生，就有可能会"强势"地要以他们的意见来处理问题，即使这些意见对患者并不完全正确或无必要。因此，优秀的心血管外科团队是建立在每位成员都对患者高度负责，技术上精益求精的基础上的。只有在这种基础上，团队成员之间才能够相互尊重，配合协作。如果术中发生了难以处理的呼吸、循环等非手术问题，术者应该冷静地倾听麻醉医生的意见。如果外科医生过于"专制"或"强势"，不愿意听，或听不进麻醉医生和其他成员的处理意见，发挥不了麻醉医生和其他成员的主观能动性，则绝不利于患者的救治，也不会有利于心血管外科的发展。从另一角度说，作为心血管外科团队中"老大"的外科医生，如果过于要求麻醉医生和其他成员处于配合和从属位置，有可能使他们在临床工作中萌发出应付差事的念头。如果发生了这种情况，不能不说是心血管外科发展中的灾难。事实已充分说明，世界上著名的心外科中心都有非常和谐而融洽的心外科团队，没有和谐而融洽的心外科团队的医疗中心，心血管外科也不会开展得好。对于每例心血管外科手术来说，一位优秀的外科医生和一位优秀的麻醉医生同台手术，必然会获得最优的结果。一位优秀的外科医生和一位普通的麻醉医生，或者是一位普通的外科医生和一位优秀的麻醉医生同台手术，也有可能会获得良好的结果。此处所说的“优秀”，不但是指临床技术非常精湛、出神入化，而且对患者也是高度认真负责。

第三章 控制性循环的理念和管理

2019年年初，阜外医院内科重症病房对一例准备行心脏移植或安装左心室辅助装置（LVAD）的患者进行术前讨论时，胡盛寿院士认为该患者还有冠状动脉旁路移植和左心室室壁瘤切除的适应证，因而手术改为冠状动脉旁路移植术加左心室室壁瘤切除术。术前我到病房访视患者时，见患者双上肢记录的收缩压均为82mmHg。患者年龄为53岁，窦性心律，心率50次/分左右，在病房慢步行走时无明显体力不支的感觉和症状，但收缩压仅为82mmHg（病房多次测量的血压均为收缩压82mmHg左右），这不能不使自己考虑麻醉和术中的血压如何管理。为了解患者在轻度负荷状态下血压的变化，于是请患者下床，并在病房里步行了几步，随之请患者躺在床上，测量血压，结果，测定的收缩压为106mmHg。再举一个例子，患者，女性，69岁，因冠状动脉三支病变拟在体外循环下行冠状动脉旁路移植术，患者术前心功能良好。患者进入手术室，在麻醉诱导前的血压为170/86mmHg，心率为66次/分。

针对上述两位患者，就循环管理来说，麻醉医生面临着一个非常现实的问题：前例患者在麻醉和术中的血压管理是以收缩压82mmHg为基准还是以106mmHg为基准？后例患者入手术室后的血压高达170/86mmHg，这样的血压水平能作为麻醉和术中管理的标准吗？如果在麻醉和术中把该例患者的收缩压降至并维持在90～100mmHg，临床上能接受吗？如果在麻醉和术中前例患者以收缩压82mmHg为基准，后例患者的收缩压降至并维持在90～100mmHg是安全的话，那需要伴随有什么样的条件呢？另外，为什么在麻醉和术中要以较低的血压来管理患者呢？以较低的血压来管理患者是出于何种理念呢？本章内容将试行回答这些问题。以收缩压82mmHg为基准，相较于以收缩压106mmHg为基准的循环管理，我称之为控制性循环。以控制性循环的理念维持麻醉和术中的血流动力学是自己长期从事心血管麻醉所逐渐总结出来的管理模式，这一在麻醉和术中的循环管理模式目前仍然在临床工作中不断地进行修改和完善。

第一节　何为控制性循环

控制性循环的概念是指在麻醉和手术创伤的情况下，机体不出现应激反应，或者更准确地说是不出现明显的应激反应，机体的氧耗量不随着麻醉和手术创伤刺激的增强而增加。患者在麻醉和术中的氧耗量应该低于夜间睡眠状态下的氧耗量，即争取患者在麻醉和术中以最低的氧耗量、最小的能量消耗来维持生命，以使获得最大的功能储备，便于患者在术后能尽快地康复。控制性循环在血流动力学方面的表现：血压和心率在麻醉和术中类似于夜间睡眠状态，甚至低于夜间睡眠状态下的水平。控制性循环的目的是为了最大限度地减少心脏作功，降低机体在创伤状态下的消耗和负氮平衡，以保持机体的功能和能量筹备，最终以利于患者术后的恢复。

依据生活常识可知，人在身体不舒服、疲乏等情况下，为了能够尽快地恢复，自然而然地会采取以减少能量的消耗、静卧休息的方式，而不是选择运动、增加能量消耗的方式。而在麻醉状态下，患者的心脏及其他脏器的作功，氧耗量的多少，则完全取决于麻醉的深度和镇痛的强度，即机体对麻醉和手术的伤害性刺激的反应越强，氧耗量就越高，负氮平衡可能就越重。循环方面的表现则是血压高，心率快，反之则是心率较慢，血压较低。而这些方面的变化，则完全取决于麻醉的质量，即麻醉医生的管理水平。如果在麻醉和手术创伤的情况下，能够使患者以最低的氧耗量来维持生命，则必须要麻醉深度适当，镇痛完善，机体对麻醉和手术的伤害性刺激无明显应激反应。只有在这种情况下，患者的心脏作功最少，机体的氧耗量最低，相应的容量负荷也应该最低（高容量负荷下、心脏作功也要增加）。此时患者的氧耗量应该低于睡眠状态下的氧耗量，至少患者的氧耗量不能高于睡眠状态下的氧耗量。

麻醉和术中的控制性循环状态对成年患者的要求是心率维持或者是慢于50次/分，血压低于睡眠状态下的血压（夜间睡眠状态下很多人的收缩压低于80mmHg可作参考），最低的容量负荷（患者的中心静脉压在术中的动态变化可作为参考，术中的容量输入不得使CVP高于术前。一般情况下，体外循环转流前液体的入量一般不应该超过300ml，停机后仅输入氧合器的剩余血即可）。控制性循环状态下氧供需平衡的安全指标：尿量≥1ml/（kg·h）；混合静脉血氧饱和度＞70%；血乳酸浓度在正常范围；内环境稳定。

麻醉和术中以控制性循环的理念管理患者，能够大幅度地减少心脏作功，明显地增加了心脏的功能储备，最终的结果是有利于患者术后的恢复。临床实践已充分表明，体外循环转流前患者的血流动力学如果处于亢奋状态，即血压偏高，心率偏快，甚至应用了正性肌力药物，则患者通常在脱离体外循环机时出现困难，可能须在正性肌力药物或者其他措施支持或辅助下才能停机。反之，如果患者在体外循环转流前处于控制性循环状态，则脱离体外循环机时通常较为顺利，多不需要正性肌力药物来支持循环，这就如同人们常说的有张有弛、阴阳平衡的道理一样。多年来，由于我都是在麻醉和术中以控制性循环的理念来管理患者，所实施的心脏瓣膜置换术、冠状动脉旁路移植术、ROSS 手术等常见的心血管外科手术的患者，体外循环转流前从未应用过儿茶酚胺类药物，脱离体外循环时及停机后也几乎很少应用正性肌力药物来支持循环，即使对术前心功能明显减退，EF 低于 40% 的患者也是如此。虽然心脏移植或安装左心辅助装置（LVAD）的患者，术前在重症监护病房都是持续接受正性肌力药物治疗的，但是这些患者在麻醉诱导期间，以及在体外循环转流前也从未接受过正性肌力药物。如果这些患者是带着正性肌力药物进入手术室的，麻醉诱导前也都是在停用了这些药物后才开始麻醉诱导的。在心血管外科领域人人都非常重视心肌保护，但是，心肌保护的范畴绝不仅仅是阻断升主动脉后灌注何种心脏停搏液，多长时间灌注一次，每次灌注多少毫升停搏液的问题。控制性循环的理念不仅应该纳入心肌保护的范畴，而且有可能是临床上最为重要的心肌保护措施。

以控制性循环的理念来管理危重患者的心血管外科手术的麻醉，可明显提高医疗质量，降低住院和术后 30 天内的死亡率，减少医疗费用。阜外医院外科从 2010 年起，开展了一项严重心功能减退的冠心病患者行冠状动脉旁路移植术加大网膜覆盖手术的对比研究，研究的目的是观察大网膜覆盖于梗死心肌的表面能否改善冠心病合并大面积心肌梗死、严重心功能减退患者的预后。把大网膜从腹腔内拉出，覆盖在梗死心肌的表面，是希望大网膜上的血管能进入或长入梗死的心肌内，以使梗死的心肌能够重新获得血流供应，并且能够恢复其功能。研究内容：试验组行冠状动脉旁路移植术加大网膜覆盖术，对照组仅行冠状动脉旁路移植术。研究结果显示，试验组（n=30）术前的 EF 平均为 22.5%±5.3%，对照组（n=29）术前的 EF 平均为 24.8%±5.2%，两组术后气管拔管时间分别为（20±3.1）小时和（20±3.3）小时。两组患者在住院期间均无死亡，无主动脉内球囊反搏（IABP）和急性肾损伤（AKI）的肾透析替代等治疗。此项研究由阜外医院外科团队中的一组固定人员，即由我配合胡盛寿院士等完成。如果按照欧洲 Euroscore 评分来评估这 59 例患者的住院死亡率，至少要高达 50% 以上。再回到本节所举的 69 岁患者的例子，体外循环转流前的收缩压维持在 90 ～ 100mmHg，心率维持在 50 次 / 分左右。停机后到手术结束的收缩压维持在 100 ～ 110mmHg，心率维持在 65 次 / 分左右，患者在整个手术过程中的血流动力学参数完全不同于传统观念中的参数。患者在麻醉和手术全程中未接受正性肌力药物治疗。结果，术后 3 小时患者清醒，术后 4 小时气管拔管，术后全部的引流量为 290ml。患者在住院期间没有输入任何血制品。

我首次公开提出控制性循环的理念是在 2008 年秋季，在北京郊区的一次学术讨论会上。鉴于报告的内容都是自己亲身实践的病例，与会的专家虽然是以诧异的眼神注视着我，但却难以提出反驳的意见。会议主持人最后只好说，他不敢在临床上这么做。并说了一句褒奖的话："艺高人胆大"。会议结束后自己沉思：明明大量的临床实践已经充分证明了控制性循环的安全性，每家医院、每位临床麻醉医生都会有大量自觉或不自觉地以控制性循环理念管理患者的成功经验（如失血性休克的患者在抢救成功前就可能有较长时间的低血压过程，但是经补充血容量等治疗后，大多数患者均恢复良好，无任何中枢神经系统及其他的并发症。虽然这些处理措施与控制性循环的理念并不相符，但是，这些患者的临床表现与控制性循环有某些相似之处。根本的区别在于：以控制性循环的理念管理患者的具体措施为主动行为，而这些患者的救治过程则属于无可奈何的被迫举动），为何从理论上就不能够接受呢？原因是否受传统观念的束缚而不敢、不想或不愿意去冒控制性循环的"风险"，担心承担因"控制性循环"而可能会发生的医疗责任，或万一出现了麻醉和手术的并发症，而因为施行了"控制性循环"而受到指责呢？

以控制性循环的理念管理患者，除上述广义的心肌保护作用外，还可以明显减少手术的出血量，进而减少血制品的输入量。虽然有些麻醉医生并不承认术中血压的高低与手术出血量之间的关系，曾有人在丁香园网站上以不署名的形式发表过意见，认为术中轻度的血压升高（收缩压维持在 120 ～ 140mmHg）并不增加手术的出血量。而实际在临床上，某些手术所要求的控制性降压却是保障手术成功的关键性措施，这在外科学领域中是人人皆知的常识问题，麻醉学领域的专业书籍中也常有控制性降压的章节。不认可手术中血压升高与手术出血量之间的关系，可能在很大的程度上是出于担心较低的血压如果引发了风险，自己要担负责任，而把手术失血的责任推给了外科医生。大血管手术时，外科医生通常会对血压的高低提出明确的要求，其目的也是为了减少术中的出血。因此，术中血压的高低明显影响手术的出血量，控制性循环则可明显减少手术中的出血量。临床上可以清晰地见到，以控制性循环的理念管理的患者，体外循环转流前很少见到手术切口有明显的出血现象。平卧位正中切口的患者，皮肤切开后基本上见不到明显的渗血，血液回收机的储血桶里很少，甚至无吸引回来的血液。

理论上，由于控制性循环必须在适度的麻醉深度和完善的镇痛强度下实施，因此，患者对麻醉和手术创伤则不发生明显的应激反应，而由应激反应所引发的纤溶系统的激活和炎症反应自然就不会很明显。由于术中纤溶系统的激活和出现的炎症反应是手术渗血的重要原因，抑制纤溶系统的激活和炎症反应本身就可以减少手术创面的渗血，再加上血压处于较低水平，故手术野渗血较少。现在阜外医院有 40 余位麻醉医生具有独立担任临床麻醉的资格，虽然大家在麻醉中基本上都是自觉或不自觉地以控制性循环的理念来管理患者（阜外医院麻醉科在术中控制性循环的表现为：与国内外的文献报道相比，阜外医院外科手术患者在术中的容量补充较少，心率较慢，血压较低，心排血量较低，尿量较少，CVP 和 PAWP 的数值均较低），但是血流动力学的参数，如血压的高低和心率的快慢还是有一定的差别的。阜外医院近些年来，每年 10 000 余例的心血管外科手术的数据（图 3.1 ～图 3.3）虽然已经充分表明了以控制性循环的理念管理患者，可明显减少出血量和血制品的输入量，但是从我和研究生对三组外科医生五年内的手术结果的回顾性研究来看，三组患者在住院期间的血制品的输入量有显著性差异（$P < 0.05$）。而血制品输入量最少的一组，其手术时间却长于其他两组，虽然在统计学上并无明显差异，原因主要与等待术者进入手术室的时间较长有关（研究资料未予杂志发表）。前已述及，从 2010 年至今，我所实施的麻醉（成年患者）几乎没有病例在术中输入血制品（术中发生意外出血事件者除外），即使体重仅有 40kg 左右的体外循环患者，只要体外循环转流中的血红蛋白不低于 70g/L，体外循环结束后也不会输入红细胞及其他血制品，这些问题将在后面的章节中进一步讨论。以控制性循环的理念管理患者，由于术中患者的心脏作功少，功能储备好，停机和术后不用或较少需要正性肌力药物支持循环，因此术后恢复顺利，少见并发症。当我在学术会议上报告了以控制性循环的理念管理患者所得到的临床结果时，来自美国的同道曾问我:“你的这些临床结果能重复吗？”当时由于时间的关系，我没有来得及回答。我想:“只要是科学的、真实的结果，就一定是可以重复的，可以推广的。”现阶段没有被大家认识，也没有被大家接受，但将来一定会被大家认识和接受的。2019 年 4 月 13 日，在青岛的学术会议上遇到了一位来自美国的麻醉同道，由于当时大家都是急匆匆的，他看到我说：“你的‘低血压’理念（实际上应该是控制性循环的理念）我已经找到了一些根据。”只可惜的是，我们当时没时间细说和探讨。另外，从阜外医院近些年来外科手术的统计结果来看，也说明了控制性循环理念的科学性。因为，阜外医院这一不同于传统理念的、控制性循环的管理理念明显提高了外科手术的医疗质量，降低了患者住院和术后 30 天内的死亡率，以及血制品的输入量。图 3.1 为阜外医院外

科管委会在2018年春节过后的工作总结。

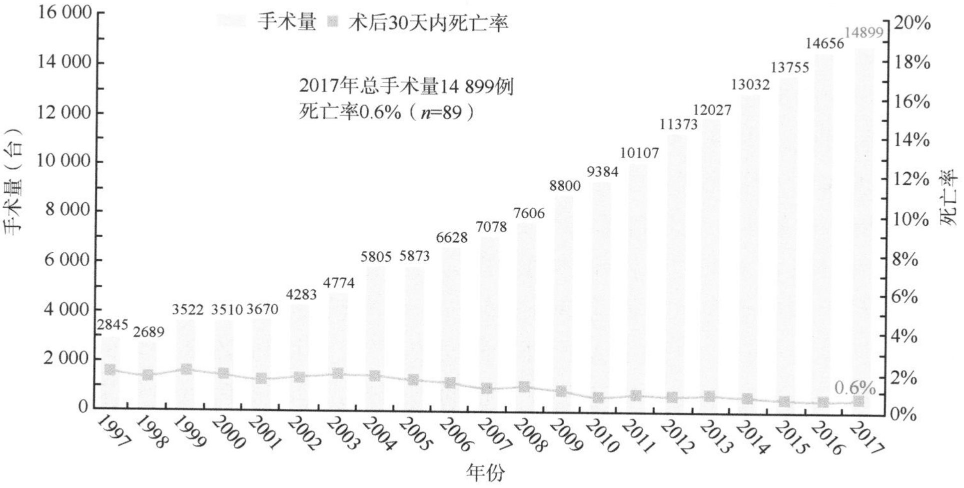

图 3.1　阜外医院 1997 ～ 2017 年外科手术量及术后死亡率

此图为阜外医院外科 1997 ～ 2017 年每年的外科手术量和术后 30 天内的死亡率。从图中可见，从 2010 年起，死亡率都在 1% 以下，2017 年术后 30 天内的死亡率为 0.6%。

图 3.2 为阜外医院 2008 ～ 2017 年每年的手术量、住院期间的红细胞和血浆的总输入量。从图中可见，每年的外科手术量在逐年增加，而红细胞和血浆的输入总量却逐年减少。从 2012 年起，每年的红细胞和血浆输入总量不仅两者基本持平，而且也不因为手术总量的增加而上升，但 2017 年红细胞的输入量较前微有增加。

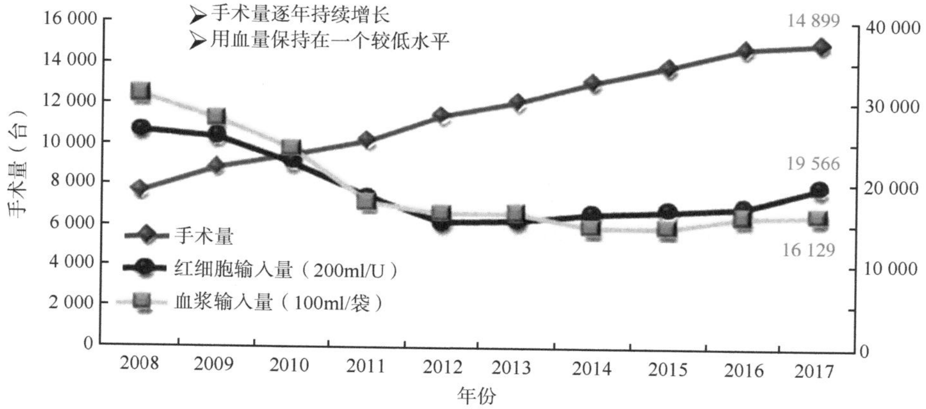

图 3.2　阜外医院 2008 ～ 2017 年外科手术患者在住院期间的红细胞和血浆的输入量

图 3.3 为阜外医院 2009 ～ 2017 年成人心血管手术患者在住院期间输入红细胞、血浆的病例在每年手术例数中的百分比，以及每例患者输入红细胞和血浆的平均量。从图中可见，2009 年，成人心血管手术患者住院期间红细胞的使用比例为 48.8%，血浆的使用比例为 43.4%。但是从 2010 年起开始逐年下降，2016 年红细胞和血浆输入的比例分别降低至 26.7% 和 17.5%，而 2017 年较 2016 年略有上升。2009 年的成年手术患者人均红细胞输入量为 2.8U、血浆为 3.7U，而 2016 年分别减少至 1.3U 和 1.2U。从 2013 年起，扭转了平均血浆输入量高于红细胞输入量的现象。2019 年春节过后召开的“阜外医院外科系统 2018 年工作总结”的会议上，上面的各个数据又有了进步，术后 30 天内的死亡率降低至 0.5%，红细胞和血浆的输入量又有所下降。

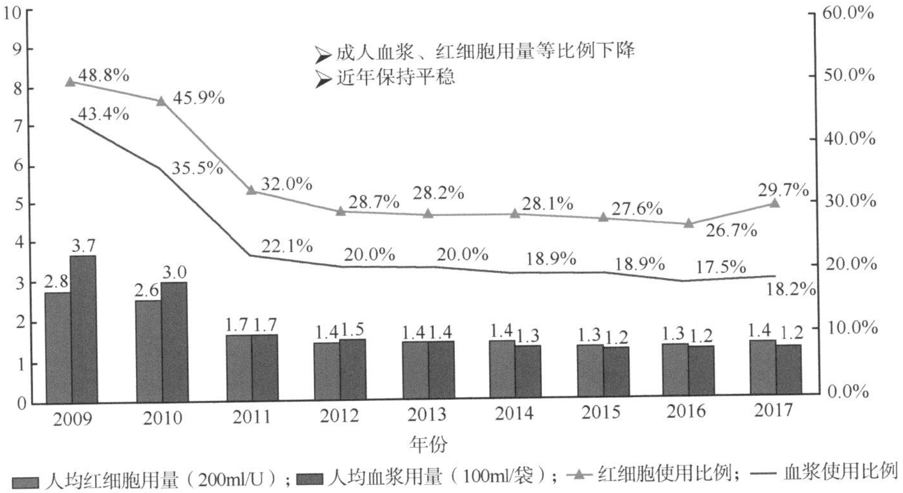

图 3.3 阜外医院外科 2009 ～ 2017 年成人心血管手术患者在住院期间的红细胞和血浆的使用比例及人均输入量

以控制性循环的理念管理麻醉，临床上最为担心的可能是脑缺血。何为脑缺血？如果以麻醉和术中脑的血流量低于术前就认为发生了脑缺血，这种观念科学吗？如果脑血流量在麻醉状态下随着机体氧耗量的减少、脑代谢的降低而低于麻醉前的水平，能认为是脑缺血吗？从低温麻醉的生理学来看，随着体温的下降，患者的脑代谢率下降，脑血流量随着脑代谢的下降而降低，此时的脑血流量虽然较低温前有所减少，但是临床上并不认为发生了脑缺血。那为什么在麻醉状态下，脑血流量低于麻醉前就认为是发生了脑缺血呢？另外，正常体温下，大脑停止血供 4 ～ 6 分钟，就要发生永久性脑丧失，而在深低温停循环的手术中，大脑无血供的时间要明显长于 6 分钟，可是术后并非每位手术患者都要出现脑部并发症，这么人人都明白的简单道理，怎么在麻醉和术中，只要脑血流量较术前减少，就会被认为发生了脑缺血呢？

生理情况下，脑血流量的多少随着脑代谢的高低而变化，并非稳定在某一水平。因此，科学的脑缺血概念并非脑血流量的绝对值减少，而是脑的血流量与脑的代谢不匹配，脑血流所能够提供的氧和能量物质满足不了脑代谢的需要，即脑的氧和能量的供需（供耗）平衡遭到了破坏。脑缺血和脑缺氧是两个不同的概念。在脑对血流灌注的需要量不减少的情况下，脑缺血意味着脑的血流量的绝对值减少，其危害就是供应脑的氧和能量都减少。而脑缺氧的危害则是供应脑的氧减少，脑的能量供应并不减少。临床上所说的脑缺氧包括两个方面，一是脑血流量的绝对值减少，二是脑血流量的绝对值并不减少而是氧含量减少。对于第二种脑缺氧的情况，即脑血流量的绝对值不减少而是氧含量减少，通常是由于肺脏的气体交换障碍、动脉血氧合不良所致，也就是临床上常说的低氧血症。除非出现了医疗过失，第二种脑缺氧的情况在心血管麻醉和手术中是不会发生的，因此，临床上所说的脑缺氧通常是第一种情况，即脑的血流量的绝对值减少。在脑的血流量的绝对值减少的情况下，正如前面所讨论的那样，除供应脑的能量物质减少外，供应脑的氧也减少，因此，脑缺血的危害要明显重于脑缺氧。这种脑的血流量绝对值减少的脑缺血也就是临床上经常说的，最有临床意义的，也是临床上最重视的脑缺血。为了便于探讨麻醉和术中不同性质的“脑缺血”的概念，此处把这种脑血流量的绝对值减少的脑缺血称为“真性脑缺血”。由于脑缺血又可以分为全脑缺血和区域性脑缺血，区域性脑缺血不在本书的讨论范围，因此，本书中的脑缺血是指全脑缺血。

麻醉和术中的脑缺血是临床上，尤其是在心血管外科更为受到关注的问题。临床上非常关注“真性脑缺血”，但是最易被忽视的脑缺血是脑的血流量的绝对值并未减少，而是脑对氧的需求量的增加，即脑氧的供应满足不了脑氧的需要，致使脑的氧供需平衡遭到了破坏。本书把这种脑缺血称为“假性脑缺血”。至于由供应脑的能量底物减少导致的脑损伤（如严重的低血糖造成的脑损害）则不属于研究脑缺血或脑缺氧的范畴。

麻醉状态下，如果脑的代谢能够明显降低，脑氧耗量就会随着脑代谢的下降而减少，脑血流量自然也会随着脑氧耗量的降低而下降，此时，如果仍要求脑血流量维持在麻醉前水平，以避免发生所谓的“真性脑缺血”，毫无疑问是不科学的，除非患者的脑功能、脑代谢和脑氧耗量仍然维持在麻醉前水平。这虽然是一个极其简单的医学常识问题，但是在临床工作中却经常被遗忘。一位85岁的老人因为冠状动脉三支病变需行冠状动脉旁路移植术。术前检查见双侧颈动脉狭窄、大脑中动脉闭塞、持续性心房颤动（房颤），但是患者在临床上并无明显的脑缺血症状。另外，老人术前因胃溃疡出血，出现缺血性贫血，血红蛋白浓度偏低。由于老人合并有脑血管病变，术前会诊时，北京地区的医疗系统，包括部队医院的所有神经科专家几乎均参加了讨论。针对老人的脑血管病变，以及术中是否会发生脑损伤，神经科专家讨论的结果是只要麻醉和术中（包括体外循环转流）血压的波动不超过 10mmHg（意思是脑血流量较术前不能下降），患者就可能不会出现脑损伤。这些神经科专家的会诊意见提出后，将要担任术者的胡盛寿院士只是微微笑了笑没有发表意见，我和参加会诊讨论的麻醉学教授田鸣主任相互用眼神交换了一下意见也没说话。一位 73 岁的老人 10 年前曾在阜外医院紧急行冠状动脉旁路移植术（因冠状动脉介入治疗时发生冠状动脉破裂），后因双侧颈动脉严重狭窄于 2008 年第二次到阜外医院行颈动脉内膜剥脱术。北京市一家大医院著名的神经科专家团队负责这位老人术中的脑血流量监测。麻醉诱导后随着血压的下降，超声多普勒即观察到脑血流量减少，这位神经科专家立即强烈建议给予升压药提升血压以增加脑血流量，但是由于术者和其他医生的反对而未行处理。术中这位神经科专家一直在手术室内辗转不安，非常担心患者会发生脑缺血性损伤。结果，手术结束后患者即很快清醒，拔出气管导管后即能与医护人员交流，无任何脑功能障碍的表现。这位老人的颈动脉内膜剥脱术已经过去了 10 年，在 2018 年的电视报道中说，他（现已 83 岁）仍然精神饱满地活跃在国际画坛上。

生理状态下，每 100g 脑组织每分钟的血流量 50 ～ 60ml，其中脑白质的血流量约 20ml/100g，脑灰质的血流量约 80ml/100g。当脑血流量低于 20ml/（100g·min）时，脑电图和诱发电位的波幅降低；脑血流量低于 15ml/（100g·min）时，脑电图和诱发电位的波幅为零，Astrup 把此血流阈值称为神经功能障碍的血流阈值，或为突触传递衰竭的血流阈值。如果脑血流量进一步减少至 6 ～ 8ml/（100g·min），则出现 ATP 耗竭，细胞膜的完整性遭到破坏，细胞外的 K^+ 水平明显增加，Astrup 把此血流阈值称为膜衰竭的血流阈值。脑血流量如果下降至神经功能障碍的血流阈值，持续短时间后若能够恢复正常，则不遗留任何神经功能障碍。但是若脑血流量下降的程度达到膜衰竭的血流阈值，则可造成脑细胞的形态学损伤，遗留永久性脑功能障碍。脑代谢在低温下降低早已有定论，但是脑代谢在麻醉状态下是降低、不变，还是增加，则难以轻易地作出判断。在麻醉，同时有手术创伤的情况下，脑代谢如何变化虽然目前未见有研究报道，但是在麻醉状态下如果发生了心搏骤停，心肺复苏后的中枢神经系统的结局却远远要好于非麻醉状态下的事实，则可能提示了脑代谢在麻醉的状态下降低，因而对脑缺血的耐受性要好于非麻醉状态下。如果患者在麻醉状态下同时伴有体温下降，则脑代谢的降低可能会更为明显。在此种情况下，神经功能障碍的血流阈值和膜衰竭的血流阈值，有可能较非麻醉、正常体温的生理状态下进一步下降。虽然目前尚未见到在不同的麻醉深度和镇痛强度下，同时合并有不同程度的低温、脑代谢可以下降多少的研究报道，但是，如果此时降低了脑血流量，脑血流量要降低到多少才会造成脑损伤？这一问题是否可以这样设想：在低温、麻醉状态下的血压下降，虽然也伴随有脑血流量的下降，但是由于在低温和麻醉状态下，神经功能障碍的血流阈值和膜衰竭的血流阈值也明显下降，由“低血压”所导致的脑血流量的下降很难降低到低温和麻醉状态下的神经功能障碍的血流阈值，此时的脑血流量仍然与脑代谢和脑氧耗量相匹配，本书把这种与脑代谢和脑氧耗量相匹配的脑血流量减少称为“匹配性脑血流”。“匹配性脑血流”不仅不会降低到神经功能障碍的血流阈值，更不会降低到膜衰竭的血流阈值，而且脑的氧供与脑的氧耗量始终能够维持平衡。这种把临床上常说的脑缺血分为：“真性脑缺血”、“假性脑缺血”和“匹配性脑血流”三种情况，目的是为了更好地说明脑血流量减少的性质，以及是否会出现脑损伤。临床上必须要避免发生“真性脑缺血”和“假性脑缺血”，因为这两种脑缺血都会造成脑损伤，要提倡在麻醉和术中努力形成“匹配性脑血流”的环境。因此，“匹配性脑血流”也是控制性循环理念的重要组成部分。另外，临床上常可见到患者因各种原因出现了较长时间的低血压，收缩压甚至可低于50mmHg，而经过救治血流动力学恢复后，患者也不一定会出现脑损伤。记得20世纪60～70年代的临床研究已证实：心搏骤停后立即施行心脏按压，心排血量如果能够达到正常的1/4～1/3，即可避免发生永久性脑功能损伤，况且这还是在正常的生理状态下。那么，在麻醉状态下，血压要下降至何种程度，心排血量才能降低至正常的1/4～1/3呢？显然，这种情况在临床麻醉中是难以见到的。因此，不考虑脑损伤的其他因素，简单、武断地把在麻醉和手术中发生的脑损伤的原因归咎为血压与基础值相比幅度下降了20%～30%或MAP低于60mmHg，显然是不科学的，而且也极易误导临床。况且，前面已经讨论过，什么是血压的基础值，至今仍无明确的定义和临床上易于遵循的标准。由此看来，麻醉和术后出现了脑损伤的最常见原因，则可能是由于“假性脑缺血”造成的。

控制性循环降低了心脏作功和心肌氧耗，不仅增加了心脏的功能储备，而且也明显增强了心肌对缺血的耐受性，提高了心肌颤动的阈值，因此不易出现恶性心律失常，这对于非体外循环下的冠状动脉旁路移植术则更为重要。因为在没有体外循环的支持下搬动心脏，以及在吻合冠状动脉时必然会影响到心脏的血流供应和心脏的功能。心脏位置因为手术的需要出现的变化（如心尖部翘起呈芭蕾状）也必然会妨碍冠状动脉的血供，心脏不可避免地会遭受到缺血性打击。因此，增强心肌对缺血的耐受性，以及提高心律失常发生的阈值非常重要。前已述及的在没有冠状动脉固定器的情况下所施行的非体外循环下冠状动脉旁路移植术的病例，如果不是以控制性循环提高了患者的心肌对缺血的耐受性和心律失常发生的阈值，是不可能安全完成手术的。

第二节　控制性循环的实施

麻醉下实施控制性循环的关键除适度的麻醉深度外，必须要有完善的镇痛。现在临床上使用的静脉麻醉药，除麻醉性镇痛药外，基本上均无镇痛作用。吸入性麻醉药虽然有一定的镇痛作用，但是须吸入较高的浓度，达到一定的麻醉深度。由于单一的全凭吸入麻醉固有的缺点，现在心血管麻醉的临床上已较少使用。目前在综合麻醉中，全凭静脉麻醉处于主导地位，即使采用静吸复合麻醉，也通常是以静脉麻醉为主，辅助少量的吸入麻醉药。在此种情况下，如果大剂量减少麻醉性镇痛药的用量，则极难取得完善的镇痛效果，这可能是在综合麻醉的维持阶段，遇到强烈刺激时出现心率增快，血压升高的重要原因。因此，控制性循环的麻醉方法应该是以大剂量的麻醉性镇痛药为主的静吸复合麻醉。至于每例患者麻醉性镇痛药的用量多少为宜事前难以确定，应该依据患者应激反应的情况来调整用量，不要受麻醉性镇痛药用量多少的影响和束缚。例如，一位身体体质较好、年龄相对年轻的患者，麻醉诱导期间在给予足量的镇静药或安定药后，患者的神志完全消失。在静脉注射一定剂量的舒芬太尼后，如 200μg，患者的心率仍然偏快，血压偏高，此时不要因为已经给予舒芬太尼 200μg 而不再静脉注射舒芬太尼了（因为在气管插管前静脉注射舒芬太尼 200μg 已经被认为是超大剂量了），否则，气管插管时仍会发生较强的应激反应。我在麻醉诱导、气管插管前曾经静脉注射过舒芬太尼 350μg 的剂量，可能有人会反对这种“无限制”地给予麻醉性镇痛药的做法，而改用其他药物来减轻气管插管的应激反应，如增加丙泊酚等麻醉药的用量，给予 β 受体阻滞药等。临床实践已经充分表明，增加无镇痛作用的静脉麻醉药物的用量，如丙泊酚，虽然可以在气管插管前降低患者的血压，也可能会减慢心率，但是抑制气管插管时的应激反应的作用并不理想，即在气管插管时仍然会出现心率增快，血压升高的应激反应。而在气管插管前给予 β 受体阻滞药也不是安全而科学的做法。因此，那种按照千克体重计算麻醉性镇痛药用量的方法，达到所计算的用量后就不再给予麻醉性镇痛药的做法是难以实施控制性循环的。

本书中多处提及，在目前麻醉性镇痛药用量明显下降的趋势下，阜外医院麻醉科在麻醉和手术中的麻醉性镇痛药的用量并未减少。我在成年患者的麻醉和手术中的麻醉性镇痛药的用量为，舒芬太尼在麻醉诱导期气管插管前的用量一般为 150 ～ 300μg，3 ～ 5μg/kg；在麻醉全程中舒芬太尼的用量一般为 400 ～ 600μg，6 ～ 8μg/kg。舒芬太尼的这一用量可能显著大于其他医疗中心的麻醉医生所给的舒芬太尼的用量。对于这一较大的麻醉性镇痛药的用量，可能会遭到其他医院的麻醉同道的质疑或反对。因为曾在一次学术会议上，有位兄弟单位的副教授用非常肯定的语气说："这么大量的舒芬太尼，患者的血压，尤其是在麻醉诱导期根本就无法维持。"面对如此强烈的质疑，我笑着回答说："欢迎您到阜外医院手术室现场考察和指导，亲自见证在舒芬太尼的这种剂量下血压的变化是不是能够维持。"遗憾的是，这位副教授一直没能来阜外医院手术室进行现场考察。我之所以用如此剂量的麻醉性镇痛药，是因为考虑到完善的镇痛对抑制应激反应更为重要。控制性循环要求在麻醉和术中必须抑制患者的应激反应，尤其是在麻醉的诱导期抑制应激反应对控制性循环的实施极为关键。因为在麻醉诱导期如果激发了患者的应激反应，血中应激反应物质必然会大量增加，这无疑将明显影响继后的麻醉管理。如果麻醉诱导激发了患者的应激反应，应激反应对继后麻醉管理的影响，用一个比喻来描述，即如同两人进行的摔跤比赛。两位比赛摔跤的人，如果势均力敌，可能很长时间都分不出胜负（这就如同应激反应激发的心率快和血压高），其结果是把两人都累得精疲力竭（如同患者较长时间的应激反应导致了功能储备的消耗）。假如在摔跤比赛开始，A 方一招就制服了 B 方，那 A 方就完全获得了主动权，不但能够很快地结束比赛，而且 B 方也无大的体力消耗，双方的体力都能够得以保存。假如把麻醉看作为一方，患者的应激反应看作为另一方，如果在麻醉的诱导期就抑制住了机体的应激反应，这就如同 A 方一招制服了 B 方一样，继后随着麻醉深度的平衡，镇痛强度的完善，机体的氧耗量会继续下降并维持在较低的水平，与之相对应的心脏和器官的作功就少，氧及能量的消耗就少，机体的功能储备就可以相应地得以保存。反之，如果在麻醉的诱导期激发了患者强烈的应激反应，机体各脏器的作功和能量消耗就要大幅度增加。手术开始后，由于较麻醉诱导更加强烈的创伤性刺激，患者的应激反应将在原来的基础上进一步加重，心脏等各脏器的作功和能量消耗将更为强烈，患者的负氮平衡就会更加严重，其结果不仅影响患者血流动力学的稳定，也会影响到患者术后的恢复。大量的临床实践已经充分表明，在给予上述大剂量的舒芬太尼的情况下，辅以低浓度的七氟烷吸入，不仅患者术中的血流动力学稳定，不需要或者较少需要正性肌力药物支持循环，而且血糖和应激反应物质也不会明显升高，甚至会低于术前水平。另外，在给予如此较大剂量的麻醉性镇痛药的情况下，辅以吸入低浓度的七氟烷即可，临床上极少会有七氟烷的 MAC 值超过 0.7 的情况。虽然早期的研究认为，芬太尼的镇痛作用有封顶效应，达到封顶效应的剂量后再增加用量并不能增强镇痛效果。但是舒芬太尼的封顶效应的剂量是多少目前未见研究报道，况且芬太尼类药物的镇痛作用的封顶效应是否有个体差异，是否在不同的刺激强度下封顶效应的剂量会有较大的变化也并不清楚。因此，临床上不宜轻易地认为舒芬太尼镇痛作用的封顶效应的剂量就是多少，更不应该认为芬太尼类药物镇痛作用的封顶效应的剂量在不同强度的刺激下固定不变。由于任何实验室和临床研究都是在特定的环境下进行的，其研究结果未必能够代表临床上的各种复杂情况，因此，文献上发表的芬太尼类药物的镇痛封顶效应的研究在临床上只能作为参考，不能作为不变的规律来照搬执行。固然自己所用的舒芬太尼剂量是否就一定获得了完善的镇痛效果目前还尚缺乏客观证据，但是在该方法（体外循环开始前辅助吸入一定浓度的七氟烷维持麻醉，但是MAC不超过0.7。体外循环转流中给予丙泊酚维持麻醉。虽然阜外医院的体外循环机上均安装有七氟烷挥发罐，但是很少有医生应用）的麻醉下，患者在体外循环转流前的血流动力学参数不会因为手术刺激的强烈而出现血压升高、心率加快、应激反应物质增加及血糖升高的现象，提示机体对强烈的伤害性刺激可能未出现明显的应激反应。至于在体外循环转流中，现有的文献和我们的临床实践均表明，所有患者的应激反应物质不管采用何种麻醉和处理方法都无一例外的明显升高，这在相关的章节中已多次提及。

控制性循环下欲获得稳定的血流动力学参数，麻醉的深度和镇痛的强度应该随着手术刺激的强弱而变，而不是维持稳定的麻醉深度和不变的镇痛强度。因为在稳定的麻醉深度和不变的镇痛强度下，如果麻醉的深度偏深，在劈开胸骨时不出现血压升高和心率增快的现象，那么在等待手术期间，以及手术切开心包后的这两个阶段，则必会发生血压下降。反之，如果麻醉深度偏浅，在等待手术期间及心包切开后不会出现血压下降，但是在胸骨劈开等强刺激时，将必然会出现血压升高和心率增快。因此，麻醉深度和镇痛强度的调节就应该如同人吃饭一样：强体力活动时吃得多些，休息时则应该吃得少些。毛泽东同志曾经针对节约粮食时说过，忙时吃干，闲时吃稀。麻醉的管理和生活常识应该同属于一个道理。

心血管外科手术不同于其他外科学领域的手术，由于是在心脏或大血管上手术，对循环的干扰大。另外，心血管麻醉所涉及的领域和范围较为广泛，所使用的药物远较其他外科学领域手术的麻醉复杂、多样。除一般手术所用的麻醉药、肌肉松弛药和抗生素外，肝素、鱼精蛋白也是必须使用的药物，这些药物都有可能导致组胺释放，均有诱发过敏或类过敏反应的可能性，特别是肝素和鱼精蛋白，对血流动力学可有较大的影响。由于体外循环手术抗凝所用的肝素量较大，几乎所有的患者在注入肝素后均会出现不同程度的血流动力学变化，临床上主要表现为血压下降。如果血压下降的幅度不大，收缩压不低于 75mmHg 或较注入肝素前降低幅度未超过 15%（如注入肝素前收缩压为 100mmHg，肝素注入后收缩压未低于 85mmHg），心率增快不明显，可不予处理，如果需要处理，心率快于 60 次 / 分者，可静脉注射 α 受体兴奋药甲氧明或去氧肾上腺素每次 0.5 ～ 2mg；心率慢于 60 次 / 分，可静脉注射麻黄碱每次 3 ～ 5mg，即可获得较为满意的临床效果。静脉注射氯化钙或者葡萄糖酸钙每次 1 ～ 2g，也可以提升血压。静脉注射肝素后血压降低的原因为血管阻力下降，此时的心排血量并不因为血压的降低而下降，反而有可能会增加。因此，对于静脉注射肝素后出现的血压下降，临床处理不应该过于积极。另外，在静脉注射肝素后出现血压下降的同时，心率并不明显地反射性增快，这与其他药物（如抑肽酶）引发的过敏或类过敏反应时心率明显增快的情况是不相同的。

冠状动脉旁路移植的手术过程中，在取乳内动脉时通常由于手术器械对心脏的压迫会对血压有一定的影响。二尖瓣手术和先天性心脏病矫治术的过程中必须要阻断上下腔静脉，手术游离上下腔静脉时也会对循环有很大的干扰。另外，牵拉心包和把心包固定在胸壁上后，由于心脏的位置上抬，对血压也会有明显影响。遇到上述这些情况时，除及时与术者沟通外，还须提前调整麻醉深度。

体外循环开始后，由于血液稀释，吸入麻醉药从氧合器排出，麻醉性镇痛药可能被氧合器和体外循环的管道吸附等原因，麻醉深度减浅，镇痛强度减弱，理论上血压在体外循环转流开始时应该升高，但是在多数情况下血压不升反而下降。血压下降的主要原因是由于转流开始时，患者体内的血液被快速引流入氧合器所致，这见于目前最常用的上下腔静脉插管或者右心房插管的患者。如果体外循环开始时，静脉引流是从股静脉插管，转流开始时血压的下降多不明显。对于上下腔静脉插管或者右心房插管引流的患者，如果转流开始时能够做到非常缓慢地引流血液，同时体外循环动脉灌注的流量等于或者多于从体内引流的血量，将有可能避免出现血压明显下降的情况。由于体外循环为非生理性的伤害性刺激，随着转流时间的延长，机体的内源性儿茶酚胺等应激反应物质的分泌将会明显增加，临床研究揭示，这些应激反应物质可以增加数倍甚至数十倍。但是由于体外循环的动脉灌注为非生理性的非搏动性血流灌注，体外循环氧合器的预充液（无血预充液）对血液的稀释降低了血液的黏滞度等各种因素的影响，转流中的灌注压（血压）的高低则变化不定。有些疾病或有些患者在转流中灌注压升高，加深麻醉后血压并不明显下降，必须使用血管扩张药才能控制，这多见于主动脉瓣病变或冠状动脉旁路移植术的患者。但目前由于丙泊酚、右美托咪定在体外循环中的应用，转流中的高血压现象已经少见。虽然有些患者在转流中看似麻醉深度较浅，但是灌注压却低，增加灌注流量血压也不明显上升，此时，通常需要给予α受体兴奋药才能升高灌注压。

前面已经提及，由于体外循环对患者造成的病理性伤害，机体在转流中的病理生理变化非常复杂。这包括：由于机体强烈的应激反应，血中儿茶酚胺等应激反应物质增加；转流中的非搏动血流灌注可以导致组织对能量和氧的摄取障碍或应用困难；缺血再灌注损伤对心脏功能和肺脏气体交换的影响；以及转流中由于麻醉深度的减浅，更由于原来存在的病变被手术矫正等种种原因，停机前后的循环可出现下列不同的情况：①转流前血流动力学呈亢奋状态，即血压高，心率快，停机时可能会出现困难，或者在脱离体外循环机后血流动力学不稳定，血压较低，心率偏快。其中的原因之一与体外循环前机体的氧耗量高，心脏作功多，循环系统无明显的功能储备有关。这就如同人们在百米赛跑后立即又投入其他剧烈的体育项目，感到体力不支一样，这在相关章节中已经提及。②转流前如果血流动力学处于控制性状态，即血压“偏低”，心率“较慢”，患者则易于脱离体外循环，不仅不需要正性肌力药物支持，而且在停机后，尤其是在闭合胸骨期间通常会出现血压较高的现象（原因前已述及）。这多见于主动脉瓣病变和心室肥厚的患者，其原因可能为体外循环转流前机体的氧耗量小，心脏作功较少，循环系统有较好的功能储备有关。再加上原有的心脏病变被手术矫正，体外循环转流中应激反应物质的释放等缘故，因而出现了循环亢奋的现象。对于停机后循环处于亢奋状态的患者，通常需要较体外循环转流前更深的麻醉，更强的镇痛，有时甚至需要给予β受体阻滞药或钙通道阻滞药。仅从这一点来看，那种心血管外科手术离不开正性肌力药物的理念也是不科学的。由于目前在手术室内即刻气管拔管的患者很少（目前的国内医疗模式难以显示出术毕即刻气管拔管的优点），患者术后均回到外科ICU，不存在需要术毕清醒和气管拔管的问题，停机后至闭合胸骨期间应该给予一定量的麻醉性镇痛药。如此不仅可有效地控制闭合胸骨期间的血压升高和心率增快的血流动力学亢奋现象，而且还可以避免患者术后早期在ICU或气管拔管期间出现的血压升高和心率增快的消耗亢奋现象，并且可以减轻术后的疼痛，甚至有些患者在术后不出现疼痛的感觉，免除了术后的镇痛工作。如果患者在术后的苏醒过程中不感觉疼痛，无疑血流动力学会较为平稳，气管拔管后会与医护人员配合良好。我近些年来所实施的麻醉，术后在ICU少有患者需要镇痛。另外，从机体氧的供需平衡的角度来看，由于体外循环转流中应激反应物质的增加，停机后患者的氧耗量则要明显高于体外循环转流前，因此，停机后的心排血量和组织脏器的灌注量也必须要高于体外循环转流前，这样才能维持机体的氧供耗平衡。在停机后到手术结束这段时间，如果患者的氧供和氧耗的平衡能够维持良好，仅就循环而言，患者的血压肯定要高于转流前，心率同样也会快于转流前，每分钟的心排血量自然也会高于体外循环转流前。

实施控制性循环不仅要高度重视术前准备和术晨的麻醉前用药，而且也应该保证术前晚患者有良好的睡眠，只有这样，患者在术前才可能得到充分的休息。次日，患者在早晨醒来，服用麻醉前用药后很快又进入嗜睡状态，患者入手术室后再根据手术模式，即是在体外循环下手术还是在非体外循环下手术来调节手术室的温度，并避免头高足低位的手术体位，自然就可以降低患者的氧耗量。这些小事情看起来似乎微不足道，但是却对顺利地实施控制性循环非常重要，这些问题在下面的相关章节中还将进行详尽的讨论。

第四章 手术室内的温度和患者的体位

环境温度的高低是否符合人体的需要，即环境温度是否适宜，对工作效率会有明显的影响，甚至在某些极端情况下会直接威胁到人类的生存，这是基本的生活常识。另外，人们在不同的工作环境，或者在从事不同的职业，甚至在休息、睡眠时都会自觉或不自觉地去选择合适的体位。这些生活细节上的小问题与麻醉和术中患者的管理又有何关系呢?

第一节　手术室内的温度

现代化的手术室具有多种功能，这些功能在人们的心目中可能被认为是为了改善医护人员的工作环境；也可能被认为是良好的手术室环境有利于预防患者的感染；但是较少有人会把手术室的环境温度与麻醉管理联系在一起。

2015 年年底，阜外医院启用了新建的病房大楼。新的手术室设备较为完善，层流和室温调控的功能很好，这就使得根据手术的需要设置不同的环境温度成为可能。“心血管手术时的环境温度即手术室内的温度应该设置多少呢？”可能很少有人去注意这些细节问题。虽然众多学者在不同的学术场合都呼吁要做好患者在手术中的保温工作，以免发生因低体温而引起的并发症，但是对于手术室的环境温度应该怎样管理却很少有人提及，而对于心血管手术患者来说，手术室的环境温度的设置可能就更要复杂，不能简单地仅仅对患者是否需要保温来处理。下述案例描述的是一例 77 岁的男性患者，因患主动脉瓣狭窄需要在体外循环下行主动脉瓣置换术。患者在室温 19℃的情况下，血流动力学参数和呼吸参数随着时间的推进而发生的变化，见图 4.1 ～图 4.8。

图 4.1 右侧的数字“19”为手术室内设置的温度，即室温设置在 19℃，数字“15”为手术室内的湿度。该图左侧的数字为时间，时间为 08：17：13。

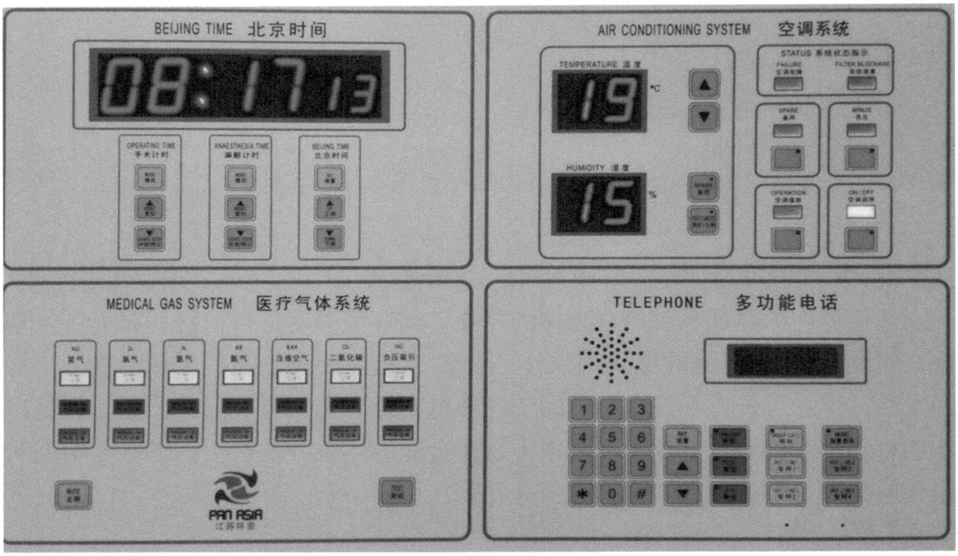

图 4.1 手术室环境温度的设置和时间

图 4.2 为麻醉诱导、颈内静脉穿刺置管完成后，患者被安置好手术体位后的心率和血压。08：17 时的血压 82/38mmHg、心率 61 次 / 分，此时手术尚未开始。此图的时间与图 4.1 相同，均为 08：17。

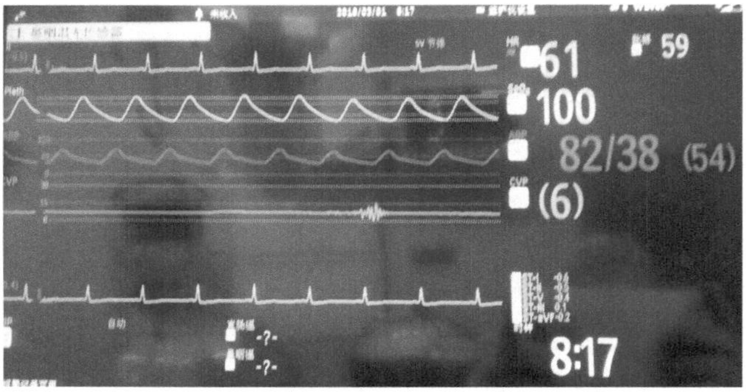

图 4.2 患者的血流动力学参数和时间

图 4.3 为 08：17 时患者的机械通气参数：通气频率 9 次 / 分，潮气量 380ml，通气量 3.5L/min，呼气末二氧化碳分压 38mmHg。

图 4.4 为 09：38 时患者的血流动力学参数：心率 53 次 / 分，血压 85/55mmHg。此时患者的鼻咽温度 35.3℃、膀胱温度 36.0℃，此时已临近开始体外循环。

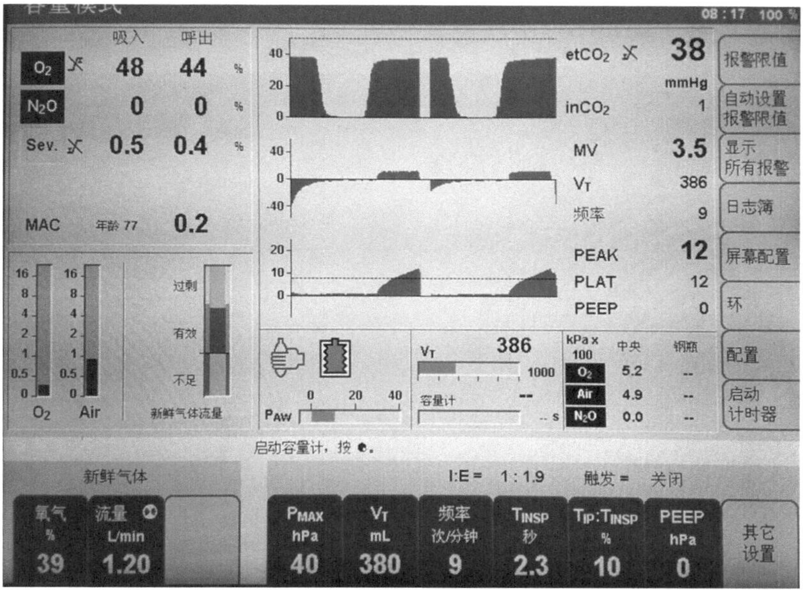

图 4.3　患者机械通气时的呼吸参数

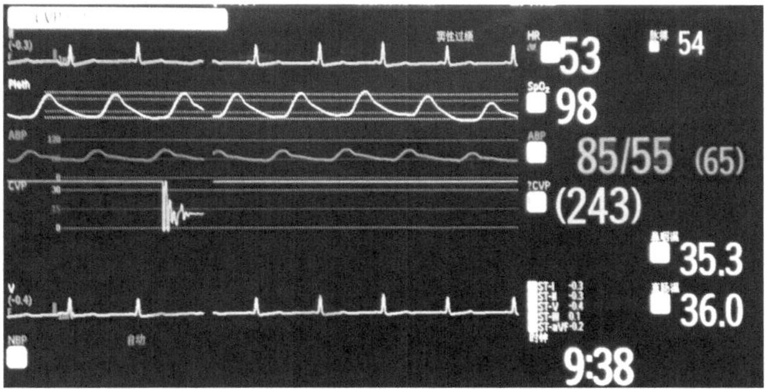

图 4.4　患者的体温、血流动力学参数和时间

图 4.5 与图 4.4 为同一时间点（09：38 为监护仪上的时间，此时麻醉机上显示的时间为 09：36）机械通气时的通气参数：通气频率 9 次 / 分、潮气量 363ml、分钟通气量 3.4L、呼气末二氧化碳分压 36mmHg。此时的通气参数提示患者的氧耗量低于 08：17 时的氧耗量。氧耗量降低的依据：在通气频率不变的情况下，9：38 与 08：17 时的呼吸参数相比，虽然潮气量（363ml vs 386ml）和分钟通气量（3.4L vs 3.5L）都减少，但是呼气末二氧化碳分压

（36mmHg vs 38mmHg）降低。循环方面的表现：随着氧耗量的降低，患者的心率也逐渐减慢（从 61 次 / 分减慢至 53 次 / 分）。

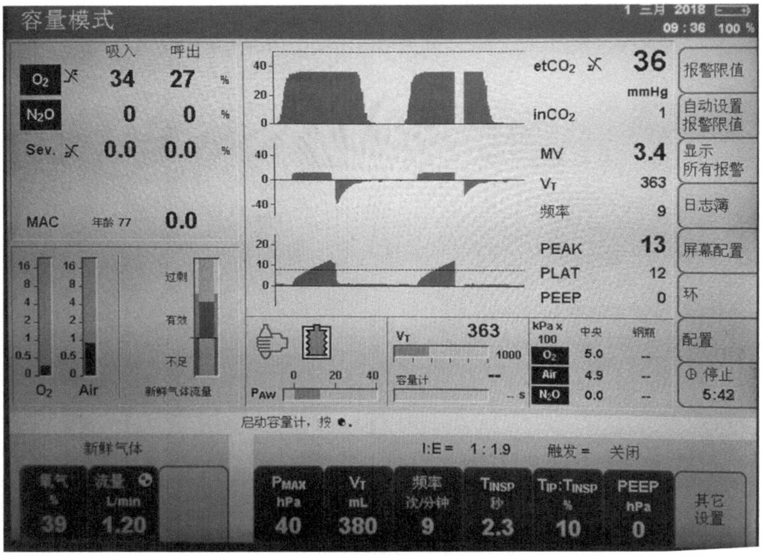

图 4.5　患者在体外循环前的机械通气时的呼吸参数

图 4.6 右侧的数字“26”为手术室内设置的温度，即室温设置在 26℃。图片左侧的数字为时间，时间为 11：21：51。此时手术进行至闭合胸骨阶段。

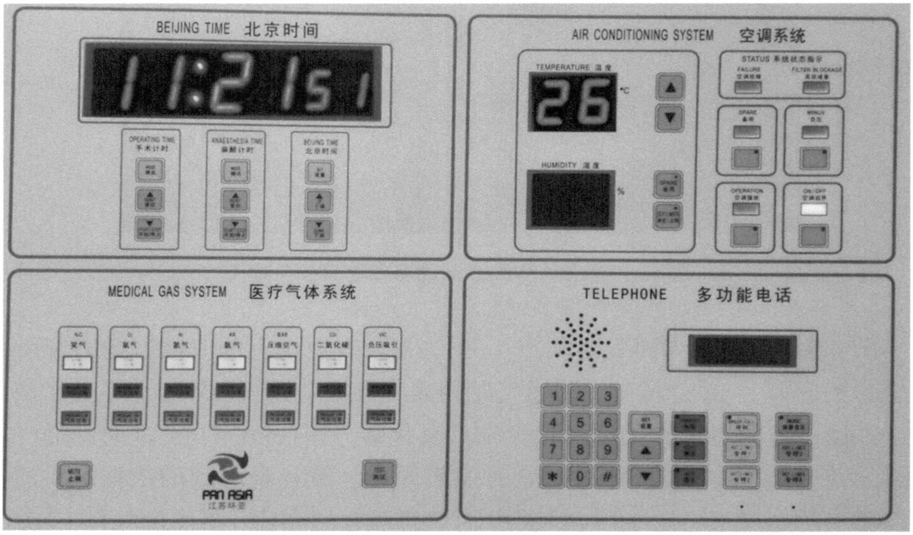

图 4.6　复温开始后，手术室环境温度的设置与时间

图4.7为11：21在闭合胸骨期间机械通气时的呼吸参数：通气频率10次/分，潮气量414ml，分钟通气量4.0L，呼气末二氧化碳分压38mmHg。呼吸参数提示患者在闭合胸骨期间的氧耗量较体外循环前（与09：38时相比）明显增加。

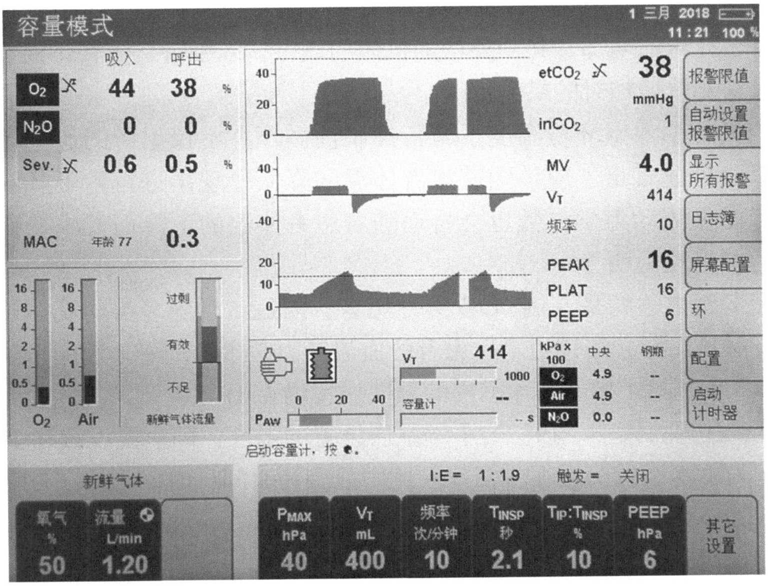

图 4.7　闭合胸骨期间，患者机械通气时的呼吸参数

图 4.8 为患者在闭合胸骨期间与图 4.7 在同一时间点，即 11：21 时（麻醉机上的时间显示为 11：21，而监护仪上的时间显示为 11：23，较麻醉机上显示的时间相差 2 分钟）的血流动力学参数：心率 82 次/分、血压 125/61mmHg。此时患者的鼻咽温度为 36.7℃、膀胱温度为 36.6℃。血流动力学参数提示，患者在闭合胸骨期间的氧供较体外循环前（与 09：38 时相比）明显增加。

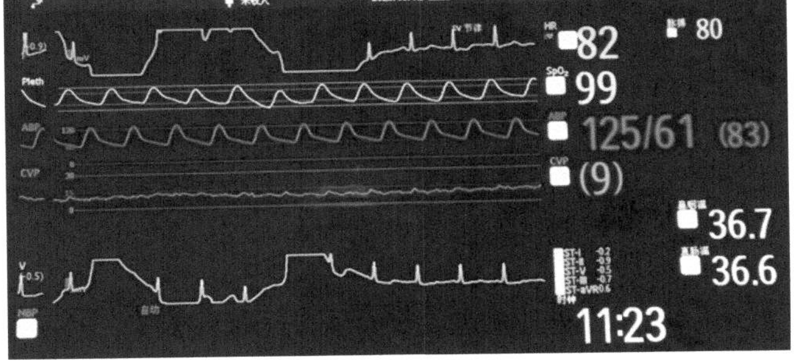

图 4.8　闭合胸骨期间，患者的体温、血流动力学参数和时间

以上各图说明了体外循环前，在手术室环境温度 19℃的情况下，患者的氧耗量随着体温的下降而降低。患者的氧耗量随着体温的下降而降低的标志：在随着体温下降的同时，减少患者每分钟通气量的情况下，呼气末二氧化碳分压不仅不增高，反而呈现降低的趋势。另外，图 4.8 也提示了脱离体外循环后，由于患者氧耗量的增加，必须要增加机体的氧供，以维持机体在体温正常的情况下和氧需要量增加时的供需平衡。

在较低的手术室环境温度下施行控制性循环，不仅患者的通气参数的设置（如每分钟通气量）应该随着患者体温的降低呈现出进行性下降的趋势，而且患者的血流动力学参数也会自动随着患者体温的下降而发生变化，尤其是心率的减慢较为明显。

下述案例描述的是一例 68 岁男性患者，因冠状动脉多支病变需要在体外循环下行冠状动脉旁路移植术，患者的血流动力学参数随着体温的下降发生的变化见图 4.9 ～图 4.12。手术室内的温度设置仍为 19℃。

图 4.9 右侧的数字“19”为手术室内设置的温度，即室温设置在 19℃，数字“18”为手术室内的湿度。图片左侧的数字为时间，时间为 09：01：38。

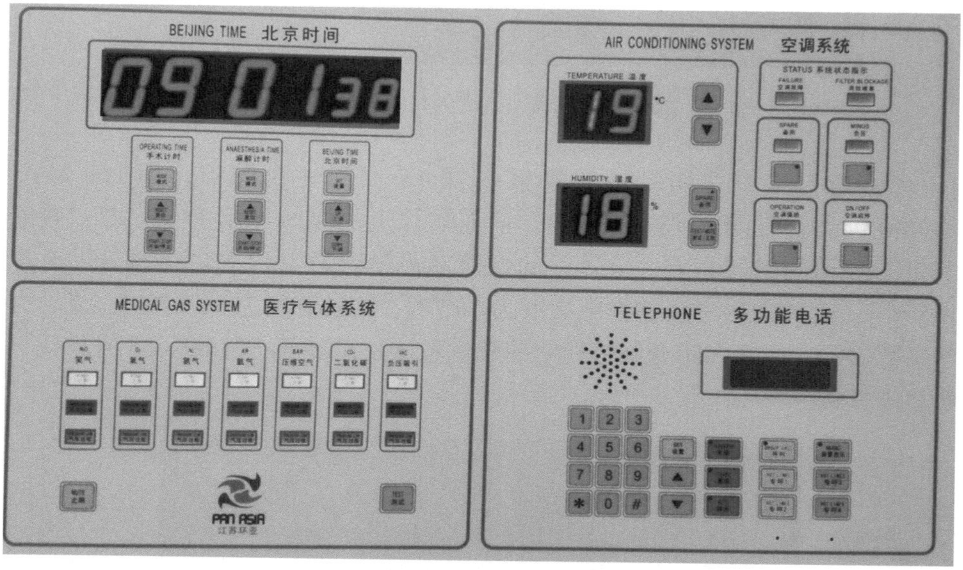

图 4.9 手术室环境温度的设置和时间

图 4.10 为 09：13 时患者的血流动力学参数：心率 61 次 / 分，血压 82/42mmHg，MAP 与心率的比值为 1.10。此时患者的鼻咽温度为 34.1℃，膀

胱温度为 35.2℃。患者刚插入膀胱测温导尿管和鼻咽测温电极时所监测到的起始温度都在 36℃以上。

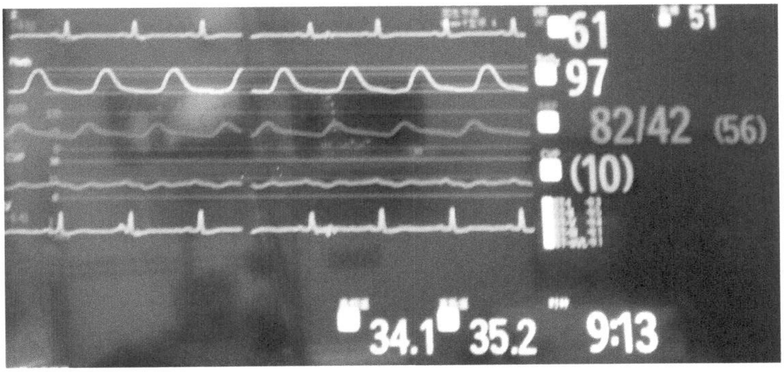

图 4.10　09：13 时患者的体温、血流动力学参数和时间

图 4.11 为 09：19 时患者的血流动力学参数：心率 59 次 / 分，血压 78/40mmHg，MAP 与心率的比值为 1.08。此时患者的鼻咽温度为 34.0℃，膀胱温度为 35.1℃。与图 4.10 相比，血流动力学参数提示患者的心率随着体温的下降而逐渐减慢。

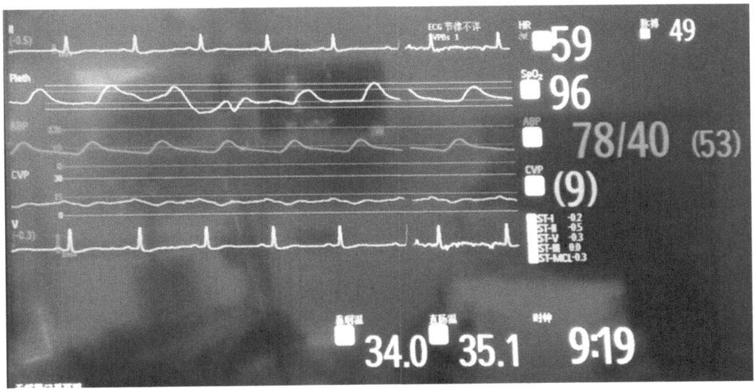

图 4.11　09：19 时患者的体温、血流动力学参数和时间

图 4.12 为 09：37 时患者的血流动力学参数：心率 46 次 / 分，血压 82/39mmHg，MAP 与心率的比值为 1.15。此时患者的鼻咽温度为 33.7℃，膀胱温度为 34.7℃。与图 4.11 相比，血流动力学参数提示患者的心率随着体温的下降进行性减慢。

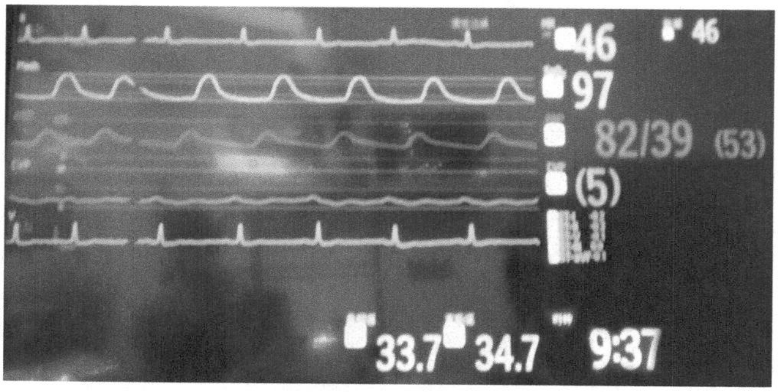

图 4.12 患者的体温、血流动力学参数和时间

以上各图说明了体外循环前，在手术室环境温度 19℃的情况下，患者的心脏作功和氧耗量随着体温的下降而减少。患者心脏作功减少的标志：随着体温的下降心率进行性地减慢，心率进行性地减慢是机体的氧耗量逐渐下降的重要表现。另外，从患者的体温在较低的环境温度下能够自行性下降的情况来看，也说明了在控制性循环的状态下，机体没有出现明显的应激反应。在 09：13 时，患者的膀胱温度为 35.2℃、鼻咽温度为 34.1℃，而在 09：19 时，患者的膀胱温度即降至 35.1℃、鼻咽温度降至 34.0℃，而两者之间的时间间隔仅有 6 分钟。如果不是在控制性循环的状态下管理患者，在 6 分钟的时间内，仅靠手术室 19℃的环境温度，如果患者在术中有明显的应激反应，不仅不可能使患者的体温降低 0.1℃，而且极有可能患者的体温会高于刚进入手术室时的温度。另外，09: 37 时患者的体温变化上也进一步说明了这一点。图 4.12 和图 4.11 两者之间仅相距了 18 分钟，而患者的鼻咽温度和膀胱温度下降了 0.3℃和 0.4℃，分别降至 33.7℃和 34.7℃。如果时光追溯到 20 世纪 70 年代，在单纯低温麻醉下完成的肺动脉瓣狭窄直视切开术或房间隔缺损直视缝合术，就可以不需要进行冰水体表降温了。

心血管外科手术中，除了某些姑息性手术和非体外循环下冠状动脉旁路移植术外，基本上都需要在体外循环下完成。非体外循环下的心血管外科手术与其他非心脏手术一样，需要在术中保持患者的体温，以免体温下降影响凝血功能。在这种情况下，手术室温度的设置应该高些，以免患者的体温在手术室较低的环境温度中随着时间的延长而逐渐下降。但是体外循环下的心血管外科手术由于必须在体外循环期间进行血流降温，即使不进行血流降温，体外循环期间患者的体温也必然下降，因此，体外循环前不仅不应该保温，而且在患者入手术室、麻醉后，就应该把手术室的温度设置得低些。把手术室的环境温度设置得低些，可以使得患者在体外循环前体温即能有所下降。如果患者在体外循环前体温即能有所下降，将明显有利于体外循环转流期间均匀的血流降温，以减少组织和器官间的温度阶差，而且患者随着体温的下降，体外循环前全身的氧耗量也会下降。患者随着全身氧耗量的下降，心脏作功也自然会减少，心功能则可以得到较好的储备。如此，不但有利于机体氧的供耗平衡，也有利于万一发生心搏骤停等恶性心血管事件后，会对中枢神经系统有所保护，这对重危（如心脏移植或 LVAD 患者）、长时间手术（大血管手术患者）和两次以上手术的患者尤为重要。

写到这里，想起了两个转归截然不同的病例。为了减轻手术的创伤，以利于患者术后的康复，阜外医院外科开展了在胸骨小切口下进行主动脉瓣置换术。在胸骨小切口下施行主动脉瓣置换术，由于保留了胸骨的完整性，不仅创伤小，而且术后患者恢复快。胸骨小切口下手术，动静脉引流有多种途径，其中的一种方式为从股动脉插入灌注管进行全身灌注，从股静脉插入引流管把机体的血液引流入氧合器。

2014 年的一例在胸骨小切口下施行主动脉瓣置换术的患者，当体外循环转流开始后，桡动脉的压力立即下降，并接近零点，说明没有把动脉灌注管插入股动脉内，而是插入了股动脉的夹层。立即停止体外循环转流，由血管外科医生将股动脉插管改为锁骨下动脉插管。当再次开始体外循环转流，术者切开升主动脉后，见升主动脉内膜完全剥离，这说明首次体外循环转流时，从患者的股动脉一直到升主动脉的内膜都完全剥离了。由于首次体外循环转流开始后，机体的血液基本上都被引流入氧合器，因此，在再次体外循环转流开始前，心脏都是处于空搏状态。在这段时间内，患者的全身各个脏器，包括大脑，几乎就没有血液供应，只是在锁骨下动脉插入了灌注管，将要再次开始体外循环转流时患者发生了室颤。手术在锁骨下动脉插管灌注、股静脉插管引流下继续进行，后续手术过程顺利。当血管外科医生在再次体外循环转流开始后，从手术台上下来，我悄悄地问他："结果会如何？"他语气很沉重地说："这么广泛、严重的急性动脉内膜剥离（动脉内膜从股动脉一直剥离到升主动脉），再加上这么长时间（从停止体外灌注到再次开始体外循环的确切时间现在记不清楚，但最快的速度也需要 15 分钟）身体没有血液灌注，很可能没有希望了。"虽然后来开放升主动脉后，心脏复苏顺利，脱离体外循环也同样顺利，但是患者术后的大脑会如何，却紧紧地牵动着大家的心。最终结果是：患者当日夜间即苏醒，次日拔出气管导管，没有出现任何神经功能障碍的临床表现，而且术后的恢复很顺利。由于事先考虑到患者是在股动静脉下转流，体外循环期间的降温速度较慢，因此，当时的手术室环境温度设置在 18℃。在首次体外循环开始转流前，患者的膀胱温度和鼻咽温度都已经下降了 2℃，降低至 34℃左右。

患者在术后未出现任何并发症，尤其是中枢神经系统并发症，推测体外循环前的环境降温可能起到了关键性的作用。

2017 年，同样是一例患有主动脉瓣病变的患者，需要在体外循环下行主动脉瓣置换术。由于患者的升主动脉广泛钙化，升主动脉无适宜部位进行插管，也不能进行升主动脉阻断，手术被迫改为在直视下，以介入的方式来植入主动脉瓣膜。由于未进行体外循环转流，在决定改变手术方式后就立即给患者进行了体表升温，待主动脉瓣膜介入手术开始前，患者的膀胱温度和鼻咽温度都已经升温至近 37℃。不料，主动脉瓣膜介入过程不顺利，约有 10 分钟的时间心脏排不出血液，桡动脉的收缩压下降至约 40mmHg，呼气末二氧化碳分压降至零。面对如此恶劣的局面，由于人工瓣膜在升主动脉根部打不开，堵塞了左心室流出道，心脏排不出血液，致使所有支持循环的措施无效。待人工瓣膜植入后，患者的血流动力学很快就恢复平稳。虽然术后患者的循环非常稳定，但却出现了严重的中枢神经系统并发症，不得不转入其他医院进行康复治疗。

从手术意外的程度来看，后述的患者并没有前述的患者严重，脏器和大脑没有血液灌注的时间，后者也远没有前者的时间长，但是术后两位患者的转归，后者则远远不如前者，两者术后的转归具有天壤之别。而两者转归不同的原因，我认为关键的一点就是在发生手术意外前患者的体温，前者的体温在 34℃左右，而后者的体温却接近 37℃。这些在临床上难以见到的病例，如果不是自己亲身经历，而是由他人所说，可能很难相信其真实性。另外，对于需要深低温停循环的手术患者，体外循环转流前不仅应该把手术间的温度设置在 18℃以下，而且在体位摆放后就应该用体外循环机的水箱进行体表降温。如果在体外循环转流开始前能使患者的体温降低 3℃以上，则可显著地缩短体外循环的降温时间，缩小大脑和身体其他部位的温差，这将更有利于深低温停循环下对组织器官，尤其是对大脑的保护。遗憾的是，临床上却较少有人考虑这些问题，而是把注意力集中在所谓的“药物对脑的保护作用”上。

鉴于以上原因，对于体外循环下的心血管外科手术，我的做法是：体外循环转流前的室温设置在 19℃（室温设置在 19℃也是好不容易争取到的，因为在这种室温的环境下，团队成员已经感到寒冷和不舒服了），体外循环复温开始把室温调升至 25 ～ 26℃，停机后把体外循环机的水箱温度设置在 39 ～ 40℃，以利于脱离体外循环后保持患者的体温。因为停机后不可能对患者再通过血流来复温，如果未能积极地采取保温措施，患者的体温仍会下降。停机后所采取的各种保温措施的最终目的是为了患者出手术室时的鼻咽温度和膀胱温度都能恢复并维持在 36.5℃以上。如此，则可避免患者在术后外科 ICU 苏醒期间出现肢体发凉、全身颤抖等临床现象。如果患者在术后因为体温偏低而出现了全身抖动，不仅明显增加了机体的氧耗量，加重了心脏负担，而且也不利于血流动力学的平稳和患者的恢复。

第二节　患者的手术体位

外科手术需要不同的体位。心血管外科除特殊手术外，患者基本上都取仰卧位。临床医生可能会认为，只要手术体位能满足外科手术的需要，与麻醉管理又有何关系呢？体位的摆放又与麻醉医生怎么能联系在一起呢？下面是在阜外医院手术室内拍摄到的冠状动脉旁路移植术患者几个不同角度的仰卧位，见图 4.13 ～图 4.15。

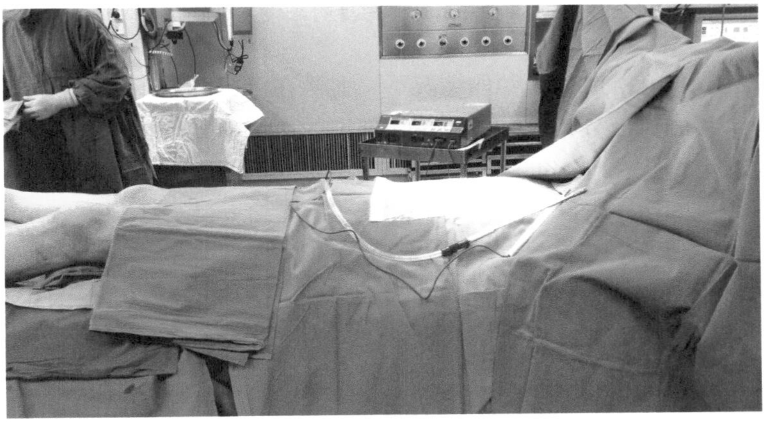

图 4.13　冠状动脉旁路移植术患者水平仰卧位

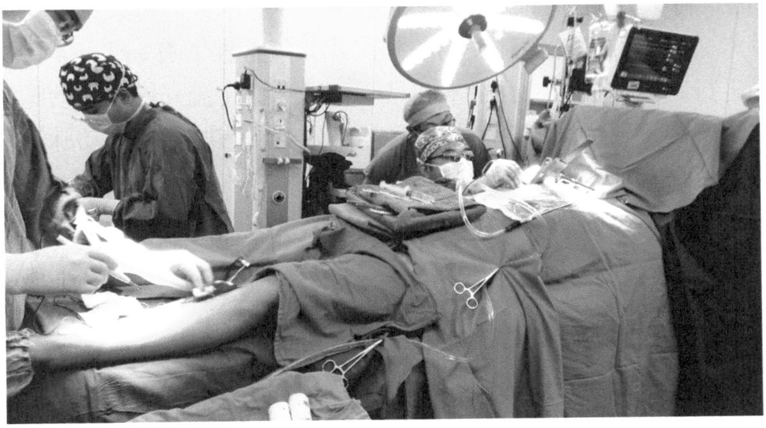

图 4.14　冠状动脉旁路移植术患者轻度头高足低的仰卧位

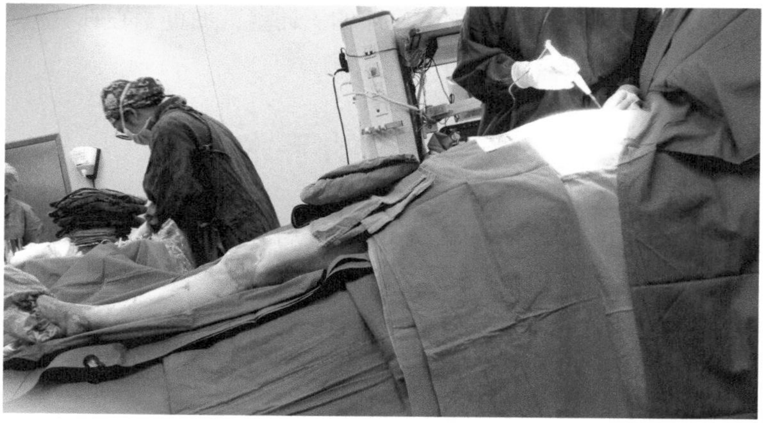

图 4.15 冠状动脉旁路移植术患者明显的头高足低的仰卧位

机体在全身麻醉肌肉松弛的情况下，血液在全身的分布受重力的影响，即机体下垂部位的血液分布较多，而抬高部位的血液分布较少，这是基本的医学常识，也有可能是在临床上难以见到坐位手术的重要原因。不知是否曾有这样的临床研究：即在全身麻醉肌肉松弛的情况下，将受试者扶起呈站立位，观察受试者的血流动力学，观察血压和心率的变化情况。我想，在这种情况下，可能受试者的血压是难以维持的。如图 4.14 和图 4.15，尤其是图 4.15 所示的手术体位，不仅影响患者血流动力学的稳定，而且还将会增加液体的输入量，这是极易理解的。因此，应该避免头高足低仰卧位。另外，由于患者头部在头高足低仰卧位时处于最高位，一旦体外循环管道或者心腔内残存有气体，极易发生大脑气栓，医生必须引起足够的重视。1979 年下半年，阜外医院发展到了 4 个手术间，每天每间都可以安排一台体外循环手术，即每天可以完成 4 台体外循环手术。当时的体外循环使用的是碟片式氧合器。有一天，4 台体外循环手术同时进行，我负责的一台手术和另一台手术在转流开始时，动脉灌注管中都有较多的气体（碟片式氧合器的排气非常困难，有时会出现动脉灌注系统有气的现象）。在看到动脉灌注管内有气体，并将进入患者体内时，我把原处于水平位的手术床迅速调整为头低足高位，使患者的头部明显低于身体的其他部位，结果患者术后无恙，无任何并发症。而另一台手术的麻醉医生在看到动脉灌注管内有气体时，惊慌地呼叫起来，他慌乱中将原处于头高足低位的手术床的位置调整为更高的头高位，使得患者的头部明显高于全身其他部位。当有人提出头部不能抬高，需头低位时，这位医生又迅速将手术床的位置调整为头低足高位，但为时已晚，大量的气体已进入患者脑部而导致死亡。这一血淋淋的教训，麻醉科的全体同事都应该不会忘记，遗憾的是，时光不会停滞不前啊！

当时的那些麻醉科老师、老同事都已经退休，离开了阜外医院的工作岗位，现在阜外医院的麻醉科、体外循环科和外科工作的同事，知晓此事的人可能很少了，或者是听说过此事的同事（我曾在不同的场合说过这件事情）也不以为然了，不然也不会出现头高足低的手术体位。阜外医院外科手术的传统习惯是患者为仰卧体位时，医生都要把患者的肩胛骨垫起来。患者的肩胛骨垫起来前手术床为水平位，肩胛骨垫起来后，患者的体位势必会成为头高足低位。因此，如果要使患者的肩胛骨垫起来后，患者的身体仍呈水平位，则必须要把手术床的位置调整为呈一定角度的头低足高位。只有这样，患者在垫起来肩胛骨时，身体才能处于水平的仰卧位，而且在患者的头部垫一枕头即可，一定要避免头部垫得过高（实际上，很多医生喜欢除在患者的头部垫一枕头外，还要在枕头下垫其他物品，虽然我曾多次纠正过这种做法，但是收效甚微，很多医生仍然是我行我素）。

第二篇

实　践

第五章 术前准备和麻醉前用药

军事上常说，“不打无准备之仗”，更常说，“知己知彼，百战不殆”。对于心血管外科手术来说，为了获得最佳的临床治疗效果，麻醉医生不但要对患者的病情有完全、清晰的了解，而且要全面掌握患者对治疗措施的反应。虽然术前的准备工作有些不属于麻醉医生的工作范围，但是麻醉医生也应该熟知这些准备工作，以及各种处理措施。由于良好、完善的术前准备对确保患者麻醉和手术的安全至关重要，因此，麻醉医生必须高度重视术前准备和科学而恰当的麻醉前用药。

第一节　术前准备

心血管外科手术的术前准备必须全面、细致，这在很多的专业书刊中都有详尽的介绍，此处不再赘述。心血管外科手术的术前准备直接关系到患者的转归，因此，急症心血管外科手术的死亡率要明显高于择期心血管外科手术。本章节所讨论的手术前准备，主要涉及在术前准备上有一定特点的冠心病、瓣膜性心脏病、大血管和梗阻性肥厚型心肌病的患者，而且仅是讨论手术前准备中的某些问题，并非一一的全面展开。

一、冠心病

冠心病患者的手术前准备最重要的是控制心率。控制心率是降低患者的心肌氧耗，缓解心肌缺血，减轻或消除心绞痛的最重要的治疗措施，尤其对劳力性心绞痛患者更为重要。《生理学》教科书已表明，在影响心肌氧耗的三个因素（心率、心肌收缩力、心室壁张力）中，心率增快极不利于心肌氧的供耗平衡。心率增快不仅增加心肌氧耗，而且缩短心肌血流灌注的时间，更重要的是影响心肌血流自动调节的压力范围，即心率增快可改变心肌血流调节的压力范围的下限。虽然目前仍未见到关于心率影响人体心肌血流调节的压力范围的报道，但是来自实验室的研究揭示：犬在正常心率时，其心肌血流自动调节的压力范围的下限为 38mmHg；当刺激犬的心率增快 1 倍时，其心肌血流调节的压力范围的下限就从 38mmHg 升高至 61mmHg。在犬的心跳增快 1 倍时，欲保证其同样多的心肌灌注的血流量，灌注压至少要高于 61mmHg，而不是正常心率时的 38mmHg。心肌血流调节的压力范围的下限升高的本身又增加了心肌的氧耗，因此，心率加快最易破坏心肌的氧供耗平衡，必须严格控制冠心病患者的心率。一般情况下，对以下两种情况的劳力性心绞痛患者，①无心肌梗死病史者；②虽曾发生过心肌梗死，但是心功能尚好，LVEF ＞ 50%，左心室舒张期末内径＜ 60mm 者，术前的静息心率应控制在 55 次 / 分左右，活动状态下心率≤ 65 次 / 分。对于冠状动脉左主干病变的患者，心率的控制较上述标准更为严格。对于 LVEF 低下，心功能较差，左心室扩大的患者，术前的最佳心率应该视患者的活动耐力而定，即心率减慢是否影响了患者的活动量？能够削弱患者活动量的心率，应该被作为术前控制心率的参考指标。例如，患者的心率从 80 次 / 分减慢至 70 次 / 分后感到气短、乏力，则患者的最佳心率应该为稍快于 70 次 / 分。而对于非劳力性心绞痛的患者，术前应该经过钙通道阻滞药的正规治疗，以避免发生冠状动脉痉挛，并应该联合使用 β 受体阻滞药来控制心率。在 β 受体阻滞药和钙通道阻滞药的选择方面，如果患者合并有高血压，β 受体阻滞药应该选用美托洛尔，钙通道阻滞药应该选择地尔硫䓬。如果患者的血压在正常范围，β 受体阻滞药宜选用阿替洛尔。前已述及，对于非劳力性心绞痛患者常需联合应用 β 受体阻滞药（美托洛尔、阿替洛尔或比索洛尔）和地尔硫䓬。

影响心肌氧耗的另一因素——心室壁张力，包括两个主要方面：即心脏的前负荷和后负荷。临床上一般不会发生心脏的前负荷明显增加的情况，因为哪位医生也不会盲目地给冠心病患者输入大量的液体。虽然心脏的后负荷可因患者的焦虑、疼痛、麻醉和术中强烈的应激反应等因素而明显增高，但是患者在术前的住院期间基本上不存在这种现象。因此，术前除舒张性心功能减退的患者外，一般不会出现明显增加心室壁张力的情况。而且相对于其他的两个因素，大家对心室壁张力的认识相对还是一致的，处理也较为简单。但是，对于如何认识冠心病患者的心肌收缩力，问题则变得较为复杂，尤其是对发生过多次心肌梗死、左心室扩大、LVEF 降低、心功能较差的患者的心肌收缩力的认识，临床上的意见不仅分歧很大，而且在处理方面还存在着某些误区。我曾在兄弟单位见到，冠心病患者因 LVEF ＜ 50%，术前给予了洋地黄类药物治疗，并且因为担心 β 受体阻滞药和钙通道阻滞药对心肌收缩力的抑制，不敢给予这些药物，于是患者在术前频发心绞痛。而缓解心绞痛的治疗措施只是静脉持续给予硝酸酯类药物，致使患者不得不卧床，因而失去了所有的活动量。而实际上，该类患者并非都是β受体阻滞药和钙通道阻滞药的禁忌证，仍有很多患者可从小量β受体阻滞药或钙通道阻滞药的治疗中获益，这在大量的临床实践中已得到证实。另外，洋地黄类药物对这类患者有可能会明显增加心绞痛的发生，实无必要。因此，除了那些冠心病晚期、丧失了冠状动脉旁路移植术治疗机会的患者外，术前任何增强心肌收缩力的措施对心脏来说都是有害的。

冠心病患者的术前准备中，β受体阻滞药和钙通道阻滞药已经成为临床上常用的一线药物，这些药物除了可减慢心率、预防冠状动脉痉挛等作用外，并可抑制心肌的收缩力。抑制心肌的收缩力，减少心脏作功也是β受体阻滞药和钙通道阻滞药治疗和预防心绞痛发作的重要机制。适度地抑制心肌收缩力对左主干病变和冠状动脉病变广泛、血管阻塞严重的患者更为重要。

二、瓣膜性心脏病

瓣膜性心脏病患者的术前准备应以病变的性质（是心脏瓣膜狭窄还是心脏瓣膜关闭不全）、病变的部位（主动脉瓣病变还是二尖瓣病变？是否合并三尖瓣病变）及心功能的状态而定。原则上，心脏瓣膜狭窄患者的术前准备中最重要的是控制心率。控制心率可延长主动脉瓣狭窄患者的心室排血时间，增加心脏向主动脉内的排血量，延长肥厚心肌的血流灌注时间，改善心肌的血供。主动脉瓣狭窄患者因为心室肌肥厚，术前可有心绞痛发作，控制心率可明显降低患者的心肌氧耗，有利于心肌氧的供需平衡，因此，可以预防和控制心绞痛。由于主动脉瓣狭窄患者的手术前准备类似于冠心病，因此β受体阻滞药是手术前准备中的常用药物。由于单纯的主动脉瓣狭窄患者基本上都是窦性心律，术前的心率应控制在65次/分以下，活动时的心率也不宜快于70次/分。

二尖瓣狭窄患者术前多为房颤心律，术前准备的重点是控制心室率。控制房颤心律患者的心室率，不仅有利于二尖瓣狭窄患者的心室充盈，增加每搏输出量，也有利于缓解肺循环淤血。二尖瓣狭窄患者术前常服用地高辛，如果每日服用的地高辛0.125mg不能有效地控制心室率，可在术前日访视患者时加用阿替洛尔6.25～12.5mg口服。如果患者的肺动脉压力较高，阿替洛尔可改为地尔硫䓬15～30mg口服。二尖瓣狭窄合并房颤心律患者的适宜心室率应控制在80次/分以下，建议不超过90次/分。

心脏瓣膜关闭不全患者的左心室通常扩大，心室容积较大，顺应性高，尤其是主动脉瓣关闭不全的患者，左心室舒张期末内径达70mm以上者并非少见。因此，较快的心率不仅有利于减少瓣膜反流，增加前进血流，而且也可避免左心室负荷过重，但是，术前的心室率也不宜快于 90 次 / 分。由于瓣膜关闭不全患者的左心室扩张，洋地黄类药物可缩小扩张的左心室，因此，瓣膜关闭不全的患者术前也常服用地高辛。

药理学上，β 受体阻滞药和钙通道阻滞药均可有效地减慢患者的心率，而钙通道阻滞药，如常用的地尔硫䓬还可扩张血管，降低患者的左心后负荷，并且有一定的降低肺动脉压力的作用。因此，如果瓣膜性心脏病患者合并有肺动脉高压，或需要适当地降低血管阻力者，术前准备中应该选用地尔硫䓬口服，这在前面已经述及。

美托洛尔和阿替洛尔是目前临床上最常用于冠心病、瓣膜性心脏病和梗阻性肥厚型心肌病患者的 β 受体阻滞药，两种药物的药效学作用虽然很接近，但是在控制心率和治疗心律失常方面，阿替洛尔可能会优于美托洛尔。我曾遇到一例 60 岁的女性，按照北京医院心内科的医嘱，患者长期服用美托洛尔或美托洛尔缓释片。后来因主动脉瓣病变到解放军总医院住院治疗，住院期间仍然服用美托洛尔缓释片。因为手术治疗的需要，患者住进了阜外医院心外科病房，住院后病房医生仍然继续给患者服用美托洛尔缓释片，剂量仍和以前一样，为 47.5mg/d。患者在阜外医院住院期间的心率维持在 100 次 / 分左右，并频发室性心律失常。我后来在会诊时得知，患者频发室性期前收缩已经持续多年，虽然在北京医院和解放军总医院都曾给予针对室性期前收缩的药物治疗，但效果不佳，室性期前收缩一直未见消失。由于患者术前频发室性期前收缩，我被要求到心外科会诊。在详细了解患者的病情后，把美托洛尔缓释片改为口服阿替洛尔 25mg，一日 3 次。患者在服用阿替洛尔一日后，心率减慢至 80 次 / 分左右，室性期前收缩完全消失，术前未再出现心律失常。患者在接受主动脉瓣置换的麻醉和手术过程中，以及在术后的恢复过程中，均未出现任何心律失常，而且直到出院也未出现心律失常，患者术后恢复很顺利。该患者的室性期前收缩可能是与心率较快，心脏的氧耗增加，发生心律失常的阈值下降有关，待心率减慢后，室性期前收缩自然就会消失。因此，当临床使用一种 β 受体阻滞药物治疗效果不佳时，除可适当增加剂量外，也应该考虑换用其他的 β 受体阻滞药。

瓣膜性心脏病变的患者，术前常服用洋地黄类药物，尤其是二尖瓣病变的患者。多数情况下，瓣膜性心脏病患者术前地高辛的用量为 0.125mg/d，如果在该剂量的地高辛治疗下，能够把房颤的心室率控制在 80 次 / 分以下，可以不附加其他针对心率的药物，否则可按下列方式处理：①增加地高辛的用量，如果地高辛的用量达到或超过了 0.25mg/d，应该监测血浆地高辛浓度，以免发生洋地黄中毒。②给予小剂量的 β 受体阻滞药或钙通道阻滞药。如果患者合并有肺循环高压，应该选用钙通道阻滞药地尔硫䓬。如果选用 β 受体阻滞药，在减慢心率方面，阿替洛尔可能优于美托洛尔。如果患者有呼吸道方面的疾病，如哮喘、呼吸道高敏反应等，β 受体阻滞药中可选用目前 β_1 选择性最高的比索洛尔。

三、大血管病变

大血管外科不管是择期手术还是急症手术，控制血压应该为术前准备中的重中之重，尤其是急症手术，也应该利用有限的准备时间尽可能地控制血压，以免血压升高导致大血管撕裂或破裂。对于大血管撕裂形成夹层假腔的患者，必须首先镇痛、镇静，在充分镇痛、镇静的基础上再控制血压。因为有些患者，在镇静、疼痛缓解或消失后血压可自行下降，而且也只有在充分镇静和镇痛后，血压才容易得到控制。镇痛和镇静后不仅易于控制血压，也较易维持血流动力学的稳定。

控制大血管外科手术患者的血压应该从以下几方面综合考虑：①控制心率。②抑制心肌的收缩力。③降低血管阻力。三方面要同时进行，如果仅降低血管阻力，则可能反射性地引起心率增快和心肌收缩力增强，不利于血压的控制。在控制心率和抑制心肌收缩力方面，如果单用一种药物，可选用地尔硫䓬。在心率较快，血压较高的情况下，如果仅用一种药物降压，则应该选用乌拉地尔。因为乌拉地尔在降低血压的同时不反射性地增快心率。如果选用肌源性血管扩张药来降低血管阻力，降低血压，则易于发生反射性心率增快，如用硝普钠降压。因此，肌源性血管扩张药应该与 β 受体阻滞药合用。由于钙通道阻滞药尼卡地平在血压较低的情况下可优先维持心、脑、肾的血液供应，而且不易发生耐药和血压反跳现象，应该选择使用，特别是对于心率缓慢仅血压升高的患者，尼卡地平应列为首选药物。一般情况下，控制大血管外科手术患者的血压的复合药物处方可由下列药物组成：①尼卡地平合用 β 受体阻滞药。②地尔硫䓬合用乌拉地尔。③硝普钠合用 β 受体阻滞药。大血管外科手术患者的术前准备中适宜的血流动力学参数为心率慢于 70 次 / 分，收缩压不高于 130mmHg。

四、梗阻性肥厚型心肌病

梗阻性肥厚型心肌病患者的术前准备类似于冠心病，但是又不同于冠心病患者。与冠心病患者类同的是两者都需要控制心率，抑制心肌的收缩力、降低心肌的氧耗。不同的是梗阻性肥厚型心肌病患者必须要维持一定的血管张力和相对充足的血容量。因此，梗阻性肥厚型心肌病患者术前常用的药物应该是

β受体阻滞药和钙通道阻滞药。钙通道阻滞药中不能选用二氢吡啶类药物，因为这类药物有明显的降低血管阻力的作用。由于目前国内无维拉帕米，临床上现只能选用地尔硫䓬。由于梗阻性肥厚型心肌病患者对β受体阻滞药和钙通道阻滞药的耐受性较强，因此，这两种药物使用的剂量通常会大于冠心病患者所用的剂量。梗阻性肥厚型心肌病患者术前适宜的心率应控制在60次/分以下。

五、先天性心脏病

左向右分流的先天性心脏病患者到了成年期后，通常均合并有肺动脉高压，这类患者不管是施行心血管手术还是非心血管手术，术前均要避免恶化肺动脉高压的因素。在恶化肺动脉高压的因素中，心率增快是最为常见的原因，因此，术前必须控制心率。如果患者在术前已经出现了右向左分流，那么控制心率对缓解肺动脉高压，减少右向左分流更为重要。虽然出现了右向左分流的患者可能会丧失了手术矫正心内或心外畸形的机会，但是这类患者还是有可能会接受非心脏手术的，如剖宫产术等。对于这类肺动脉高压出现右向左分流的先天性心脏病患者，努力把心率控制在80次/分以下应该成为术前准备的标准，这在相关的章节中将详细描述。

第二节　麻醉风险因素的评估

国内外众多的学术组织都推出了手术危险因素分级、术前心功能评估、心血管手术危险因素评分等一系列的专家共识或临床指南，相关的专业书籍对麻醉风险因素的评估也有详尽的介绍，本书则不再赘述。本章节仅就术前访视或会诊患者时对以下几点展开讨论。在讨论具体内容前，请看下面的病例。

患者，男性，53岁，以冠心病、多次心肌梗死、严重心功能减退（NYHA心功能分级为Ⅲ或Ⅳ级）入阜外医院。超声心动图多次检查的结果为心脏扩大、左心室舒张期末内径74～76mm、左心室射血分数28%～30%，左心室心尖部室壁瘤形成。同位素灌注显像（SPECT）见心尖部及侧壁大部分心肌为梗死性改变，其余各壁心肌为不同程度的缺血性改变。患者既往有高血压病史。术前一日会诊患者，见病房记录的双上肢收缩压均为82mmHg、窦性心律为50次/分左右。术前访视时请患者下床，在病房行走5～6步后立即躺卧在床上，测收缩压为106mmHg。图5.1～图5.4为患者在麻醉诱导前后及放置Swan-Ganz导管后的心率及各项压力参数。

图 5.1 可见患者在麻醉诱导前（时间为 08：08）的血压为 106/55mmHg、心率为 43 次 / 分。静脉注射哌库溴铵 8mg、舒芬太尼 25μg 和依托咪酯 5mg 后血压从 08：09 起开始下降，最低下降至 79/42mmHg，持续约 2 分钟后开始回升，08：13 回升至 88/48mmHg。此时（08：13）开始再次静脉注射舒芬太尼。在血压下降至 79/42mmHg 和回升至 88/48mmHg 期间（08：09 至 08：13）心率无明显变化，稳定在 43 ～ 44 次 / 分。

从 08：13 开始，再次静脉注射舒芬太尼和依托咪酯，血压在这些药物再次静脉注射的过程中不仅不再下降，反而逐渐上升，在 08：18 时血压上升至 107/57mmHg，而心率仍无明显变化，稳定在 42 次 / 分左右。08：18 时进行气管插管，气管插管后血压稳定在 111/57mmHg 左右，心率稳定在 41 次 / 分左右（图 5.2）。在气管插管前的诱导过程中，共静脉注射依托咪酯 20mg，舒芬太尼 250μg。

HR	47	43	43	44	44	43	43	44
SpO_2	100	100	100	100	100	100	100	100
ABPs	108	106	86	79	79	82	88	96
ABPd	53	55	46	42	42	44	48	53
ABPm	74	74	61	56	56	58	63	69
PAPm	-2	-3	-4	-5	-5	-6	-1	-1
CVPm	2	1	0	-1	-2	-2	-1	-1
直肠温	-?-	-?-	-?-	-?-	-?-	-?-	-?-	-?-
鼻咽温	-?-	-?-	-?-	-?-	-?-	-?-	-?-	-?-
01/15	8:07	8:08	8:09	8:10	8:11	8:12	8:13	8:14

图 5.1　麻醉诱导前后患者的心率和血压的变化

HR	45	42	42	45	42	41	40	40
SpO_2	100	100	100	100	100	100	100	100
ABPs	102	98	101	107	111	111	110	111
ABPd	56	53	52	57	57	55	53	54
ABPm	73	70	70	76	77	75	74	74
PAPm	-1	-1	-1	-1	-1	-1	?1	1
CVPm	-1	-1	-1	-1	-1	-1	-2	-1
直肠温	-?-	-?-	-?-	-?-	-?-	-?-	-?-	-?-
鼻咽温	-?-	-?-	-?-	-?-	-?-	-?-	-?-	-?-
01/15	:15	8:16	8:17	8:18	8:19	8:20	8:21	8:22

图 5.2　气管插管前后患者的心率和血压的变化

图 5.3 可见，在深静脉穿刺期间患者的心率和血压稳定，心率稳定在 42 次 / 分左右，血压稳定在（99 ～ 109）/（49 ～ 52）mmHg。

HR	41	47	41	50	41	42	45	41
SpO2	100	100	100	100	100	100	100	100
ABPs	108	109	106	104	102	101	101	99
ABPd	53	52	51	50	50	49	49	49
ABPm	73	72	71	70	69	68	68	67
PAPm	1	0	1	0	0	1	0	0
CVPm	-2	-1	-1	-1	-1	-1	-1	-1
直肠温	-?-	-?-	-?-	-?-	34.7	35.0	35.2	35.4
鼻咽温	-?-	-?-	-?-	-?-	-?-	-?-	-?-	-?-
01/15	8:23	8:24	8:25	8:26	8:27	8:28	8:29	8:30

图 5.3　深静脉穿刺期间患者的心率和血压的变化

图 5.4 可见，放置肺动脉导管后患者的心率有所减慢，稳定在 38 ～ 40 次 / 分，血压有所下降，徘徊并稳定在（83 ～ 91）/（44 ～ 48）mmHg，这是随着麻醉时间的延长，患者的氧耗量下降的结果。另外，从肺动脉导管监测到的肺动脉压力来看，患者并不合并肺动脉高压，这是原来准备施行心脏移植或 LVAD 改为冠状动脉旁路移植术的一个重要原因。

HR	39	38	39	40	40	39	38	38
SpO2	100	100	100	100	100	100	100	100
ABPs	91	91	88	84	83	89	90	89
ABPd	47	47	46	44	44	47	48	48
ABPm	63	63	62	58	59	62	63	63
PAPs	20	19	19	?18	18	18	18	18
PAPd	5	4	4	?5	5	5	4	4
PAPm	11	10	10	?10	10	10	9	9
CVPm	1	1	1	1	1	1	1	1
直肠温	36.1	36.1	36.2	36.2	36.2	36.3	36.3	36.3
01/15	8:39	8:40	8:41	8:42	8:43	8:44	8:45	8:46

图 5.4　肺动脉导管放置后患者的心率、血压和肺动脉压力的变化

该例患者术前的病情特点是病情危重（原计划施行心脏移植或放置左心室辅助装置 LVAD）、心脏扩大、心功能差、射血分数低，这些都是手术危险因素分级、术前心功能评估、心血管手术危险因素评分中最为危险的因素，也是

临床麻醉中最为担心的问题。但是，这些对手术及患者转归极具威胁的因素，却并非一定会对麻醉管理造成难以克服的困难，下面将从麻醉管理的角度，对这些临床关心的问题分别进行讨论。

（1）心脏大小：一般情况下，心脏扩大的患者通常病情较重，麻醉、术中和术后易于发生恶性心血管事件，长期的转归也较差。但是对麻醉而言，左心室较大的患者在麻醉诱导期却不易发生低血压，即使 LVEF 较低的患者也是如此，而左心室较小的患者，在麻醉诱导期却易发生低血压，即使 LVEF 较高的患者，在麻醉诱导期也易发生血压下降。既然左心室扩大的患者病情重、心功能差，为何在麻醉诱导期却不易发生低血压呢？最重要的原因是左心室的每搏输出量较高，即使 LVEF 较低的患者的每搏输出量也可能会高于左心室较小、EF 较高的患者。下述病例在麻醉诱导期的血流动力学变化就是一个很好的例子。2019 年 8 月 7 日，一位患有二尖瓣和主动脉瓣病变的患者，术前超声心动图检查见左心室舒张期末内径竟然扩大至 99mm，在麻醉诱导中未出现明显的低血压现象（患者在麻醉诱导前的桡动脉压 121/35mmHg、心率 102 次 / 分，麻醉诱导期间血压最低降至 91/36mmHg，同时心率减慢至 69 次 / 分。气管插管前后的血压均为 102/38mmHg、心率 68 次 / 分，气管插管没有引起心率和血压的任何波动。麻醉诱导共用哌库溴铵 10mg、依托咪酯 20mg、舒芬太尼 300μg。患者无麻醉前用药），诱导过程很平稳。而左心室小的患者，由于心室舒张期末容积较少，因而每搏输出量较小，一旦外周血管阻力下降，即使心肌的收缩力增强，也难以提高每搏输出量。因此，维持左心室小的患者在麻醉诱导期的血管阻力是预防发生血压降低的重要措施。另外，肥厚或者扩大的心脏的氧耗量却要明显高于左心室小或正常的心脏，麻醉和术中则易于出现心律失常、心搏骤停等恶性心血管事件。因此，麻醉诱导和术中是否容易发生低血压，还是心律失常并非等同概念，必须区别看待，即易于发生低血压的患者并非容易出现心律失常，而发生心律失常概率较高的患者并不一定出现低血压。但是，低血压却是促发心律失常的重要因素，当然，心律失常也会加重低血压。心脏瓣膜关闭不全，尤其是主动脉瓣关闭不全的患者的左心室腔可明显扩大，甚至左心室舒张期末内径＞ 80mm 时，有些外科医生仍然认为不是手术的绝对禁忌证，正如前面所介绍的左心室舒张期末内径为 99mm 的患者那样，仍然按常规施行了心脏瓣膜置换术。虽然该类患者在麻醉诱导期并不一定会发生低血压，但是扩大的左心室却可使患者突发死亡，而且心搏骤停前可无明显血压下降、心律失常等任何先兆。因此，这类患者的麻醉风险很大，一旦发生恶性心血管事件，通常救治困难。心搏骤停可发生在麻醉诱导期、术中和术后恢复的任何阶段。如果该类患者在体外循环转流前发生了室颤或心搏骤停，复苏则极为困难，必须尽快建立体外循环，而不要一味坚持用药物复苏，以免延误患者的救治。心脏瓣膜狭窄的患者，尤其是严重二尖瓣狭窄的患者，左心室可较常人明显缩小，即使该类患者 LVEF 正常，麻醉诱导期也较易发生低血压，如果患者同时出现快速性心律失常，则风险更大，而且处理也较为困难。但有幸的是，该类患者却对低血压的耐受性要好于心脏扩大的患者。伴有缺血性损伤的心脏病，尤其是冠心病患者，如果左心室舒张期末内径一旦超过 60mm，则说明心肌缺血重构严重，已经发展为缺血性心肌病。这类患者如同心脏瓣膜关闭不全的患者一样，由于左心室扩大，麻醉诱导期虽然并不一定发生低血压，但是在麻醉、术中和术后却易出现心律失常和猝死。梗阻性肥厚型心肌病患者由于室间隔肌肉肥厚、心室顺应性差，左心室腔非但不扩大，反而有可能较正常者缩小。但是如果出现了心功能不全，则左心室腔扩大，而且左心室腔扩大的程度与心功能不全的轻重相吻合。梗阻性肥厚型心肌病患者在未出现心功能不全前对麻醉的耐受性较强，在没有发生明显的血管扩张的情况下，麻醉诱导期一般不会出现低血压。但是，此类患者如果接受了左心室流出道疏通术，停机后的血压波动不仅较转流前明显，而且也可能会比心功能好的瓣膜性心脏病患者或冠心病患者的血压波动还要显著。如果梗阻性肥厚型心肌病患者出现了左心室腔扩大、心功能不全，不仅难以脱离体外循环机，在停机后，血流动力学的维持也较为困难。因此，对心脏病患者，不能简单地以麻醉诱导期是否容易发生低血压来评估麻醉和手术的风险。前已述及，虽然左心室扩大的患者在麻醉诱导和体外循环转流前不一定会发生低血压，但是，如果不是以控制性循环的理念管理患者，通常难以脱离体外循环，即使脱离了体外循环，停机后也难以维持血流动力学的稳定。如果以控制性循环的理念来管理患者，则像前面所介绍的患者（53岁、LVEF28% ～ 30%、左心室舒张期末内径 74 ～ 76mm）那样，不仅术中没有发生任何心血管事件，而且血流动力学稳定，不需要给予正性肌力药物来支持循环。

（2）射血分数：临床上所说的射血分数多是指左心室的射血分数（LVEF）。由于 LVEF 对评价心功能具有重要意义，以至于很多医生特别重视 LVEF，甚至认为只要 LVEF 正常，心功能就好，麻醉和手术的风险就小，麻醉诱导和维持期就不易发生低血压，实际上这是一个很大的误区。以阜外医院大量的手术病例来看，术中和术后出现恶性心血管事件并非都是病情重、LVEF 低的患者。术后死亡的患者，多数却是 LVEF 不低、心功能尚好的患者。而那些 LVEF 低，甚至低至 30% 左右的患者，反而术中和术后的经过却较为平稳。虽然上述的临床结果涉及的原因非常复杂，但是，前面所介绍的 53 岁，LVEF 28% ～ 30% 的患者，以及冠状动脉旁路移植术加大网膜包埋的一组患者，可能也很好地说明了 LVEF 的高低并不一定就意味着麻醉风险的大小。LVEF 的高低与患者术后的长期转归可能密切相关，但是与麻醉诱导和术中是否发生低血压却不一定有明确的关系，此点在本书中多处提及。从另一角度来说，如果要评价 LVEF 与麻醉和手术的风险之间的关系，首先要清楚 LVEF 测定时的影响因素，即哪些因素可以影响到 LVEF 的测定？临床上，超声心动图，或心室造影所测得的 LVEF 不仅受人为因素的影响（就超声心动图所测得的 LVEF 而言，不同的超声科医生所测得的 LVEF 不一定相同，甚至所测的结果差异较大。即使患者在一天内由同一位超声科医生多次检查，所测得的 LVEF 也不尽相同，这在临床上经常见到），也与心脏不同的病变（如瓣膜性心脏病变是狭窄还是关闭不全）密切相关，因此，LVEF 的高低并非能够真实地反映每例患者的心脏功能。如果能够排除人为因素的影响，在一般的情况下，心脏瓣膜关闭不全的患者所测得 LVEF 通常偏高，这是由于心脏瓣膜反流所致。如果瓣膜关闭不全患者的 LVEF 低于 50%，则提示有心功能不全，如果 LVEF 低至 40% 左右，则说明心功能受损严重。冠心病患者的 LVEF 测定明显受检查时患者精神状态的影响，如果左心室造影时患者紧张、恐惧，则所测得的 LVEF 偏高。因此，冠状动脉造影检查时应消除患者的紧张情绪。鉴别冠心病患者的 LVEF 是否受精神因素的影响可通过以下几个方面：①如果左心室造影时患者精神紧张，则心肌收缩力增强。心功能低下的患者虽然每搏输出量也可能增加，但是心率通常较快，而且左心室舒张期末压力（LVEDP）也明显升高。②精神紧张、心功能好的患者虽然心率也可能增快，但每搏输出量增加明显，有的患者甚至可以超过 100ml，但是 LVEDP 的升高远没有心功能低下的患者明显。因此，鉴别左心室造影时，所测的 LVEF 是否能够真实反映患者的心功能，LVEDP 的高低是一个最重要的指标。如果在左心室造影时同时测定了 LVEDP，结合每搏输出量及心率的变化，基本上可以较为准确地判断出 LVEF 的真伪，即患者的精神因素是否影响了 LVEF 的测定。因此，左心室造影时如欲避免人为因素对检查结果的影响，患者应该处于安静和放松状态。如果能在适度的镇静和镇痛状态下进行冠状动脉及左心室造影检查，以及冠状动脉的介入治疗，不仅可以避免精神紧张对检查结果的影响，而且也可对患者的冠状动脉介入治疗起到一定的保护作用。因为在清醒状态下进行冠状动脉和左心室造影检查及冠状动脉的介入治疗时，除患者感到不适外，时有可能会发生冠状动脉痉挛和动脉夹层等心血管事件。阜外医院大量的冠状动脉杂交手术的临床实践已经充分表明：麻醉状态下行冠状动脉介入治疗，患者不仅安全，而且上述并发症的发生率要显著低于清醒状态下的介入治疗。据我所知，在阜外医院的冠状动脉杂交手术中还尚未出现过上述的心血管事件。前面已经提及，评价左心室造影所测得的 LVEF 时，应该结合 LVEDP 和每搏输出量来综合判断。如果每搏输出量高，而 LVEDP 低的冠心病患者，则说明心功能好。如果所测得的 LVEF 虽然在正常范围，但是 LVEDP 偏高，则说明该例冠心病患者的心功能受损。如果 LVEF 和每搏输出量都低而 LVEDP 升高，则提示患者有明显的心功能不全。LVEDP 高于 12mmHg，而每搏输出量低于 50ml 的冠心病患者，心功能可能已经处于失代偿状态。LVEDP 越高，而每搏输出量越低的冠心病患者，其心功能受损的程度就越重。因此，评估冠心病患者的 LVEF 时，必须要参考每搏输出量和 LVEDP。

前面已经提及，LVEF 的高低并非与麻醉诱导期是否易于发生血压下降相关。左心室扩大的患者，即使 LVEF 低于正常，麻醉诱导期并不一定会发生血压下降，上面的病例就很好地说明了这一点（患者术前在病房时的收缩压为 82mmHg，而在麻醉诱导期，收缩压最低才降至 79mmHg，与病房记录的收缩压相比，仅下降了 3mmHg）。但是 LVEF 低的患者同左心室扩大的患者一样，脱离体外循环机时可能会发生困难，而且在停机后的血流动力学也不易维持平稳。实际在临床上，左心室扩大与 LVEF 降低并非各自独立存在，而是两者常并存在一起，即左心室扩大的患者，LVEF 也同时降低。相对于左心室扩大、LVEF 降低的患者，那些左心室不大、LVEF 正常的心脏瓣膜狭窄患者，麻醉诱导期却易于发生血压下降，尤其是二尖瓣狭窄的患者更是如此，原因已经在前面讨论。但是，这些患者在停机后的血流动力学则可能会较易维持平稳。

（3）心脏功能：临床上在评价患者的循环状态时，心脏功能的优劣与 LVEF 的高低一样，通常是被谈论得最多的话题。诚然，心功能好，LVEF 高的患者，麻醉和手术时的风险较低，血流动力学较易维持平稳，但这仅是指在统计学上的概率，并非意味着每例心功能好，LVEF 高的患者对麻醉和手术的耐受性都好于心功能差，LVEF 低的患者，即 LVEF 高，心功能好的患者并非每例的麻醉和手术过程都顺利，而 EF 低，心功能差的患者，并非每例的麻醉和手术过程都凶险（排除外科手术和麻醉技术的因素）。上面所介绍的病例在麻醉诱导期的血流动力学变化同样也可以说明这一点，因为患者在术前的心功能分级为 NYHA Ⅲ或Ⅳ级。另外，临床上可经常见到心脏扩大，LVEF 低至 40%、甚至 30% 的体力劳动者或体育活动爱好者，在麻醉诱导期和整个手术过程中的血流动力学都较为稳定的病例。此外，需要注意的是，LVEF 的高低并非与心脏功能的优劣完全吻合。EF 可通过超声、造影等检查来测定，但是心脏功能的评估不能完全依赖于超声和造影等检查，必须密切结合患者的年龄、职业，尤其是日常的活动量来综合判断。一般说来，对麻醉和手术的耐受能力，体力劳动者优于脑力劳动者，身体消瘦者优于肥胖者。如果患者从静息状态或卧床时下地，缓慢行走，心率即刻增快 15 次 / 分以上，提示心脏的储备功能或身体的体质很差，麻醉诱导和术中管理须格外谨慎小心。另外，长期卧床的患者施行任何麻醉和手术都很危险，因为这些患者的心脏储备功能和身体的体质对麻醉和手术的耐受性极差。再者，卧床、心功能严重低下、体质衰弱的患者常血压偏低，因此，术前血压的高低也是判断患者对麻醉和手术的耐受性如何的重要指标。如果术前患者的收缩压在 90mmHg 左右、心率在 80 次 / 分以上，即使 EF 正常，也难以耐受麻醉和手术的打击。前面所讨论的 53 岁的男性患者，之所以原来计划的心脏移植或 LVAD 的手术改为冠状动脉旁路移植术，术前的心率在 50 次 / 分左右也是最重要的原因之一。

前面已经讨论，麻醉和术中的血流动力学是否稳定也并非简单地决定于 LVEF 和心功能，尤其是在不考虑术前患者的活动量的情况下，而仅凭 LVEF 的高低或 TEE 观察到的心脏收缩情况，即判定患者麻醉和术中的血流动力学情况是不科学的，也是不切合实际的。因为麻醉和术中的血流动力学是否平稳，不仅决定于患者的 LVEF 和心功能，也与患者的心率、节律（将在下面的章节中展开讨论）、容量和血管张力等因素相关。异位心律、血管张力低下甚至麻痹、容量的绝对值亏欠或因为血管张力的变化而使有效循环血量相对不足等因素，均可能较心肌的收缩力更加影响到血流动力学的稳定。前面已经述及，麻醉诱导期血压下降的主要原因并非是因为心肌收缩力受到抑制，而主要是因为血管张力下降的结果。目前在综合麻醉中普遍给予升压药就可能说明了这一点，因为在综合麻醉中，绝大多数患者的 LVEF 正常，心脏功能是完好的。

（4）心率和心律：与术前患者心脏的大小、心功能的优劣、EF 的高低相比，在术前的访视中，除了心律失常外，较少有人关注患者的心率。上述所介绍的那位冠心病患者，病房医生原计划是施行心脏移植术或安装 LVAD。正是因为患者术前的心率稳定在 50 次 / 分左右，胡盛寿院士才认为仍可施行常规手术，即冠状动脉旁路移植术和左心室室壁瘤切除术，这在前面已经提及。如果患者的心率在 80 次 / 分以上，收缩压仅为 82mmHg，说明心脏已经无多少储备功能，不可能存在施行常规手术的可能性。在条件类似的情况下，如左心室舒张期末内径大于 70mm、LVEF 低于 30%、收缩压低于 90mmHg 的患者，他（她）们心率的快慢则具有性质不同的临床意义。心率偏慢的患者，即心率慢于 60 次 / 分的患者，可能提示心脏仍有一定的功能储备和临床处理的空间。正如前面所介绍的患者一样，轻微的活动后，在心率无明显增快的情况下，收缩压即上升至 106mmHg。而病情类似的患者，如果静息状态下的心率快于 80 次 / 分，则提示心脏已无储备功能，患者平时就可能处于应激状态。如果此时要求患者增加活动量，不仅不会像这位 53 岁的冠心病患者那样，在心率无明显增快的情况下，收缩压即升高，反而会是心率进一步增快，而且在心率增快的同时，血压不仅不会升高，反而可能会下降。因此，术前心率的快慢在某种程度上反映了患者的心脏储备功能，应该引起麻醉医生和外科医生的高度重视。从另一角度考虑，麻醉和术中如果发生了血压下降，在心率较慢的情况下，提升心率即可升高血压。而在心率较快的情况下，进一步提升心率，不仅血压有可能不升，反而可能会下降。因为在较快的心率的基础上再提升心率，只会降低每搏输出量，增加心肌的氧耗，更不利于心肌氧的供耗平衡。另外，对某些心血管外科手术患者来说，术前心率的快慢也是术前准备是否充分的重要标志。

心血管外科手术患者术前最常见的心律失常是房颤，这多见于瓣膜性心脏病患者，尤其是二尖瓣病变的患者。部分病史较长的冠心病患者，特别是右冠状动脉病变的患者，在术前也可能会出现房颤心律。如果患者房颤的病史较长，心室率未快于 90 次 / 分，术前因心律失常引起的症状可能就会不太明显。如果为术前近期新出现的房颤，患者会有明显的心悸及不适感，尤其是心室率快于 90 次 / 分的患者。房颤与麻醉风险之间的关系，一是决定于房颤心律病史时间的长短，二是看心室率的快慢。病史较长的房颤患者，虽然心房收缩功能丧失，减少了心排血量，但是机体可以通过其他途径的代偿，而慢慢地适应房颤心律对循环的影响。而术前新发的房颤，由于机体尚未建立起代偿机制，不仅患者会出现前述提到的心悸等不适感，而且对血流动力学也会有明显的影响。除房颤的病程时间的长短外，心室率的快慢及心室律不齐的程度，即快慢不等的心室率之间是否有长间歇，也是对循环影响的重要因素。对于心电图上有长间歇的房颤心律患者，术前应该安置起搏器。如果术前能够把患者的心室率维持在 70 ～ 80 次 / 分，而且相对整齐，则对麻醉和术中的血流动力学的影响较小，循环较易维持平稳。如果心室率快于 90 次 / 分，尤其是心室率快于 120 次 / 分的患者，麻醉的风险很大，麻醉诱导期极易发生严重的血压下降，而且在快速的心室率未纠正的情况下，任何提升血压的措施可能都难以奏效。所幸的是，术前在病房的心室率快于 120 次 / 分的患者极为少见，因为在如此快的心室率的情况下外科医生是不可能会施行择期外科手术的。但是，由于某些特殊原因必须要紧急施行的手术，房颤心律的患者出现快速心室率的现象还是较为常见的。房颤心律的患者施行择期手术，出现快速心室率的情况最常见于患者进入手术室后，其原因主要是由于患者紧张或恐惧所致。21 世纪初期，阜外医院麻醉科在一次临床病例讨论中，一位高年资的医生介绍了处理麻醉诱导前后快速房颤的经验。患者是一位以二尖瓣狭窄为主要病变的瓣膜性心脏病患者，术前为房颤心律。由于没有给予麻醉前用药，因此患者进入手术室后非常紧张，心室率增快至 130 次 / 分左右。在如此快速的心室率的情况下，患者出现了端坐呼吸，而且血压下降，这位医生详细地讲解了处理的经验，但就是不分析事件发生的原因。当讨论临近结束时，我询问大家：“为什么会发生这些情况？考虑过发生的原因吗？患者在病房时的心室率并不快，如果患者进入手术室后的心室率不超过 100 次 / 分还能出现这些问题吗？如果心率能够维持在 80 次 / 分左右，血流动力学还会这么波动吗？”但大家都表现出诧异的眼神，没有人回答这些问题。因此，对房颤心律的患者，要谨防心室率增快。在评估房颤对血流动力学的影响时，正如前面所提及的那样，应该询问房颤病史的长短，并注意检查心室率的快慢。

评估房颤对麻醉的影响时，也要考虑到患者所患的疾病。一般说来，冠心病患者的房颤对血流动力学的影响可能要较二尖瓣病变的患者明显，原因为缺血性心脏病患者的心排血量更依赖于心房的收缩功能。主动脉瓣病变的患者与冠心病，尤其是与二尖瓣病变的患者相比，更难以耐受房颤，特别是主动脉瓣狭窄的患者。因此，临床上难以见到单纯的主动脉瓣狭窄合并房颤的患者施行心血管手术。

梗阻性肥厚型心肌病患者在术前基本上都是窦性心律，因为心房收缩对该类患者的心室充盈至关重要，一旦出现了房颤，心房收缩功能的丧失将明显减少心室的充盈，降低心排血量，对患者可产生致命的影响。因此，在阜外医院外科接受左心室流出道疏通术的梗阻性肥厚型心肌病的患者在术前基本上均为窦性心律，如果患者合并了其他的心脏疾病而出现了房颤则另当别论。假如合并了其他心脏疾病的梗阻性肥厚型心肌病的患者出现了房颤后需要施行手术，则麻醉的风险很大，必须格外谨慎小心。

大血管病变的患者如果出现了房颤，通常合并有其他的心血管疾病。在评估该类患者的房颤与麻醉的风险关系时，可参考上述已经讨论过的意见。一般情况下，如果大血管病变的患者出现了房颤，通常很少有患者会合并有高血压，即如果大血管病变的患者原来患有高血压，而一旦出现了房颤，血压也就可能会自行下降。因此，原有高血压病史的大血管病变的患者如果出现了房颤，虽然手术前的血压可能正常，但是对麻醉而言，却是一个危险的信号，因为麻醉诱导和术中易于发生低血压。对于动脉瘤撕裂出现夹层的患者，由于常是急症手术，来不及进行良好的术前准备，如果患者合并有房颤，一定要询问房颤出现的时间。大动脉瘤患者出现动脉壁撕裂时，通常会感觉到明显的疼痛，如果新近发生的房颤与动脉壁撕裂引起的疼痛有关，首先要进行镇痛，有些患者在疼痛缓解后，房颤可自行消失。

先天性心脏病患者到了成年期，如果出现了房颤，很有可能是病变到了晚期。合并有房颤的患者，心功能通常明显受损，对麻醉和手术的耐受性较差。

此类患者在麻醉诱导期极易发生血压下降，必须格外谨慎小心。

心血管手术患者术前另一常见的心律失常是室性期前收缩。出现室性期前收缩的最常见原因为心肌缺血，这包括出现或不出现心绞痛的患者都是如此。冠心病患者出现室性期前收缩的原因肯定与心肌缺血有关，窦性心律的瓣膜性心脏病患者如果出现室性期前收缩也可能提示有心肌缺血，尤其是主动脉瓣狭窄的患者。前面所介绍的从解放军总医院转来阜外医院外科的那位女性患者，频发出现室性期前收缩的原因就是因为患者的快速心率引发了心肌缺血，心率减慢后心肌氧耗下降，心肌缺血得到改善，室性期前收缩也就随之消失了。前面介绍过的患有冠心病合并室壁瘤的 41 岁男性患者，第一次手术苏醒后频发室颤，主要原因就是由于血流动力学的变化增加了心肌氧耗，导致了心肌缺血的缘故。

大血管病变的患者在发生动脉壁撕裂后出现的室性期前收缩除与疼痛有关外，也可能与心肌缺血有关。缓解疼痛，降低心肌的氧耗量，是治疗此时出现的室性心律失常的关键。如果动脉壁撕裂侵袭到冠状动脉，情况则极为凶险，各种心律失常和心血管事件均有可能发生。对于没有出现疼痛，没有发生动脉壁撕裂的大血管病变的患者，如果出现了室性期前收缩，最常见的原因就是心肌缺血。

梗阻性肥厚型心肌病的患者如果在术前出现了室性期前收缩，发生的原因同样与心肌缺血有关。因为该类患者的心肌肥厚，存在着心肌缺血的病理基础，因而易于发生心肌缺血，在心肌氧耗量增加的情况下，极易出现室性心律失常。梗阻性肥厚型心肌病患者的术前准备中，如果能够有效地控制心率，在原来心率较快的时候出现的室性期前收缩则易于消失。一般情况下，梗阻性肥厚型心肌病患者的心率如果能够控制在 60 次 / 分以下，一般是不会出现心律失常的。假如患者入手术室后出现了室性期前收缩，处理的措施可分为两类：一是先治疗室性期前收缩，然后再进行麻醉诱导。静脉注射 β 受体阻滞药减慢心率后，室性期前收缩可自行消失。二是抓紧时间进行麻醉诱导，给予大剂量的芬太尼类药物后，一旦心率减慢，室性期前收缩也可自行消失。

先天性心脏病患者到了成年期后，如果出现了频发的室性期前收缩，其临床意义可分为两类：一是室性期前收缩为房颤心律出现的前兆（临床上通常认为房性期前收缩是出现房颤的前兆，实际上，室性期前收缩也是房颤出现的前兆）；二是提示患者的心功能明显受损。不管是哪种情况，频发的室性期前收缩都可能提示疾病的发展已经接近晚期。成年先天性心脏病患者的室性期前收缩的治疗都较为困难，即使是先天性心脏病矫治术成功后，室性期前收缩也不一定会完全消失。

心血管外科手术患者在术前出现的心律失常，不管是房颤还是室性期前收缩，一般都不会影响到手术的正常进行，即这两类心律失常并不会构成手术的禁忌证，而术前出现的阵发性心动过速，不管是室上性还是室性阵发性心动过速都必须要得到即刻有效的治疗，尤其是阵发性室性心动过速。如果术前频发的阵发性心动过速没有能够得到有效控制，则应该建议外科暂缓手术。否则，麻醉和手术的风险极大，很容易发生恶性心血管事件。即使发作不太频繁的心动过速，术前也必须经过相关专业的医生系统地治疗，如经过介入治疗后获得根治性效果，或者经过药物控制后较长时间内未再发作后再考虑手术。对于用药物控制的阵发性心动过速，术中和术后必须密切观察，并应该做好复发治疗的各种准备。

（5）肺动脉压力和右心功能：心血管病患者如果施行心血管手术，心外科团队的成员都会重视患者是否合并有肺动脉高压，但如果是施行非心脏手术，在综合医院的外科系统中参与手术的相关人员，包括术者、麻醉医生和术后 ICU 的医生，可能对肺动脉压力的高低就重视不够。这可能是合并肺动脉高压的患者施行非心脏手术，在术中或术后早期死亡的最重要原因。

肺动脉压力和右心功能是密切联系在一起的，如果患者术前有右心功能不全的症状，一般都会合并有肺动脉高压。

目前临床上除了某些先天性心脏病、心脏移植、LVAD 和 RVAD（右心辅助装置，但是我不曾见过 RVAD 的病例，阜外医院也未开展过正规、标准的 RVAD 治疗）的患者，为了准确地评估肺动脉压力，术前进行肺动脉导管或右心导管检查（标准的右心导管检查已经很少见了）外，瓣膜性心脏病和冠心病患者的肺动脉压力，在术前大都是应用超声心动图来评估的。由于胸部超声检查无创，不会给患者带来任何不适，因此，临床应用非常广泛，所测得的肺动脉压力对临床处理也具有一定的指导意义。但是，超声心动图测得的肺动脉压力受很多因素的干扰，所测得的数值与肺动脉导管所测得的数值会有一定的误差，因此，只能供临床参考。另外，不管是胸部超声还是肺动脉导管所测得的肺动脉压力，在检查时都会明显地受到患者精神因素的影响，即患者如果处于紧张或焦虑状态，所测得的肺动脉压力就会偏高，这也是为什么患者在麻醉后，肺动脉压力会明显下降的原因。如果希望肺动脉压力在麻醉后能够明显下降，则需要以控制性循环的理念来管理患者。假如麻醉激发了患者强烈的应激反应，不仅肺动脉压力不会下降，反而会明显升高，严重时甚至导致肺动脉高压危象，促发急性右心衰竭而直接威胁到患者的生命。

瓣膜性心脏病变的患者如果术前合并有肺动脉高压，一般并不是手术的禁忌证，但是却增加了麻醉和手术的风险。如果术前合并的肺动脉高压与瓣膜反流密切相关，瓣膜性心脏病变纠正（瓣膜置换或者瓣膜成形）后，肺动脉压力通常可以自行缓解，这多见于二尖瓣反流的患者。对于二尖瓣狭窄的患者，同样由于手术（二尖瓣扩张或二尖瓣置换）纠正了狭窄的二尖瓣瓣膜，肺循环淤血减轻，肺动脉的压力也可自行下降。如果合并肺动脉高压的瓣膜性心脏病患者，在瓣膜性心脏病变纠正后肺动脉压力仍不下降，则可能提示患者手术后的预后不太乐观。

冠心病患者合并有肺动脉高压通常说明心功能已严重受损，而且合并肺动脉高压的患者通常会存在一定程度的二尖瓣反流。如果肺动脉高压与二尖瓣反流密切相关，手术纠正了二尖瓣反流后，肺动脉压力可明显下降。如果二尖瓣反流不明显，而肺动脉的压力较高，则提示患者的麻醉和手术的风险较大。因为较高的肺动脉压力不仅增加右心的负担，而且也提示了左心功能明显受损。合并有肺动脉高压的冠心病患者，术后心功能的改善和生活质量的提高也不会理想。

心脏移植患者术前均存在有肺动脉高压，肺动脉压力增高的程度不仅与麻醉和手术的危险密切相关，而且在心脏移植后，如果肺动脉压力的下降不明显，很可能会影响到患者术后的生存时间，因此，肺动脉高压通常被作为受体术后预后不良的危险因素。

LVAD 作为救治危重患者的治疗手段，或作为移植受体等待供体的过渡措施，目前日益受到重视。该类患者的麻醉风险不仅取决于患者的心脏功能，尤其是右心功能，而且是否合并有严重的心律失常，以及患者全身的状况，也与肺动脉压力的高低密切相关。而肺动脉压力的高低与右心功能的优劣又密切的联系在一起。

左向右分流的先天性心脏病患者因其病变部位的不同，肺动脉高压出现时间的早晚可有明显的差异。左向右分流量大的室间隔缺损的患者在小儿期就可出现严重的肺动脉高压。肺动脉高压的患者如果伴有明显的右心功能不全，则麻醉的风险很大。另外，左向右分流的先天性心脏病患者到了成年期后，基本上都会合并有不同程度的肺动脉高压。若肺动脉的收缩压未超过 50mmHg，则可以正常地施行心血管畸形矫正手术；若肺动脉的收缩压超过了 50mmHg，施行心血管矫正手术的风险仍然可控，因为手术纠正了心内或者心外的分流后，肺动脉的压力可自行下降。但如果是施行非心脏手术，由于导致肺动脉压力升高的分流问题没有得到丝毫的缓解，麻醉和手术的创伤只会明显升高肺动脉的压力，因此，术前升高的肺动脉压力对非心脏手术患者将会明显增加术中和术后的危险。肺动脉压力升高的程度不仅会直接关系到患者手术后是否能够出院，而且也明显影响到患者术后的长期生存。据传闻北京有家享有盛誉的著名大医院，合并肺动脉高压的孕妇在该院接受剖宫产手术，接连发生了数例患者死亡，以至于该院现在不敢再接收合并肺动脉高压的孕妇来院手术了。2019 年 3 月 28 日，我参加在外地召开的一次学术会议，会前在讨论会议的安排时，有位麻醉科主任提到了他们医院近期所做的一例合并肺动脉高压的孕妇，接受剖宫产手术的情况。他说："产妇在手术中的循环较为稳定，手术过程也较为顺利，但是在术后的第 2 天却不幸死亡。"这位主任认为："病房医生未认识到肺动脉高压对患者的危害，是导致产妇术后死亡的主要原因。"由此看来，综合医院在接收合并肺动脉高压的患者施行非心脏手术时，不仅在术中，而且在术后（甚至更为重要）也应该高度重视肺动脉高压所带来的危险。

（6）呼吸功能：心血管外科手术的患者术前的呼吸功能一般尚可，如果术前有明显的呼吸功能减退，则不宜施行心脏手术。由于心、肺功能密切相连，心血管手术必然会影响呼吸功能，手术虽然可以解决患者的心血管病变，但是呼吸功能却会因为手术的创伤而进一步受到损害。术后呼吸功能的恶化必然又会影响心功能的恢复，进而影响患者术后的康复及其生活质量，严重者可导致术后死亡或缩短患者的生存时间。心血管手术和创伤较大的其他手术，在术前常进行各种呼吸功能的检查，这些检查的临床意义在很多专著中都有详尽的介绍，此处不再赘述。但是这些呼吸功能的检查因受人为因素（患者不知道如何配合呼吸功能的检查，或者因为心功能的问题难以耐受呼吸功能检查）的影响，检查得到的绝对值并不能作为患者能否耐受手术打击的依据。而术前的血气分析检查因无人为因素的干扰，其结果具有重要的参考价值。如果患者在呼吸空气的情况下，PaO_2 高于 60mmHg，则提示肺的气体交换功能可以耐受手术。但是，由于体外循环可明显影响肺的气体交换功能，术前合并有肺功能减退或呼吸道疾病的患者，需要警惕会明显增加术后发生呼吸系统并发症的可能性，尤其是手术和体外循环转流时间长且出血量大的患者。心血管手术患者术后一旦发生了呼吸系统的并发症，长时间的机械通气极易使患者发生肺部和全身感染，进而影响到循环的稳定，严重者发展到多器官功能衰竭，最终导致患者死亡。另外，要特别注意术前患者有无呼吸道感染，如果有呼吸道感染，应该尽可能地使感染得到控制后再行手术。

（7）神经和精神系统：心血管外科术后神经和精神系统的并发症的发生率要显著高于其他外科学专业，这已经在临床上是公认的不争事实。虽然目前在临床上采取了多种监测手段，但是对术后神经和精神系统并发症的预防并未取得满意的效果，因此，如何预防心血管手术引起的中枢神经系统并发症仍是临床上亟待解决的问题。

心血管外科手术中的脑电、脑氧饱和度等监测到的结果异常虽然有可能提示患者的脑灌注与脑的氧耗量失匹配，或者说是脑的氧供耗失衡，但是监测到的数据在正常范围也并不表明患者在术后不出现神经和精神系统的并发症。更使临床上感到困惑的是监测数据异常的患者，术后并不一定就会出现中枢神经系统的并发症，这就显著不同于循环功能监测的临床价值。因为循环功能监测的结果与临床的转归密切相符，即循环功能监测到的数据差的患者，术后的转归差，而循环功能监测到的数据好的患者，术后的转归好。因此，预防术后神经和精神系统的并发症不能简单地寄托在目前的监测手段上。长期的临床实践证实，精细的麻醉管理、稳定的血流动力学和接近生理状态的手术环境（即在手术过程中患者的生理状态保持稳定）是预防术后出现神经和精神系统并发症的关键，但是，术前仍然要高度重视对患者的神经和精神状态的评估和各项检查。

老年心血管手术患者，术前脑部的 CT 检查多有局灶性病变，如一处或多处被称为"腔隙性脑梗死"的病变等，这些病变虽然有可能会增加术后神经和精神系统的并发症，但是并非是心血管手术的禁忌证。评估手术后是否可能会发生神经和精神系统的并发症，术前患者的临床症状可能比 X 线、MRI 及实验室检查等结果更为重要。如果患者术前无任何中枢神经系统的症状，即使上述检查出现一些阳性结果，术后未必会出现中枢神经系统的并发症。反之，如果术前患者有明显的中枢神经系统的症状，即使上述检查未见明显阳性体征，术后中枢神经系统的症状也必然会加重，因此，必须充分重视患者术前的中枢神经系统的症状。

术前的中枢神经系统症状除要注意体动障碍、偏瘫、失语、一过性晕厥等显而易见的临床征象外，也要注意患者近期有无眩晕、情感（对人、物冷淡或过分热情）、性情（沉默寡言、多语、脾气暴躁、消沉）、语言交流（言词不清、表达错误、语速缓慢、断断续续）、记忆能力（近期记忆力明显下降或者对熟悉的人感到陌生）等方面的变化。一旦患者出现上述症状，必须要高度引起重视，因为术后这些症状极有可能会进一步加重，甚至有可能发生昏迷等更为严重的事件。因此，对有上述症状的患者，必须谨慎决定是否施行心血管外科手术，尤其是体外循环下的手术。

术前访视患者时不仅要重视现有的中枢神经系统症状，而且要注意询问过去出现的脑缺血病史，这包括脑缺血发生的时间、恢复的情况、有无反复发作的现象，并检查是否遗留有任何症状和体征。一般说来，以前出现的脑部问题，距离本次手术的间隔时间越长，恢复完全、未遗留任何症状的患者，术后出现中枢神经系统并发症的概率就越低。原则上，6 个月内出现的脑缺血、脑栓塞等中枢神经系统疾病的患者不宜施行体外循环下的手术，最好能够间隔两年以上，否则，术后极易出现严重的中枢神经系统并发症，甚至脑卒中、偏瘫、昏迷等。

术前的 X 线片、心血管造影或超声检查等，都可以观察到升主动脉有无钙化。如果升主动脉有严重的钙化，这不仅会明显影响外科手术的操作，如无法施行主动脉插管或难以阻断升主动脉等，而且也提示患者术后易出现中枢神经系统的并发症。因此，术前的 X 线检查必须要包括升主动脉的部位。临床有外科医生认为，有左主干病变的冠心病患者，升主动脉严重钙化的发生概率较高。因此，对于患有左主干病变的冠心病患者，术前必须对升主动脉有无钙化及钙化的程度进行评估。

对于冠心病合并颈动脉狭窄病变的患者，如何评估手术模式对术后中枢神经系统并发症的影响呢？是在冠状动脉旁路移植术的同期行颈动脉内膜剥脱术呢？还是先行颈动脉内膜剥脱术，或者暂不考虑处理颈动脉狭窄，而仅施行冠状动脉旁路移植术呢？这些问题目前尚未取得统一的意见，可能依各家医院和外科医生的习惯及认识而异。在我所经历的冠心病合并颈动脉狭窄病变的患者，是同期施行颈动脉内膜剥脱术还是先行颈动脉内膜剥脱术，或者暂不干预颈动脉狭窄，这关键是看术前患者是否存在脑缺血的临床症状和体征。因此，术前对患者脑缺血的症状和体征的评估及其检查就显得尤其重要。针对上述问题，有时候外科医生会在术前要求麻醉医生提出决定性意见，因此，麻醉医生的责任很大。对于冠心病合并颈动脉狭窄的患者，如果外科医生要求麻醉医生来决定是先期干预颈动脉狭窄还是同期手术或者暂不干预，我对于手术模式选择的意见是："如果在术前评估时患者无脑缺血的临床症状和体征，可以不去干预颈动脉狭窄，仅单纯施行冠状动脉旁路移植术；如果患者术前有脑缺血的症状和体征，施行冠状动脉旁路移植术前必须对颈动脉狭窄进行干预。"按照这一原则，直至目前尚未发生术后出现脑部并发症的病例，即使术前双侧颈动脉均有狭窄，而且有一侧的颈动脉狭窄非常严重（如狭窄的程度大于 90%）的患者也未曾出现过脑部并发症。

第三节 麻醉前用药

手术患者在术前给予麻醉前用药是现代临床麻醉学的传统习惯和不变的做法，但是现在麻醉前用药的这一传统做法却面临着被丢弃，甚至被遗忘，而年轻的麻醉医生可能会不认识其重要性。麻醉前用药对心血管外科手术患者的重要性应该是外科团队中人人皆知的常识问题，但是在目前，由于多种原因，如临床工作量的增大，使得麻醉医生无暇顾及术前访视，进而也就不会给患者麻醉前用药，或者受西方医疗模式的影响，而不给患者麻醉前用药。由于目前临床上不给予麻醉前用药已经习以为常，以至于在国内的麻醉学刊物上发表的临床研究论文中，很多文章就直接写明受试者无麻醉前用药。因此，患者的麻醉前用药远不如20世纪90年代前在临床上那么受到重视。20世纪90年代前，我所学习和工作的几家医院，每例手术患者在术前都必须要接受麻醉前用药，不管是心血管手术还是其他外科手术，可是现在，术前接受麻醉前用药的患者已经是越来越少了。

从麻醉安全的角度上来看，严格意义上说，麻醉医生在接到手术通知单后就应该在术前及时访视患者，并且要把患者的安全纳入自己的工作范围内，而不是仅负责麻醉和术中的安全。这就要包括患者术前夜间的休息、睡眠，患者次日入手术室前的精神状态，心率、血压的控制，以及避免心绞痛的发作等。麻醉医生不仅要根据患者的具体情况给予恰当而科学的麻醉前用药，而且还需要仔细地评估患者在病房所接受的药物对患者术前夜间的休息、睡眠及对次日麻醉的影响。例如，有些冠心病患者在病房服用心血管药物的时间为：9、3、9、3，即患者服药的时间为上午9点、下午3点、夜间9点和凌晨3点，一日4次。对于这种服药的模式，则应该取消患者术前凌晨3点的那次药物，以利于患者夜间的休息和睡眠。如果患者对凌晨3点的药物有很强的依赖性，则可以把夜间9点口服的药量加大，如果有能够替代的长效药物则改服为长效药物。之所以取消凌晨3点的服药，是因为凌晨3点服药毫无疑问地要影响到患者术前晚的睡眠。从患者在术前病房所使用的药物的合理性来看，我曾多次在病房、ICU、冠心病监护病房（CCU）见到患者心绞痛的症状已消失多日，而且收缩压已经降至90mmHg左右，但是，患者以前服用的钙通道阻滞药，如地尔硫䓬，或血管紧张素转化酶抑制药等，却没有被调整，仍然在服用。从地尔硫䓬和血管紧张素转化酶抑制药等对麻醉的影响来看，如果收缩压已经降低至90mmHg左右的患者持续服用至术前，必然会影响到麻醉诱导和术中血压的稳定，所以，我就停用了患者所服用的这些药物。因此，麻醉医生有责任、有权利、有必要、更应该有能力来审议和修改手术患者在病房所服用的药物。心血管麻醉医生必须要清楚地认识术前评估、修改患者在病房所服用的药物是自己必须应负的责任；给予科学而恰当的麻醉前用药对消除患者在术前的紧张和焦虑甚至恐惧状态，确保患者在麻醉和术中的安全是至关重要的。

心血管病患者施行手术，包括非心脏手术，必须要重视麻醉前用药，尤其是缺血性心脏病（冠心病、主动脉瓣狭窄、主动脉根部瘤、梗阻性肥厚型心肌病）、合并肺循环高压的瓣膜性心脏病、成年期的先天性心脏病（尤其是病程进展到出现严重的肺动脉高压的患者），以及临近破裂的动脉瘤患者。虽然西方有些医疗中心不给患者麻醉前用药，但是他们的医疗模式不同于我国。在西方国家，由于手术患者在入院前常已完成了各项检查和术前准备，手术当日才到医院住院接受手术，使得麻醉医生来不及给患者麻醉前用药（这是客观存在的原因，是否有主观上不给患者麻醉前用药的问题，我不好猜测），但是，这并不一定就意味着他们不重视麻醉前用药，或者说麻醉前用药并不重要（这也仅是自己的猜测，可能西方的麻醉学界也已经不重视麻醉前用药了）。西方的这种医疗模式虽然可能有效地利用了医疗资源，但同时也可能给某些心血管病手术患者带来风险。2013 年，我和科室的几位同事前往美国的一家著名医院参观访问，在手术室见到一位冠状动脉旁路移植术的患者进入手术室后的心率为 96 次 / 分，桡动脉收缩压为 168mmHg，心电图上的 ST 段明显压低。麻醉医生在和患者简短交谈后开始麻醉。麻醉诱导后放置 Swan-Ganz 导管，肺动脉收缩压高达 72mmHg。看到这些血流动力学参数，我想患者的病情应该是比较危重的，于是就关注这位患者，看看美国的麻醉医生是怎么处理的。结果，随着麻醉和手术的推进，患者的心率逐渐减慢，血压也随着下降，心电图上压低的 ST 段也慢慢恢复正常。待手术进行到要离断乳内动脉时，患者的肺动脉收缩压已经降至 23mmHg。看到患者的心电图和血流动力学参数的这些变化，使我明白了：该例患者入手术室后，心电图上的 ST 段压低，以及放置 Swan-Ganz 导管后所监测到的肺动脉收缩压高达 72mmHg，并非是患者的病情危重所致，而是因为患者在术前精神紧张，还可能伴有因为精神紧张而导致的心肌缺血加重等因素所引起的血流动力学变化。因此，对于冠状动脉病变广泛、血管闭塞严重的患者，或者合并有严重的肺动脉高压的患者，如果不给患者麻醉前用药，如此严重的术前精神紧张，有可能会引发恶性心血管事件，甚至导致患者的死亡。幸运的是，这位美国的冠心病患者患的不是冠状动脉的左主干病变，如若是左主干的病变，术前如此的精神紧张所引起的后果，有可能就不仅是心电图上 ST 段的压低，以及肺动脉压力升高那么简单了。

心血管手术患者无麻醉前用药而可能带来的危害也可以从下面所介绍的病例中进行分析。

患者，男性，46 岁，因患二尖瓣重度关闭不全、三尖瓣轻度关闭不全、冠状动脉粥样硬化性心脏病、陈旧性心肌梗死，拟于 2019 年 7 月 3 日在体外循环下行二尖瓣成形术和冠状动脉旁路移植术。术前超声检查：LVEF 60%、左心室舒张期末内径 70mm。患者有高血压病史，术前在病房的心率 75 次 / 分、血压 147/71mmHg。患者进入手术室前无麻醉前用药。我于 08：37 左右进入手术室，此时已经开始了麻醉诱导，静脉依次注入了哌库溴铵 8mg、舒芬太尼

75μg、依托咪酯 20mg。我进入手术室时正在继续静脉注射舒芬太尼。

图 5.5 ～ 5.11 中最下面的一栏数值表示的是时间，08：34：36 表示的是 8 点 34 分 36 秒。08：34：36 时的数据为麻醉诱导前的心率和血压，此时的心率为 87 次 / 分，血压为 171/96mmHg。08：35：00 ～ 08：52：00 为麻醉诱导的持续时间。08：52：00 开始气管插管。从图中可见，患者在麻醉诱导中血压呈进行性升高的趋势，心率的变化却不明显。

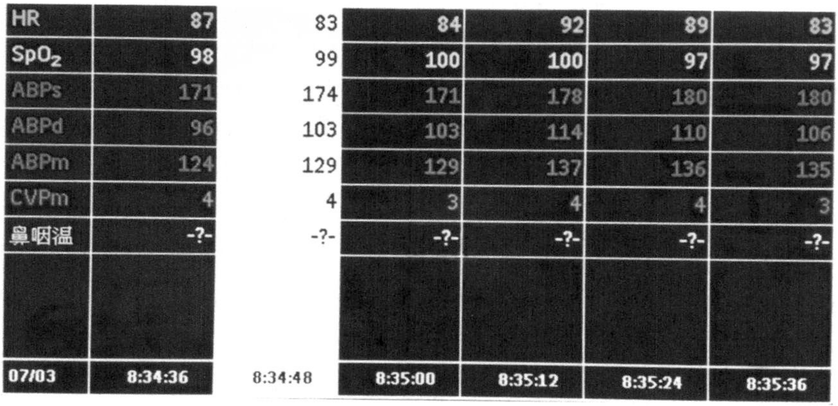

HR 87 83 84 92 89 83
SpO2 98 99 100 100 97 97
ABPs 171 174 171 178 180 180
ABPd 96 103 103 114 110 106
ABPm 124 129 129 137 136 135
CVPm 4 4 3 4 4 3
鼻咽温 -?- -?- -?- -?- -?- -?-
07/03 8:34:36 8:34:48 8:35:00 8:35:12 8:35:24 8:35:36

图 5.5　患者在麻醉诱导前和诱导中的心率和血压

图 5.6 中可见，在麻醉诱导的这一时间段，患者的心率和血压变化不大，心率维持在 90 次 / 分左右，血压维持在（178 ～ 184）/（102 ～ 114）mmHg。

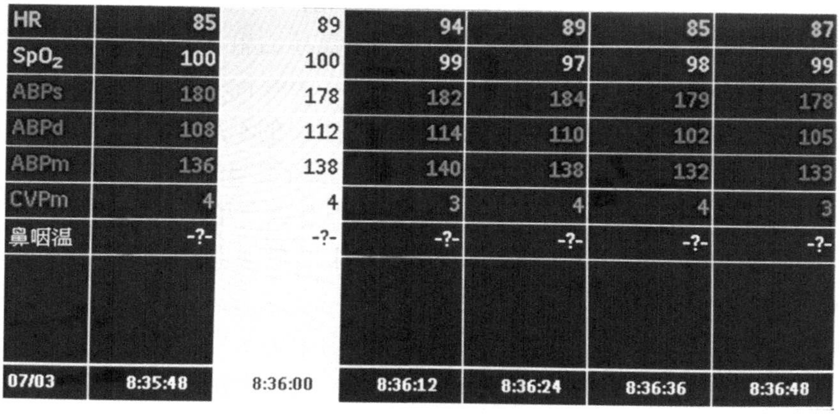

HR 85 89 94 89 85 87
SpO2 100 100 99 97 98 99
ABPs 180 178 182 184 179 178
ABPd 108 112 114 110 102 105
ABPm 136 138 140 138 132 133
CVPm 4 4 3 4 4 3
鼻咽温 -?- -?- -?- -?- -?- -?-
07/03 8:35:48 8:36:00 8:36:12 8:36:24 8:36:36 8:36:48

图 5.6　麻醉诱导期间的心率和血压（1）

图 5.7 中可见，在麻醉诱导的这一时间段，患者的心率和血压与图 5.6 中的数据相比仍然变化不大。

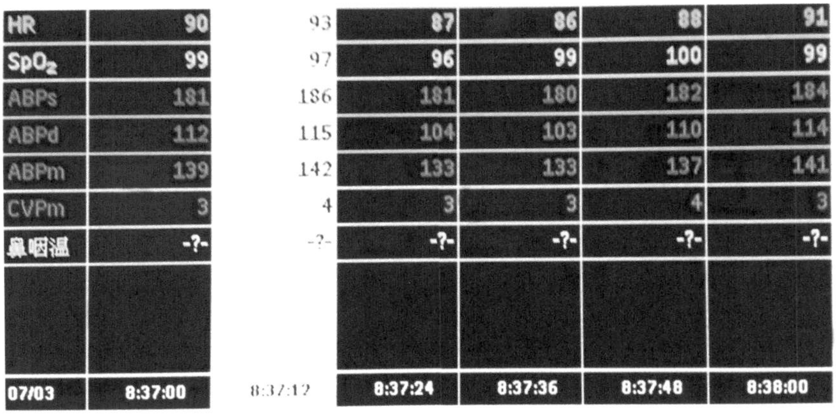

HR 90
SpO2 99
ABPs 181
ABPd 112
ABPm 139
CVPm 3
鼻咽温 -?-
07/03 8:37:00
93 87 86 88 91
97 96 99 100 99
186 181 180 182 184
115 104 103 110 114
142 133 133 137 141
4 3 3 4 3
-?- -?- -?- -?- -?-
8:37:12 8:37:24 8:37:36 8:37:48 8:38:00

图 5.7　麻醉诱导期间的心率和血压（2）

图 5.8 中可见，患者在 08：39：24 时血压最高上升至 249/160mmHg，心率也增快至 120 次（08：38：00 ～ 08：39：24 的数据由于模糊不清未提供），然后血压逐渐下降，心率也逐渐减慢。

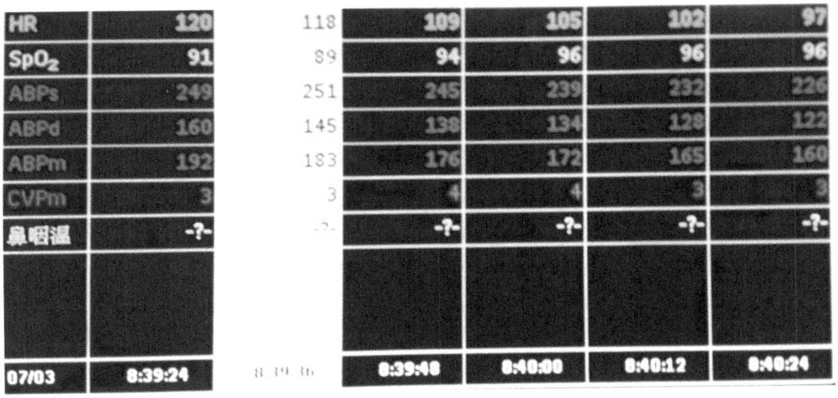

图 5.8　麻醉诱导期间的心率和血压（3）

图 5.9 中可见，患者的血压呈逐渐下降趋势，心率也减慢至 85 次 / 分以下。

HR	84	84	83	84	82	83
SpO_2	100	100	100	100	100	100
ABPs	182	178	173	172	169	164
ABPd	99	98	96	95	94	92
ABPm	129	127	124	123	119	118
CVPm	3	4	3	3	4	3
鼻咽温	-?-	-?-	-?-	-?-	-?-	-?-
07/03	8:41:48	8:42:00	8:42:12	8:42:24	8:42:36	8:42:48

图 5.9　麻醉诱导期间的心率和血压（4）

图 5.10 中可见，患者的血压继续呈逐渐下降趋势，心率也减慢至 70 次 / 分以下。

HR	71	70	70	69	69	67
SpO_2	100	100	100	100	100	100
ABPs	126	125	123	122	119	118
ABPd	72	71	70	70	68	66
ABPm	91	89	89	87	86	84
CVPm	3	4	3	3	4	3
鼻咽温	-?-	-?-	-?-	-?-	-?-	-?-
07/03	8:50:12	8:50:24	8:50:36	8:50:48	8:51:00	8:51:12

图 5.10　麻醉诱导期间的心率和血压（5）

图 5.11 中可见，患者在 08：51：24 时心率减慢至 67 次 / 分、血压下降至 117/66mmHg，观察到 08：52：00，未见心率和血压的明显波动，于是进行气管插管，气管插管后，心率和血压较前无变化。气管插管前所用药物为依托咪酯 20mg、哌库溴铵 12mg、舒芬太尼 400μg、咪达唑仑 5mg。

图 5.12 中可见，患者在手术开始后血压较气管插管后（气管插管后的血压为 113/63mmHg）并无明显上升，心率也无明显变化（气管插管后的心率为

65 次 / 分），提示手术没有激发患者的应激反应。

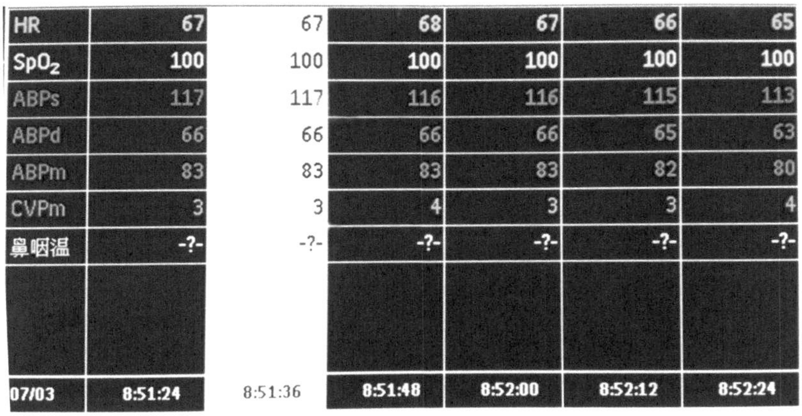

HR	67	67	68	67	66	65
SpO_2	100	100	100	100	100	100
ABPs	117	117	116	116	115	113
ABPd	66	66	66	66	65	63
ABPm	83	83	83	83	82	80
CVPm	3	3	4	3	3	4
鼻咽温	-?-	-?-	-?-	-?-	-?-	-?-
07/03	8:51:24	8:51:36	8:51:48	8:52:00	8:52:12	8:52:24

图 5.11　气管插管前、后患者的心率和血压

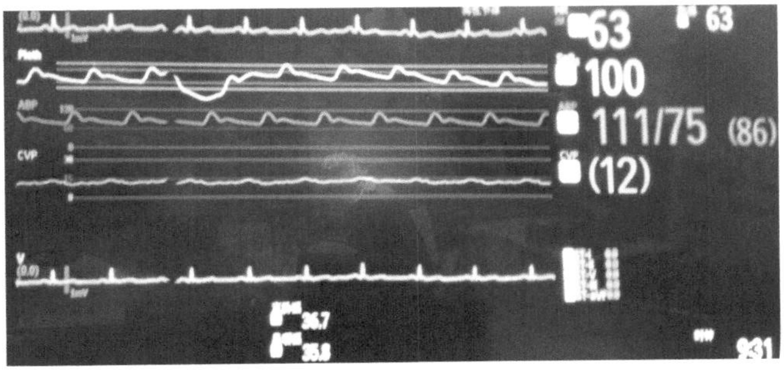

图 5.12　手术开始后的心率和血压

图 5.13 中可见，随着手术的推进，患者的体温在进行性缓慢下降（09：31 时患者的鼻咽温度为 35.8℃，膀胱温度为 36.7℃），氧耗量也逐渐下降，因此到体外循环转流前，患者的心率减慢至 59 次 / 分，血压也下降至 93/64mmHg。

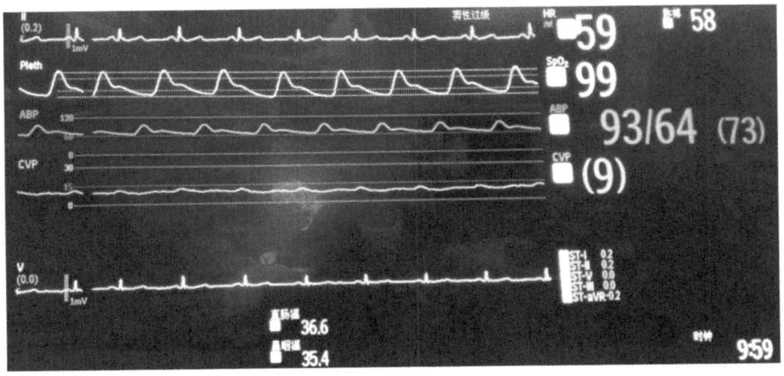

图 5.13　体外循环转流前的心率和血压

上述病例在麻醉诱导期间的血压变化应该能够充分说明麻醉前用药的重要性。虽然该例患者最终的转归良好，麻醉诱导期间剧烈的血压升高没有给患者造成实质性的危害，但并非说明麻醉诱导过程是安全和科学的，如果患者患有脑血管或大血管病变，麻醉诱导中 250mmHg 左右的收缩压会给患者带来何种危险临床上是很清楚的。麻醉诱导期间此种剧烈的循环波动具有极大的潜在危险，而且在临床上并非少见。

麻醉医生术前访视患者，除了通过良好的医患沟通和给予必要的镇静药或安定药，以保证患者术前夜间良好的睡眠外，手术当日的麻醉前用药应该达到以下三个目的。

（1）患者入手术室呈嗜睡状或进入睡眠状态，但是不得出现任何呼吸抑制现象。

（2）心率和血压要低于病房数值的 5% ～ 10%。

（3）冠心病或其他缺血性心血管病患者无胸痛、胸闷等任何心血管方面的主观症状。

由于心率的快慢不仅是患者术前是否紧张的重要标志（血压的高低作为术前是否紧张的标志并不可靠，如房颤心律的患者，精神紧张使心室率明显增快后，血压不仅不升高，反而有可能会下降），而且对患者的安全非常重要，这在本书的相关章节中可以多处见到控制心率的重要性的讨论。因此，对患者入手术室后心率的具体要求：冠心病患者的心率慢于 60 次 / 分，适宜心率为 50 ～ 55 次 / 分；心脏瓣膜关闭不全患者的心率为 75 ～ 85 次 / 分；二尖瓣狭窄患者的心率为 70 ～ 80 次 / 分；主动脉瓣狭窄患者的心率慢于 70 次 / 分；成年合并肺循环高压的先天性心脏病患者的心率慢于 90 次 / 分，适宜心率为 70 ～ 80 次 / 分；梗阻性肥厚型心肌病患者的心率应该类似于冠心病，即慢于 60 次 / 分。

麻醉前用药若要达到上述三个目的，可给予下列药物。

（1）镇静药或安定药：这类药物必须要在患者入手术室前至少 1.5 小时口服，目的是为了在麻醉诱导时，这些药物的作用能够达到高峰期。21 世纪前，我给患者服用地西泮；21 世纪后均改用口服咪达唑仑。咪达唑仑的用量一般为 70 岁以下的患者可口服 10 ～ 15mg，70 岁以上的患者可口服 7.5 ～ 10mg。手术室人员接运患者时，于病房内再予患者肌内注射吗啡 5 ～ 10mg，入手术室后患者均可处于嗜睡或睡眠状态。

（2）β 受体阻滞药和（或）钙通道阻滞药：出现劳力性心绞痛症状的患者服用 β 受体阻滞药，出现不稳定性或自发性心绞痛（夜间发作的心绞痛或晨起发作的心绞痛）症状的患者须加服钙通道阻滞药。对于梗阻性肥厚型心肌病患者，β受体阻滞药和钙通道阻滞药是治疗的一线药物，这些药物应该作为麻醉前用药继续服用。二尖瓣狭窄的患者，如果在术前访视时的心室率超过90次/分，不合并肺循环高压的患者服用β受体阻滞药（美托洛尔、阿替洛尔或比索洛尔），合并肺循环高压的患者给予钙通道阻滞药地尔硫䓬。成年先天性心脏病患者如果合并严重的肺循环高压，则应该服用地尔硫䓬。其他的心脏病患者，虽然β受体阻滞药和钙通道阻滞药并不是临床上常用的药物，但是术前如果心率偏快，与上述各种心脏病患者心率的标准相差较远的患者，仍然应该在麻醉前用药中服用β受体阻滞药和（或）钙通道阻滞药。前已述及，β受体阻滞药中的阿替洛尔减慢心率的作用可能优于美托洛尔，而美托洛尔降低血压的作用可能强于阿替洛尔，但是在临床上，用于控制心率的美托洛尔剂量则对正常的血压无明显影响。由于美托洛尔和阿替洛尔两种药物对心率和血压影响的差异，血压偏高的冠心病患者应该服用美托洛尔，而心率偏快的患者则应该服用阿替洛尔。如果希望术前服用的β受体阻滞药的作用能够持续到术后一段时间，则患者应该服用比索洛尔。

关于β受体阻滞药和钙通道阻滞药的用量，应遵循以下原则。

冠心病患者用药原则：①术前访视时，如果心率控制满意，病房活动时的心率不快于70次/分，可沿袭原用的β受体阻滞药和钙通道阻滞药，但剂量应适当减少1/4～1/3。减少用量的原因为同时口服的镇静药或安定药可增强β受体阻滞药和钙通道阻滞药的作用。②如果患者术前的心率控制不满意，病房静息时的心率快于70次/分，所给予的β受体阻滞药的剂量要加大1/3～1/2，钙通道阻滞药用量不变。③如果患者术前未服用β受体阻滞药和钙通道阻滞药（该类患者常为未明确诊断为冠心病，或冠心病患者未经过正规治疗而施行非心血管手术者。一般情况下，该类患者的冠状动脉狭窄的程度不重，平时无明显的临床症状，或冠状动脉的病变较重，但是临床症状并不明显。这类患者存在着明显的潜在危险），病房静息时的心率快于70次/分的患者，阿替洛尔或美托洛尔的口服剂量应该大于25mg，比索洛尔的用量大于2.5mg，而且应该视血压的高低，考虑是否加用钙通道阻滞药地尔硫䓬。给予钙通道阻滞药的目的并非是降低患者的血压，而是为了预防在应激状态下，患者的血压有较强的升高反应。

梗阻性肥厚型心肌病患者用药原则：该类患者在平时会常规接受β受体阻滞药和钙通道阻滞药的治疗，而且用量会大于冠心病患者所服用的剂量，麻醉前用药中也应该继续服用这些药物。如果患者在病房的心率可以控制在60次/分左右，β受体阻滞药和钙通道阻滞药的用量可以沿袭平时所服用的剂量。但是，如果患者在病房所测得的收缩压不高于120mmHg，麻醉前用药中则不应该含有钙通道阻滞药。

瓣膜性心脏病患者用药原则：①二尖瓣狭窄合并房颤的患者，平时多口服地高辛 0.125mg/d，如果患者的心室率＞ 90 次 / 分，可以考虑增加地高辛的用量。在术前访视时，如果该类患者在静息状态下的心室率＞ 80 次 / 分，可以口服阿替洛尔或美托洛尔 6.25 ～ 25mg。②主动脉瓣狭窄的患者，在一般的情况下，平时不会服用地高辛。如果该类患者在静息状态下的心率＞ 70 次 / 分，可以口服阿替洛尔或美托洛尔 6.25 ～ 25mg。上述患者，如果施行非心血管手术，可以选用药效学最强、作用时间最长的比索洛尔，以使在麻醉前用药中使用的 β 受体阻滞药的作用能够延续到术后一段时间，比索洛尔的用量为 0.625 ～ 2.5mg。③如果瓣膜性心脏病患者合并有肺循环高压，可以把 β 受体阻滞药换成地尔硫䓬 15 ～ 30mg 口服。④一般情况下，心脏瓣膜关闭不全患者也常给予洋地黄类药物治疗，平时所服用的剂量也常是地高辛 0.125mg/d，但是这类患者的麻醉前用药中一般不给予 β 受体阻滞药和钙通道阻滞药。如果患者的心率＞ 100 次 / 分，而且心功能尚好，可以给予小剂量的 β 受体阻滞药，如阿替洛尔 3.125 ～ 6.25mg，以适当减慢患者的心率。⑤如果心脏瓣膜关闭不全的患者合并有肺循环高压，则可以在麻醉前用药中给予地尔硫䓬 7.5 ～ 15mg 口服。

成年先天性心脏病合并肺循环高压的患者用药原则：术前访视时，如果在静息状态下的心率＞ 80 次 / 分，可给予地尔硫䓬 15 ～ 30mg 口服，必要时可以加用美托洛尔或阿替洛尔 6.25 ～ 12.5mg。

由于 β 受体阻滞药和钙通道阻滞药对心血管系统有抑制作用，临床上对使用这两种药物作为麻醉前用药可能会有诸多的顾虑，因此，β 受体阻滞药和钙通道阻滞药使用的原则和剂量的大小应该是仅只能抑制刺激状态下增强的心肌收缩力，不能抑制静息、在非刺激状态下的心肌收缩力，故而禁用于依靠交感张力维持心排血量的患者，谨慎用于收缩性心功能不全的患者。另外，治疗心率增快的剂量也明显小于降低血压的剂量。

目前，β 受体阻滞药和钙通道阻滞药作为麻醉前用药还很不普遍，不仅在综合医院可能很少有人会想过麻醉前用药中应该含有 β 受体阻滞药和（或）钙通道阻滞药，就是在心血管病专科医院，也是很多的麻醉医生在麻醉前用药中不给予 β 受体阻滞药和钙通道阻滞药。况且，前面已经提及的，目前在很多医院和（或）很多医生已经不给患者麻醉前用药了，自然也不会考虑在麻醉前用药中给予 β 受体阻滞药和钙通道阻滞药的问题了。麻醉前用药中不含有 β 受体阻滞药和钙通道阻滞药的原因虽然是多方面的，但是对 β 受体阻滞药和钙通道阻滞药的认识不够深入，甚至对这两类药物的变时性和变力性作用有点谈虎色变则可能是其最主要的原因。21 世纪的心血管麻醉医生，不应该还是大谈、畅谈如何应用正性肌力药和血管升压药的专业人群，因为这些药物的临床应用可以说是非常普遍，只不过是有些医生有时对某些药物的选择不够准确而已。而实际上，很多正性肌力药的临床作用并无本质的区别。目前在麻醉学领域，对 β 受体阻滞药和钙通道阻滞药的了解和掌握则难以和正性肌力药、血管升压药相比，甚至对 β 受体阻滞药和钙通道阻滞药的基本认识还尚未普及。因此，我认为，评价现代心血管麻醉医生的知识水平和临床处理能力，并非是对正性肌力药和血管升压药的应用和掌握，而很有可能是依据对 β 受体阻滞药和钙通道阻滞药的了解、掌握和临床应用的情况。

（3）血管紧张素转化酶抑制药（ACEI）和血管紧张素受体拮抗药（ARB）：患者术前长期服用的 ACEI 和 ARB 是否应该在术前停用的问题，不仅文献报道的观点差异很大，而且在临床上的处理也各不相同。2019 年 4 月 15 日，在阜外医院组织的一次关于 LVAD 的病例讨论中，病房医生汇报了患者在内科 ICU 住院期间所用的药物。由于所讨论的是一位冠心病患者，所使用的药物中就包括了 ACEI 类和 β 受体阻滞药。在这些药物的治疗下，患者的心率一直维持在 80 次 / 分左右，而血压处于偏低的水平，收缩压维持在 90 ～ 100mmHg。为此，我疑惑，如果把患者所用的 ACEI 类药物的剂量减量，而适当地增加 β 受体阻滞药的药量，是否就能够改善患者目前血压偏低的状况。于是，我就咨询参加讨论的心内科专家张健主任（张健教授此时任阜外医院心力衰竭治疗中心主任）："对于血压的影响，ACEI 类和 β 受体阻滞药哪类药物明显？"张主任回答说："应该是 ACEI 类药物对血压的影响明显。"最后，主持 LVAD 讨论的胡盛寿院长总结说："由于患者心肌缺血的重构严重，仅靠常规的冠状动脉血运重建虽然会有一定的作用，但术后的结局不会好，患者有明确的 LVAD 的适应证。术前应该调整所用的药物，减少 ACEI 的用量，增加 β 受体阻滞药的药量，这样，患者的心率就有可能会慢些，血压就会高些。"因此，从麻醉和术中血流动力学的稳定方面考虑，如有可能，术前应该减量或停用 ACEI 和 ARB 类药物。从文献报道来看，也有不少学者建议术前停用 ACEI 和 ARB 类药物。

这次 LVAD 病例讨论的 1 周后，即 2019 年 4 月 23 号，一位 63 岁的女性患者因为患有主动脉瓣病变需要施行主动脉瓣置换术，术前患者长期服用卡托普利。患者入手术室后的桡动脉收缩压 115mmHg、心率 68 次 / 分，未接受麻醉前用药。麻醉诱导先静脉注射哌库溴铵 8mg，随之静脉注射依托咪酯 6mg，患者很快进入睡眠状态。患者进入睡眠状态后，血压即出现下降趋势。当静脉注射舒芬太尼约 20μg 时，收缩压即下降至 70mmHg，停止给药后，血压仍然继续下降，收缩压最低下降至 41mmHg。但是，心率不仅没有随着血压的下降而增快，反而呈现出逐渐减慢的趋势，在收缩压下降至 41mmHg 时，心率也减慢至 56 次 / 分。此例患者术前的心脏功能和射血分数都接近于正常水平，理应不该在麻醉诱导期仅给予依托咪酯 6mg、舒芬太尼 20μg 的情况下出现这种循环变化，这也是我从来没有见到过的现象。分析其原因，最大的可能性与术前服用的卡托普利有关。写到这儿，不知是否有人担心患者继后的情况。继后该位患者的血压虽然处于较低的水平（收缩压维持在 80mmHg 左右），心率维持在 50 次 / 分左右，但是非常稳定。开放升主动脉后心脏一次电击复跳，停机顺利，患者术后的恢复也非常顺利。术中和术后未给予正性肌力药物。

（4）目前在临床上所使用的静脉麻醉药和吸入麻醉药，除地氟烷有轻微的呼吸道刺激作用外，其他药物对呼吸道均无任何刺激，再加上术前的禁食、禁饮，多数患者在麻醉前会感到口干，因此，全身麻醉患者麻醉前绝无使用抗胆碱药物的必要。而且所有的抗胆碱药物都增快心率，这不仅对冠心病患者，甚至对所有的手术患者都是不利的。另外，临床常用的抗胆碱药东莨菪碱也有可能是术后谵妄的促发因素。本来心血管外科患者的麻醉前用药中不应该含有抗胆碱药是一个极其简单、非常易于理解的问题，可是在 2018 年的一次学术会议上，北京某家著名大医院的麻醉医生报告说，他们医院的心外科主任找到麻醉科主任，要求麻醉科医生对他们的心外科手术患者在麻醉前不要再给东莨菪碱了，这不得不说是对麻醉学界的一个讽刺。

（5）吗啡：作为麻醉前用药是阜外医院麻醉科多年的临床习惯。吗啡作为麻醉前用药的可取之处在各专业书籍中均有描述，此处不再赘述。但需要注意的是注射吗啡后到患者入手术室的间隔时间不能超过 15 分钟，以免术前患者在病房出现呼吸抑制。

第六章 麻醉诱导

麻醉诱导是所有的麻醉医生都会非常重视的环节，麻醉诱导的重要性不言而喻，无需赘述。我应邀到兄弟单位参与心血管手术的麻醉管理时，各医院的麻醉科主任都是很热情地和我一起共同来完成麻醉诱导。而在完成麻醉诱导后，他们几乎都是盛情地邀请我去办公室休息，把此后的麻醉管理交给其他医生。自我从事麻醉工作以来，都是在患者入手术室前进入手术室，手术结束后把患者送回 ICU 或病房，从未在麻醉过程中离开过手术室，而把麻醉管理交给其他医生。这并非是自己不相信别人，而是我常年不变的工作习惯，自然不会因为这些主任的盛情而去办公室休息。我在此处谈及这样的小事，目的只是想表达一个意思：那就是在临床麻醉上，大家都很重视麻醉诱导这一环节，而对于继后的麻醉管理，则没有像对待麻醉诱导那样重视了。

第一节 麻醉诱导药物的选择和给药的顺序

目前临床上可使用的静脉麻醉药物主要为丙泊酚、咪达唑仑和依托咪酯，这三种药物也是最常用于麻醉诱导的药物，特别是丙泊酚，几乎在综合麻醉的麻醉诱导中每例患者都是应用丙泊酚。由于丙泊酚有较强的血管扩张作用，麻醉诱导期易于发生低血压，因此，阜外医院在麻醉诱导中不用丙泊酚。术前给予咪达唑仑等麻醉前用药的患者，由于入手术室后通常呈嗜睡或睡眠状态，即使没有入睡的患者，也是表情淡漠，对周围的一切漠不关心，因此，麻醉诱导时静脉注射少量依托咪酯即可使患者神志消失，而且少见文献报道的依托咪酯在麻醉诱导时出现的肢体颤动现象。术前给予麻醉前用药的患者，一般依托咪酯诱导的用量为 5 ～ 10mg 即可。阜外医院也有不少同事在静脉注射依托咪酯前给予咪达唑仑 1 ～ 3mg，这多见于术前没有给予麻醉前用药，或者用量较小、没有达到麻醉前用药的目的的患者。静脉注射镇静药或安定药使患者神志消失后，是先给予小剂量麻醉性镇痛药后再给予肌肉松弛药，还是神志消失后即给予肌肉松弛药，目前在阜外医院麻醉科有多种做法。由于哌库溴铵、维库溴铵和顺阿曲库铵对静脉都无刺激作用，用量大小都不会使患者感觉疼痛，可以在患者神志消失后即刻静脉注射。由于哌库溴铵、维库溴铵和顺阿曲库铵在静脉注射后都需要一定的时间才能发挥肌肉松弛的作用，对于入手术室后处于睡眠状态的患者，我也常先给予哌库溴铵，紧接着静脉注射舒芬太尼 20 ～ 25μg，然后再静脉注射依托咪酯。由于罗库溴铵有较强的静脉刺激作用，患者神志消失后如果就静脉注射该药，有不少患者疼痛感会非常明显，表现为肢体抽动，严重者甚至全身抖动，同时出现心率增快、血压升高的现象。为了避免患者神志消失后静脉注射罗库溴铵所引起的刺激反应，可采用下列给药程序，即在注入罗库溴铵前先给予舒芬太尼 20 ～ 25μg。舒芬太尼注入后间隔一定时间再静脉注射原计划的 1/4 ～ 1/3 量的罗库溴铵。罗库溴铵注入后即刻开始静脉注射舒芬太尼，待舒芬太尼注入总量的 1/2 后，再给予剩余的罗库溴铵。罗库溴铵全部注入后再继续静脉注射剩余的舒芬太尼。如果肌肉松弛药选用哌库溴铵、维库溴铵或顺阿曲库铵，为了避免可能发生的组胺释放（哌库溴铵和维库溴铵无明显的组胺释放，但是顺阿曲库铵有时可有组胺释放作用），首先静脉注射所用顺阿曲库铵总量的 1/3 ～ 1/2，然后注入舒芬太尼。舒芬太尼总量的 1/2 注入后再给予剩余的顺阿曲库铵，顺阿曲库铵全部注入后再继续静脉注射余下的舒芬太尼。无论是选用哪种药物、哪种注药顺序，在整个诱导过程中都必须密切观察患者的血压和心率的变化，以心率和血压的变化来决定舒芬太尼、镇静药或安定药的用量，以及给药的速度。

目前在临床上，几乎所有的医院在麻醉诱导中的给药顺序都是先静脉注射镇静药或安定药，待患者的神志消失后再给予肌肉松弛药，最后静脉注射麻醉性镇痛药。前面已经提及，由于阜外医院麻醉科在麻醉诱导时都是静脉注射依托咪酯，而依托咪酯对静脉又有一定的刺激作用，如果未给予患者麻醉前用药，静脉注射依托咪酯时，有些患者可出现较强的刺激症状。为了避免依托咪酯静脉注射时患者可能会感觉到的不适或者疼痛等，可以依照所用肌肉松弛药的不同而采用以下的给药顺序。

（1）肌肉松弛药如果选用哌库溴铵、维库溴铵或顺阿曲库铵，麻醉诱导时先静脉注射 1/5 ～ 1/4 量的肌肉松弛药，然后立即静脉注射舒芬太尼 25 ～ 50μg，再给予依托咪酯。待患者神志消失后，注入所剩余肌肉松弛药量的 1/3 ～ 1/2 量，或者是所剩余的全部肌肉松弛药。如果是注入所剩余的肌肉松弛药的 1/3 ～ 1/2 量，则在肌肉松弛药注入后紧接着给予舒芬太尼。注入舒芬太尼总量的 1/2 后再给予所剩余的全部肌肉松弛药，然后以血压、心率的变化再缓慢注入所需要的舒芬太尼和其他药物。如果是注入所剩余的全部肌肉松弛药，则在静脉注射肌肉松弛药后，缓慢静脉注射所需要的舒芬太尼和其他药物。以上给药顺序的优点：由于静脉注射依托咪酯前注入了舒芬太尼和肌肉松弛药，避免了静脉注射依托咪酯时患者可能出现的肌肉颤抖和疼痛感。由于静脉注射依托咪酯前已经给了一定量的肌肉松弛药和小量的舒芬太尼，便于患者神志消失后人工辅助通气，不会发生自主呼吸与人工辅助通气的对抗。分次静脉注射肌肉松弛药虽然烦琐了诱导程序，但在某种程度上却可减轻一次性大量静脉注射肌肉松弛药，如顺阿曲库铵所可能引起的组胺释放及对血流动力学的影响，这对危重和高龄患者更为重要。

（2）如果肌肉松弛药选用罗库溴铵，麻醉诱导时首先静脉注射舒芬太尼15 ～ 20μg，间隔一定的时间后静脉注射依托咪酯。待患者的神志消失后，注入 1/5 ～ 1/4 量的罗库溴铵。罗库溴铵注入后紧接着缓慢静脉注射舒芬太尼25 ～ 50μg，然后再注入剩余量的 1/3 ～ 1/2 的罗库溴铵。罗库溴铵注入后立即给予舒芬太尼，注入舒芬太尼总量的 1/2 后，给予所剩余的肌肉松弛药，然后以血压、心率的变化再缓慢注入所需要的舒芬太尼和其他药物。此种给药顺序的优点：①由于首先静脉注射了少量的舒芬太尼，避免了随后静脉注射依托咪酯和罗库溴铵引起的疼痛和肌肉颤抖。②由于给药的顺序先为舒芬太尼，后为依托咪酯、罗库溴铵，可能会有人担心患者神志消失后，人工辅助通气时会出现与自主呼吸的对抗，而实际上由于罗库溴铵起效迅速，舒芬太尼可能会引起的胸壁僵硬在未出现前，罗库溴铵快速的肌肉松弛作用已经避免了患者可能会出现的胸壁僵硬，并可以减弱患者的自主呼吸，甚至使患者的呼吸消失，因此，不会出现面罩人工辅助通气的困难。③不仅可避免一次性注入大量的罗库溴铵对患者的刺激作用，而且也可减轻或者避免肌肉松弛药对血流动力学的影响。以上几种给药的顺序就是我麻醉诱导时所选择的给药方式。

麻醉诱导时按照上述的给药顺序，要求在气管插管前：①冠心病患者一般要求心率＜ 60 次 / 分，收缩压降至并稳定在 100mmHg 左右（以患者入手术室后的血压做适当的调整）。如果心率已经达到了要求的目标，但是血压较高，则追加镇静药或安定药。如果血压已经达到要求的目标，但是心率较快，则缓慢追加舒芬太尼。②二尖瓣狭窄或主动脉瓣狭窄的患者，心率要求分别为心率≤ 70 次 / 分或心率≤ 65 次 / 分，收缩压要求分别为 90mmHg 左右或100mmHg 左右。③心脏瓣膜关闭不全患者的要求为心率≤ 80 次 / 分，收缩压为 90 ～ 100mmHg。如果瓣膜性心脏病患者在气管插管前的心率和血压未达到上述要求，处理措施则类同于冠心病。④梗阻性肥厚型心肌病患者的要求类似于冠心病，即心率＜ 60 次 / 分，但是，收缩压则不低于 100mmHg。⑤大动脉瘤患者的要求是心率≤ 70 次 / 分，收缩压在 100 ～ 110mmHg。⑥对成年期合并肺动脉高压的患者的要求类似于大动脉瘤患者，即心率＜ 70 次 / 分，收缩压 100 ～ 110mmHg。

第二节　麻醉诱导期间的血流动力学变化

前面已经讨论，麻醉诱导是每位麻醉医生都非常关注的环节。虽然大家对麻醉诱导非常重视，但是对麻醉诱导期间血流动力学的变化的认识却不尽相同。下面请看病例。

病例一：患者，男性，67 岁，因患有冠状动脉左主干病变和主动脉瓣狭窄合并关闭不全而需行冠状动脉旁路移植术和主动脉瓣置换术。术前患者心功能 NYHA 分级为Ⅱ级，LVEF 50%。术前病房记录的心率 65 次 / 分，血压 120/58mmHg。患者术晨 06：30 口服咪达唑仑 7.5mg 和美托洛尔 12.5mg，入手术室前 07：40 肌内注射吗啡 10mg。患者进入手术室清醒，无嗜睡感。麻醉诱导过程及诱导中的血流动力学的变化见下列各图。

图 6.1 中可见，患者在麻醉诱导前的血压 150/48mmHg，心率 68 次 / 分，时间为 08：02。此时患者的心率与在病房时的变化不大（68 次 / 分 vs 65 次 / 分），但是血压却明显升高（150/48mmHg vs 120/58mmHg）。

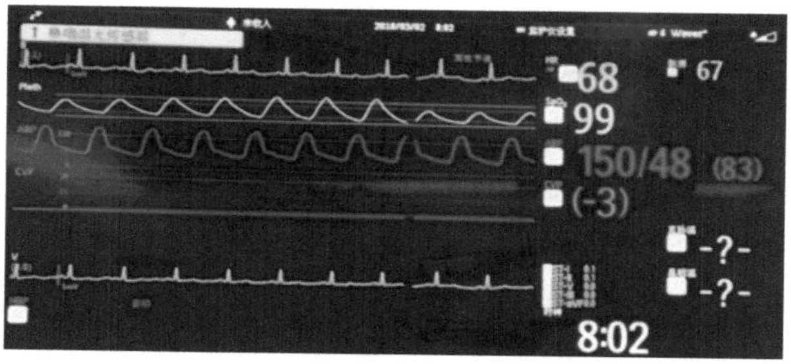

图 6.1　麻醉诱导前患者的血流动力学参数

图 6.2 中可见，患者的血压从图 6.1 中的 150/48mmHg 降至 100/40mmHg，但是心率的变化不大，仅从 68 次 / 分减慢至 65 次 / 分。此时的时间为 08：03。

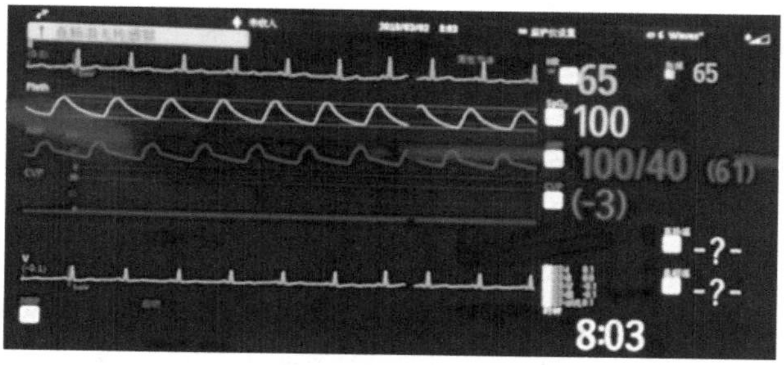

图 6.2　依托咪酯 10mg 给药后的血流动力学参数，此时患者的神志已经消失

图6.3中可见，患者的血压从图6.2中的100/40mmHg继续降低至88/35mmHg，心率的变化仍然不大，仅从65次/分减慢至63次/分。此时的时间为08：04。

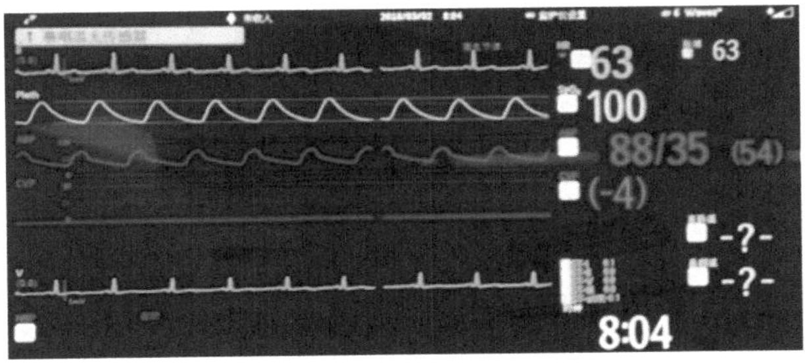

图6.3 患者神志消失后，静脉注射舒芬太尼75μg、罗库溴铵100mg后的血流动力学参数

图6.4中可见，患者的血压又继续下降至86/34mmHg，心率变化仍然不大，62次/分。此时的时间为08：05。

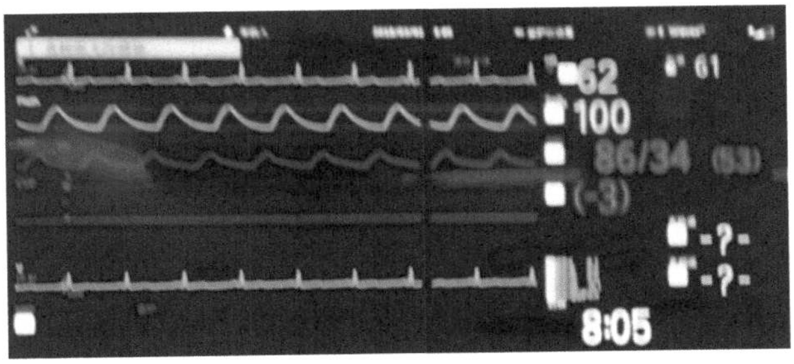

图6.4 患者在停止静脉注射舒芬太尼后的血流动力学参数

图6.5中可见，在停止静脉注射舒芬太尼后的观察期间，患者的血压在1分钟内由86/34mmHg上升至93/37mmHg，心率仍然无明显变化，62次/分。此时开始再次静脉注射舒芬太尼，时间为08：06。

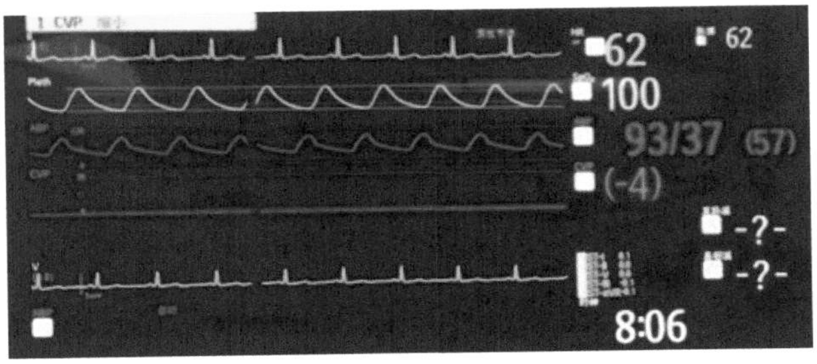

图6.5 患者在停止静脉注射舒芬太尼后的观察期间的血流动力学参数

图 6.6 中可见，患者的血压从开始再次静脉注射舒芬太尼时的 93/37mmHg，在静脉注射舒芬太尼期间继续上升至 99/39mmHg，心率仍然无明显变化，63 次 / 分，此时的时间为 08：07。

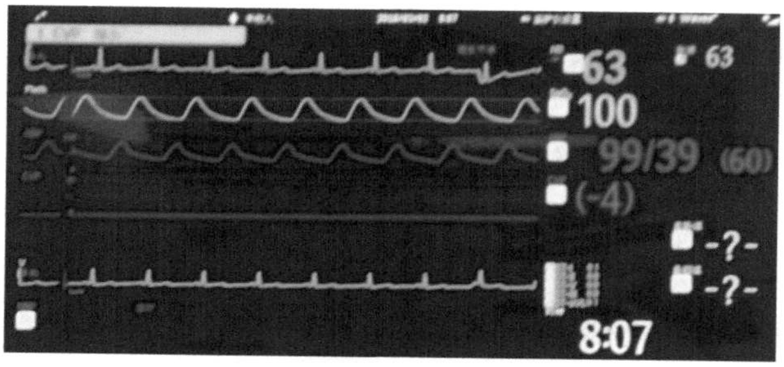

图 6.6　再次静脉注射舒芬太尼期间患者的血流动力学参数

图 6.7 中可见，患者的血压在继续静脉注射舒芬太尼期间又上升至 100/39mmHg，但心率无变化，仍为 63 次 / 分。此时的时间为 08：08

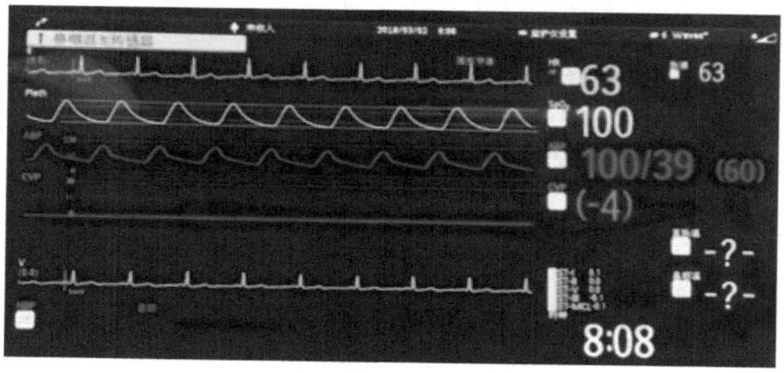

图 6.7　继续静脉注射舒芬太尼期间患者的血流动力学参数

图 6.8 中可见，患者在继续静脉注射舒芬太尼期间的血压和心率稳定 [血压（100 ～ 102）/39mmHg，心率 62 ～ 63 次 / 分]。第二次已经静脉注射了舒芬太尼 125μg，舒芬太尼的注入总量已达 200μg，此时的时间仍为 08：08。

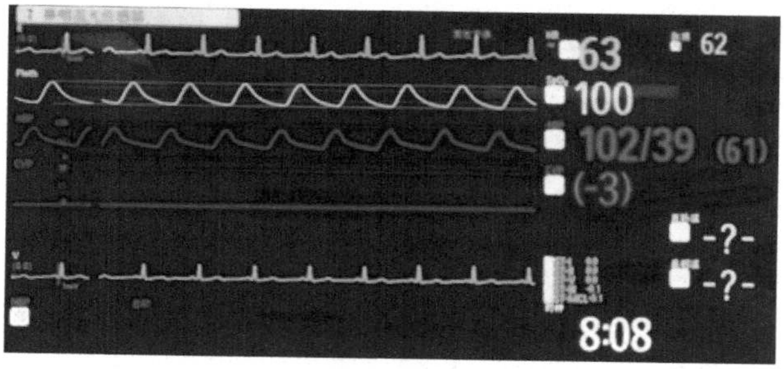

图 6.8　患者在同一时间点的血流动力学参数

图 6.9 中可见，患者的血压在静脉注射舒芬太尼总量达到 200μg 后仍然继续上升至 106/40mmHg，心率仍为 63 次 / 分，此时又开始静脉注射舒芬太尼，时间为 08：09。

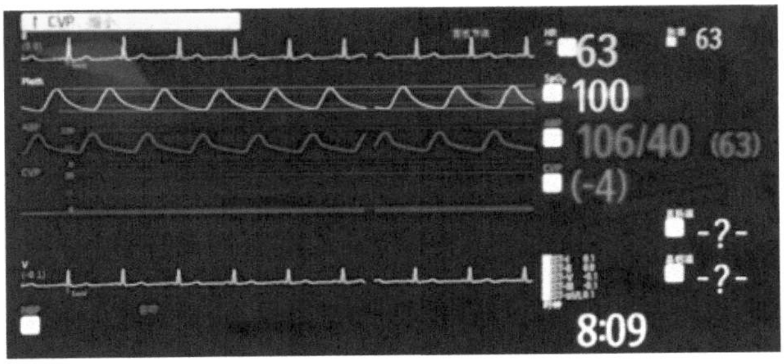

图 6.9　患者继后的血流动力学参数

图 6.10 中可见，患者的血压在补加舒芬太尼 100μg 且总量已经达到 300μg 的情况下并未下降，反而是继续上升至 115/43mmHg，心率也增快至 67 次 / 分。再次静脉注射依托咪酯 10mg，此时的时间为 08：10。

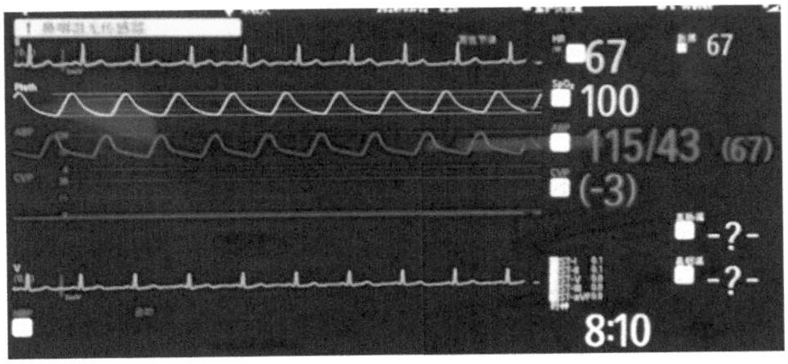

图 6.10　患者在继续静脉注射舒芬太尼后，补加依托咪酯前的血流动力学参数

图 6.11 中可见，再次静脉注射依托咪酯 10mg 后，患者的血压从图 6.10 中的 115/43mmHg 回降至 110/41mmHg，心率也从 67 次 / 分减慢至 64 次 / 分，此时的时间为 08：11。

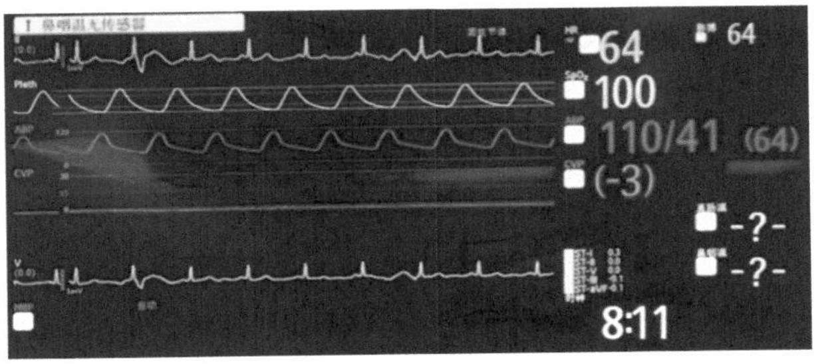

图 6.11　再次静脉注射依托咪酯后患者的血流动力学参数

图 6.12 中可见，再次静脉注射依托咪酯 10mg 后的观察期间，患者的收缩压维持在 100mmHg 左右，心率维持在 60 次 / 分左右，此时进行气管插管，时间为 08：11。

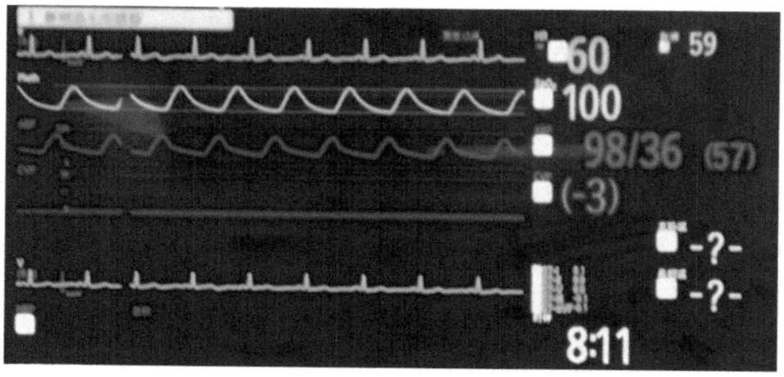

图 6.12　患者在气管插管前的血流动力学参数

图 6.13 中可见，患者在气管插管后的血压较气管插管前的血压仍然略有升高，血压从气管插管前的 98/36mmHg 上升至气管插管后的 103/41mmHg，心率也从 60 次 / 分增快至 72 次 / 分，此时的时间为 08：12。患者在气管插管后的血流动力学参数提示，虽然在气管插管前静脉注射了舒芬太尼 300μg、依托咪酯 20mg，但患者的循环系统对气管插管仍有一定的应激反应。

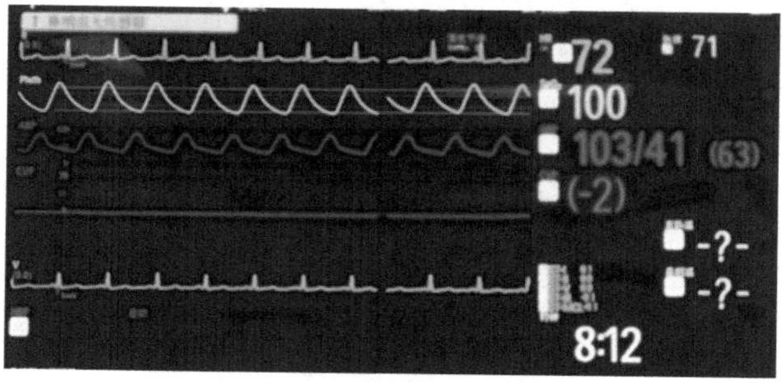

图 6.13　患者在气管插管后的血流动力学参数

图 6.14 中可见，在气管插管后的 1 分钟，患者的心率（71 次 / 分）和血压（107/42mmHg）与气管插管后即刻的心率（72 次 / 分）和血压（103/41mmHg）相比无明显变化，此时的时间为 08：13。

图 6.15 中可见，在气管插管后 2 分钟，患者的心率和血压较气管插管后即刻的参数有轻微回落，血压从气管插管后即刻的 103/41mmHg 降至 99/38mmHg，心率从 72 次 / 分减慢至 64 次 / 分，基本回落至气管插管前的水平（心率 60 次 / 分、血压 98/36mmHg）。此时的时间为 08：14。此图上的血流动力学参数提示，虽然气管插管仍然激发患者出现了一定程度的应激反应，

但是应激反应轻微，血流动力学参数很快回复至刺激前的水平。

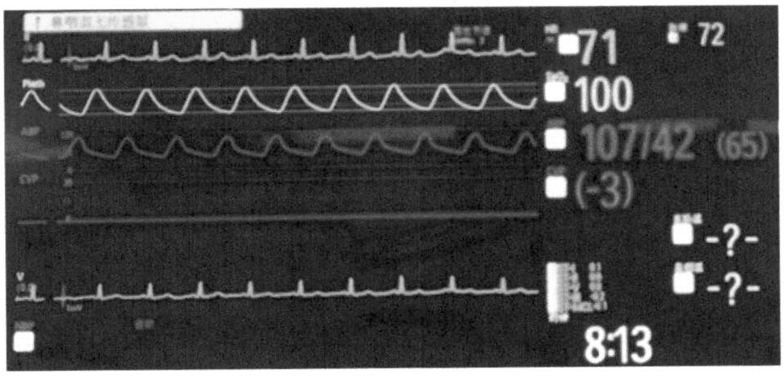

图 6.14　患者在气管插管后 1 分钟时的血流动力学参数

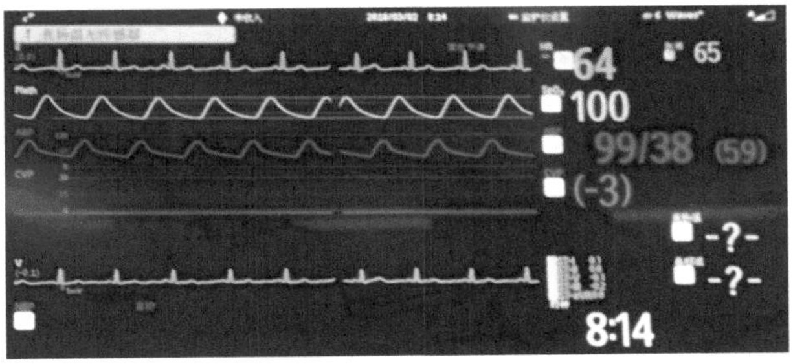

图 6.15　患者在气管插管后 2 分钟时的血流动力学参数

图 6.16 中可见，患者在等待手术期间（气管插管后至手术开始，等待的时间为 26 分钟）的血压无明显变化（103/41mmHg→107/42mmHg→99/38mmHg→102/43mmHg），心率有所下降（72 次 / 分→71 次 / 分→64 次 / 分→57 次 / 分）。此时的时间为 08：38。患者在等待手术开始这段时间，心率的逐渐减慢可能提示了患者的氧耗量在缓慢下降。

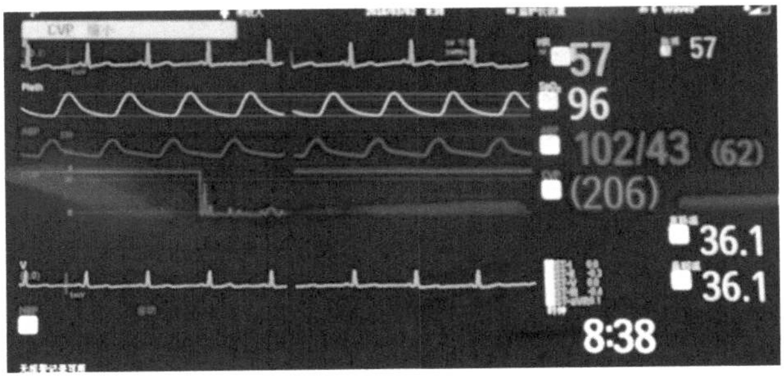

图 6.16　患者在手术开始前的血流动力学参数

图 6.17 中可见，强烈刺激的胸骨劈开非但未能引起患者的心率增快和血压升高，反而是心率逐渐减慢至 49 次 / 分（手术开始前的心率为 57 次 / 分），

血压下降至 93/39mmHg（手术开始前的血压为 102/43mmHg）。此时的时间为 08：58。患者在胸骨劈开后的血流动力学参数提示，强烈的刺激并未能够激发患者出现应激反应，反而是机体的氧耗量在继续下降。

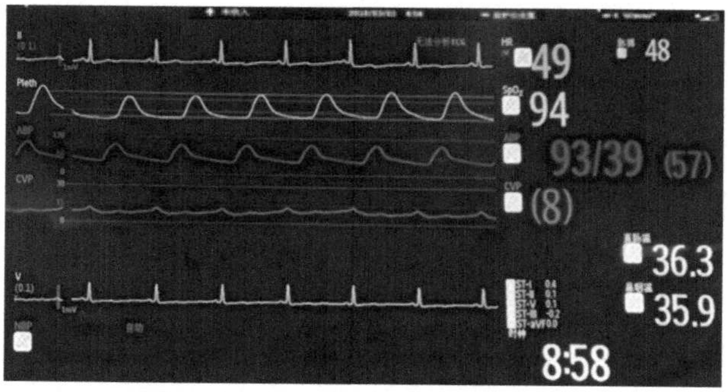

图 6.17　患者在胸骨劈开后的血流动力学参数

图 6.18 中可见，随着患者体温的下降（在 09：57 时，患者的鼻咽温度已经降低至 35.4℃，膀胱温度降低至 35.8℃），患者的血压和心率也分别降低和减慢，血压从胸骨劈开后的 93/39mmHg 逐渐降低至体外循环转流前的 83/34mmHg，心率从胸骨劈开后的 49 次 / 分逐渐减慢至体外循环转流前的 43 次 / 分。患者从胸骨劈开后到体外循环转流开始前的这段时间内血流动力学参数的变化提示，患者的氧耗量在缓慢地下降。

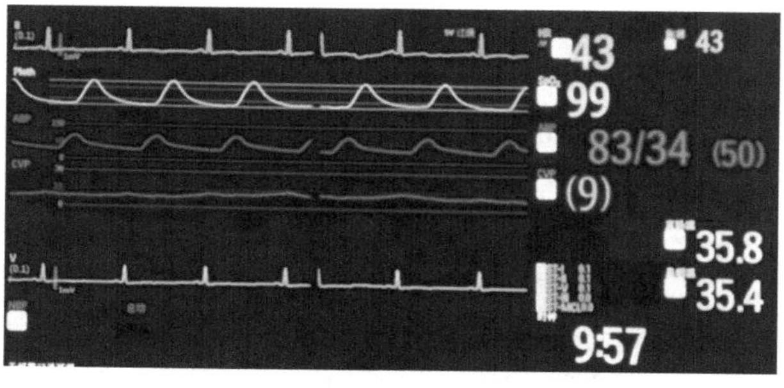

图 6.18　患者在体外循环转流前的血流动力学参数

病例二：患者，男性，50 岁，因冠状动脉三支病变拟在体外循环下行冠状动脉旁路移植术。术前 EF 63%、左心室舒张期末内径 53mm，有高血压病史。术前病房记录的心率 68 次 / 分、血压 124/76mmHg。该例患者未给麻醉前用药。患者在麻醉诱导前、麻醉诱导中及气管插管后的血流动力学参数见图 6.19 和图 6.20。

图 6.19 中可见，患者在 08：38 时的心率和血压为麻醉诱导前的血流动力学参数，此时的心率 67 次 / 分，血压高达 172/93mmHg。从 08：39 开始进行

麻醉诱导，至图 6.20 中的 08：48 为麻醉诱导期。由于麻醉诱导给药的顺序为：依托咪酯→罗库溴铵→舒芬太尼，患者的血压在麻醉诱导期中有一过性剧烈上升(发生在罗库溴铵给药后)，收缩压曾升高至 200mmHg(此图中没有能够显示，仅显示出 08：43 时的血压为 195/111mmHg，收缩压升高至 200mmHg 发生在此前)。08：44 时已静脉注射舒芬太尼 200μg，此时心率减慢至 60 次 / 分，血压已经回落至 121/76mmHg。

HR	67	68	72	70	80	74	60
SpO_2	99	99	100	100	100	99	100
ABPs	172	165	164	166	170	195	121
ABPd	93	94	92	93	103	111	76
ABPm	124	122	121	122	130	142	94
CVPm	3	1	1	1	0	0	1
直肠温	-?-	-?-	-?-	-?-	-?-	-?-	-?-
鼻咽温	-?-	-?-	-?-	-?-	-?-	-?-	-?-
07/18	8:38	8:39	8:40	8:41	8:42	8:43	8:44

图 6.19 患者在麻醉诱导前后的血流动力学参数

图 6.20 中可见，08：47 时，患者的血压 115/71mmHg、心率 62 次 / 分，此时已经静脉注射舒芬太尼总量达 250μg。08：48 时完成气管插管，气管插管未引起血流动力学变化。气管插管后的心率稳定在 60 次 / 分以下，血压稳定在 115/68mmHg 左右。

HR	59	62	60	57	56	53	52	53
SpO_2	100	100	100	100	100	100	100	100
ABPs	113	115	114	114	116	115	116	116
ABPd	68	71	69	67	68	68	69	70
ABPm	85	87	86	85	86	85	86	87
CVPm	0	0	1	1	0	0	1	1
直肠温	-?-	-?-	-?-	-?-	-?-	-?-	-?-	-?-
鼻咽温	-?-	-?-	-?-	-?-	-?-	-?-	-?-	-?-
07/18	8:46	8:47	8:48	8:49	8:50	8:51	8:52	8:53

图 6.20 患者在气管插管前后的血流动力学参数

以上所介绍的两例患者，以及第二章第一节中的图 2.1 ～图 2.3 所介绍的病例，分别为接受麻醉前用药后在麻醉诱导前进入睡眠状态；接受麻醉前用药后在麻醉诱导前仍然处于清醒状态；以及未给麻醉前用药，在麻醉诱导前处于紧张状态的患者，这三例患者可能代表了目前在麻醉诱导前患者最常出现的三种不同的精神和循环状态。从这三例患者在麻醉诱导前的血流动力学的参数来看，三者之间有明显的差异。这种差别并不仅仅是这三例患者的血流动力学参数之间的不同，而是代表了目前在麻醉诱导前患者所表现出的各种血流动力学状况，因而具有普遍性。由于患者在麻醉诱导前的血流动力学参数有较大的差异，因而在麻醉诱导的过程中血流动力学的变化轨迹就略显不同。但是，由于这三位患者在气管插管前都给予了目前临床上认为的“超大剂量的舒芬太尼”，因而在气管插管中、气管插管后、手术切皮、劈开胸骨等时段的血流动力学的变化却明显地表现出相同的趋向性。病例一和病例二的患者在麻醉诱导前因为紧张，以及麻醉诱导中因为药物刺激所激发的应激反应，由于在气管插管前都接受了大剂量的舒芬太尼，因而在气管插管后及在随后的手术切皮、劈开胸骨等强烈的刺激中，应激反应非但没有进一步增强，反而被逐渐得到控制。如果采取文献报道或目前常用的在麻醉诱导期、气管插管前仅给予芬太尼 3 ～ 5μg/kg 或舒芬太尼 20 ～ 50μg，在气管插管后及继后的手术操作过程中，患者的应激反应不仅不会得到控制，反而将会进一步增强。以上结果提示在麻醉诱导期给予大剂量的麻醉性镇痛药具有其他药物难以替代的优点，更是实施控制性循环所必须的措施。如果把目前阜外医院外科手术患者进入手术室前是否给予麻醉前用药，给予哪些药物，患者入手术室处于何种状态，以及诱导给药的顺序等各种因素综合起来，麻醉诱导期和气管插管后血流动力学变化的规律大抵如图 6.21 所示（肌肉松弛药为罗库溴铵）。

蓝线上的虚线表示：如在此点（6 点）处气管插管，无麻醉前用药的患者气管插管后心率有可能增快至 100 次 / 分，甚至更快，收缩压有可能升高至 170mmHg，甚至更高。如果在气管插管前仅给予芬太尼 3 ～ 5μg/kg 或舒芬太尼 20 ～ 50μg，将会出现心率和血压的上述变化，而且这种变化目前在临床上并非少见。黑线上的虚线表示：如果在此点（6 点）处气管插管，有麻醉前用药入手术室后处于镇静状态的患者气管插管后的心率有可能增快至 90 次 / 分，收缩压有可能升高≥ 150mmHg。如果在气管插管前仅给予芬太尼 3 ～ 5μg/kg 或舒芬太尼 20 ～ 50μg，同样会出现心率和血压的上述变化。图标上虽然没有标出红线组的患者如果在 5、6 点处气管插管，血压和心率将会如何变化，但

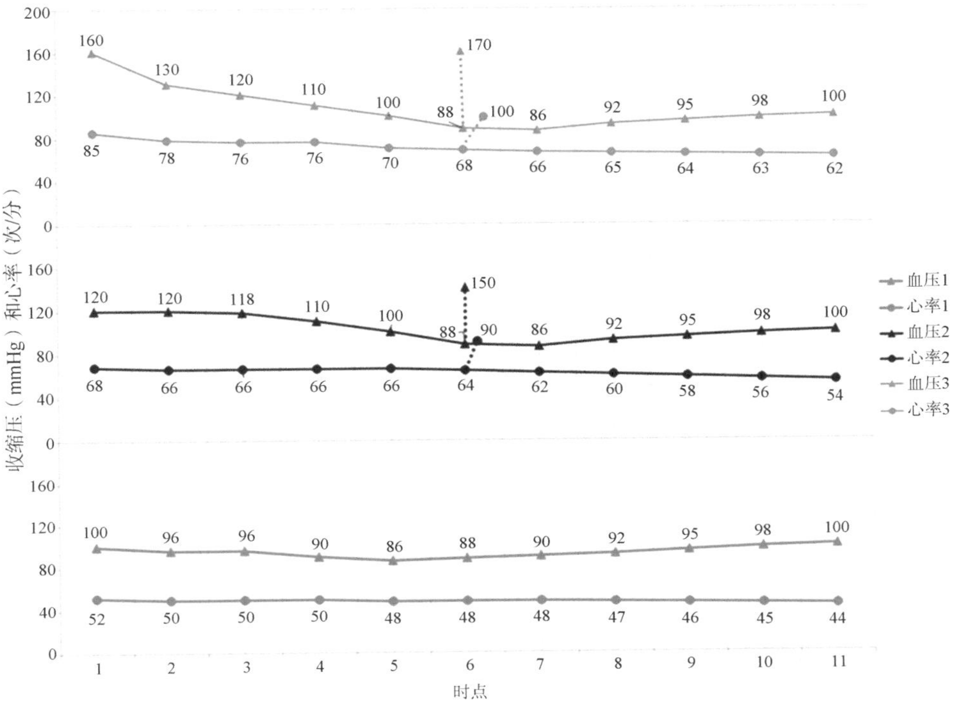

图 6.21 患者是否接受麻醉前用药及麻醉诱导前、麻醉诱导中、气管插管后的心率和血压变化的示意图

红色代表有麻醉前用药的患者入室嗜睡（睡眠）组；蓝色代表无麻醉前用药组；黑色代表有麻醉前用药的患者入室安静组

收缩压以“△”表示；心率以“●”表示

坐标图的纵轴表示收缩压和心率的数值，横轴表示时点：1. 表示患者入手术室后、麻醉诱导前；2. 表示静脉注射镇静药或安定药后；3. 表示静脉注射少量舒芬太尼（15 ～ 20μg）后；4. 表示静脉注射肌肉松弛药后；5. 表示静脉注射舒芬太尼（总量约为 100μg）后；6. 表示停止给药，观察期；7. 表示继续观察期；8. 表示再次静脉注射舒芬太尼；9. 表示继续静脉注射舒芬太尼（总量 200 ～ 300μg）；10. 表示气管插管；11. 表示气管插管后

也毫无疑问会出现心率增快、血压升高，只不过变化的程度没有上述两组明显而已。如果术前未给予麻醉前用药，或者麻醉前用药未达到上述所讨论的三个目的，患者进入手术室后血流动力学不会出现红线组的那种情况。目前的临床麻醉上，在 6 点处施行气管插管可能是普遍现象。虽然在气管插管前，患者的心率会有所减慢，血压也有所降低，但是由于此时的麻醉深度不够，镇痛药物注入较少，在此时进行气管插管必然会引发较为剧烈的应激反应。而应激反应通常为心肌缺血、肺动脉高压等患者发生恶性心血管事件的主要诱因，这在本书中多次提及，因此，应该避免在 6 点处行气管插管。科学的麻醉诱导给药程

序和气管插管的时机选择应该是：患者的神志消失后，如果在静脉注射肌肉松弛药后发生了血压下降（一次静脉注射大剂量的顺阿曲库铵、维库溴铵或哌库溴铵常可见到血压下降的现象），不管伴有或不伴有心率减慢，此时都不应该施行气管插管，而是暂停注射药物、观察血流动力学的变化。正如上面所介绍的患者那样，停止药物注射后，患者的血压可缓慢回升，此时再继续给予麻醉性镇痛药，血压不仅不会下降，反而可能继续回升。待血压和心率稳定，无明显波动后再停止给药。停止给药后再观察一定时间（数十秒至 1 分钟），如果在观察期间患者的心率和血压不再波动，然后再行气管插管。如此在气管插管后，患者才不会出现明显的应激反应，血流动力学才能够得以保持稳定。

2019 年 5 月 9 日，我和同事共同管理的一位冠状动脉旁路移植术的患者，麻醉诱导前后的血流动力学变化不仅说明了应用大剂量的麻醉性镇痛药诱导对血流动力学的稳定作用，同样也证明了图 6.21 所表示的麻醉诱导期间血流动力学的变化，具有一定的代表性。病例如下所述。

患者，男性，52 岁，67kg，因患有冠状动脉三支病变在体外循环下施行冠状动脉旁路移植术。术前患者心功能良好，病房记录的心率为 68 次 / 分，血压为 137/77mmHg。手术当日 07：00 左右患者口服咪达唑仑 7.5mg，进入手术室后呈嗜睡状态。下列各图为患者在麻醉诱导前后的血流动力学。

图 6.22 中可见，患者在麻醉诱导前的心率 75 次 / 分，血压 150/79mmHg，心率快于患者在病房时的心率（75 次 / 分 vs 68 次 / 分），血压也高于在病房时的血压（150/79mmHg vs 137/77mmHg），说明患者的神志虽然受到了一定的抑制(麻醉诱导前患者处于嗜睡状态),但是循环仍然有一定程度的应激反应。

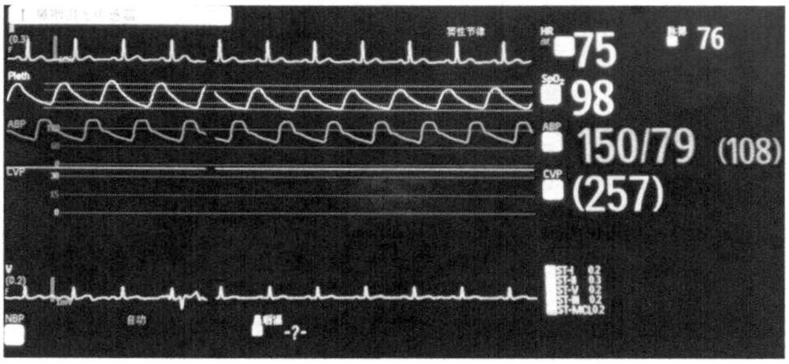

图 6.22　患者在麻醉诱导前的血流动力学参数

图 6.23 中可见，患者在气管插管后的心率 50 次 / 分、血压 115/60mmHg。心率和血压的水平不仅分别低于患者在麻醉诱导前的水平，而且也低于患者在病房时的水平。气管插管后的血流动力学变化提示麻醉诱导不仅抑制了患者在气管插管时的应激反应，而且也提示麻醉诱导后减少了患者的心脏作功，患者的

氧耗量也同样较前下降，这样更有利于患者的功能储备。

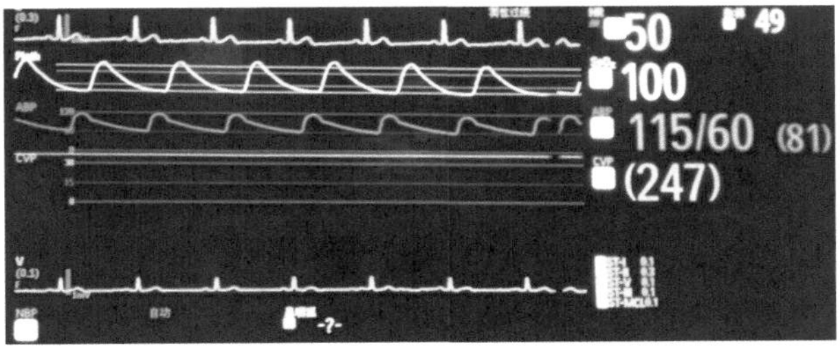

图 6.23　患者在气管插管后的血流动力学参数

图 6.24 中可见，患者在气管插管后的 6 分钟心率 48 次 / 分、血压 110/57mmHg，说明气管插管后患者的血流动力学非常稳定，同样也提示麻醉诱导抑制了患者在气管插管时的应激反应。

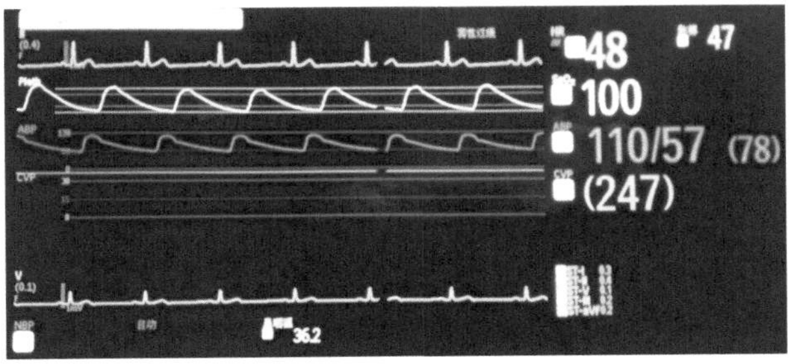

图 6.24　患者在气管插管后的 6 分钟血流动力学参数

图 6.22 ～图 6.24 所显示的是在术前仅接受了镇静药，进入手术室后呈嗜睡状态的患者在麻醉诱导前后的血流动力学变化。下面的各图所显示的是无麻醉前用药的患者进入手术室后、麻醉诱导前后的血流动力学变化。

患者，男性，50 岁，62kg，因患有二尖瓣关闭不全，大量反流，以及三尖瓣关闭不全，大量反流，于 2019 年 5 月 13 日在体外循环下行二尖瓣成形术和三尖瓣成形术。术前患者有高血压病史，血压最高时为 200/100mmHg，长期服用氨氯地平，血压维持在 130/70mmHg 左右。患者入院后的心率为 79 次 / 分左右，血压为 120/70mmHg 左右。超声心动图检查见左心室舒张期末内径为 61mm、LVEF 为 47%。入院后每日服用氨氯地平、美托洛尔缓释片和胺碘酮。

患者进入手术室后对环境颇有新鲜感、四处张望。下图是患者在麻醉诱导前的心率和桡动脉压。

图 6.25 中可见，与在病房时相比，患者进入手术室后心率有所增快，但

是增快的幅度不大（较在病房时增快了 7 次 / 分左右），而血压升高则非常明显，与在病房时相比，收缩压升高了 50%。此例患者在麻醉诱导前的血流动力学参数是该类患者在麻醉诱导前的典型表现，即术前有高血压病史，仍然在服用抗高血压药物的患者，如果未给予麻醉前用药，患者进入手术室后血压要明显升高，而心率的增快却不一定很明显。

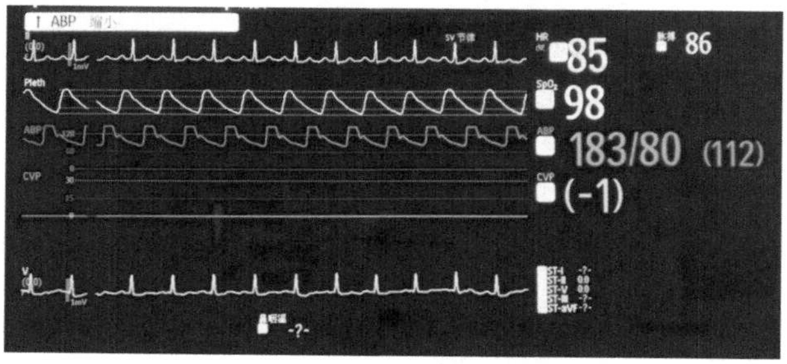

图 6.25　患者在麻醉诱导前的心率和血压

图 6.26 中可见，患者在气管插管后的心率较麻醉诱导前减慢了 11 次 / 分左右，而血压则降低了约 25%（收缩压降低了近 60mmHg）。

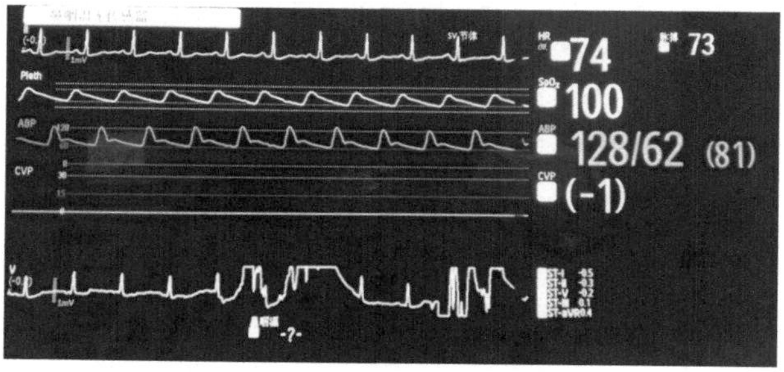

图 6.26　患者麻醉诱导气管插管后的心率和血压

患者在气管插管前依次静脉注射了哌库溴铵 8mg、依托咪酯 10mg、舒芬太尼 200μg、依托咪酯 10mg、舒芬太尼 100μg、咪达唑仑 5mg。从麻醉诱导所给予的药物来看，虽然患者术前的 EF 仅为 47%，左心室扩大，但是对麻醉药物仍然有很好的耐受性。该例患者麻醉诱导的过程也再次说明，那种把麻醉诱导期间血压下降的原因归咎为麻醉性镇痛药的观点是难以成立的。由于患者术前有大量的二尖瓣反流，所测得的 EF 与实际水平相比要偏高，术前 EF 47% 已提示患者的心功能明显受损。而从患者在麻醉诱导期间对药物的耐受性，以及血流动力学的变化来分析，那种把血压下降归咎为心功能不好的观点在某种程度上不能不说是为自己来开脱责任的。

图 6.27 中可见，随着时间的推移，患者的心率逐渐减慢、血压也逐渐降低，然后稳定在了图中所显示的水平。患者在手术切皮后心率为 62 次 / 分、血压为 115/64mmHg。中心静脉血的血气分析结果：pH7.40，静脉血二氧化碳分压（PvO_2）46mmHg，静脉血氧饱和度（$PvSO_2$）78%，血糖浓度 5.76mmol/L（患者术前患有 2 型糖尿病，长期服用降糖药物格列本脲），血乳酸浓度 0.7mmol/L。从血气分析的结果看，患者氧的供需平衡维持良好，内环境稳定，手术未激发患者的应激反应。而且随着患者体温的下降（手术室的环境温度设置在 19℃，变温水箱的水温设置在 22℃，给患者进行体表降温。手术开始，患者的鼻咽温度已经降低至 35.3℃，膀胱温度降低至 36.0℃），患者的氧耗量也在下降，心脏的作功也在减少。

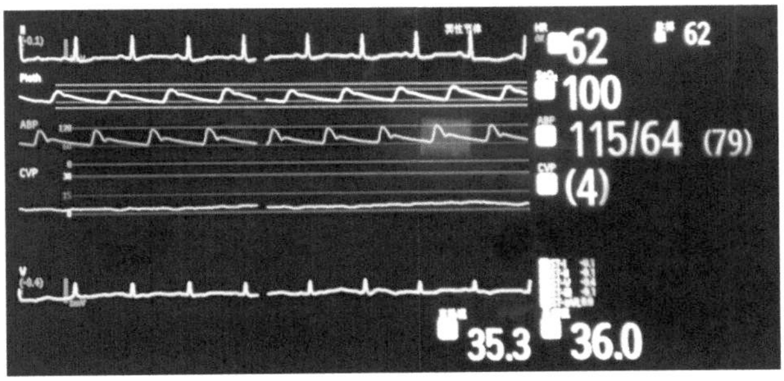

图 6.27 患者手术开始后的心率和血压

2019 年 4 月，我在和麻醉科的其他同事一同管理冠状动脉旁路移植术的麻醉时，麻醉诱导中静脉注射了舒芬太尼 300μg。患者为 51 岁男性，术前心功能良好，没有明显的特殊情况。麻醉诱导前患者的桡动脉收缩压 140mmHg，心率 73 次 / 分。麻醉诱导的给药顺序：哌库溴铵 8mg、舒芬太尼 20μg、依托咪酯 10mg、舒芬太尼 280μg、依托咪酯 10mg（麻醉前用药为咪达唑仑 15mg 口服，吗啡 10mg 肌内注射）。气管插管前患者的收缩压 94mmHg、心率 58 次 / 分；气管插管后收缩压 96mmHg、心率 56 次 / 分；手术开始后收缩压 95mmHg、心率 56 次 / 分。当我和进修的同事谈论到某种诱导时，她告诉我说：“如果是在她们那儿，这位患者气管插管后的收缩压肯定要在 160mmHg 以上，心率也要快于 100 次 / 分。”

患者进入手术室后，血压的高低和心率的快慢除取决于术前的基础疾病和药物治疗外，正如本书中多处提到的，还与是否给予麻醉前用药，以及麻醉前用药中有何种药物有关。冠心病患者由于术前长期服用 β 受体阻滞药和（或）钙通道阻滞药等心血管药物，进入手术室前如果能使患者得到适当的镇静，入手术室后即使在清醒的状态下，心率通常也不会超过70次/分，但是患者的血压可能会高于住院期间在病房所测得的水平。如果所给予的麻醉前用药能够使患者入手术室后呈嗜睡或进入睡眠状态，并在麻醉前用药中给予了适量的β受体阻滞药和（或）钙通道阻滞药，则患者的血压和心率在麻醉诱导前通常会明显低于术前。患者入手术室后的这一血压和心率的水平可以作为在正常体温下的麻醉管理的参考标准。如果患者无麻醉前用药，进入手术室紧张、焦虑，甚至处于恐惧状态，血压和心率水平则要明显高于在病房中的水平，此时的心率通常会快于70次/分，甚至可能会超过90次/分，收缩压可高于150mmHg甚至可高达200mmHg左右。此时的血流动力学参数对于麻醉诱导和术中的管理则无任何参考价值，绝对不能把这样的数值看作为血压和心率的基础值。正如图6.19蓝线组的患者，入手术室后的心率和血压，尤其是血压，对麻醉诱导和术中的管理即无任何参考价值了。

前已提及，目前临床上，麻醉诱导给药的顺序基本上都是首先静脉注射镇静药或安定药，由于这些药物的作用起效快，患者的神志可迅速消失。下述三类患者在神志消失后，血压和心率的变化则与下列因素有关。

1. 神志消失前精神紧张、焦虑，甚至处于恐惧状态的患者

（1）进入手术室紧张、焦虑，甚至处于恐惧状态的患者，心率必然增快，血压也必然升高，这对冠心病和主动脉根部瘤的患者是非常危险的。紧张、焦虑引起的心率变化中，瓣膜性心脏病患者心率增快的程度要强于冠心病和主动脉根部瘤患者。而在心脏瓣膜性病变中，二尖瓣狭窄患者的心率增快程度要高于二尖瓣关闭不全的患者，但主动脉瓣关闭不全患者的心率增快的程度却要较主动脉瓣狭窄的患者明显。特别需要注意的是，二尖瓣狭窄的患者，尤其是合并房颤心律的患者，在心率（心室率）明显增快的同时，血压却不一定会升高，有些患者的血压反而会下降，其原因已经多次讨论。对于入手术室后心率和血压升高的患者，其血压升高和心率增快的幅度决定于下述因素。

1）患者紧张、焦虑的程度：紧张、焦虑越重，患者的血压就越高，心率就越快。

2）患者本身的疾病：一般情况下，冠心病、主动脉根部瘤的患者血压升高的程度要明显高于瓣膜性心脏病患者，而心率增快的幅度却要低于瓣膜性心脏病患者。在心脏瓣膜性病变中，主动脉瓣病变的患者的血压升高的幅度要高于二尖瓣病变的患者，而心率增快的程度要轻于二尖瓣病变的患者。对于同一瓣膜不同的病变而言，二尖瓣关闭不全的患者血压升高的幅度要高于二尖瓣狭窄的患者，但是心率增快的幅度却没有二尖瓣狭窄的患者那么明显。对于主动脉瓣病变的患者来说，主动脉瓣狭窄的患者的血压升高的幅度会高于主动脉瓣关闭不全的患者，但是心率的增快的程度却不如主动脉关闭不全的患者明显。合并肺动脉高压的成年期先天性心脏病患者，由于平时的心率就较快，在紧张、焦虑的情况下，心率的增快可能并不太明显。但是，即使在心率增快和血压升高都不明显的情况下，肺动脉压力也可以明显升高，只是在没有肺动脉导管监测的情况下，临床上难以观察到肺动脉压力的变化。对于梗阻性肥厚型心肌病的患者，麻醉诱导前的紧张、焦虑可引起心率增快，但却不一定会使血压升高。因为紧张、焦虑可增强梗阻性肥厚型心肌病患者的心肌收缩力，而心肌收缩力增强却可加重左心室流出道的梗阻，这不仅可导致左心室排血困难，而且也明显减少了左心室的充盈。因此，心率增快对梗阻性肥厚型心肌病的患者来说，血压不仅可能不会升高，反而可能会下降，严重者甚至发生恶性心血管事件，如心搏骤停或室颤。

3）既往有无高血压病史：有高血压病史者，血压升高的幅度要大，这多见于冠心病和主动脉根部瘤的患者。这些患者由于血压的明显升高，心率的增快可能就会不太明显。

4）术前是否合并高血压：合并高血压的患者其血压的升高更为明显，有时收缩压可上升至200mmHg以上，这对于冠心病和主动脉根部瘤的患者是非常危险的。同样由于血压的升高，心率增快并不明显，有时可能会有所减慢。如果发生了因为紧张、焦虑而引起的恶性心血管事件，如动脉瘤破裂、急性心肌梗死等，心率和血压的变化就另当别论了。

5）心功能：心功能好的患者的心率可以增快、血压可以升高。但是，由于心率增快和血压升高的程度受多种因素的影响，如患者所患疾病的不同，血压和心率的变化就有明显的差异。有的患者血压升高的幅度明显，而心率的增快却不太明显。而有些疾病的患者心率的增快很明显，而血压的升高幅度却不太明显。因此，心功能好的患者，不仅心率和血压的变化两者之间无明确的相互关系，而且也无一定的规律可循。而心功能差的患者，虽然心率必然会增快，但是在心率增快的同时，血压不仅不会明显升高，反而多是血压下降。

（2）患者的神志消失后，血压下降的程度与麻醉诱导前血压升高的幅度相关，即在神志消失前由于紧张、焦虑导致血压升高的幅度越高，神志消失后血压降低的幅度就越大。但是，由于紧张、焦虑引起的心率增快，在患者的神志消失后并不一定随着血压的下降而减慢，或者是心率有所减慢，但是减慢的程度并不如血压下降得那么明显。对于术前有高血压病史或合并有高血压的患者，神志消失后血压有可能会下降到低于平时的水平。如果是由于紧张、焦虑引起了心率或心室率增快，在心率增快的同时血压不升反而下降的患者，在神志消失后有可能会发生较为严重的低血压。二尖瓣狭窄的患者就容易出现这种情况，尤其是合并房颤心律的患者。如果在麻醉诱导前出现了心率增快的同时，血压不升反而下降的情况，将对继后的麻醉诱导带来极大的困难（处理措施详见第十一章第二节）。一般情况下，静脉注射镇静药或安定药使患者神志消失后，瓣膜性心脏病患者的血压下降的程度可能要强于冠心病患者，而心率减慢的幅度不仅没有冠心病患者明显，甚至有些患者的心率并不下降。梗阻性肥厚型心肌病的患者在神志消失后，心率多会减慢，而血压在心率减慢的同时，却并不一定会下降。对于合并肺动脉高压的成年期先天性心脏病患者，神志消失后，心率和血压的下降可能并不明显。但是，如果术前为房颤心律的患者，神志消失后，心室率却有可能增快，血压也可能会下降。不管合并肺动脉高压的成年期先天性心脏病患者术前是窦性心律还是房颤心律，在神志消失后，肺动脉压力的下降都不会明显。

（3）患者的神志消失后，心率的变化较为复杂。冠心病和主动脉根部瘤的患者的心率在血压下降的同时可有所减慢。心率减慢的程度除与年龄有关外（年龄越大的患者，心率减慢的幅度就越大），也与患者术前的心功能状态密切相关。术前心功能好的患者，心率下降可能较为明显，而心功能差的患者，心率减慢就可能不太明显。由于冠心病患者术前多经过β受体阻滞药和（或）钙通道阻滞药的治疗，心率减慢的幅度一般都较为明显，心率减慢的程度将会强于动脉瘤患者。心脏瓣膜关闭不全的患者，心率虽然可能会有所减慢，但是减慢的次数并不明显，而二尖瓣狭窄的患者，神志消失后心率不仅不会减慢，反而可能会增快，尤其是房颤心律的患者，心室率甚至可快至130～150次/分，在心室率增快的同时，血压也通常进行性下降（处理措施详见第十一章第二节）。需要特别注意的是，如果主动脉瓣狭窄的患者在神志消失后心率增快，须警惕可能会出现恶性循环事件（预防和处理措施详见第十一章第二节）。所幸的是，主动脉瓣狭窄的患者在神志消失后，心率增快的现象并不多见。梗阻性肥厚型心肌病的患者如果心率在神志消失后仍不减慢，只要血压维持良好，并不影响继后的麻醉诱导。如果出现了低血压，可能需要给予α受体兴奋药提升血压，血压升高后，心率可自行下降。合并肺动脉高压的成年期先天性心脏病患者在神志消失后，心率的下降也可能不太明显。

目前常用的麻醉诱导药为丙泊酚、依托咪酯和咪达唑仑，由于咪达唑仑的起效慢于丙泊酚和依托咪酯，故丙泊酚和依托咪酯是临床上最为常用的麻醉诱导药。上述在神志消失前、精神紧张、焦虑甚至处于恐惧状态的患者，在给予丙泊酚后，心率和血压可有较为明显的变化，尤其是血压的下降更为明显，这是目前在综合麻醉的麻醉诱导期血压下降的主要原因。如果使用依托咪酯诱导，血压的变化要轻些。如果是给予咪达唑仑，由于起效缓慢，血压和心率可能都不会有明显的变化。

2. 神志消失前精神不紧张，入手术室后安静、放松的患者 几乎所有的外科手术患者，表面看来似乎不紧张，较为镇静、放松的患者，进入手术室后，即使心率增快不明显，但血压仍然比在病房所测得的数值有所升高，甚至有些患者血压升高的幅度较大。而心血管外科手术的患者，更是由于担心手术风险的心理负担等各方面的因素，心率和血压的变化远较其他外科手术的患者明显。心率和血压变化的幅度则与下列的因素有关。

（1）患者平时的血压水平及有无高血压病史：冠心病、主动脉根部瘤、主动脉瓣狭窄的患者，如果既往有高血压病史或平时的血压偏高，入手术室后心率的增快可能不太明显，但是血压仍有较大幅度的升高，有些患者的收缩压可高达170～180mmHg，舒张压可升高至90mmHg以上。如果不伴有心率增快（心率≤70次/分），如此高的血压虽然对冠心病患者和主动脉瓣狭窄的患者不一定会构成威胁，但是对主动脉根部瘤的患者却是非常危险的。如果患者术前接受过钙通道阻滞药的治疗，可能收缩压升高明显，而舒张压变化不明显，其原因可能与钙通道阻滞药降低了血管的张力有关。瓣膜关闭不全的患者如果进入手术室后能够处于镇静、放松的状态，血压虽然仍可升高，但是升高的幅度不仅要低于冠心病和主动脉根部瘤的患者，而且也会低于主动脉瓣狭窄的患者。虽然心脏瓣膜关闭不全的患者进入手术室后心率和血压变化的幅度不大，但是主动脉瓣关闭不全和二尖瓣关闭不全的患者的心率和血压的变化并不尽相同，前者的血压升高的幅度可能要强于后者，而心率增快的程度却没有后者明显。梗阻性肥厚型心肌病患者即使进入手术室能够处于镇静和放松状态，血压仍会比在病房的水平明显升高，心率虽然仍会增快，但是增快的幅度并不明显。

以二尖瓣狭窄为主要病变的患者，如果心率在术前控制的不满意，该类患者入手术室后即使不紧张、放松，心率也会明显增快，心率＞100次/分者很常见。如果患者在术前为窦性心律，进入手术室后心率≤120次/分，患者的血压虽然可能会有所升高，但是升高的幅度很小。如果患者的心率＞120次/分，多数情况下患者的血压不仅不升，反而可能会低于在病房时的水平。如果二尖瓣狭窄的患者，术前在病房的心率能够控制在80次/分以内，进入手术室后心率虽然也会增快，但是增快的幅度没有前者（心率控制不满意者）明显，而血压却可能较在病房的水平有明显的升高。进入手术室后心率增快最为明显的是术前心率较难控制的房颤患者。这类患者进入手术室后，即使不紧张，处于放松的状态，心室率也会明显增快。如果患者的心室率≤100次/分，血压的变化可能不太明显，一旦患者的心室率＞120次/分，正如上述所讨论的那样，血压不仅不会升高，反而会比在病房的水平有明显的下降。因此，应特别注意术前为房颤心律的患者，进入手术室后心率（心室率）的变化。如果患者在麻醉诱导前的心率（心室率）> 120 次 / 分，则应该采取降低心室率（具体措施详见第六章）的措施，待患者的心室率降低至 100 次 / 分以内后，再进行麻醉诱导。

瓣膜性心脏病变的患者术前很少有人会合并高血压，这可能与他们自身的疾病有关。即使既往有高血压病史、术前为窦性心律的患者，只要进入手术室后能处于镇静和放松的状态，与在病房时相比，血压升高的幅度也不会明显，但是患者的心率却可能会有一定幅度的增快。

梗阻性肥厚型心肌病的患者在术前准备方面与冠心病患者有很多的相似之处，这类患者进入手术室后，即使处于镇静和放松状态，心率也会有所增快，血压也会有所升高，但是心率和血压的变化幅度却没有冠心病患者明显，尤其是血压升高的幅度远不如冠心病患者那么明显。

成年期先天性心脏病患者进入手术室如果能够处于镇静和放松状态，患者的心率和血压虽然可能会比在病房有所变化，但是心率增快的幅度不大，血压也不会明显地升高。

（2）患者的心功能和体质的强弱：如果术前的心功能和身体素质良好，即术前的临床症状不太明显，活动量也无明显下降的患者，进入手术室后即使心率增快不明显，血压也会升高。如果患者的心率增快，则血压升高的幅度就会较大，这多见于冠心病、主动脉根部瘤、部分二尖瓣脱垂、主动脉瓣病变的患者。如果患者的心功能低下、体质较弱，进入手术室后血压则可能无明显变化，但是患者的心率却可能会有所增快，这多见于心脏病史较长、左心室扩大和年龄较轻的患者。术前合并有肺循环高压的患者，进入手术室后如果肺动脉压力无明显变化，心率和血压则无变化。但是由于肺动脉压力的变化难以观察，只能从心率和血压的变化上来推测肺动脉压力的变化，因此，如果患者进入手术室后出现心率增快和血压升高，则说明患者的肺动脉压力也会升高。从另一角度来看，患者进入手术室后，如果出现了肺动脉压力的升高，心率和血压的变化趋势则可能为：在心率增快的同时，有些患者的体循环压力升高；另有些患者在心率增快的同时，体循环压力不但不会升高，反而可能会下降。上述在肺动脉压力升高的同时，心率和血压不同的变化的原因可能为：①心功能好的患者，虽然进入手术室后处于镇静和放松的状态下，但是心理上仍然会有一定的紧张，这种精神状态也会促发患者轻度的应激反应，因而可以出现体循环的压力上升，心率同时也会增快的现象。②心功能受损的患者，在肺动脉压力升高的同时，则体循环的压力变化不大，但是心率却可能明显增快。如果患者的右心功能严重受损，甚至可出现体循环的压力下降和心率减慢的现象。其原因是由于在肺动脉压力升高的同时，右心的负荷明显加重，甚至可能出现了右心衰减的缘故。这种情况多见于成年期先天性心脏病合并肺动脉高压，尤其是右心功能明显减退的患者。因此，在肺动脉压力升高的同时，心率和体循环压力的变化，尤其是体循环压力的变化是评估右心功能的重要指标。

（3）神志消失后，大多数患者的心率和血压均会下降，下降的程度受以下因素的影响。

1）入手术室后心率增快不明显，而血压升高较为明显的患者，在神志消失后，多数患者的血压可降低至原来在病房时的水平，而心率则可能减慢至低于在病房时的水平。即使患者的心率在减慢至低于在病房时的水平的同时，血压并无明显下降，仍然处于神志消失前的水平，但是在静脉注射肌肉松弛药（罗库溴铵除外）后，一旦肌肉松弛，患者的血压也必然会下降，这一现象基本上已经成为心血管外科手术患者血流动力学变化的规律。即使冠心病、主动脉根部瘤和主动脉瓣狭窄、梗阻性肥厚型心肌病等病变，而且心功能和体质均较好的患者在肌肉松弛后，血压也同样会出现一定程度的下降。

2）入手术室后心率增快明显，而血压升高不明显的患者，在神志消失后，虽然心率可能会减慢，但是减慢的次数并不多，而血压下降的幅度却较大。部分患者的血压可下降至低于在病房时的水平，有的患者的收缩压甚至可低于 90mmHg，这种现象多见于心功能和体质均较差，心脏病史较长的患者。风湿性心脏病患者多属于此类，尤其是术前为房颤心律的患者的血压下降的更为明显。如果患者在神志消失后，心率不减慢反而增快，则血压可能会降低至很低的水平，房颤心律的患者可以出现这种情况。如果患者的心室率增快至 130 ～ 150 次 / 分，有的患者的收缩压则可能会降低至 60 ～ 70mmHg，甚至更低的水平。神志消失后，如果血压有较为明显下降的患者，肌肉松弛后，血压一般不会再继续下降。不过，这种临床现象很难能够观察到，因为患者一旦神志消失后出现了明显的血压下降，临床上常会即刻进行处理，肌肉松弛后血压是否会继续下降也就观察不到了。

3. 神志消失前处于嗜睡或睡眠状态的患者 该类患者入手术室后的心率和血压，以及在整个麻醉诱导期的变化如同图 6.21 红线组。冠心病患者的血流动力学参数的变化则如同图 2.1 所显示的那样，心率和血压均会低于在病房时的水平。由于患者已经处于嗜睡或睡眠状态，麻醉诱导仅需要少量的镇静或安定药（如依托咪酯的用量 5 ～ 10mg 即可。依托咪酯 5 ～ 10mg 的用量一般仅可使患者神志消失）即可使患者神志消失，因此，该类患者在神志消失后的心率和血压的变化反而不会明显。

静脉注射镇静药或安定药使患者神志消失后，目前的诱导顺序多是接着给予肌肉松弛药。如果肌肉松弛药选择罗库溴铵，静脉注射罗库溴铵所引起的疼痛，将会明显升高患者的血压，并增快心率，其心率和血压的变化就如同在图 6.19 和图 6.20 所显示的那样。罗库溴铵是否会引起血压升高和心率增快，以及血压升高和心率增快的程度则决定于患者意识抑制的深浅，以及在注射罗库溴铵前是否给予了麻醉性镇痛药。如果患者的意识抑制较深，而且事先静脉注射了麻醉性镇痛药，则血压升高和心率增快的反应就较轻，反之，静脉注射罗库溴铵后，收缩压可升高至 150mmHg 以上，有些患者的收缩压甚至可达 200mmHg 左右，同时心率也明显增快。心率增快的程度除与上述的因素有关外，也与患者所患的疾病密切相关。例如，二尖瓣狭窄的患者，心率可增快至 100 次 / 分以上，房颤心律的患者，心室率有时可达 130 ～ 150 次 / 分。而实际在临床上，由于目前麻醉诱导所给的丙泊酚或依托咪酯不可能达到较深的麻醉深度，静脉注射罗库溴铵前是否给予了麻醉性镇痛药则是预防罗库溴铵诱发的循环应激反应的最有效的措施。如果是选用其他的肌肉松弛药，血压则有可能在神志消失后已经下降的基础上再继续下降，而心率由于血压的下降，此时不仅不再减慢，反而可能会轻度增快。前已述及，由于在神志消失后出现血压明显下降的患者静脉注射肌肉松弛药前已经采取了升高血压的措施，因此，给予肌肉松弛药后血压可能再继续下降，心率反射性增快的现象就很难观察到了。

麻醉诱导进行到这一步，假如实施麻醉的医生以患者入手术室后的血压和心率，尤其是把图 6.21 蓝线组的血压和心率作为麻醉管理中的参考指标，血压的连续下降使医生可能不敢再给予麻醉性镇痛药，即使给予了麻醉性镇痛药，所给的剂量也很小，有时甚至会给予升压药物来提升血压。更有些医生在给予肌肉松弛药后看到血压下降，会立即进行气管插管。看到血压下降了一定程度，如收缩压下降至 100mmHg 左右，或血压与进入手术室后的数值相比，下降了 20% ～ 30% 后进行气管插管；不敢给予麻醉性镇痛药或仅静脉注射了小剂量的麻醉性镇痛药，如芬太尼 3 ～ 5μg/kg 或舒芬太尼 20 ～ 50μg 后进行气管插管，都必然会激发患者出现明显的应激反应。临床表现为患者血压升高，心率增快，血流动力学的反应就如同图 6.21 蓝线组或黑线组中的虚线所表示的那样。由于目前在综合麻醉中，多数患者被要求在术毕清醒，即刻气管拔管，这也可能是麻醉性镇痛药的使用剂量受到限制的原因。

麻醉诱导期间要想获得理想的血流动力学，且患者不出现明显的循环应激反应，麻醉诱导药物则应该以术前患者的情况，是否给予麻醉前用药及给予了何种药物等而异。如果患者术前已经接受过规范化的治疗，并且已经达到了满意的临床效果，而且麻醉前用药适当，患者进入手术室后的状态符合第五章第三节所介绍的相关要求，所用的药物应该使患者在麻醉诱导期间的血流动力学参数较诱导前不出现较大的波动，这就如同第二章第一节中介绍的患者那样。如果患者的术前准备不够充分，没有给予麻醉前用药或麻醉前用药没有能够达到预期的效果，麻醉诱导中所用的药物则应该使患者的心率和血压较诱导前有较大幅度的下降。至于心率应该减慢到多少，血压应该降低到多少，临床上难以确立统一的标准，而且也不应该有统一的标准。但是，血压和心率降低的幅度是否适宜，MAP 与 HR 的比值（MAP/HR）则是重要的参考指标之一，这在相关的章节中将详细讨论。

如何来避免在麻醉诱导期间发生血压下降呢？ 20 世纪 70 年代从事过临床麻醉的医生，如果用面罩实施过乙醚开放麻醉，都会有这样的亲身体会，从开始把乙醚滴在罩在患者口鼻处的面罩上，到完成气管插管这 20 ～ 30 分钟的时间段（有时需要更长的时间才能完成气管插管）里，大家都不会担心患者的血压会不会下降，要不要去测量患者的血压。因为在这段时间里，患者的血压是不会下降的，我在开始乙醚麻醉到完成气管插管的这段时间内也从未测量过患者的血压。在开放乙醚麻醉下，如果要完成气管插管，麻醉的深度必须要达到Ⅲ期 2 级以上，这种程度的麻醉深度肯定要远远深于现行全身麻醉的深度。但遗憾的是，由于乙醚麻醉早已弃之不用，这种Ⅲ期 2 级的乙醚麻醉深度已没有可能与现行的麻醉深度进行定量性的比较了。现行临床上，有很多的麻醉医生把麻醉和术中血压下降的原因之一归咎于麻醉过深，心肌受到了抑制等。如果仅以麻醉的深度而言，现行的麻醉深度能够达到这种仅凭单一的乙醚麻醉就能够顺利地完成气管插管且气管插管后也无明显的心率和血压波动的麻醉深度吗？答案肯定是否定的。那么为何在单一的乙醚麻醉下麻醉深度达到Ⅲ期 2 级以上，不用肌肉松弛药就能够顺利地完成气管插管的麻醉深度的情况下，患者的血压都不会明显下降呢？究其原因，可能为：一是由于乙醚本身的药理学特点；二是由于麻醉诱导的时间较长，使得机体有足够的时间来调节全身的血管张力以维持循环的稳定。

硫喷妥钠是在二战期间投入到临床麻醉的，与乙醚麻醉相比，硫喷妥钠在麻醉诱导中的快速作用获得了临床麻醉医生的认可。但是硫喷妥钠在临床上使用不久后就观察到，与乙醚麻醉相比，使用硫喷妥钠麻醉明显增加了伤病员的死亡率。因此，在二战期间，战伤外科将硫喷妥钠称之为“麻醉杀手”，这一故事在导师谢荣教授主编的《麻醉学》第一版中有生动的描述。与乙醚麻醉相比，硫喷妥钠麻醉增加伤病员死亡率的原因可能为：一是硫喷妥钠本身的药理学作用没有乙醚麻醉安全；二是硫喷妥钠快速的麻醉作用使得机体来不及调节硫喷妥钠对循环带来的影响。因此，改变传统的麻醉快速诱导的理念（有人认为，似乎从麻醉诱导开始给药到完成气管插管，所需要的时间越短越好，这可能是某些麻醉医生喜欢超短效的肌肉松弛药的重要原因），尽量延长麻醉诱导的时间（从开始静脉注射麻醉诱导药物到完成气管插管的这段时间），对稳定麻醉诱导期间的血流动力学是非常重要的。一般情况下，年龄越大、体质越弱、活动量越小、心功能越差的患者，注药速度应越慢，麻醉诱导时间应越长。另外，注药的速度对血压的影响也能够从静脉注射丙泊酚诱导与丙泊酚阶梯式靶控输注（TCI）诱导的对比中清晰地表现出来。静脉注射丙泊酚施行麻醉诱导几乎难以避免血压的下降，而以阶梯式增加丙泊酚 TCI 浓度进行麻醉诱导，血流动力学则较静脉注射丙泊酚麻醉诱导要平稳得多。

另一需要警惕导致麻醉诱导期间血流动力学变化的原因，即是肌肉松弛药所引起的组胺释放。现行临床上使用的肌肉松弛药，组胺释放对循环系统的影响的轻重可以这样排队：哌库溴铵＜维库溴铵＜罗库溴铵＜顺阿曲库铵＜阿曲库铵，因此，对有过敏史或过敏体质、高气道反应的患者，肌肉松弛药应该选用哌库溴铵，尤其是在麻醉诱导期。肌肉松弛药释放的组胺不仅可以影响到血流动力学的稳定，更会明显地增高气道压。但是肌肉松弛药释放组胺导致血压降低的同时，心率增快的反应却不太明显。

麻醉诱导期血压下降的原因如前述的那样，并非由于麻醉过深或心肌收缩力受到抑制所致，而主要是因为血管扩张的结果，因此，麻醉诱导药物的选择对稳定麻醉诱导期间的血流动力学就显得非常重要。从另一角度分析，如何认识麻醉诱导中的血压下降不但是一个技术性的问题，更是一个观念性的问题。对于没有给予患者麻醉前用药或麻醉前用药不当，未达到麻醉前用药的目的，麻醉诱导中患者的心率则应该减慢，血压则应该下降。那种把术前患者的血压作为麻醉管理的基础值的传统观念对保证患者术中的安全及术后的康复是不利的，这在书中已经反复讨论。从稳定麻醉诱导中患者的血流动力学的角度考虑，对于目前临床上最常用于麻醉诱导的丙泊酚和依托咪酯的选择则显得颇为重要。丙泊酚由于有较强的血管扩张作用，用于麻醉诱导难以避免血压的下降，而依托咪酯可能有轻微的 α 兴奋作用，因此，用于麻醉诱导对血压的影响较轻，一般情况下很少会出现明显的血压下降。有的医生认为，丙泊酚诱导虽然可以导致血压下降，但是气管插管时的血压上升却可以对抗丙泊酚引起的血压下降，这种观点虽然是不科学的，但是却代表了某些麻醉医生的看法，也可能是丙泊酚诱导虽然可导致血压下降，但是在综合麻醉中仍然广泛应用的原因。静脉注射丙泊酚可以导致血压下降，血压下降的本身就可以激发机体的应激反应，而气管插管时的反射性血压升高，则又进一步加重了应激反应。那种丙泊酚诱导虽然可以导致血压下降，但是气管插管时的血压上升却可以对抗丙泊酚引起的血压下降的观点，就如同一个人的左脸挨了一巴掌，接着右脸也挨了一巴掌，最终却被认为没有挨巴掌一样，显然是非常可笑的。至于有些医生认为，静脉注射依托咪酯进行麻醉诱导，虽然血压下降不明显，但是在气管插管时血压却可明显上升，同样对患者是不利的。实际在临床上，有很多措施可以避免应用依托咪酯进行麻醉诱导在气管插管时的反射性血压升高，如上述所介绍的，在气管插管前给予较大量的麻醉性镇痛药。另外，气管插管前对喉部进行表面麻醉，静脉注射利多卡因或给予β受体阻滞药、钙通道阻滞药等措施，也可预防气管插管时的高循环动力性反应。从另一角度说，缺血性心脏病、高龄老人和危重患者难以耐受麻醉诱导中的血压降低或升高的剧烈波动，因此，丙泊酚不适合上述患者的麻醉诱导。例如，心脏移植和LVAD的患者，如果在麻醉诱导期发生了血压下降，患者很有可能就失去了救治的机会，因为这些患者一旦血压明显下降，任何提升血压的药物都有可能会无济于事。因此，静脉注射丙泊酚进行麻醉诱导对血流动力学的干扰不适合于心血管病患者，这是阜外医院麻醉科不用丙泊酚诱导的主要原因。应用依托咪酯诱导，在气管插管时血压明显升高的主要原因可能是由于麻醉性镇痛药的用量不够。另外，药物在尚未充分发挥作用前，如果就急于气管插管也是血压升高的重要原因。

鉴于临床常用的镇静药、安定药和芬太尼类药物对血管张力影响的差异，危重和高龄患者在麻醉诱导时，镇静药或安定药的用量应该仅使患者的神志消失即可。由于芬太尼类药物也可透过血脑屏障，增强镇静药或安定药对中枢的抑制作用，在大剂量应用的情况下，不必担心麻醉诱导期会出现知晓。麻醉诱导期如果仅给予使患者神志消失剂量的镇痛药或安定药，而主要以大剂量的芬太尼类药物进行麻醉诱导，血流动力学较为平稳，这已经是众所周知的不争事实，不仅可见于大量的文献报道中，在本书的诸多章节中也反复提及。另外，从芬太尼问世后，此类药物立即成为心血管麻醉的主要用药，也说明了大剂量的芬太尼类药物麻醉对循环的稳定作用。

第七章
麻醉维持

几乎所有的麻醉医师都会重视麻醉诱导，即使在综合麻醉中也是如此，但是对于术中的麻醉维持，却并非都有统一的看法。下述现象不仅在综合麻醉中经常见到，就是在心血管麻醉中也时常可以见到，即高年资麻醉医生和低年资麻醉医生在共同完成麻醉诱导，气管插管后，高年资麻醉医生就离开了手术室，把之后的麻醉工作，即整个手术期间的麻醉管理都交给了低年资麻醉医生。因此可以说，麻醉学界普遍存在着一种对麻醉的维持不如对麻醉的诱导重视的现象。虽然在综合麻醉中，麻醉诱导可能是整个麻醉过程中最重要的一步，但是在心血管麻醉中，麻醉诱导仅是万里长征的第一步，而且也不是最重要的一步。况且，心血管麻醉具有多变，易于突发事件的特点，任何一点的疏忽都有可能给患者带来致命的危险，因此，心血管麻醉的维持和诱导同样重要。

心血管外科的手术可分为体外循环下的手术和非体外循环下的手术。需要在体外循环下完成的心血管外科手术，整个手术的麻醉过程可以分为 3 个阶段，即体外循环转流前的麻醉、体外循环转流中的麻醉和脱离体外循环后（即停机后）的麻醉。多数医疗中心的麻醉医生仅注重前、后两个阶段，即体外循环转流前和停机后的麻醉管理，不太重视，或者说不关心体外循环转流中的麻醉，认为体外循环转流中的麻醉管理是属于体外循环医生的责任，与麻醉医生的关系不大。

第一节　麻醉维持方法的选择

目前在临床上，全身麻醉中常用的麻醉维持方法为全凭静脉麻醉、全凭吸入麻醉和静吸复合麻醉。理论上，这些全身麻醉的方法都可以用于心血管外科手术的麻醉。但是，由于受吸入麻醉的废气排放可能会危害人体健康宣传的影响，有些麻醉医生，尤其是妊娠期的医生，不愿意使用吸入麻醉。实际上，现在的麻醉机上都有废气排放装置，吸入麻醉所排放的废气不应对手术室内的空气造成污染。况且现行的吸入麻醉都是紧闭循环式，所能排出的废气应该是极其低微的。而真正对手术室内的空气能够造成污染的，应该是手术电刀，电凝对组织烧灼所释放出的废气，以及未能完全排放的环氧乙烷等消毒气体。

虽然有很多的实验室和临床研究提示，吸入麻醉和静脉麻醉都有器官保护作用，但是由于临床上影响患者转归的因素复杂，这些研究报道真正的临床价值还难以确立。由于目前临床上所用的镇静药或安定药几乎没有镇痛作用，麻醉性镇痛药的使用是必然的，因此，目前临床上的全凭静脉麻醉的代表通常是由丙泊酚和麻醉性镇痛药组成的麻醉方法。前已述及，丙泊酚有较强的血管扩张作用，因此，不管是用于麻醉诱导还是麻醉维持，与其他药物相比，都易于发生低血压，而且丙泊酚的血管扩张作用并有可能会增加液体的输入量。如果以丙泊酚为主的全凭静脉麻醉所给予的麻醉性镇痛药的用量不足以产生完善的镇痛作用（目前在临床上，很有可能多数患者的麻醉性镇痛药的用量不能满足镇痛的需要，即所给予的麻醉性镇痛药不能够提供完善的镇痛作用），则必然会激发机体的应激反应，即使在血压下降的情况下也是如此。应激反应强烈很可能会增加中枢神经系统的并发症，因为在北京大学第一医院和阜外医院合作的临床研究中观察到：心血管外科手术中，血皮质醇的浓度增高可以增加患者术后谵妄的发生概率。应激反应不仅可导致血中的应激反应物质增加，而且可诱发机体的炎症反应等，并且极有可能是术中知晓的一项促发因素。从目前大量的临床实践来看，以丙泊酚为主的全凭静脉麻醉，正性肌力药或者血管升压药的使用率也明显增加。另外，以丙泊酚为主要药物的麻醉也可能是术中、术后早期出现的血管麻痹综合征的促发因素。

以七氟烷、芬太尼或者舒芬太尼组成的静吸复合麻醉在目前心血管麻醉的临床上是倍受推崇的，也是应用最为广泛的方法。七氟烷的药理学特点在各专业书籍中都有叙述，对心肌等脏器的保护作用更有大量的研究报道。虽然七氟烷在临床麻醉中对心肌和其他脏器的保护作用仍然存在着较大的争议，但仅就目前的研究来看，对脏器的保护作用很有可能是优于丙泊酚的。以七氟烷和芬太尼类药物组成的静吸复合麻醉，不管七氟烷的吸入浓度多大，但表示吸入麻醉深度的最低肺泡有效浓度（MAC）却是缓慢上升的，即七氟烷麻醉下的麻醉深度是逐渐加深的，麻醉深度增加的速度要远慢于静脉麻醉，这也是每位麻醉医生都熟知的吸入麻醉的特点之一。七氟烷麻醉要达到明显扩张血管的麻醉深度（文献报道不一，难以定论，可能七氟烷的 MAC 要高于 1）所需要的时间要明显要长于丙泊酚麻醉，这使得机体有足够的时间来调节血管的张力，以维持血流动力学的稳定。况且以七氟烷和芬太尼类药物组成的静吸复合麻醉，在给予大剂量的芬太尼或者舒芬太尼的情况下，难以见到需要七氟烷的 MAC 大于 1 的情况。因此，在以七氟烷和芬太尼类药物组成的静吸复合麻醉下，血流动力学较为稳定。我所实施的麻醉，由于舒芬太尼所用的剂量较大（麻醉诱导期给予舒芬太尼 150 ～ 300μg；手术切皮至体外循环开始给予舒芬太尼 50 ～ 100μg；停机后至手术结束期间给予舒芬太尼 100 ～ 200μg），七氟烷的 MAC 极少有需要超过 0.7 的，一般都在 0.5 以下。由于此种静吸复合麻醉的方法对血管张力的影响可能较小，因此患者的血流动力学较为稳定。偶尔与我同台麻醉的同事观察了在此种麻醉下脑电双频谱指数（BIS）的变化，BIS 值基本上都在 40 以下，术中的很多时段 BIS 值在 30 左右。因此，大量的临床实践不得不使我质疑，BIS 值低于 40 会增加患者的死亡率的研究报道的真实性，也难以相信机械地用 BIS 值来指导临床麻醉深度的科学性。

目前在临床上，单纯的吸入麻醉应用于心血管手术极为少见。

第二节　体外循环转流前的麻醉管理

阜外医院麻醉科有一传统的临床习惯，凡是到阜外医院麻醉科进修过的同仁，不管年龄大小和进修年代的早晚都会记忆犹新，那就是麻醉给药的三步曲，即诱导用药（诱导药）、切皮用药（切皮药）和转流前用药（转前药）。诱导药即是麻醉诱导所用的药物；切皮药是手术开始前给予的麻醉药物，主要是麻醉性镇痛药；转前药是体外循环转流即将开始前给予的麻醉药物，这包括麻醉性镇痛药、镇静药和安定药。给药三步曲的初衷：诱导药很易理解，是为了完成麻醉诱导；切皮药是因为从麻醉诱导后到手术开始已经过去了半个小时甚至一个小时或者更长的时间，手术开始前必须要加深麻醉；转前药是由于体外循环开始后血药浓度将被稀释，必须在转流前给药加深麻醉。由于目前麻醉方法的变化，丙泊酚 TCI 的广泛应用，给药三步曲的理念已经明显淡化，但是在切皮前加深麻醉和补加麻醉性镇痛药仍然是很必要的，这就如同前已述及的强刺激下需要较深的麻醉和更加完善的镇痛是同一个道理。至于转流前给药，由于目前转流中都给予丙泊酚或者从体外循环机的挥发罐上吹入七氟烷（阜外医院的体外循环机上都安装有七氟烷挥发罐）维持麻醉，芬太尼或舒芬太尼有可能被体外循环装置吸附等原因，转流前给药已多无必要。

气管插管完成后到手术开始是创伤性刺激较为轻微的阶段。由于麻醉诱导期间已经给予了较大量的芬太尼类药物，在进行深静脉穿刺置管，放置导尿管及等待外科手术的这段时间，不应该再给予麻醉性镇痛药，但是可视血压的高低和心率的快慢，吸入低浓度的七氟烷。我常用的七氟烷吸入浓度为 0.5%～1.0%。如果是使用全凭静脉麻醉，此段时间也不宜给予大剂量的丙泊酚。虽然丙泊酚的血浆浓度的设置与麻醉性镇痛药的用量密切相关，但是在一般的情况下，丙泊酚的血浆浓度也不应超过 0.5μg/ml，否则，此段时间内可能会出现低血压。采用静吸复合麻醉时，手术开始前需要增大七氟烷的吸入浓度，但其 MAC 也极少有需要超过 0.7 的。如果是使用全凭静脉麻醉，手术开始前应该增加丙泊酚的用量。由于胸骨劈开是体外循环转流前最为强烈的刺激，胸骨劈开前应视血压的高低和心率的快慢来决定注射芬太尼类药物的剂量。如果使用的是舒芬太尼，一般需要给予 25 ～ 100μg。胸骨劈开后至体外循环转流这段时间，由于外科手术的刺激减轻，此阶段应该降低七氟烷的吸入浓度，一般维持 MAC 0.2 ～ 0.5 即可。如果使用的是全凭静脉麻醉，也应该降低丙泊酚的浓度。如果手术为冠状动脉旁路移植术，在游离乳内动脉时应密切注意胸骨撑开器对心脏的压迫。如果放置胸骨撑开器后循环受到了较大的影响，则需要及时提醒外科医生调整胸骨撑开器的位置，而不是用药物来维持血流动力学的稳定。心脏瓣膜手术及其他不需要游离乳内动脉，或者不需要解剖分离的手术（如二次手术时分离粘连的组织），在胸骨劈开后通常可能要静脉注射肝素抗凝（有些外科医生在手术开始即要求给予肝素，这多见于简单的先天性心脏病手术）。肝素注入后必须要密切观察血压和心率的变化，尤其是血压的变化，并要减少麻醉药物的用量，这将在肝素抗凝和拮抗的章节中进行讨论。

冠状动脉旁路移植术和主动脉瓣手术由于不需要上下腔静脉插管，因而手术不游离上下腔静脉，仅放置右心房引流管对循环的影响不大。二尖瓣和先天性心脏病手术则必须行上下腔插管，在游离上下腔静脉时可明显影响患者的血流动力学，有些患者甚至可发生严重的低血压和恶性心律失常，尤其是对大心脏、巨大右心房和房颤的患者更是如此。对于这类患者应建议外科医生调整手术顺序，在主动脉插管前不要去探查心脏，不要游离上下腔静脉。主动脉插管后，先插入一根上腔或者下腔静脉引流管转流，在体外循环转流的辅助下再游离上下腔静脉，然后再插入另一根腔静脉引流管进行全流量体外循环，如此将可避免游离上下腔静脉时对血流动力学的干扰。

多数患者在切开心包后，血流动力学可能要发生变化，表现为血压下降，心率增快或者减慢。外科医生在牵引、抬拉心包时，部分患者不仅血压可明显下降，甚至有可能出现心律失常。牵引、抬拉心包影响血流动力学的原因是因为改变了心脏的位置。此时应及时提醒术者松解心包牵引线，使心脏能够回复到原来的正常位置。

微创心血管外科可在一定程度上减轻手术创伤。在胸骨下段小切口或者胸骨上端小切口下施行主动脉瓣置换术或者冠状动脉旁路移植术时不需要胸骨完全离断，保留了胸骨的完整性，有利于术后胸骨的愈合，也可能减轻了术后的疼痛。但是，由于在小切口下手术时手术视野小，显露手术的部位较常规切口困难，因此，术者在进行手术操作时常会挤压心脏，对血流动力学的干扰可能会较常规切口明显。如果手术操作过程中发生了血压明显下降，或者是心律失常的情况，不要一味地用血管活性药物来提升血压以维持循环的稳定，而应该及时提醒术者减轻对心脏位置的干扰，必要时需要暂停手术操作，并尽快回复心脏原来的位置。

心血管疾病患者虽然术前的心功能多有减退，但是除了瓣膜性心脏病患者在术前可能服用洋地黄类药物外,其他的患者一般不需要正性肌力药物的治疗。因此，在一般的情况下，体外循环转流前不应该给予患者应用正性肌力药物，即使术前服用了洋地黄类药物的患者，在体外循环转流前的麻醉管理中也不需要正性肌力药物。阜外医院大量的临床实践表明，即使术前在正性肌力药物支持下的心脏移植术患者，麻醉诱导后，由于心脏的负荷减轻，也并非继续需要正性肌力药物的支持。我所主管的心脏移植术的麻醉，即使对静脉泵入正性肌力药物进入手术室的患者，麻醉诱导前或者在麻醉诱导后也都撤掉了所使用的正性肌力药，而且在麻醉诱导后患者的血流动力学状况要明显好于术前，这可能也是麻醉“治疗学”的体现吧。因此，心血管外科手术患者在体外循环转流前麻醉管理的原则应该是降低机体的氧耗（氧需），维持氧的供需平衡，不改变患者的血管张力（不因为麻醉而使血管张力下降），在内环境稳定的情况下，尽量去减少心脏作功。那种在体外循环转流前应该给予正性肌力药物支持循环的理念或者做法与上述的麻醉管理原则是背道而驰的。前已述及，对心脏本身而言，任何增加心脏作功的措施对心脏都是有害的。这正如一匹病马，抽打它只会加快它的死亡，而让它休息、调养，却有可能使它恢复健康。再者，很多的临床研究在评价心肌保护的措施时，通常把正性肌力药物使用的比率、使用的剂量、使用时间的长短作为重要的评价指标，因此，体外循环转流前是否使用正性肌力药物也是衡量麻醉质量的重要依据。另外，大量的临床实践已充分表明，正性肌力药物使用越广、剂量越大、品种越多的医疗单位或者是麻醉医生，所管理的患者的住院死亡率或者是术后 30 天的死亡率越高，术后长期的预后越差。

可能有的医生会提出，术前心功能较好的患者麻醉和手术中可以不给予正性肌力药物，而那些心功能较差，EF 低下的患者，不给予正性肌力药物支持，循环就难以维持。从心血管内科临床上对心功能不全的患者，特别是对 EF 低下，心功能严重减退的患者的治疗上看，最重要的措施不一定是用药物来增强患者的心肌收缩力迫使心脏增加作功，而是努力减轻心脏的负荷，这就包括休息、限制入量，必要时加强利尿等。虽然麻醉和术中对于心脏功能的维护不完全同于心内科对心功能不全的治疗，但是，轻易地给予正性肌力药物，与心内科治疗心功能不全的原则却是背道而驰的。如果在麻醉和术中轻易地给予了正性肌力药物，不仅难以起到稳定血流动力学的作用，反而是增加了心脏的负担，这包括心率增快、心肌收缩力增强和心室壁张力增加等。给予正性肌力药物的早期可能会升高血压，但必然会增快心率，药物使用时间长了，其升高血压的作用就会越来越弱，以至于到后来就看不出升高血压的效果了，反而是随着正性肌力药物剂量的加大，品种的增加（即多种正性肌力药物联合应用），对患者的伤害就会越来越明显，甚至出现恶性心血管事件。我于 2017 年 3 月曾到北京的一家医院会诊过一例肺移植患者。肺移植前因为严重的肺纤维化导致了患者的肺功能衰竭，肺脏已无气体交换功能而不得不安装体外膜氧合器支持（ECMO）来维持患者的气体交换。肺移植术中把原来维持气体交换的 ECMO 改为呼吸和循环支持的 ECMO，并在 ECMO 支持的过程中给予了大量的儿茶酚胺类药物来辅助循环。术后第 2 天在 ECMO 的支持期间，患者发生了室颤，经心脏按压、除颤后患者恢复了心搏。但是在患者的心搏恢复后却出现了胸腔出血，因而不得不开胸止血。我参与了开胸止血手术的麻醉诱导及其手术的整个过程。在开胸止血的手术过程中，逐渐停用了原来所用的全部血管活性药物，并根据患者血流动力学的变化而分别从静脉注射了小量的 β 受体阻滞药和钙通道阻滞药。给予 β 受体阻滞药和钙通道阻滞药后，患者的心率在手术中慢慢地从进入手术室时的 120 次 / 分减慢并稳定在 70 次 / 分左右，收缩压从进入手术室时的 167mmHg 缓慢地下降并维持在 120mmHg 左右，尿量满意，内环境稳定。手术结束后，与兄弟医院的同道一起把患者送回重症监护病房。患者回到 ICU 后，心率和血压非常稳定，仍然维持在手术结束时的水平。后来得知，在我刚刚离开后不久，该院的工作人员又重新恢复了正性肌力药物的治疗。时隔一天后，我又被要求到该院会诊，此时患者已经出现了明显的多脏器功能衰竭的征象，循环难以维持，最终在几天后，患者死亡。理论上，肺移植术后在 ECMO 的支持下，患者是不应该发生室颤的（阜外医院 ECMO 支持的患者，除了那些没能救治过来的患者外，在 ECMO 支持的过程中，似乎没有发生过室颤的情况），而且从患者开胸止血过程中的血流动力学的表现来看，患者术前的心功能应该是比较好的，根本不需要给予正性肌力药物，况且还有 ECMO 的支持（该例患者可能本身就不需要 ECMO 来支持循环）。因此，肺移植术后在 ECMO 支持的过程中发生的室颤，最可能的原因是由于大量使用的儿茶酚胺类药物增加了心脏的应激性，故而引发了室颤。另外，从该例患者的救治过程中也可以清楚地看到：正性肌力药物在某些医务工作者的心灵中是多么的“伟大”！可能是因为我受邀参与患者的救治，所提出的治疗建议该院的医生不好意思不予采纳，但是从心里是绝对不会接受的，不然也不会在我离开医院后，又重新恢复了正性肌力药物的治疗。虽然我在开胸止血的手术过程中，停用了原来所有的正性肌力药物，并把原来较高的血压和较快的心率恢复到符合生理学的范畴内，但是兄弟医院的医务人员并不以为然，仍然认为患者离不开正性肌力药物。可见在危重患者的救治中，青睐正性肌力药物在某些医务人员中已经达到了偏执的程度。

前已述及，麻醉导致血压下降的最主要原因并非是因为心功能受到抑制，或者是麻醉过深所致，而是所使用的麻醉药物降低了患者的血管张力。如果回顾一下近几十年来临床麻醉的发展历程，应该能够清楚地看到，丙泊酚在临床麻醉上的广泛使用，尤其是以丙泊酚为主的全凭静脉麻醉在临床上发展到主导地位后，正性肌力药物或血管升压药物的使用概率和使用量都明显地增加了。升压药物使用概率增加的原因虽然是多方面的，但最主要的原因则可能是因为丙泊酚有较强的血管扩张作用。因此，在心血管麻醉的维持期，努力避免血管张力的下降，应该是每位心血管麻醉医生必须高度关注的问题，而并非是考虑如何应用正性肌力药物或者是应用哪种正性肌力药物来维持血压。如果不认真地分析、思考麻醉维持期血压下降和血流动力学不稳定的原因，而是一味地强调应用正性肌力药物或者血管升压药物，那就不可能提高麻醉质量，患者也难以获得良好的转归。在本章的第一节关于麻醉维持方法的选择中，已经讨论了几种临床常用的麻醉方法对血管张力的影响，可以作为在麻醉的维持中所用麻醉方法的参考。

体外循环转流前的麻醉管理中如果能较好地减轻心脏的负荷（心脏负荷下降则心肌对氧的需要量就会减少）、抑制机体的应激反应、避免血管张力的下降、维持心肌和全身氧的供耗平衡，那么血流动力学就应该是稳定的（心率和血压平稳，无明显波动，未出现心律失常）。如果出现血压下降，除寻找原因外，多数情况下仅给予小量或者微量的α受体激动药以恢复血管张力即可。具体处理的原则和措施：心率＞70次/分时，静脉注射少量的去氧肾上腺素或者甲氧明；心率＜60次/分，但不低于50次/分时，静脉注射麻黄碱3～5mg；窦性心律，心率＜50次/分时，给予适量的阿托品，心率增快至60次/分以上后，血压则可以自然恢复。如果静脉注射氯化钙或者葡萄糖酸钙，也会有升高血压的作用。

体外循环转流前的麻醉维持中，对所有患者，包括心脏移植的患者，都不建议持续给予正性肌力药物，其原因有下列几点：①如果在转流前持续给予正性肌力药物，将可能影响升主动脉开放后的心脏复搏，并且可能对继后脱离体外循环造成困难。②影响体外循环转流中的血压和容量调控。③不利于停机后血流动力学的维持。④增加了患者术后对正性肌力药物的依赖。⑤可能是停机后或者术后早期发生血管麻痹综合征的促发因素。另外，从阜外医院每年一万余例的心血管外科手术，以及长期的临床实践来看，体外循环转流前也没必要给患者持续使用正性肌力药物。

右美托咪定在临床使用中引起了广泛的关注，越来越多的研究揭示右美托咪定有可能改善患者的转归，这包括右美托咪定的脏器保护、预防或者治疗心律失常及对中枢神经系统并发症的预防和治疗作用。尽管临床上对右美托咪定的上述脏器保护作用还存在疑议，但是在心血管麻醉中使用右美托咪定对患者的有益作用已经得到了临床上的重视。至于在综合麻醉中，担心右美托咪定有可能减慢心率和降低血压的顾虑，却是在心血管麻醉中所希望的作用。因为右美托咪定的这些作用可减轻心脏负荷，降低心肌氧需，有利于心肌氧的供耗平衡，这是心血管麻醉和综合麻醉在认识上的差别。况且临床常用剂量的右美托咪定 0.2 ～ 0.7μg/（kg·h）一般不会对循环造成影响，但是在麻醉维持期持续应用时应该适当地减少其他麻醉药物的用量。至于在不同的学术会议上或文献的报道中所讨论的，在低血容量的情况下，右美托咪定对循环的不利作用不应该归咎于右美托咪定，因为所有的镇静药、安定药和镇痛药在此种情况下都会对循环带来影响。临床上一旦出现严重的低血容量，首先的措施是停止麻醉，停用所有的麻醉药物和对血管有扩张作用的药物，同时快速补充血容量，必要时给予适当的升压药物。在严重低血容量的情况下，如果还继续给予镇静、镇痛等药物，则违反了最基本的医疗常识。因此，在严重的低血容量的情况下，右美托咪定对循环有不良影响的研究结论不仅不应该成立，而且进行这样的人体研究本身就是违反医学伦理学道德的。另外，在临床常用的右美托咪定 0.2 ～ 0.7μg/（kg·h）的剂量范围内，也难以见到其对房室传导系统的影响，因此，右美托咪定已在阜外医院麻醉科，成为每例手术患者麻醉中必用的药物。另外，在阜外医院术后 ICU，右美托咪定在治疗术后谵妄、躁动，以及创口的处理等方面，都表现出了独特的临床效果。

第三节 体外循环转流中的麻醉管理

前已提及，体外循环下的心血管外科手术的麻醉维持可以分为三个阶段。由于麻醉维持分为三个阶段，在第二阶段，基本上是每家医院的麻醉医生，或者是各家医院大多数的麻醉医生，都不太关注体外循环转流中的麻醉管理，认为那是应该由体外循环医生处理的事情，与麻醉医生的关系不大。经常会听到从西方发达国家学习回来的同道津津乐道地谈起他们在国外学习时所在医院的情景：体外循环转流开始后，麻醉医生就离开了手术室，到外面去喝咖啡了。

而实际在临床上，西方这种“铁路警察，各管一段”的分段麻醉管理的做法并非是科学的，也不是可以推崇和借鉴的麻醉管理方式。因为这种麻醉管理的方式没有连续性，体外循环医生不了解转流前的麻醉及血流动力学的情况，而麻醉医生也不能了解和掌握体外循环转流中的各种灌注参数，以及患者的循环及内环境状况，这是不利于停机后的麻醉管理的。再者，从整体观念上来看，由于麻醉医生要负责体外循环停机后的麻醉，并还必须把患者送回 ICU，理所当然应该了解患者在体外循环转流中的情况。如果不关注体外循环转流中患者的情况，无疑不利于停机后的麻醉管理。因此，麻醉医生虽然不参与体外循环转流中的管理，但是也应该清楚患者在转流中的情况，如体外循环转流中的灌注流量、灌注压力，是用 α 稳态还是 pH 稳态管理血气，血糖、电解质和其他的生化变化，以及血红蛋白的含量等，自然也要了解转流中的麻醉药物和其他药物的应用情况。鉴于体外循环医生的工作范围不同于麻醉医生，对药物的了解可能不如麻醉医生，因此，在必要时麻醉医生也应该参与体外循环转流中的管理，与体外循环医生一起来共同做好体外循环的管理工作。

阜外医院现在的麻醉科和体外循环科是在 1994 年才分开而各自独立存在的，1994 年以前是一个科室，即麻醉科。1994 年后麻醉科才分为两个科室，即麻醉科和体外循环科。麻醉科在未分科之前，所有的工作人员都要从事麻醉和体外循环管理两方面的工作。因此，那时的麻醉科医生在做麻醉期间，以及体外循环转流中都不会离开手术室。做麻醉工作的高年资医生都会主动地去指导负责体外循环转流的低年资医生如何来管理体外循环。前面已经提到，我于 1978 年考入尚德延教授的研究生后，所学习的第一本外文书籍就是 *Extrocorporeal Circulation*。阜外医院麻醉科在 1994 年分科后，由于麻醉和体外循环两个科室完全独立，彼此的工作不再交叉，更由于受上述西方的医疗模式，以及当时的科室氛围及指导思想的影响，麻醉科的医生不再去关注体外循环转流中的管理，时间长了，麻醉医生对体外循环工作也就无任何兴趣了，对体外循环的了解也就越来越欠缺了。了解阜外医院麻醉科和体外循环科的历史和由来的麻醉医生可能对体外循环的管理还有些认识，而在 1994 年分科后、近些年来的麻醉医生则更无这方面的认识了。同样，体外循环科的医生也对麻醉的兴趣也越来越淡漠，以至于认为麻醉与己无关了。虽然我喋喋不休地去强调心血管麻醉医生一定要了解、熟悉体外循环下的病理生理学，强调掌握体外循环的知识对做好心血管麻醉的重要性和必要性，也曾经受邀在体外循环的学术会议，或者学习班上去报告体外循环中如何来管理患者的血压，但是这些对于贯通心血管麻醉和体外循环，使二者的工作内容融合在一起（融合在一起并非是两个科室合并在一起，而是心血管麻醉医生要掌握体外循环知识，体外循环医生要了解、熟悉心血管麻醉及其所用的药物）已经无济于事了。由于我在硕士研究生学习期间从事过体外循环的管理工作，认真学习过体外循环下的病理生理学改变，一直关注、了解体外循环的发展和进展（曾在相关刊物上发表过有关体外循环方面的综述和论文），坚定地认为心血管麻醉医生虽然由于工作范围的不同，不一定要参与体外循环的管理，但是必须要了解体外循环转流中的情况，因此，直至目前都对自己实施的每例麻醉的体外循环管理提出建议，这包括转流中灌注流量，复温过程中的温度设置，是否需要给予利尿药物，灌注压是否需要处理及选用何种药物处理等。

丙泊酚和咪达唑仑未在临床上使用之前，阜外医院麻醉科在体外循环转流中常用地西泮维持麻醉。丙泊酚在临床上使用以后，其独特的药理学特点使其在体外循环中得到了广泛的应用，现在阜外医院麻醉科在体外循环转流中，基本上都是用丙泊酚维持麻醉。虽然阜外医院的体外循环机上都安装了七氟烷挥发罐，正如前面所提到的那样，由于担心七氟烷的污染对自身的影响，体外循环医生基本上不用。

目前在临床上，体外循环转流中的血流灌注基本上仍为非搏动性血流。20 世纪 70 ～ 80 年代，各国曾对体外循环转流中的非搏动性血流和搏动性血流进行过深入的研究。虽然搏动性血流较非搏动性血流符合生理，转流中能量的利用也高于非搏动性血流，但由于搏动性血流泵的设计和制造困难，更由于体外循环管道在转流中对搏动性血流泵产生的搏动性血流的干扰，因此难以在体外循环转流中获得符合生理的搏动性血流。再加上搏动性血流对血液有形成分的破坏较为严重，因此，现在临床上，体外循环转流中较少有医生使用搏动性血流进行灌注。

本书中多处讨论过，体外循环转流开始后，原生理性的搏动性血流转变为非生理性的非搏动性血流，血液黏稠度由于体外循环机预充液的稀释而下降，再加上血液快速从体内引流入氧合器，转流开始血压可明显下降，而且血液从体内引流的越快，血压就降得越低。预防在转流开始时血压下降的最好措施为缓慢引流，这在 mini 体外循环，或者胸部小切口，从股静脉插入三阶段腔静脉引流管（此种方法多用于主动脉瓣手术，从升主动脉插入动脉灌注管，从股静脉插入一根带有三个引流口的腔静脉引流管，三个引流口分别要位于上腔静脉、右心房和下腔静脉）进行引流的方法中可以清晰地看到转流开始后血压很少下降。如果能在引流量和动脉灌注量之间维持平衡，血压可能也不会明显下降，但是这对体外循环管理的技术操作的要求较高。如果体外循环转流开始时血压下降明显，此时的处理方法有两种：一是给予升压药物提升血压，二是适当地增加灌注流量。正确的处理方法应该是适当地增加灌注流量，如果灌注流量增加到一定水平后血压仍未达到所期望的数值，然后再给予升压药物提升血压。实际在临床上，如果在灌注流量达到所期望的水平后，灌注压能够维持在50mmHg左右，就没有必要给予升压药物，其原因已在相关的章节中讨论过。由于体外循环转流开始血压下降的程度与血液从体内引流的快慢有关，因此，在体外循环转流开始时，缓慢的静脉引流是预防血压下降的关键。

体外循环转流中的灌注压（血压）应该维持多高？灌注压重要还是灌注流量重要？如何处理转流中的高血压和低血压？这些问题虽然是临床上每时每刻都要面临的，但多年来并未取得一致的意见，或者说是各医疗中心的认识和处理方法五花八门。20世纪70年代，国外有学者推出了体外循环转流中灌注压的公式：（$50-x$）$\times y>100$。他们认为，如果公式的乘积>100，术后则易出现中枢神经系统并发症。该公式的解释是“50”为转流中灌注压的设定值，“x”为灌注压的实际值，“y”为“x”的持续时间，以分钟计。例如，如果转流中的灌注压为30mmHg，持续时间为10分钟，其乘积则为（50-30）×10=200，该患者术后易出现中枢神经系统的并发症。该公式推出后并未得到临床上的认可，而且继后的临床实践也不支持该公式的科学性。20世纪80～90年代，又有学者提出，体外循环转流中的灌注压应该维持在90～110mmHg，低于80mmHg则易出现中枢神经系统的并发症，但这一观点也遭到了临床上的反对。因为临床实践证明，转流中维持较高的灌注压并不能降低中枢神经系统并发症的发生率，也不能改善患者的预后。目前在临床上，绝大多数的情况是在保证转流中的灌注流量（相当于心排血量）的情况下，不必苛求灌注压要达到某一水平，尤其不宜频繁的给予升压药物来提升灌注压。只要灌注流量能与患者的体温相匹配（灌注流量的高低与患者的体温相关，即转流开始与血流升温期间的灌注流量要高，而低温转流期间的灌注流量可适当减少），能够维持机体氧的供需平衡和内环境的稳定，则不必强求灌注压的高低，在低温转流期间，灌注压能够维持在50mmHg左右即可。因此，体外循环转流中必须保证与患者的体温相匹配，以及能够维持机体内环境稳定的灌注流量。

目前，多数外科医生在阻断升主动脉和开放升主动脉时有一习惯，即要求体外循环医生减少灌注流量，目的是减轻或者避免阻断升主动脉，以及在开放升主动脉时对升主动脉的损伤。阻断升主动脉或者开放升主动脉时是否需要降低动脉灌注流量，关键是看当时的动脉灌注压。如果患者的动脉灌注压不高于60mmHg，则无须降低动脉灌注流量，尤其是在阻断升主动脉时。因为在阻断升主动脉时，体外循环转流刚开始不久，此时的动脉灌注压通常不高，如果在此时再降低动脉的灌注流量，升主动脉阻断后，动脉灌注压力可能会在较长的时间内处于较低的水平。此时增加动脉灌注流量也可能会无济于事，灌注压低至 30 ～ 40mmHg 者并不少见，即使给予升压药物，有时灌注压力也难以回升，而且此时患者的体温较高，长时间的低灌注压又通常被认为是术后出现并发症的原因，因此，使体外循环医生很为难。至于在开放升主动脉时灌注压不高的情况下仍要求减少灌注流量，有可能导致升主动脉开放后灌注压迟迟不升。由于开放升主动脉后马上面临着心脏复跳，而有些外科医生又认为，动脉灌注压低不利于心脏复跳（这种观点并非正确，因为在 20 世纪 90 年代，我曾连续观察过 600 余例体外循环手术在开放升主动脉后影响心脏复跳的因素，结果显示，开放升主动脉后的灌注压与心脏能否自动复跳并无关系），使得体外循环医生不得不给予大量的升压药。而在开放升主动脉前、后给予大量的升压药物不仅不利于心脏复跳，还有可能会加重心肌的缺血再灌注损伤，应该尽力避免。有些冠状动脉有斑块但又不需要外科手术干预的瓣膜性心脏病患者，开放升主动脉后心脏复跳困难，其原因极有可能与开放升主动脉前、后给予儿茶酚胺等正性肌力药物导致，或者与加重了心肌的缺血再灌注损伤有关。因此，外科医生在阻断或者开放升主动脉时，应该了解动脉灌注压的高低和灌注流量的多少，不要盲目地一律要求体外循环医生减少灌注流量。

体外循环转流中发生高血压的原因除麻醉的因素外（在临床上没有广泛使用丙泊酚以前，阜外医院在体外循环转流中的麻醉通常是给予地西泮，因此，转流中高血压的发生率较高，尤其是冠心病和主动脉瓣病变的患者。丙泊酚广泛使用后，体外循环转流中的麻醉基本上都是应用丙泊酚维持，转流中发生高血压的现象就明显减少了，尤其在手术的全程中给予右美托咪定后，转流中的高血压现象就更为少见了），最重要的是体外循环对机体的创伤，以及所引起的血中应激反应物质的增加而导致的血管收缩。转流中的高血压多发生在主动脉瓣病变和冠心病患者，这可能与该类病变的病理生理有关。

20 世纪 90 年代前，阜外医院麻醉科在术中几乎都是使用硝普钠降压，针对体外循环转流中的高血压自然也都是给予硝普钠处理，以至于有的麻醉医生有“硝（普钠）队长”之称。偶尔在使用硝普钠降压无效时，也有医生给予氯丙嗪降压。1990 年，我把在冠状动脉旁路移植术的术中和术后常规使用的硝普钠改为硝酸甘油后，硝酸甘油就逐渐替代了硝普钠，成为体外循环转流中控制血压的常用药物。鉴于硝普钠和硝酸甘油降压的固有缺点（反射性心率增快、耐药，停药后高血压复跳。体外循环转流中不会出现反射性心率增快，但是会明显降低氧合器的液面），20 世纪末，我在寻找术中可用的钙通道阻滞药时，得知二氢吡啶类的钙通道阻滞药尼卡地平正在国内进行上市前的临床研究。尼卡地平上市后，很快就把尼卡地平引入，应用到心血管手术中来控制血压。而最初的临床观察，就是应用尼卡地平来控制体外循环转流中的高血压，并与乌拉地尔和硝酸甘油进行了比较。因而，阜外医院麻醉科也是国内最先使用尼卡地平降压的科室，为此，我曾在 20 世纪末受邀到国内各地去做过“尼卡地平在心血管麻醉和手术中的应用”的报告。由于尼卡地平独特的药理学特点，现在阜外医院麻醉科基本上都是应用尼卡地平来处理转流中的高血压。应用尼卡地平处理转流中的高血压的特点是不影响氧合器的液面，不增加液体的输入量，降压快速，效果稳定可靠，可间断给药。而且在血压降低的情况下，可优先保证脑、肾等重要脏器的血液灌注，并且在停药后不出现高血压反跳。这些特点都是肌源性血管扩张药（硝普钠、硝酸甘油等）所不能及的。另外，硝普钠降压易使患者出现右向左分流，有报道称，其分流量可达心排血量的 30%。而且硝普钠降压的安全范围较窄，剂量偏大，使用时间偏长，则可发生硫氰酸盐中毒。我曾在 20 世纪 90 年代见过一个使用硝普钠降压，静脉血的氧饱和度高达 92%，最终死亡的病例。

体外循环转流中的血压似乎呈现出规律性的变化，即转流开始血压下降；转流中由于血流降温，患者体温下降，血压可逐渐升高；复温后血压又逐渐下降，开放升主动脉前后血压有可能更低。因此，复温后，尤其是临近开放升主动脉前应该尽量避免给予降压药物。

升主动脉开放后心脏开始恢复血流灌注，先天性心脏病患者的心脏多可自动复跳，而主动脉瓣病变的患者多需要电击复跳。前已述及，升主动脉开放后灌注压的高低与心脏能否复跳并无明显的相关性，因此，开放升主动脉后不应该急于给予升压药物来提升血压。而且从理论上说，开放升主动脉后的高灌注压有可能会加重缺血再灌注性损伤。因此，正确的做法应该是开放升主动脉后的早期不要急于增加灌注流量和升高灌注压，而是在开放升主动脉 30 秒或者更长一点时间后再逐渐增加灌注流量来缓慢提升灌注压。提升灌注压的措施只应该是增加灌注流量，而不应该是依靠升压药。如果开放升主动脉后一味地使用升压药物来提升灌注压，不仅不利于心脏复跳，而且也不利于患者脱离体外循环，更不利于停机后的血流动力学稳定。

20 世纪 80 年代末期，曾有一例室间隔缺损合并肺动脉高压的患儿施行室间隔缺损修补术。因为停机困难，科室领导指示主持麻醉的医生，以持续给予去氧肾上腺素的方式来提升灌注压（那时，阜外医院麻醉科还不曾在麻醉和术中使用过去甲肾上腺素，去甲肾上腺素是我在 20 世纪 90 年代中期开始在手术中使用的），以达到脱离体外循环的目的。结果，开始给予去氧肾上腺素时可以提升灌注压，但不久灌注压就进行性下降，增加去氧肾上腺素的用量也未见效果，最终患儿因为无法停机而死在手术台上。目前，临床上有不少学者认为，开放升主动脉前即给予一定量的正性肌力药物不仅有利于心脏复跳，而且有利于患者顺利脱离体外循环机。此种观念或者做法是否有利于心脏复跳不仅值得怀疑，而且对停机后的循环管理可能也并无益处。虽然持有这种观念的医生会以各种理由认为给予正性肌力药物有利于心脏复跳,有利于患者脱离体外循环，而坚持或者宣扬这种做法的有效性，但是在临床上，那些在开放升主动脉后顽固性室颤和难以复苏的病例，基本上都是在开放升主动脉前已经给予了正性肌力药物的患者，尤其是那些心肌有缺血性改变的患者。另外，在开放升主动脉前盲目地给予正性肌力药物，很可能使得患者继后的血流动力学对正性肌力药物产生依赖性。持续给予正性肌力药物不仅增快心率、增加心肌和机体的氧耗、破坏机体氧的供耗平衡，升高肺动脉压力，促发恶性心血管事件，而且可能会掩盖患者存在的容量不足等其他问题，这对患者术后的恢复不利。本书中的多处章节都反复强调了这一问题。

在心血管外科领域，血液保护的理念现已深入人心，因为异体血的输入将明显增加患者术后的并发症和住院死亡率。因此，如何减少心血管手术的出血量和血制品的输入量已经成为心血管外科团队中的每位成员都非常关注的问题。目前，氧合器的预充液中不添加异体血液（无血预充）已成为临床规范，这本身就可以减少患者血制品的输入量。但是由于转流中的超滤（超滤的目的是为了滤除体内多余的水分，提高血细胞比容，以及滤除血中的炎性介质等），转流中氧合器的液面多数处于较低的水平，有时甚至是在最低安全线的附近转流。开放升主动脉、心脏复跳后，由于心脏部分充盈的关系，氧合器的液面就必然再行下降。此时，若要以增加灌注流量来提升灌注压就会非常困难。如果此时外科医生要求增加灌注流量，希望灌注流量增加后灌注压能升高到 90mmHg 左右以便停机，体外循环医生则不得不往氧合器中补加液体来增加灌注流量。如果在补加的液体中不包括红细胞，必然又加大了血液的稀释度，这是在停机后不希望看到的。因此，如果升主动脉开放、心脏复跳后氧合器的液面较低，难以靠增加灌注流量来提升灌注压，则不应该要求灌注压升高到 90mmHg 左右后才能脱离体外循环，不然，这将使体外循环医生感到无所适从，左右为难。此种情况的处理原则：①如果患者的心肌收缩力良好，随着心脏的每次搏动，监护仪屏幕上面的动脉压力线上将会出现小的动脉波形，此时可以考虑停机。停机后即刻回收静脉引流管内的血液，由体外循环机的动脉泵输血。随着动脉泵泵入血量的增加，患者的血容量可迅速得到补充，动脉压力的波形会越来越好，动脉压力可快速回升。②如果升主动脉开放，心脏复跳后氧合器的液面较低，体外循环辅助循环的时间较短，则应该把心脏已经充盈的血液完全引流入氧合器，以升高氧合器的液面。氧合器的液面升高后则加大灌注流量，灌注压即可回升。如果心脏复跳后的并行、辅助循环已达到一定的时间，心肌收缩功能尚未完全恢复，动脉压力波形仍为直线，必须继续辅助循环时，则应该充分静脉引流，使心脏在无容量负荷的情况下缓慢空搏，并应该尽可能地以全流量，甚至高流量来进行转流，辅助循环，以保证心脏和全身的血流灌注，使心脏功能得以恢复。如果心肌收缩力能够恢复，动脉压力线上就会出现压力波形。动脉压力线上出现压力波形后，再逐渐降低灌注流量，减少静脉引流，使心脏缓慢充盈。随着心脏的充盈，动脉压力的波形会越来越好，压力自然会逐渐升高，动脉压力升高满意后再缓慢停机。此种情况下常需要一定量的正性肌力药物来支持循环，以帮助患者脱离体外循环机。

对于大心脏和心功能较差的患者，有些外科医生倾向于在开放升主动脉，心脏复跳后，以低灌注流量来进行较长时间的辅助循环，目的是为了恢复患者的心功能。这一措施不仅不利于心功能的恢复，反而由于灌注流量和灌注压较低，机体得不到与氧的需要量（此时患者的体温已经复温到正常水平，再加上机体内源性的应激反应物质增加，患者的氧需要量会明显增加）相匹配的灌注流量，而且随着体外循环转流时间的延长，加重了血液、肺、脑和胃肠道等系统和脏器的损伤。临床上经常可以见到，在低灌注流量辅助循环期间，由于组织脏器得不到充足的血（氧）供，机体氧的供耗失衡，致使乳酸逐渐蓄积，血糖进行性升高，内环境恶化越来越重，因此，这种以低灌注流量来长时间辅助循环的方法是必须摒弃的。

开放升主动脉后临床上时有遇到心脏难以复跳的病例，如果三次电击心脏仍未恢复心脏搏动者，可称为困难复苏或者顽固性室颤。顽固性室颤的原因及临床情况复杂，难以有相对固定的处理模式，一般应该从以下几个方面考虑：首先，心脏成功复苏需要满足以下几个条件，①患者的体温（膀胱的温度或者直肠的温度）要高于 34.5℃，电解质在正常范围。②除颤设备完好，除颤电极板大小合适。③每次电击除颤后，心电图上的室颤波形必须变为直线，心电图变为直线才能说明除颤有效。如果多次电击除颤，心脏仍不能复跳，物理处理措施为再次阻断升主动脉，灌注心脏停搏液，心脏停搏液要灌注到心电图必须完全变为直线。心电图变为直线后再开放升主动脉。再次升主动脉开放后，心脏多可以复跳。但是这种重新阻断升主动脉、再次灌注心脏停搏液的处理方法则有可能会加重升主动脉的损伤，这对于升主动脉有钙化斑块的患者更为不利，而且增加了一次心肌缺血及缺血再灌注后损伤的打击。对于顽固性室颤的患者，如果使用药物处理能够使心脏复苏，就应该尽可能的进行药物复苏。药物复苏的优点是避免了再次阻断升主动脉和又一次心肌缺血，以及缺血再灌注后损伤，并且缩短了体外循环的转流时间。应用药物来处理顽固性室颤的措施应该注意以下几点：①虽然利多卡因的复苏效果并不可靠，但是由于安全、无不良反应，仍可以首先使用。利多卡因的用量为每次 100mg，使用次数不宜超过两次。因为应用利多卡因处理如果有效，通常在首次给药后就有效果，如果首次给药后无效，再次或者多次给药也难以有效。②如果灌注压在 80mmHg 以上，电击除颤后虽然心电图可为直线，但马上又转变为室颤波形者，可从氧合器给予胺碘酮 150mg。如果灌注压低于 80mmHg，可以从氧合器给予普罗帕酮，剂量为每次 17.5 ～ 35.0mg，可重复使用一次。给予普罗帕酮或胺碘酮的目的是为了降低心肌的应激性。③如果心肌的张力高（此时灌注压通常也高），可以从氧合器给予维拉帕米 2 ～ 5mg 或地尔硫䓬 5 ～ 10mg 以降低心肌的兴奋性。2000 年，曾有一位马方综合征的患者在停机后静脉注射鱼精蛋白期间发生了室颤，而被迫紧急再次体外循环转流。再次转流辅助循环 1 小时后开始进行心脏复苏。心脏复苏期间，电击除颤 12 次，心脏仍然是室颤不能复跳。我被呼叫到现场后，见灌注压为 100mmHg，心脏的室颤波形大而活跃，外科医生感知心肌的张力较高。询问复苏过程，得知给过三次肾上腺素，多次给予利多卡因。根据复苏过程和现场的情况来看，我认为患者的顽固性室颤和不能复跳的原因可能为心肌的兴奋性过高，于是从氧合器注入了维拉帕米 3mg。给予维拉帕米后，患者的灌注压降低到 60mmHg，1 分钟后电击除颤，心脏立即复跳为窦性心律。再次停机后给予鱼精蛋白，对循环无任何影响，血流动力学非常稳定。这是阜外医院首次应用钙通道阻滞药进行体外循环转流中的心脏复苏。④如果临床上认为开放升主动脉后的心脏顽固性室颤和心搏不能恢复与心肌缺血、缺氧性损伤有关，可以给予美托洛尔或者阿替洛尔 2 ～ 3mg。⑤如果心肌的张力低，心脏的室颤波幅不活跃，可给予微量的肾上腺素（把肾上腺素 1mg 注入到 250ml 或者 500ml 的液体中，每次给予 1 ～ 3ml），待心肌张力增强，室颤波幅活跃后再行电击复跳。有关开放升主动脉后的心脏顽固性室颤和难以复跳的处理，将在后面的章节中进行详尽的讨论。

何时脱离体外循环？如果要顺利脱离体外循环，必须具备什么条件？即在何种情况下才能停机？ 20 世纪的体外循环手术，通常把核心温度（如直肠温度）复温到 35℃左右就可以脱离体外循环。而现在，由于对体外循环的病理生理认识的深入，核心温度须复温到 36℃以上才能停机。除患者的温度外，电解质也必须正常，尤其是血清 K^+ 的浓度。除温度和电解质的因素外，能否顺利停机还取决于以下几个方面。

1. 心律 术前房颤的患者，如果在体外循环转流中未给予Ⅲ类抗心律失常药物（详见第九章相关内容），心脏复跳后可能出现以下几种情况。

（1）如果术前房颤发生的时间较短（有的外科医生认为是术前半年，有的认为是术前1年），心脏复跳后可能会出现窦性心律，但更多的时候出现的是结性心律。心脏复跳后为窦性心律的患者，较为容易脱离体外循环，而为结性心律的患者，通常脱离体外循环会有一定的困难，但是处理较为简单，只要心率能够增快至65次/分以上，多可顺利停机。而且结性心律患者一旦心率超过65次/分，通常会转为窦性心律。

（2）如果术前房颤发生的时间在2年以上，大多数患者在心脏复跳后还是原来的房颤心律。由于房颤心律丧失了心房收缩对心室的充盈作用，而且心室率紊乱、不整齐，心脏的排血功能势必要受到影响，因而心排血量下降，血压则可能难以维持。况且，有些患者在心脏复跳后出现的房颤心律会有长间歇，这对循环的影响会更大。因此，心脏复跳后为房颤心律的患者，停机通常困难，尤其是心室率绝对不整，伴有长间歇的患者。

（3）术前为窦性心律的先天性心脏病和冠心病患者，心脏复跳后仍多为窦性心律（如果先天性心脏病矫正术损伤了传导系统者除外），窦性心律有助于顺利脱离体外循环。但是心脏瓣膜性心脏病患者，尤其是心脏瓣膜成形术患者，即使术前是窦性心律，心脏复跳后则可能多为结性心律。由于结性心律同样影响心房收缩对心室的充盈作用，有可能会导致心排血量下降。但是由于结性心律患者的心率整齐，对血流动力学的影响则要明显好于房颤的患者。正如前面所讨论的那样，由于结性心律的处理较为简单，一般情况下，脱离体外循环的困难不大。如果结性心律的患者的心率能达到70次/分以上，停机也多不困难。

2. 心率 心脏复跳后心率对能否顺利停机同样非常重要，因为心率的快慢直接影响到血流动力学的稳定。冠状动脉旁路移植术的患者在心脏复跳后，由于机体的应激反应物质与内源性儿茶酚胺增加的原因，心率通常会快于转流前心率。只要心脏有适当的容量负荷，血压即可回升满意，停机就较为简单和顺利。如果心脏复跳后心率慢于50次/分，血压偏低，可以给予少量的抗胆碱药，如阿托品0.3～0.5mg来增快心率。如果心率能增快到60次/分以上，血压即可升高，停机多不困难。此种情况多见于年龄在70岁以上、术前β受体阻滞药用量较大、心率常慢于50次/分的患者。如果心脏复跳后心率快于90次/分，而血压较低，在动脉泵入300～500ml的血量后血压仍无明显升高的患者，则提示心肌收缩功能受损，或者血管张力低下甚至处于麻痹状态。如果患者有Swan-Ganz导管的监测，此时从监测到的数据上计算出每搏输出量和血管阻力等参数，则可以清楚地看出心功能的好坏和血管阻力的高低。如果有TEE监测，则可直观地观察到心脏的收缩功能。如果在心率偏快，有足够容量负荷的情况下，血压仍低，最有可能的情况是心功能的问题，这多见于术前心功能较差、EF低下、心脏较大的患者。在此种情况下，则需要在正性肌力药物和（或）

IABP 的支持下才能停机。如果发生了血管麻痹，处理起来则较为困难（在相关章节中将详细讨论）。所幸的是，冠状动脉旁路移植术的患者较少会发生血管麻痹综合征，但如果手术出现了意外，明显地延长了体外循环的转流时间，也有会发生血管麻痹综合征的可能性。如果血压低的原因仅仅是因为血管张力低下的缘故，处理则相对较为简单，给予少量的 α 受体兴奋药后血压即可回升。冠状动脉旁路移植术的患者停机困难的最常见原因常是由于心脏的收缩功能不好，同时血管张力低下，此时在给予正性肌力药物和血管升压药物的同时，还需要 IABP 的支持可能才能停机。心脏瓣膜性心脏病患者如果心脏复跳后为窦性心律，心率能够快于 65 次 / 分，收缩压多可回升至 80mmHg 以上，在容量负荷适当后，均能够顺利停机。如果心脏复跳后为结性心律，由于结性心律时的心跳较慢，一般情况下，心率都慢于 60 次 / 分，多在 40 ～ 50 次 / 分，此时的血压多低于 80mmHg。处理的原则首先是增快心率，如果心率能够增快到 65 次 / 分以上，收缩压也可高于 80mmHg，补充容量后，停机也多无困难。如果心脏复跳后为房颤心律，心室率为 70 ～ 90 次 / 分的患者，血压尚能维持在 70 ～ 80mmHg。如果心室率快于 100 次 / 分，患者的血压则多低于 70mmHg。如果房颤心律出现了长间隙，或者心室率绝对快慢不等，则血压难以维持，停机多较为困难。对于心室率为 70 ～ 90 次 / 分的房颤心律的患者，容量补充满意后，多可停机。如果停机勉强或者困难，在适量的正性肌力药物的支持下，亦多可停机。而对于心室率快于 100 次 / 分的房颤心律患者，处理的原则首先是要控制心室率。用药物控制心室率的给药顺序：首先是给予西地兰，如果效果不好则静脉注射 β 受体阻滞药。经过这两种药物的处理后，患者的心室率多会下降。如果仍然无明显效果，再考虑给予普罗帕酮、胺碘酮、伊布里特等药物处理。如果给予了胺碘酮，患者的血压将会有明显的下降，此时，必须要以高流量灌注来延长体外循环的转流时间，待灌注压回升后再考虑脱离体外循环。对于心室率绝对不整齐的房颤心律的患者，则应该及时地用起搏器强行起搏。起搏的频率可视心脏的大小、心脏容量负荷的多少和血压的高低而定，可以把起搏的频率设置为 80 ～ 90 次 / 分。超过 100 次 / 分的起搏心率对循环的稳定并无任何益处。如果患者的心室腔扩大，心功能较差，则同时需要正性肌力药物支持循环。对于梗阻性肥厚型心肌病患者，虽然停机时左心室流出道梗阻的问题已经解决，但脱离体外循环时的处理仍应该遵循梗阻性肥厚型心肌病的麻醉管理原则，即心率不能快、血管不宜扩张、容量不能欠（详细的讨论内容详见本章相关内容）。如果因为切除肥厚的室间隔而导致了传导阻滞，则需要安置起搏器，起搏频率的设置不宜超过 80 次 / 分，以 70 次 / 分左右为宜。

3. 容量 是决定能否停机的重要因素，有时甚至是决定性因素，但是不应该以中心静脉压（CVP）的绝对值，甚至是左房压（LAP）的高低来判断容量的多少，必须要结合转流前 CVP 的数值、血压对输入容量的反应、心脏的充盈情况及血管的张力等综合判断，而且不同的患者对容量的需求也不尽相同。相对于其他问题，如心肌的收缩力、心律失常等，似乎容量的问题较易处理，但是能否正确的判断容量却并非易事。例如，冠心病患者，在心肌梗死后出现了巨大的室壁瘤，手术切除室壁瘤后心室腔的容积明显缩小，停机时如果从 LAP 的高低上来判断容量则可能误导临床处理。即使放置了 Swan-Ganz 导管，此时的肺动脉压力和 PAWP 的绝对值对容量的评估也意义不大。TEE 虽然可以直观心脏的充盈，但是由于人为因素的影响，TEE 对容量的判断也并非是是否补液的绝对指标，因为 TEE 对容量的判断可能会因人而异。心率的快慢也直接影响到对心脏充盈的观察，因此，TEE 的监测结果也只能作为容量判断的参考，临床上不能仅靠 TEE 的监测来确定是否补充容量。如果停机前因为较高的 LAP 而不敢补充容量，甚至给予了大剂量的血管扩张药物，如用硝酸甘油等来降低 LAP 或 PAWP，或者同时给予了较大量的正性肌力药物，意图增强心肌的收缩力、升高血压、降低 LAP 或 PAWP，则可能会造成无法停机。实际上，该类患者如果在补充容量中循环能够得到改善，LAP 或 PAWP 不仅不再上升，反而可能会下降。另外，这类患者也需要较高的 LAP 或 PAWP，有些患者需要容量补充到 LAP 或 PAWP 高达 16 ～ 20mmHg 循环才能稳定。其他疾病的患者，如梗阻性肥厚型心肌病患者、左心室较小的二尖瓣狭窄患者、左心室壁严重肥厚的主动脉瓣狭窄的患者等，都可能在脱离体外循环前面临到上述情况。此外，书中所介绍的小儿法洛四联症病例也说明了正确判断容量的困难。另外，从阜外医院体外循环手术停机困难的病例来看，多数患者也与容量不足有关。

4. 心肌收缩力 在体外循环下施行心血管手术，如果发生停机困难，临床上通常认为最主要的原因可能会是心肌收缩力受损。持此种观点的医生并会讲出很多的“道理”，如术前心功能不好、心脏扩大、EF 较低（即使 EF 高于 50%，此时也会说 EF 较低）、术中心肌保护不好，以及缺血再灌注损伤等。总之，“心功能不好”好像是一切问题的根本，这也是产生心血管外科手术离不开正性肌力药物的观念的原因。实际在临床上，因为心功能的原因导致停机困难者并非多见，而脱离体外循环困难的真正原因常是其他因素所致，这包括已经讨论的心律、心率、容量等问题。当然，在这些原因中也可能混杂着心肌收缩力的问题。由于心血管手术为直视手术，目测就可以基本上判断心肌收缩力的强弱。食管超声心动图监测也可以判断心肌收缩力的强弱及心脏各部位的室壁运动（但应注意：心肌收缩力的强弱与心脏的充盈密切相关，TEE 需要动态观察），因此，判断心肌收缩力的强弱并非困难。脱离体外循环前，由于心脏复跳不久，心脏容量负荷较少，心脏的收缩可能较弱，但是随着心跳恢复后辅助时间的延长，心肌的收缩力会逐渐增强。心肌收缩功能较好的患者，即使心脏充盈欠佳，血压较低，但是在直接动脉压监测的波形上，仍然可以见到随着每次心跳而出现的动脉压波形。虽然此时的动脉压力波形较小，但是在收缩压与舒张压之间仍然会有一定数值的脉压。对于出现了这种情况的患者，如果核心温度已经复温到了 36℃以上，血清电解质，尤其是血清 K^+ 浓度在正常范围，则应该果断停机，停机的处理措施在前面已经讨论。而心肌收缩力差的患者，即使灌注压力较高，但是在直接动脉压监测线上通常出现的是直线波形（此时的灌注压为动脉灌注泵向身体泵入的血量所产生的压力，而不是心脏的收缩和舒张所产生的压力），难以见到明显的脉压。在没有给予大量增加血管张力的药物的情况下，这些患者在脱离体外循环前不但血压低，而且心率快。出现这种情况的患者，多见于术前心脏扩大、心功能差、EF 低下的心脏瓣膜性心脏病患者，或者有多次心肌梗死病史的冠心病患者。对于此类患者的处理，除按照前述的方法继续全流量辅助循环外，应该给予适量的正性肌力药物支持循环，必要时放置 IABP，尤其是对于冠状动脉旁路移植术的患者，IABP 能够起到良好的支持作用。

5. 血管张力 如果心脏复跳后的心律为窦性心律、心率为 60 ～ 80 次 / 分、心肌收缩力良好（目测或者 TEE 监测）、容量基本补充的情况下，血压仍低，则基本上可以判断为血管张力低下。此时给予小量的 α 受体兴奋药，如甲氧明、去氧肾上腺素，即可明显提升血压。如果血管张力低下的同时心率偏慢（此种情况很少见），除补充钙剂外，可给予多巴胺或者微量的肾上腺素。至于停机前后血管张力明显增高的情况，除非临床上给予了大量的收缩血管的药物，一般难以见到。

针对影响脱离体外循环的几种情况，正如上述所讨论的那样，容量不足的因素较易处理，但是判断容量是否适宜并非易事。血管张力低下的问题表面上看起来似乎容易解决，但是血管张力低下的原因复杂，增强血管张力的药物却未必能够升高某些患者的血压，稳定其血流动力学。由于心律失常（包括心率和心律）和心肌收缩无力的原因错综复杂，因此处理较为困难。这些问题后续的章节中还将详细讨论。

目前，临床上普遍存在着一种“焦急”的心理。“焦急”的心理表现为两种形式：一是开放升主动脉后就希望心脏能够马上复跳；二是心脏复跳后就希望看到满意的血压和心率（律），而不是允许心脏复跳后逐渐恢复其功能和血流动力学参数。临床上经常可见，术前为窦性心律、心率在 60 ～ 70 次 / 分的患者，麻醉后心率可减慢至 60 次 / 分以下。这些患者，尤其是接受二尖瓣修补或者成形术的患者，在开放升主动脉后，心电图会在相当的一段时间内呈直线，即心脏无电活动，处于静止状态。其原因可能与心脏瓣膜成形术时，反复向心脏瓣膜部位注水测试，影响到了传导系统；也可能与反复注水殃及冠状动脉有关。因为这些患者在心脏复跳后，心电图上 QRS 波宽大畸形，ST 段明显上抬，有时甚至呈抛物线状。此时，很多麻醉医生，尤其是手术医生的心情较为着急。即使麻醉医生不着急，认为在开放升主动脉，心脏恢复血液供应后等待一段时间，心脏自然会复跳（包括电击复跳），但是术者通常难以等待，会要求给予增加心肌兴奋性或者应激性的药物，以促使心脏能够尽快恢复跳动。给予这些药物后，一旦心脏恢复了跳动，在这些药物的强力作用下，则会出现临床上不希望发生的血压升高和心率增快。心脏复跳后不久出现的高血压和心动过速对患者继后的血流动力学的平稳和术后的恢复是不利的。面对开放升主动脉后心脏无电活动，心电图呈直线的情况，不应该急于给大量增加心肌兴奋性和应激性的药物，在适当增加灌注流量，等待几分钟后心脏通常是可以自行恢复跳动的，或者出现室颤后电击复跳。如果等待数分钟后心脏仍无电活动，可从氧合器中给予肾上腺素 2 ～ 5μg（把肾上腺素 1mg 注入 500ml 液体中，抽出稀释液 1 ～ 2ml 即可），必要时可重复给药。注入肾上腺素后，可以出现以下两种情况：一是出现 10 ～ 30 次 / 分的室性心率；二是出现室颤。针对第一种情况，如果灌注压在 60mmHg 以下，可从氧合器给予麻黄碱 30mg，不仅可以提升灌注压，也可以增快心率。但是由于麻黄碱增快心率的作用较弱，多数情况下还需要再给予氨茶碱来进一步增快心率。如果灌注压高于 70mmHg，则从氧合器中给予氨茶碱 0.25g，注入氨茶碱后，随着灌注压的下降，心率可以增快，甚至有可能恢复为窦性心律。对于灌注压位于 60 ～ 70mmHg 的患者，由于给予氨茶碱会降低灌注压，给予麻黄碱可明显升高灌注压，因此，最好不要单一给予麻黄碱或者是氨茶碱，可以把麻黄碱和氨茶碱联合起来应用。麻黄碱和氨茶碱联合应用，既能够增快心率，又可避免灌注压下降，这在相关的章节中已经讨论。如果是第二种情况，即给予肾上腺素后出现了室颤，则可以电击复律。如果电击后心脏虽然恢复了跳动，但是心率很慢，则可以按照处理第一种情况的办法进行治疗。不管是第一种还是第二种情况，如果用麻黄碱或者氨茶碱恢复了窦性心律后，心率能维持在 60 次 / 分以上，就可能不会再需要其他的正性肌力药物来维持血流动力学的稳定了。如果心率不能够维持在 60 次 / 分以上，则可能需要给予多巴酚丁胺，剂量依照心率的快慢和血压的高低而定，但在一般的情况下，很少需要超过 5μg/（kg · min）的剂量。可能会有同道认为，异丙肾上腺素增快心率的作用不是比氨茶碱还强吗？为何不用异丙肾上腺素？临床实践提示，异丙肾上腺素虽然有明显增快心率的作用，但是却难以恢复此种情况下的窦性心律，而且异丙肾上腺素的用量很难掌握，剂量稍一偏大，不仅心率增快会超出所希望的范围，而且灌注压常会明显下降。另外，异丙肾上腺素和氨茶碱相比，在增快心率的同时易引发新的心律失常，这也是我很少使用异丙肾上腺素的主要原因。临床上通常有更多的术者，不仅希望开放升主动脉后心脏就能恢复满意的搏动，而且还会要求有满意的血压，这样的想法是可以理解的，但却是不太科学，也不太现实的。因为升主动脉阻断后，心脏就断绝了血液供应。灌注心脏停搏液后，心脏的电活动就完全消失了，心脏处于静止状态，此种情况就好像人们晚上睡觉，正处于深睡眠阶段一样，而开放升主动脉后，心脏复跳，也就似乎如同人们刚刚苏醒一样。心脏复跳后就要求满意的血流动力学参数，岂不是如同要求一个从深睡眠状态被唤醒的人就立即去百米赛跑吗？而且连一点赛前准备的时间也不给，还要获得比赛的好成绩吗？这显然是不符合最基本的生活常识的。况且，在相关的章节中已经讨论，升主动脉开放后的高血压（尤其是给予大量的儿茶酚胺类药物后升高的血压）或者高灌注流量，还有可能会加重心脏的缺血再灌注损伤。

心脏复跳后就立即要求满意的心率和血压，势必使得麻醉医生不得不给予较大量的血管活性药物。大量的儿茶酚胺类药物虽然可以提升血压、增快心率，但必然要增加心肌的氧耗，而且儿茶酚胺类药物本身就可以加重心脏复跳后的缺血再灌注损伤，实际上并不利于心脏功能的恢复，而且还可以掩盖继后的容量不足等其他问题。再者，由于体外循环转流中炎症因子增加等因素的影响，升主动脉开放、心脏复跳后的肺动脉压力较体外循环转流前升高是必然现象。而在心脏复跳后给予较大量的儿茶酚胺类药物，则必将进一步升高肺动脉压，这不仅加重了患者的右心负担，损害了右心功能，也增加了临床处理的复杂性和困难性。从另一角度说，升主动脉阻断后，心脏处于静止状态，灌注压在50mmHg左右时都习以为常，而在心脏刚刚复跳，为何就要求心率和血压要达到所谓的“满意”水平呢？况且体外循环还在转流，而且是在全流量的向全身的各个脏器提供血流灌注。

从广义的心肌保护的理念上说，所有增加心肌收缩力和增快心率的药物对心脏本身都是有害的，这就如同一匹病马，用力鞭打使其快跑，结果只能是病马死得更快些。

另外，临床上有些学者认为，对于那些在开放升主动脉、心脏复跳后表现出有心肌损伤的患者，即使血流动力学稳定，也应该给予正性肌力药物来支持循环。而实际上，如果这些患者接受了正性肌力药物，不仅不利于血流动力学的稳定，而且可能会加重心肌缺血。对于心脏复跳后心电图等显示出有心肌缺血的患者，不应该给予正性肌力药物来增加心脏作功、增加心肌氧耗，而应该努力减少心脏作功，甚至可以给予降低心脏作功和心肌氧耗的药物。如果患者的血流动力学不稳定，则应该是充分引流，让心脏空跳，待心肌缺血改善后，再逐渐恢复心脏充盈。

获得性心脏病术前合并肺动脉高压的患者，如同前述，停机前、后的肺动脉压都将明显高于体外循环转流前，原因可能为转流中应激反应物质的增加和炎性介质的释放等缘故。因此，在停机前、后的这一阶段，不宜急于考虑如何降低肺动脉压，而是应该尽力来维持体循环的稳定。只要体循环能够稳定，升高的肺动脉压对临床并不会构成威胁。临床上常见到，有些患者在停机前只要增加心脏的容量负荷，肺动脉压就会同步继续升高，但此时只要随着心脏前负荷的增加，体循环的压力能够稳步升高，就无必要顾忌肺动脉压的上升。待容量补充适当，左、右心功能恢复后，不仅肺动脉压不会再继续升高，反而可能会缓慢下降。有些外科团队，当看到一旦增加心脏的容量负荷，肺动脉的压力就随之上升后，不仅立即停止了容量补充，反而是想方设法地来降低肺动脉压。这么处理的结果通常是肺动脉的压力降低不明显，而是体循环的压力明显下降。而为了维持体循环的压力，又不得不给予正性肌力药或者是血管升压药。给予正性肌力药或者是血管升压药后，早期的体循环压力虽然可以上升，但必然也使肺动脉的压力更加恶化。肺动脉压力的进一步升高又限制了容量的补充，这就形成了恶性循环，并导致了内环境的紊乱（酸性产物积聚、乳酸增加、血糖进行性升高），并进行性恶化，致使无法脱离体外循环。科学的处理原则应该是，如果患者在温度、电解质、辅助循环时间、心律、心率、心肌收缩力、血管张力等方面已经达到了脱离体外循环的标准的情况下，就应该果断停机，而不要奢求肺动脉压下降到正常后再脱离体外循环。事实是，此时无论怎么处理，停机前、后的肺动脉压都是难以下降的。

易于使肺动脉压升高的另一阶段就是给予鱼精蛋白拮抗肝素。术前合并肺动脉高压，尤其是停机后肺动脉压明显高于术前的患者，能否顺利地度过这一阶段非常重要（详见本章第四节）。如果患者在给予鱼精蛋白期间肺动脉压升高不明显（所有患者的肺动脉压都要升高，只是升高的程度不同而已），继后的血流动力学将会较为平稳。如果在给予鱼精蛋白期间肺动脉压明显升高，发生了肺动脉高压危象，将有可能会促发急性右心衰竭，甚至出现灾难性的循环事件，这在临床上并非罕见。有关这一阶段的临床处理及相关问题详见本章第四节。

第四节 停机后的麻醉管理

体外循环下的心血管外科手术的麻醉管理与其他外科手术的麻醉管理的最大区别，可能在于脱离体外循环及停机后的麻醉管理上。因为其他的外科手术，如在关腹、关胸阶段，患者的血流动力学和其他方面一般都很稳定，很少会发生意外事件，而心血管外科手术，不但脱离体外循环具有一定的挑战性，就是在停机后的麻醉管理中，也会遇到不少的问题和困难，这不仅是血流动力学的稳定问题，而且还包括患者的内环境、电解质、血糖、血红蛋白、凝血功能和肾功能等的问题。一旦在停机后的麻醉管理中发生了上述问题，甚至出现了恶性心血管事件，不但直接影响患者在手术室里的安全，而且也影响患者术后的管理及术后的康复。因此，心血管外科手术麻醉的整个过程均非常重要，绝不能认为关胸了，手术快结束了，而放松对患者的管理。

如果患者停机顺利，而且是在无正性肌力药物的支持下停机，仅从血流动力学角度来说，停机后的麻醉管理可能会较为简单。但是，由于体外循环为非生理性灌注，转流中应激反应物质明显增加，停机后，尤其是给予鱼精蛋白后，血压可在止血和闭合胸骨这段时间较转流前明显升高，心率也会较前明显增快，此时则需要较深的麻醉和较强的镇痛。芬太尼类的麻醉性镇痛药在体外循环转流期间被稀释，或者被体外循环装置中的高分子物质吸附，血药浓度下降，停机后则需要补充芬太尼类药物。我在停机后到手术结束这段时间里舒芬太尼的用量都要超过 100μg，而且七氟烷的吸入浓度也会明显高于体外循环转流前。

脱离体外循环前后需要关注的另一个问题是血糖水平。糖尿病患者如果在麻醉诱导期、体外循环转流前就出现了较强的应激反应，以及体外循环转流中非生理性的创伤刺激，血糖浓度可在体外循环转流前即已升高的基础上，于体外循环转流中进一步升高。如果停机后患者的应激反应较强，血流动力学的波动较大，或者机体的氧供需失衡、内环境紊乱，患者在停机后的血糖浓度升高可能就会更加严重。因此，对糖尿病患者或者是体外循环转流前血糖已经升高的患者，需要在转流中就给予胰岛素，并应该定时地监测血糖，调整胰岛素的用量，务必不能把高血糖留在停机后处理。其原因为高血糖会增加中枢神经系统的并发症，尤其是体外循环转流期间高血糖的危害更大。但需要注意的是，体外循环转流期间可能会发生胰岛素抵抗，糖尿病患者对胰岛素的抵抗更为明显，即使给予了较常规剂量大得多的胰岛素，也未必能够把血糖降低到所希望的水平。我曾经思考过，如果同时，或者事先给予增强胰岛素敏感性的药物，是否可以削弱体外循环转流期间发生的胰岛素抵抗呢？另外，必须注意的是，如果在体外循环转流中给予了大量的胰岛素，虽然没有能够把转流期间的血糖降低至所希望的水平，但是在停机后，由于胰岛功能的逐渐恢复，又需要警惕在止血和闭合胸骨期间，以及术后所可能发生的低血糖。因此，对于麻醉诱导后血糖浓度就明显升高，或者血糖在术前控制不满意的糖尿病患者，必须密切加强血糖的监测。

脱离体外循环后需要注意的重要问题是容量的补充。前已述及，由于转流中麻醉性镇痛药的血药浓度下降，血液应激反应物质增加等原因，停机后的血压可能会较转流前明显升高。有些医生因为停机后，尤其是给予鱼精蛋白后血压较高，因而就限制了容量的补充，致使患者手术结束时还剩下 1000ml 甚至更多的氧合器中的剩余血液而被带去 ICU。患者回到 ICU 后，在无明显疼痛刺激的情况下，随着应激反应物质的逐渐减少，体温的恢复和身体各部温度的平衡，容量亏欠的问题则逐渐显现。除了患者的血压下降，心率增快外，内环境也可能会逐渐恶化。因此，临床上不能因为停机后，特别是给予鱼精蛋白拮抗肝素到手术结束这段时间，因血压处于较高水平而限制了容量的补充。另外，从患者容量出入的绝对值来分析，患者术前的禁食、禁饮，手术期间血容量的丢失，体外循环转流前所输入的液体量较少（前已述及在体外循环转流前输入的液体量在大多数患者不会超过 500ml，而我所实施的麻醉，液体入量不会超过 300ml），体外循环预充量也已控制在 1500ml 以内（一般在 1300ml 左右），而且在转流中还要进行超滤（超滤量一般在 1000 ～ 2000ml，大心脏和脏器淤血的患者和心脏移植的患者，超滤量可达 3000ml 以上），依据上述因素，如果在停机后不能尽快地把氧合器中剩余的血液回输给患者，患者必然会处于低血容量状态。因此，停机后把氧合器中所剩余的血量尽快地输入患者的体内是麻醉医生必须要做的最重要的事情。停机后的容量补充不能依据血压的高低而定，血压偏高绝不是限制容量补充的因素。回输氧合器中剩余血速度的快慢只能决定于患者的容量状况。如果患者的血压偏高，则应该根据血压升高的原因进行处理，如增加吸入麻醉药的吸入浓度、增大丙泊酚的泵入剂量、给予芬太尼类药物、降低血管张力及减慢心率等，必要时可给予 β 受体阻滞药或钙通道阻滞药，而不是减慢剩余血输入的速度。正是为了能够在停机后最短的时间内，把氧合器中的剩余血回输给患者，从 21 世纪开始，阜外医院麻醉科要求所有的成年患者，在麻醉诱导前均需在上肢置入 16G 的导管针。这样，在回输剩余血的时候，剩余血几乎都是以直线式的速度进入患者的体内。

停机后，鱼精蛋白给药至手术结束这段时间，上述的高循环动力学反应在先天性心脏病患者、二尖瓣狭窄患者及梗阻性肥厚型心肌病患者中较为少见，即使这些患者术前的射血分数高，心功能较好，在闭合胸骨的强刺激下也较少出现明显的高血压反应。主动脉瓣手术、冠状动脉旁路移植术患者在停机后，尤其是在止血和闭合胸骨期间，血压通常会较转流前明显升高，即使加深麻醉，追加大量的麻醉性镇痛药有时也难以控制。血压升高的原因是多方面的，其中与心肌的血供改善、病变纠正后心脏的每搏量增加、体外循环转流中机体释放的应激反应物质等所致的高血管张力反应等因素有关。针对以上的这些情况，临床上除常用的加深麻醉，以及给予麻醉性镇痛药外，可能会出现多种不同处理方法，如给予血管扩张药（硝普钠或硝酸甘油）、乌拉地尔、尼卡地平或者β受体阻滞药等，而我近些年来，多是给予地尔硫䓬，其原因是因为地尔硫䓬不但可以减慢心率，降低体循环的血管阻力，还可以扩张冠状动脉，预防冠状动脉痉挛，并可以降低肺动脉的压力，起到前面所提到的几种药物单一不能起到的作用。

再次回到氧合器剩余血的回输问题，上述那些在停机，尤其是给予鱼精蛋白后出现高血压反应的患者，同样不是减慢或者停止回输剩余血的理由。我多年来已形成了习惯，不管氧合器剩余血量多少，血液回收量多少，患者在送回外科 ICU 前均必须要全都输入患者体内。试想一下，如果患者手术结束时还剩余自体血，假如有 500ml 或者更多的血液未输入到患者体内，岂不是等于患者被送到外科 ICU 时已经失血 500ml 或者更多了呢？可能有人会说，患者回到 ICU 后仍然可以继续输血，没有必要在手术室内把剩余血全部输入。这种想法就涉及一个简单的问题：如果一个人发生了失血性休克，是在最短的时间内恢复他的血容量好呢，还是慢慢地恢复血容量好呢？毫无疑问，答案只有一个，那就是血容量恢复的越快越好，一定不能够有丝毫的拖延。既然如此，为何患者自身的剩余血量不应该在停机后尽快地回输给患者，还要等待患者回到 ICU 后慢慢地回输呢。前面已经提及，患者回到 ICU 后，由于手术的刺激消失，患者的体温恢复及身体各部的温差平衡后，血压势必下降，而且在低血容量的情况下患者的内环境也必然会发生紊乱。另外，即使患者血容量的绝对值或者有效循环血容量恢复,但是由于仍有一定量的剩余血没有输入患者体内，血液中的红细胞比容仍然低下，机体处于贫血状态，患者的内环境同样也会恶化。因此，除停机后必须尽快地把氧合器中剩余的血液回输入患者体内外，停机时也要使患者的血红蛋白达到适宜水平，阜外医院的要求是血红蛋白在停机时一般不低于 80g/L（详情请见相关章节）。如果在停机时患者的血红蛋白能在 80g/L 左右，把氧合器中剩余的血量输入后，手术结束时患者的血红蛋白水平就有可能在 90g/L 以上。如果要求在停机时血红蛋白达到 80g/L 左右，体外循环转流中就有可能需要超滤。在容量不足或者血红蛋白含量较低的情况下，如果心排血量较多（在血红蛋白含量较低的情况下）和（或）血管张力较高（血容量不足时血管常处于收缩状态），血压的绝对值虽然可以维持正常或者在偏高的水平，但是心率通常较快，尤其在使用正性肌力药的情况下更是如此。从另一角度说，任何单一的指标均难以准确地判断患者的前负荷，即使 TEE 的几个断面检查也不能够决定前负荷是否适当，必须根据患者的临床征象、监测数据、生化检查、尿量和内环境状况等动态性地进行综合判断。如果没有 TEE 等监测指标，临床判断前负荷是否适当的重要指标则是心率和血压之间的关系。

临床上如果脱离体外循环困难，需在正性肌力药物和（或）物理措施 [IABP 和（或）ECMO] 的支持下停机（目前，由于心血管外科手术与正性肌力药物之间如同“夫妻关系”一样的理念，在某些心血管外科团队成员中仍然根深蒂固。因此，正性肌力药物的盲用滥用现象仍较常见。但是此处讨论的问题不涉及不需要正性肌力药物而给予了正性肌力药物的情况），麻醉管理和血流动力学的维持则具有一定的挑战性。所幸的是，临床上真正因为病情危重必须依赖这些物理措施才能够脱离体外循环的情况并不多见，当然这不包括人为因素造成的停机困难。至于在脱离体外循环时必需 IABP 或 ECMO 支持的指征，各家医院或者不同的外科团队的标准差异很大，很难统一认识。这些物理支持措施使用率的高低虽然与患者的病情相关，但是更决定于外科团队的整体水平。

前些年，一位出生在日本的华裔麻醉学教授退休后到阜外医院参观访问，我与他的交谈中得知，他所工作的医院，冠状动脉旁路移植术放置 IABP 的比例一般为 10% ～ 12%，而在阜外医院，冠状动脉旁路移植术 IABP 的使用率不超过 1%。从阜外医院和北京的兄弟医院在冠状动脉旁路移植术中放置 IABP 的情况来看，曾有一项临床研究，这家医院和阜外医院均完成了 248 例冠状动脉旁路移植术，所入选的受试者条件相同。结果这家医院有 12 例放置了 IABP，而阜外医院无一例受试者接受 IABP 的治疗。从阜外医院的外科团队本身而言，IABP 的使用率也有较大的差别，此点远不同于其他的外科学专业。其他的外科学专业，以同一种疾病的手术而言，在一个科室内的不同团队，手术治疗的结果和临床处理是不会有很大的区别的。因此，在心血管外科领域，心外科团队成员的素质如何是决定患者转归的最主要因素。停机后对正性肌力药物真正依赖的患者通常心率较快，而且合并心律失常的概率较高，这是评估是否需要正性肌力药物来支持循环的重要标志。另外，真正需要儿茶酚胺等正性肌力药物支持循环的患者，对容量的要求也很严格，容量稍有不足，则血压难以维持，而一旦容量偏多，心脏则难以承受，不仅血压会明显下降，而且肺的气体交换功能也明显受损，严重者出现肺水肿甚至 ARDS。儿茶酚胺等正性肌力药物可增快心率、增加心肌氧耗，易促发心律失常，需注意这些药物的心脏毒性。选择儿茶酚胺类药物或其他的正性肌力药物的种类和剂量的原则：如果用一种药物可以稳定循环就不要用两种药物；小剂量药物如果有效就不要用大剂量，而且要尽量地缩短使用的时间。评价儿茶酚胺等正性肌力药物是否使用得当，或者治疗有效的重要标志是在升高血压的同时，不明显增快心率，如果心率明显增快，即使血压有所升高，患者最终的转归也不会好，尤其是对缺血性心血管病患者更是如此。近些年投入临床的钙离子增敏药——左西孟旦，理论上在改善心脏作功的同时不增加心肌氧耗，不促发心律失常，但是在单独使用时，由于有血管扩张的作用，不仅难以升高血压，而且有可能会导致血压下降。由于该药在临床上使用不久，确切的治疗效果还有待临床证实。

如同转流中的尿量一样（由于目前在体外循环转流中普遍使用了超滤，转流中的尿量较前明显减少。由于超滤的原因，转流中的尿量没有以前那么受到重视，对尿量多少的要求也不如以前那么严格了），停机后的尿量都是心血管外科团队中每位成员都非常关注的临床指标。虽然尿量多少的临床意义几乎在所有的专业书刊中都有描述，但是对尿量的认识却随着时间的推移而不断地发生变化。20 世纪，阜外医院的外科手术患者在术中的尿量多在 1000ml 以上，术后 12 小时内的尿量则必须在 2000ml 左右，因此，术中和术后应用大剂量利尿药的现象非常普遍。虽然，患者大量排尿与术中输液较多 [当时麻醉科规定的输液量为 10ml/（kg · h）] 和体外循环预充液量（体外循环的预充液量为 2300ml）相关，但是与大剂量利尿药的使用关系更为密切。大量利尿的结果是电解质紊乱，尤其是容易出现低钾血症。低钾血症的危害都很清楚，但在大量利尿的情况下，又很难纠正低钾血症。除临床熟知的低钾血症外，大量利尿还可能导致目前未知的其他电解质紊乱所造成的危害。那种患者缺什么就补充什么的想法在目前是不可能实现的。严重的电解质紊乱不仅可以破坏内环境的稳定，而且明显影响到患者的康复。电解质缺乏不仅易于发生心血管事件，而且在补充电解质的过程中也可以发生心律失常、室颤、心搏骤停等恶性心血管事件。因此，心血管手术患者在术中、术后大量排尿并非对患者的恢复有利。尿量多，尤其是给予利尿药后的大量排尿，也难以说明肾脏灌注的好坏。前已述及，由于目前体外循环氧合器的预充液量一般在 1300ml 左右，而转流前液体的入量在不超过 500ml（我所实施的麻醉在体外循环转流前的液体入量一般不会超过 300ml）的情况下，整个手术过程中的尿量不可能多，也不应该很多。由于在体外循环转流中还常进行超滤，转流中尿量不多也应该是正常现象。一般情况下，患者在停机后的尿量能维持在 1ml/（kg · h）即可。另外，停机后只要血流动力学稳定，肾脏灌注良好，自然就会有尿液排出，根本不需要给予利尿药来强行排尿。至于停机后早期患者的尿量，由于此时体外循环机器剩余的血量还未完全输入患者体内，原体外循环转流中的非搏动血流刚刚恢复为自主循环的生理性搏动血流，肾脏的血流灌注和肾脏的排尿功能则需要一定的时间来适应血流灌注的模式由非搏动血流转换为搏动血流，因此，停机后早期，或者在短时间内无尿液排出应该是正常现象，无需急于给予利尿药。待肾脏的血流灌注完全适应了重新恢复的自主循环的搏动血流后，肾脏的排尿功能自然就会完全恢复。一旦氧合器剩余的血量完全输入患者体内、血容量恢复后，肾脏自然就会排尿。因此，心血管外科手术患者停机后的尿量应该以患者的液体出入量（包括麻醉输入的液体量、氧合器的预充量、体外循环转流中的超滤量）及血细胞比容等的多少而定，而不是盲目地给予大剂量的利尿药来强行排尿，给予利尿药强行大量排尿绝不利于患者的康复。近 20 余年，我所实施的麻醉，在整个手术过程中，包括体外循环转流中给予利尿药的患者的数量微乎其微，我尚不能回忆起来是否曾有患者在整个手术过程中给予利尿药。

可能有人会有疑问：对于那些心功能不全、术前脏器淤血或肾功能不全的患者，体外循环转流中也不给予利尿药吗？对于这类患者，在体外循环转流中是否给予利尿药并不能一概而论。对于术前脏器淤血的患者，首先要观察体外循环转流开始时氧合器的液面。这些患者在体外循环转流开始时，会有大量的血液从患者体内引流入氧合器，氧合器中的液面会很高，此时应该检查氧合器血中的血红蛋白浓度。如果血红蛋白浓度低于 70g/L，则应该立即超滤。如果血红蛋白浓度在 90g/L 以上，则应该把氧合器中的部分血液放入储血袋中，以便在转流中随时补充降低的氧合器液面，或者留待停机后回输给患者。针对氧合器中液面较高而血红蛋白的浓度低于 70g/L 的患者，不提倡给予大量的利尿药排尿，以此来降低氧合器的液面，提高血红蛋白浓度的做法，而是要尽快地进行超滤，以提高氧合器中的血红蛋白的浓度，并且应该在超滤的同时视氧合器的液面和血红蛋白的水平来考虑是否需要补充红细胞。一般情况下，术前脏器淤血的患者，很少有需要补充红细胞的情况。如果术前患者无明显脏器淤血，则体外循环转流开始时氧合器中的液面也不会高，转流中更不应该给予利尿药来强迫患者排尿。如果患者术前有肾功能不全，首先要注意避免使用血浆代用品，可以在体外循环的预充液中给予一定量的白蛋白来提高胶体渗透压，胶体渗透压的数值应该稍低于肾功能正常的患者，以维持在 15mmHg 为宜。因为在体外循环转流中，高于此数值的胶体渗透压明显不利于肾功能不全患者的肾脏排尿，其原因详见第十二章第二节相关内容。因此，在体外循环转流中，对于上述患者应该积极做好超滤工作，而不是考虑给予利尿药。

停机后，对于上述心功能不全、脏器淤血的患者是否应该给予利尿药，同样也不能一概而论，而是应该根据患者术中液体的入量、血红蛋白的浓度、体外循环转流中的超滤量等综合判断。一般情况下，如果停机后氧合器的剩余血量较多，心脏充盈饱满、CVP 偏高而血红蛋白的浓度未超过 80g/L（体外循环转流中液面较高的患者，停机时血红蛋白的浓度是不应该低于 80g/L 的）、尿液滴速较慢者可给予利尿药。利尿药的用量除参考上述指标外，也要考虑患者术前是否曾长期服用利尿药。术前长期服用利尿药的患者所需要的利尿药的剂量应该较大，而术前未服用过利尿药的患者，一次静脉注射呋塞米 5 ～ 10mg 即可。

术前合并肾功能不全的患者，如果体外循环转流前血流动力学平稳，肾脏灌注良好，转流中灌注流量充足，灌注压适当，停机平稳、顺利，停机后容量补充得当，血流动力学稳定，整个手术过程中均未使用过正性肌力药物，肾脏仍可具有自行排尿的功能，一般不需要给予利尿药，必要时可给予呋塞米，或者呋塞米与其他具有利尿作用的药物合用。如果患者在停机后血流动力学不稳定，肾脏功能进一步受到损害，即使给予再大剂量的利尿药，可能也难以有尿液排出。如果患者在停机后尿量很少，甚至无尿，同时血钾水平进行性上升，此时应该果断地进行肾替代治疗，而不是一味地给予利尿药，详细的讨论详见第十二章第二节相关内容。

第八章
监　　测

20世纪80年代末期，当问及“麻醉学最重要的进展是什么”的时候，有学者会毫不犹豫地回答：“监测”。各种监测方法的问世，使麻醉医生对患者病情的了解才越来越清晰。当翻开*Kaplan's Cardiac Anesthesia* 1979年的第一版到2017年的第七版时，可见版本逐渐扩大，内容越来越丰富，而逐渐增加的内容最多的就是“监测”，以至于第六版的*Kaplan's Cardiac Anesthesia*被冠以*The Echo Era*（超声时代）。

任何技术的发明和创造可能都具有两面性，正如现在的数码时代，在极大地丰富和方便了人们的日常生活的同时，却带来了其他的问题。当我看到科室年轻的同事在玩手机时，我开玩笑地问：“如果没有了手机、电视这些数码产品，你们的日子会怎么样？”他们也会毫不犹豫地回答说：“我们肯定要疯了，没有这些数码产品，那日子没法过！”这一小小的玩笑，充分说明了现代社会人们对数码产品的依赖。但是，每当媒体报道开车看手机，过马路时看手机发生的交通事故时，却又可听到：“这都是手机惹的祸”的抱怨声。这些与临床心血管麻醉毫无关联的问题，我说它们又有何意义呢？

曾经听说过，直接动脉压监测的传感器从固定架上掉下来后，监视器屏幕上的血压水平突然大幅度升高（因动脉压监测的平面降低了，所以血压的水平就升高了）。由于无菌手术单的遮掩，大家没有及时发现直接动脉压监测的平面降低了，以至于把整个团队的人员搞得狼狈不堪，差点发生严重医疗错误。这又说明了什么问题呢？写到这儿，不由得使我想起1988年第一次出国，在美国超市见到的一幕。有位顾客在缴费时，收款员用电脑计算出了应付的金额。由于这位顾客买的东西不多，在缴费前也已经算好了应付的金额。当收款员告诉他应付的金额时，这位顾客告诉她计算错了，少算了。可这位收款员却理直气壮地回答说，电脑计算的，不会错。这位顾客把自己所买的东西的价格一件一件地念给收款员，并告诉她应该付多少钱，可这位收款员就是不信，态度依然很坚决地表示电脑算出的金额不会错。最终这位顾客无奈地笑笑，按照电脑算出的金额付了款。当这位顾客走出超市后，自言自语地说，今天占便宜了。这件事情和压力传感器的位置发生变化导致监测屏幕上的动脉压数值升高是否有相似之处呢？

临床监测技术的发展促进了麻醉学及临床医学的进步，提高了医疗质量。但是，从另一角度说，过分地依赖监测，不假思索地按照监测的数据来管理麻醉，就有可能发生上述血压假升高的现象。就目前临床麻醉中最为推崇的TEE来说，2019年4月18日，阜外医院的一例冠状动脉旁路移植术加LVAD的患者，停机后在闭合胸骨期间血压难以维持。事后听同事告诉我说：当时患者的CVP仅2mmHg，但TEE却见右心室饱满。负责麻醉的医生认为患者的血压低是因为容量不够，而负责TEE监测的医生却极力反对补充容量。术者胡盛寿院长进入手术室后，判断患者容量严重亏欠，在快速补充容量后患者的血压很快恢复。从另一角度说，如果在麻醉管理中一切都依赖于监测，则不利于培养医生的思考、分析和处理能力。这正如我曾在一次学术会议上问："如果大家回到二十世纪七八十年代，在座的各位有谁敢做心血管麻醉？"结果，全场人员都在摇头，无人敢应答。这不能不使我想：如果发生了战争，我们能胜任战场麻醉的需要吗？在20世纪我们经常所喊出的口号："有条件要上，没有条件创造条件也要上"的精神现在可能很少有人再提倡了。在日常的工作中经常会听到：没有这些药物，麻醉没法做。没有这些监测设备，麻醉怎么做？20世纪90年代，我和胡盛寿院士（当时任阜外医院外科副主任）到河南一家兄弟医院去帮助开展非体外循环下的冠状动脉旁路移植术。该院手术中直接动脉压力监测的设备是把动脉压力的管线连接到水银柱的血压计上，从水银柱血压计上来读取压力的数值，而心电图的监测则是应用七八十年代的仪器，几乎没有什么抗干扰的功能。术中在搬动心脏吻合冠状动脉时，由于患者的血压明显下降，而水银柱的血压计又不能够迅速地显示出患者的血压；心电图由于受到干扰，什么图形也没有，整个屏幕上出现的都是干扰信号。因此，每当胡主任问起心率和血压的情况时，我只能说："别问了，我盯着心脏呢，有情况我会说的。"当时就是这样"糊里糊涂"地完成了非体外循环下的冠状动脉旁路移植术（患者术后均恢复很好）。固然，新的监测方法与众多的新药和器械的问世对促进麻醉学的发展起到了至关重要的作用，但是，麻醉医生的业务素质、技术水平和相关的理论知识的提高和发展，对于保证患者在术中的安全及术后的康复则更为重要。这就如同军队的建设一样，虽然现代武器已经高度发达，但是各国军队对士兵素质的提高，尤其是生存训练仍然都很重视。科学发展到21世纪的今天，现在临床医学中强调的是"规范"，那种"有条件要上，没有条件创造条件也要上"的提法可能已经不能适应临床医学的需要了。目前，在各国都很重视医疗经济学的情况下，"规范"并不利于降低医疗费用，而"有条件要上，没有条件也要上"虽然与"规范"格格不入，但是这种提法在某种程度上却有利于减少医疗开支。虽然现在的物质产品极大得丰富，但是这种精神却应该是永远都不能忘记的。

目前，临床麻醉中的监测可以说是丰富多样，如麻醉深度监测、镇痛强度监测、诱发电位监测、脑氧饱和度监测等，这些监测项目在相关的专业书刊中都有详细的介绍。此处仅讨论血流动力学，尤其是 Swan-Ganz 导管监测的相关问题。

20 世纪 70 年代，Swan-Ganz 导管的问世，被认为是在血流动力学管理方面上的一项革命性的进步。时隔 40 余年，由于目前对 Swan-Ganz 导管监测在临床治疗上的意义的质疑，更由于 TEE 在临床上的广泛应用，Swan-Ganz 导管监测在综合医院似乎有被抛弃并且被遗忘的趋势。

Swan-Ganz 导管监测在临床危重患者的救治中是否有指导意义，否定的意见已广泛见于各种刊物，但是却极少见到专职从事心血管麻醉医生的否定意见，尤其是多年从事心血管麻醉的高年资医生的否定意见。临床从事心血管专业的医生为何较少参与 Swan-Ganz 导管监测？ Swan-Ganz 导管监测是否对临床治疗有指导意义？这应该引起对 Swan-Ganz 导管监测持否定意见者们的注意。另外，比较可笑的是：在国内的学术会议上，竭力否定 Swan-Ganz 导管的临床使用价值，反对临床使用 Swan-Ganz 导管的那些专家和教授们，却恰恰很少使用过 Swan-Ganz 导管，或者从未使用过 Swan-Ganz 导管。受其影响，目前在综合医院里的年轻医生，可能对 Swan-Ganz 导管基本上处于无知的状态，就是从事心血管麻醉的医生，对 Swan-Ganz 导管的临床使用也不太关注了。

由于 Swan-Ganz 导管是由心血管领域的医生发明问世的，故在心血管领域，不管是内科、外科、ICU 和麻醉科，自 Swan-Ganz 导管问世以来，大家都普遍重视 Swan-Ganz 导管监测对心血管病患者治疗的指导作用。直至目前，即使在一片质疑声中，也并未明显减弱在心血管领域对使用 Swan-Ganz 导管监测的热情。2019 年 4 月 20 日，在广州的一次心血管麻醉会议上，来自亚洲心胸麻醉学会（ASCA）的资料上显示：日本 2018 年的心血管外科手术量约为 70 000 例，而肺动脉导管使用了 55 000 支，即心血管外科手术 80% 的患者都使用了肺动脉导管，这一点是值得国内的心血管麻醉和心血管外科医生思考的。但是如何认识、解读 Swan-Ganz 导管监测的数据，却并非每一位从事心血管专业的医生都能够正确解读并掌握的。2018 年 7 月 31 日，阜外医院内科、外科、ICU 和麻醉科联合举行了一次术前讨论，讨论内容是左心辅助装置（LVAD）手术和 LVAD 的适应证。病例资料为患者，男性，61 岁，28 年前诊断为肥厚型心肌病，现已进展、恶化为终末期心脏病。当讨论到内科药物治疗的效果时，病房医生展示出了下表（表 8.1），目的是说明经过药物治疗，患者的血流动力学有所改善。

表 8.1 病房医生展示出的患者 Swan-Ganz 导管监测的资料

参数	米力农前	7.31
CI[L/（min·m^2）]	1.2	1.97
MAP（mmHg）	84	87
PAPs（mmHg）	103	80
PAPm（mmHg）	68	52
PAWP（mmHg）	52	36
CVP（mmHg）	11	8
SVR（dyn·s/cm^5）	2780	1858

注：CI. 心排血指数；MAP. 平均动脉压；PAPs. 肺动脉收缩压；PAPm. 肺动脉平均压；PAWP. 肺动脉楔压；CVP. 中心静脉压；SVR. 血管阻力。

病房医生认为，使用米立农治疗后，患者的血流动力学明显改善，改善的依据是 CI 增加，肺动脉压力下降，包括肺动脉的收缩压、平均压和 PAWP 都下降。但是上表中缺少几项非常重要的血流动力学参数，包括心率、肺动脉舒张压和心排血量（CO），说明这位病房医生并不清楚每项血流动力学参数的临床意义及其相互之间的关系。虽然从 CI 和体表面积两个参数中可以计算出 CO，但由于 CO 是直接监测到的参数，而 CI 是计算出的数据，因而在表中应该显示出的是 CO 而不是 CI。况且，表中没有患者的身高和体重，也无法得知患者的体表面积，因而也不可能计算出患者的 CO。由于从 Swan-Ganz 导管监测所得到的数据分为直接测定的数据和计算出的参数，因而，完整的资料应该包括直接数据和间接数据。在缺乏心率参数的情况下，仅以 CI 从 1.2L/（min·m^2）增加至 1.97L/（min·m^2）来说明米立农治疗有效的结论是非常勉强的。因为 CI 的轻度增加，在缺乏心率参数的情况下，并非意味着心肌收缩力得到了改善，因为在心率明显增快的情况下，即使每搏输出量（SV）没有增加，CO 或者 CI 仍然可以升高，而心率增快则增加患者的心肌氧耗，这对于心率原已较快，已经处于衰竭状态的心脏更是非常不利的。另外，从外周血管阻力来说，患者的 SVR 从 2780dyn·s/cm^5 降低至 1858dyn·s/cm^5，其本身也可以增加 CI。因此，如果要正确判断心肌收缩力是否得到改善，药物治疗是否有效，必须要把直接参数（心率、CO、CVP、PAWP）和间接参数（SVR、SV、CI 等）收集完整。关于患者的肺动脉压力，病房医生认为，经过米立农治疗，患者的肺动脉压力下降明显，其根据是 PAPs 从治疗前的 103mmHg 下降至治疗后的 80mmHg，PAPm 从 68mmHg 下降至 52mmHg，PAWP 从 52mmHg 下降至 36mmHg。由于肺循环压力的参数中无肺动脉舒张压，使人难以相信所测定的 PAPs、PAPm 和 PAWP 数值的准确性。当被问及肺动脉的舒张压的水平时，病房医生回答说，肺动脉舒张压为 50mmHg。这不得不使人质疑：在肺动脉收缩压和肺动脉舒张压分别高达 80mmHg 和 50mmHg 的情况下，怎么能测得出 PAWP 呢？ PAWP 与肺动脉舒张压又如何区分？由于表中没有显示出 Swan-Ganz 导管从右心房到肺动脉各部位的压力波形，难以确立所显示的 PAPs、PAPm 和 PAWP 的数值是否准确。虽然病房医生认为经过米力农的治疗后，患者 PAPs、PAPm 和 PAWP 均下降，心功能得到了改善，证明药物的治疗是有效的，因此，该患者是 LVAD 的适应证，但是由于回答不了大家对患者的血流动力学参数所提出的种种质疑，以及病房医生不明白放置 LVAD 的目的（严重的肺动脉高压患者不适宜放置 LVAD，因为易于发生右心衰竭），最终讨论的结果认为，该患者与 LVAD 治疗的适应证不相符合，否定了病房医生的意见。由此可见，在阜外医院这样的心血管病专科医院，即使大家都高度重视 Swan-Ganz 导管监测对临床治疗的指导作用，但也并非每位医护人员都明白 Swan-Ganz 导管监测各项参数的影响因素、各项参数之间的相互关系及其临床意义。

讨论 Swan-Ganz 导管监测对临床治疗有无指导意义，首先要能够正确解读 Swan-Ganz 导管监测的参数，表 8.2 表明了影响肺动脉压力监测的因素。

表 8.2　影响 Swan-Ganz 导管监测肺动脉压力的因素

心室顺应性	交感张力
胸腔内压	血气张力
腹内压	瓣膜病变
呼吸道压力	肺动脉导管位置

对肺动脉导管监测提供的数据的解读差异很大。欧美调查显示，超过 50% 的临床医护人员不能正确解读肺动脉导管监测数据。

表 8.2 我在学术会议上曾经展示过，表上列出了影响肺动脉压力测定的因素。如果对影响肺动脉压力测定的因素不了解，不仅难以正确解读肺动脉导管监测所得到的肺动脉压力的临床意义，而且也难以在肺动脉导管的放置过程中获得准确的各项肺动脉压力。如果像文献报道的那样，超过 50% 的欧美医护人员都不能够正确地解读肺动脉导管监测的数据是正确的话，我国的麻醉医生又有多少人能够正确地解读肺动脉导管监测到的数据？况且，我国的麻醉医生在临床工作中又有多少人放置过肺动脉导管？如果没有放置过肺动脉导管，又怎么能够解读肺动脉导管监测到的数据呢？在既没有放置过肺动脉导管，又不能够正确地解读肺动脉导管监测到的数据的情况下，热火朝天地

讨论肺动脉导管监测对临床有无指导意义岂不是很可笑吗？这与持有汽车驾照，而又从来没有驾驶过汽车的人津津乐道的去评论一部汽车好开不好开又有何区别呢？

如何认识肺动脉压力监测的临床意义，肺动脉压力的变化对麻醉医生提示了什么，哪些因素可以影响肺动脉压力的监测，以及如何判断肺动脉导管的位置是否正确。虽然这些都是麻醉医生应该掌握的最基本的常识问题，但是对于平时较少关注肺动脉压力监测的麻醉医生来说，回答这些问题并非简单。临床上没有哪位医生，包括麻醉医生不重视体循环压力的，而且只要涉及循环的问题，几乎所有的研究和学术报告都是以体循环压力的变化为重点来展开的。但是如若仅重视体循环压力，重视左心室射血分数（LVEF），而忽视了肺动脉压力的变化，临床上将有可能使某些患者丧失了救治的机会。如果不了解肺动脉导管，就难以重视肺动脉压力的监测，以及肺动脉压力的变化对临床处理的重要性，因为有些患者在肺动脉压力升高的早期，体循环压力并没有出现明显的变化。而待体循环压力发生明显下降时才去采取救治措施可能为时已晚，这种情况在临床上屡见不鲜，并在很多的学术会议上都能够听到这方面的报告。从临床角度上我认为，一位麻醉医生，尤其是从事心血管麻醉的医生，如果不认识、不掌握肺动脉导管监测的临床意义，不能够正确地解读肺动脉导管监测所得到的数据，以及各数据之间的相互关系，就很难全面、准确地评价和把握患者的循环功能，因而在临床工作中，尤其在处理患者的循环问题时就很难做到得心应手。下面将分别就下述列出的影响肺动脉压力测定的各种因素展开讨论。

（1）心室顺应性：人体的心室顺应性并不是固定不变的，而是随着各种因素的影响而变化不定的。即使无心血管疾病，心脏的结构与心功能完全正常的人群在应激的状态下（如紧张、恐惧、疼痛等），心室的顺应性也会发生变化，表现为舒张期末压升高、心室顺应性下降。心室顺应性变化的原因自然与应激状态下心肌的收缩力增强，心率增快密切相关。心室顺应性下降、舒张期末压升高自然会影响到 PAWP 和肺动脉压测定的数值。在应激状态下，人体肺动脉压力会和体循环的压力一样明显升高，这就包括了心室的顺应性明显下降。从本书第五章第三节中所介绍的那位美国患者入手术室后肺动脉压力的变化上就可以清晰地看到，除了紧张和应激明显影响心室的顺应性，升高肺动脉的压力外，大量使用儿茶酚胺类药物也会降低心室的顺应性，明显地影响到 PAWP 和肺动脉压。

（2）呼吸道压力：很多人可能忽视了呼吸道压力对肺动脉压力监测的影响。一位体重 70kg 的患者是插入 7F、8.5F 还是 9F 的气管导管，呼吸道的压力可有数厘米甚至十余厘米水柱的差别，这是容易理解的，也应该是医生都明白的道理，因为在其他因素不变的情况下，呼吸道的压力与气管（气管导管）的半径的 4 次方成反比。而这些高低不同的呼吸道的压力将明显影响到肺动脉压力测定的水平，因此，仅从降低肺动脉压力的角度上来看，应该尽量选择直径较大的气管导管。

（3）交感张力和血气张力：人们可能对交感张力和血气张力对肺动脉压力测定的影响较易理解。动脉血中的高二氧化碳分压（$PaCO_2$）明显升高肺动脉压力，而降低 $PaCO_2$ 则可降低肺动脉压力。因此，在麻醉和术后 ICU，小儿动力性肺动脉高压治疗的首要措施是以过度通气来降低 $PaCO_2$。交感张力增强时明显影响肺动脉的压力，临床常见体循环压力升高的同时肺动脉压力也明显升高。虽然肺动脉压力升高的幅度与心功能的好坏密切相关，但是，只要体循环的压力升高，肺动脉的压力就会上升却是必然现象，只是心功能好的患者肺动脉压力升高的比例没有心功能差的患者明显而已。正如在心室顺应性中所说的那样，由于儿茶酚胺等正性肌力药物都会明显增加患者的交感张力，升高体循环的压力，自然这些药物也会升高肺动脉压力。而抑制心脏的药物，如 β 受体阻滞药和钙通道阻滞药，却可以降低心功能好的患者的肺动脉压力，但对于心功能较差的患者，却有升高肺动脉压力的可能，尤其是 β 受体阻滞药。另外，从血流动力学管理的角度来看，如果患者是处于控制性循环的状态下，在体循环压力升高的同时，肺动脉压力的上升却不太明显。

（4）胸腔内压和腹内压：如果有哪位医生对气胸或者人工气腹的患者放置 Swan-Ganz 导管，则说明这位医生对 Swan-Ganz 导管监测的临床意义、Swan-Ganz 导管的适应证和影响 Swan-Ganz 导管监测的数据的因素毫不了解。由于人工气腹时气腹所用的气体（二氧化碳）极易被吸收入血，导致高碳酸血症，高碳酸血症刺激交感神经，增加儿茶酚胺的分泌，使血液中的儿茶酚胺的浓度增多，这些因素都会明显影响 Swan-Ganz 导管的监测。另外，二氧化碳气腹形成的张力可对腹腔内的脏器产生机械性压迫，迫使内脏中的大量血液向体循环转移，致使静脉回心血量增加，同样明显影响 Swan-Ganz 导管监测的数据。气胸具有人工气腹类似的病理生理学改变，因此，对气胸和气腹的患者放置 Swan-Ganz 导管则无任何临床意义。

（5）瓣膜性心脏病变：直接影响到 Swan-Ganz 导管所测定的肺动脉压力，所涉及的瓣膜主要为二尖瓣和三尖瓣。肺动脉瓣的病变虽然也影响肺动脉压力的测定，但是在临床上，单纯的肺动脉瓣病变较为少见，而且肺动脉瓣病变的患者也不适宜放置 Swan-Ganz 导管。二尖瓣狭窄的患者肺动脉压可明显升高，其原因为血液从左心房流入左心室困难，导致左房压升高及肺循环淤血。三尖瓣关闭不全的患者不仅会有体循环脏器淤血的临床表现，同样也会伴有肺动脉压力的升高，但升高的幅度却没有二尖瓣狭窄的患者那么明显。二尖瓣反流的患者肺动脉的压力也明显升高，原因与二尖瓣狭窄的患者类似，主要是因为血液从左心室反流入左心房导致左房压升高所致。由于瓣膜性心脏病患者术前较高的肺动脉压力在瓣膜置换后，肺动脉压可自行下降，因此，外科并不把肺动脉高压列为瓣膜置换术的禁忌证。但是，合并肺动脉高压的瓣膜性心脏病患者如果施行非心脏手术，肺动脉压力的高低则是患者在术中或术后死亡的独立危险因素，更是检验麻醉医生临床处理能力的重要标志。另外，由于房颤患者丧失了心房收缩的功能，不仅可导致每搏输出量下降，肺动脉的压力也可能升高。而且房颤心律的患者由于心房收缩功能的丧失，以及心房扩大的原因，使得 Swan-Ganz 导管的放置也较为困难。

（6）肺动脉导管的位置：毫无疑问，肺动脉导管位置的放置是否正确是肺动脉的压力及各项参数的测定是否准确的关键。标准而准确的肺动脉导管的放置必须要经过 4 个阶段的压力波形，即右心房压力波形、右心室压波形、肺动脉压力波形和 PAWP 波形，4 个阶段的压力波形缺一不可。图 8.1 为典型的放置肺动脉导管必须要经过的 4 个阶段的压力波形。

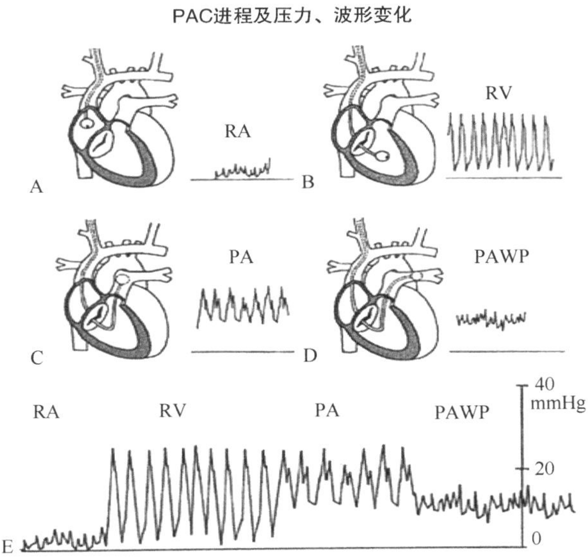

图 8.1 肺动脉导管从颈内静脉进入右心房、右心室、肺动脉及嵌入肺小动脉后所经过的 4 个阶段的压力波形

A. 肺动脉导管进入右心房和右心房压（RA）波形；B. 肺动脉导管从右心房进入右心室和右心室压力（RV）波形；C. 肺动脉导管从右心室进入肺动脉和肺动脉压力（PA）波形；D. 肺动脉导管进入肺小动脉，以及肺动脉导管的球囊充气嵌顿后出现的肺动脉楔压（PAWP）波形

从图 8.1 可见，如果要从肺动脉导管得到准确的 PAWP 波形及其数值，必须要依次见到右心房压力波形及右心房压力、右心室压力波形及右心室压力、肺动脉压力波形及肺动脉压力，最终球囊充气后见到肺小动脉的嵌顿波形及肺动脉楔压。如果放置肺动脉导管的过程中未见到肺动脉压波形，以及标准的肺动脉压力（肺动脉压力的特点：如果在肺动脉导管放置的过程中，收缩压没有明显变化的情况下，舒张压突然升高，则说明导管进入了肺动脉），而是在看到右心室压力波形及压力后，突然出现了类似于肺小动脉的压力波形及压力，则提示肺动脉导管并未进入肺动脉，而可能是从右心室进入了冠状静脉窦，这是临床上被误认为肺小动脉已被嵌顿了的最常见的原因。

从图 8.1 可见，放置 Swan-Ganz 导管的过程中，当导管从三尖瓣口进入右心室后，所监测到的压力会突然升高，这表明导管从右心房进入了右心室。右心室压力的特点是舒张压很低，一般情况下仅有几个毫米汞柱。导管从右心室通过肺动脉瓣进入肺动脉后，所监测到的舒张压会突然升高，而收缩压变化不大，这表明导管已经进入了肺动脉。肺动脉的收缩压与右心室的收缩压非常接近，但是肺动脉的舒张压却明显高于右心室的舒张压，这是肺动脉的压力与右心室的压力的主要区别。如果导管的套囊从导管进入右心房就持续充气，随着导管在肺动脉内的推进，一般在导管进入 45 ～ 50cm 的深度后监护仪的屏幕上就会出现锯齿样，类似于右心房压力的波形，这表明导管已经嵌顿入肺小动脉。

Swan-Ganz 导管的放置有多种途径，但目前最为常用的途径为右侧的颈内静脉。一般情况下，Swan-Ganz 导管的放置并无困难，但是在遇到心房颤动、三尖瓣反流和严重肺动脉高压的患者时，放置导管的过程中可能会出现以下的困难情况：①导管难以进入右心室，这多见于房颤、巨大右心房和三尖瓣反流的患者。②导管难以进入肺动脉，这多见于右心室扩大和肺动脉高压的患者。③导管不仅难以进入右心室，而且也难以进入肺动脉，这多见于上述各种情况的患者。④导管虽然进入了肺动脉，但是迟迟不出现肺小动脉嵌顿的波形，有时导管进入的深度已达 60cm 左右，仍然不出现 PAWP 波形，以至于质疑导管的位置是否正确。如果遇到上述的前三种情况，可以通过调整导管尖端指向的方向、手术床的位置，或者持续以较高的压力向导管内注入液体，迫使导管顺着血流的方向前进，以利于进入肺动脉。必要时，可向导管内注入冷的液体，来增加导管的僵硬度，以助于导管进入肺动脉。因为导管在患者体内放置的时间长了，患者身体的温度就可以使导管失去了它本身的硬度而变软，使得导管在前进的过程中易于打圈。对于第四种情况，则多见于肺动脉扩张及严重的肺动脉高压的患者。该类患者由于肺动脉的扩张，导管需要进入较深的深度才有可能获得肺小动脉的压力波形。如果导管已经进入了 60cm 左右仍然未见 PAWP 波形，说明导管有可能在扩张的肺动脉内打圈，或者是导管仍然没有进入肺小动脉（少部分患者可能会出现这种情况）。此时可以较高的压力向导管内注入冷的液体，以迫使导管前进。经过上述处理，如果还不出现 PAWP 波形，原则上不应再往前推进导管，以免发生并发症。此时，可以从肺动脉的舒张压力来评估 PAWP 的数值。另外在放置 Swan-Ganz 导管的过程中常犯的错误是导管的套囊没有完全充气。虽然目前市场上多家公司都有肺动脉导管的产品，但其套囊容量的大小已经都完全统一了。不论是哪家公司的产品，肺动脉导管的套囊的容量都是 1.5ml。有的医生在放置肺动脉导管时，套囊充气不足 1.5ml，而是减量充气（1 ～ 1.2ml），理由是怕充气 1.5ml 撑破了套囊，这种担心绝无必要。而事实是，套囊充气越少，导管越难进入右心室、肺动脉和肺小动脉。对于肺动脉扩张的患者，如果套囊的容量能够更大些，如充气量多于 1.5ml，反而有可能较易嵌顿入肺小动脉，获得 PAWP。此外，如果肺动脉导管进入体内的深度已达 50cm，仍然出现的是右心室的压力波形，没有进入肺动脉，说明导管已经在右心室内打圈，此时不可再继续推进导管，以免导管在右心室内打结。导管在患者的心腔内或者是在肺动脉内打结，是非常严重的并发症，必须避免。导致导管在右心房、右心室或者是在肺动脉内打结的最主要的原因则是导管进入体内过多。如果导管在进入 45 ～ 50cm 就嵌入了肺小动脉，是无论如何都不会在患者体内打结的。一般情况下，导管进入患者体内 30cm 左右就应该出现右心室的压力波形，进入 40cm 左右就应该出现肺动脉的压力波形，进入 45 ～ 50cm 就应该嵌入肺小动脉。如果导管进入患者体内 40cm，仍然未出现右心室的压力波形，说明导管在右心房内打圈了，此时应该向外抽出 5 ～ 10cm 后再向前推进导管。如果导管进入了 50cm，监护仪的屏幕上仍然还是右心室的压力波形，没有出现肺动脉的压力波形时，说明导管在右心室内打圈了。此时应该在套囊充气的情况下，缓慢地向外抽出导管，同时密切观察右心室压力波形的变化。在持续出现右心室压力波形的情况下，将导管退出到 40cm 左右后，再向前推进导管。这样，不仅可避免导管打结，而且有助于导管进入肺动脉。

心血管疾病的患者随着病情的进展，即在疾病的不同阶段和不同的病理生理状态下，肺动脉导管监测到的压力可有较大的变化。肺动脉高压的晚期如果出现明显的右心功能不全，CVP 或右房压（RAP）的数值可能很高，而肺动脉收缩压的升高则可能不太明显。反之，如果 CVP 或 RAP 的数值不高而肺动脉的收缩压较高，除说明患者合并有肺动脉高压外，也提示患者的右心仍有较好的功能储备，这对于患者右心功能的判断和临床处理很为重要。另外，肺动脉导管监测对左心功能的判断同样具有重要的意义。如果 CVP 或 RAP 的数值较高而 PAWP 不高或 PAWP 的数值低于 CVP 或 RAP，除了说明患者的右心功能不全外，也提示患者的左心仍有较好的功能储备。反之，如果 CVP 或 RAP 不高，而 PAWP 的数值较高或 PAWP 的数值明显高于 CVP 或 RAP 的数值，则提示患者的左心功能的储备很差。

同步观察体循环压力和肺动脉压力的变化不仅有助于对患者左、右心功能的判断，而且对临床处理具有重要的指导意义。有较好的心功能储备的患者，在增加容量或者给予正性肌力药物的情况下，虽然在体循环压力明显升高的同时，肺动脉压力也可有所上升，但是肺动脉压力升高的幅度不大。而心功能储备差的患者，在给予容量或者正性肌力药物的情况下，体循环压力虽然也有可能升高，但是肺动脉压力的升高却更为明显，甚至有可能促发急性右心衰竭。术前合并有肺动脉高压施行非心脏手术的患者，如果不放置肺动脉导管，是不可能观察到这些变化的。一旦肺动脉压力升高促发了急性右心衰竭，继后出现了体循环压力下降、心率减慢的情况，此时才引起临床上的重视，继后的抢救就会非常困难，甚至会处理无效而导致患者死亡。因此，肺动脉导管的压力监测对心功能低下，尤其是合并肺动脉高压的患者的处理更具有重要的指导意义，同时也是评估患者心功能储备的重要手段。合并肺动脉高压施行非心脏手术的患者，由于看不到心脏的搏动，无法评估心脏的充盈，也无法感知肺动脉压力的高低及其变化，肺动脉导管的监测就可能显得尤为重要。TEE 监测虽然可以直观左、右心功能，评估肺动脉压力，但是不能持续显示肺动脉压力的变化，而且 TEE 监测所得到的肺动脉压力受很多因素的影响，不同的医生所测得的数据可能相差较大，远不如肺动脉导管监测到的肺动脉压力准确和直观。

CVP 或 RAP、PAWP 和肺动脉压力三者之间有无直接关系？从三者之间的变化上可反映出什么问题？正如前述所讨论的结果：①如果 CVP 或者 RAP 偏低，而 PAWP 偏高的患者，在无二尖瓣狭窄和反流的情况下，可能反映了左心室功能不全。②如果 CVP 或 RAP 及肺动脉压力都高，而 PAWP 低的患者，则提示有右心功能不全或者肺动脉梗阻。如果能够排除肺动脉梗阻，CVP 或 RAP 和 PAWP 之间的差值越大，即 CVP 或 RAP 高，而 PAWP 低的患者，则说明右心功能不全越严重。③以右心的压力和肺循环的压力来说，如果 CVP 或 RAP 高，而肺动脉压力的升高与 CVP 或 RAP 不匹配，即肺动脉压力升高不明显的患者，则提示存在有严重的右心功能不全。④如果把以上监测到的数据（CVP、RAP、PAWP 和肺动脉压力）同时与 Swan-Ganz 导管监测到的 CO、右心舒张期末容积、右心射血分数（RVEF）和静脉血氧饱和度（SvO_2）等参数结合起来，则可明确地判断出左、右心功能和功能不全的程度。

关于 Swan-Ganz 导管监测对判断心肌缺血的意义，请见相关章节。

肺动脉导管监测的另一重要作用是评估患者的前、后负荷，图 8.2 表明了从肺动脉导管的监测来评估心脏的前负荷的必要条件。

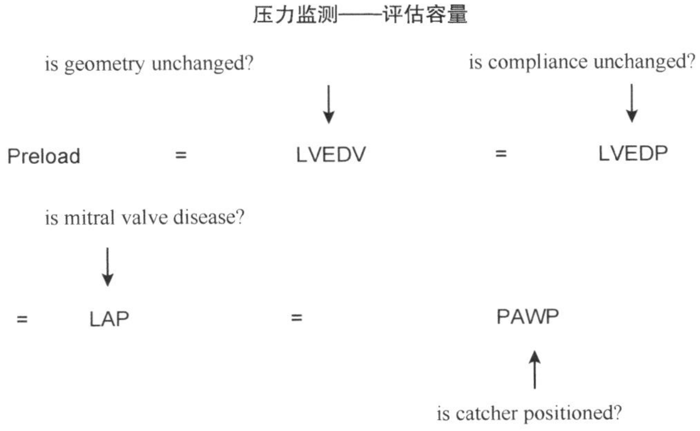

图 8.2 从 Swan-Ganz 导管监测到的压力来评估容量的影响因素

图 8.2 中的“is geometry unchanged？”是指心脏的几何图形有没有变化；“is compliance unchanged？”是指心脏的顺应性有没有变化；“is mitral valve disease？”是指二尖瓣有无病变；“is catcher positioned”是指所放置的导管位置是否正确。

图 8.2 我在学术报告会上曾经展示过。从图中可见，如果从肺动脉导管监测到的压力来评估容量，必须是在心脏的几何图形没有变化、心室的顺应性稳定、二尖瓣无病变、肺动脉导管放置的位置非常正确的情况下，所测得的 PAWP 才近似于左房压（LAP），而此时的 LAP 可代表并接近于左心室舒张期末压（LVEDP），因而，所测得的 PAWP 就被认为代表或者说是等同于 LVEDP。由于 LVEDP 与左心室舒张期末容积（LVEDV）具有极好的相关性，此时的 LVEDP 就代表了心脏的前负荷（preload）。由于 PAWP 等同于 LVEDP，因此，PAWP 即被认为代表了 LVEDV，也就是代表了心脏的前负荷，这是从 PAWP 的压力数值上来评估心脏的前负荷的理论基础。下面讨论从压力来评估心脏的前负荷或者容量的影响因素。

（1）心脏的几何图形和心室顺应性：两者是密切联系在一起的，即心室顺应性的变化必然影响到心脏的几何图形，而心脏的几何图形的变化也必然会改变心室的顺应性。前已述及，心室顺应性受很多因素的影响，紧张、焦虑、恐惧、应激、儿茶酚胺类药物和交感张力增强时心室顺应性下降，而血管扩张药、β 受体阻滞药和钙通道阻滞药等则可改善心室的顺应性。在心室的顺应性受其上述因素的影响而发生变化的时候，心脏的几何图形也同时发生变化。即使在心脏的容量没有出现任何改变的情况下，只要心室的顺应性和心脏的几何图形发生了变化，LVEDP 即可能会升高或者降低，PAWP 自然也会随着 LVEDP 的变化而变化。因此，从 PAWP 测定的数值上去评估患者的前负荷时，必须要全面考虑影响心室的顺应性和心脏的几何图形的各种因素，不能简单地以 PAWP 的绝对值来判断心脏的前负荷。另外，需要注意的是，心脏位置的变动对 PAWP，即对心脏前负荷评估的影响。心血管外科手术中的许多操作，如牵拉心包，把心包用缝线固定在胸壁上，游离上下腔静脉等都可以改变心脏的位置。而心脏位置的变动就必然伴随有心脏几何图形的变化，这些都会明显影响 PAWP 的数值和对心脏前负荷的评估。特别是在非体外循环下吻合冠状动脉时，即使二尖瓣结构完好的患者，由于心脏的位置发生了明显的变化，如心尖部上翘使得心脏的位置呈“芭蕾”状等，也必然会发生严重的二尖瓣反流，这就自然会影响到 PAWP 的数值和对心脏前负荷的判断。

前面已经提到，药物不仅可升高或者降低肺动脉的压力，同样可明显影响心室的顺应性和心脏的几何图形。这包括，儿茶酚胺等正性肌力药物可降低心室的顺应性，而硝酸酯类药物除可扩张容量血管床外，也可改善心室的顺应性。β 受体阻滞药由于抑制了心肌的收缩力，减慢了心率，也可间接地降低肺动脉的压力。而钙通道阻滞药除具有类似于 β 受体阻滞药的作用外，本身就可以降低肺动脉的压力，因此，β 受体阻滞药和钙通道阻滞药都具有改善心室顺应性的作用，这是 β 受体阻滞药和钙通道阻滞药治疗舒张性心功能不全的药理学基础。

除上述因素可以影响到心室的顺应性和心脏的几何图形外，心脏疾病的本身也可改变心室的顺应性和心脏的几何图形。从不同的心脏疾病对心室顺应性的影响来看，虽然二尖瓣狭窄和主动脉瓣狭窄患者的病理生理学的改变不同，但是患有这类疾病的患者，其心室的顺应性都明显下降，心腔内较小的容量增加即可引起 LVEDP 的明显升高。二尖瓣关闭不全和主动脉瓣关闭不全的患者，由于心室腔明显扩大，心室的顺应性增加，即使较多地增加心室容量，LVEDP 的升高却不明显。梗阻性肥厚型心肌病的患者，由于室间隔等部位的心室肌肥厚，对心室顺应性的影响则类似于主动脉瓣狭窄的患者。由于该类患者平时的 LVEDP 就偏高，小量的增加心室腔的容量就会明显地升高 LVEDP，而在前负荷明显减少的情况下，LVEDP 的下降却不明显。因此，从 PAWP 的绝对值上来判断该类患者心脏的前负荷意义不大，但 PAWP 的动态变化对容量的判断仍有意义。冠心病患者的心室顺应性依其冠状动脉阻塞病变的轻重，是否存在室壁运动异常，心腔的大小，以及有无室壁瘤形成等因素而异。因此，如果从肺动脉导管所测得的压力 PAWP 上去评估心脏的前负荷则必须要全面考虑，绝对不能从 PAWP 或者 LAP 的绝对值上去简单地判断患者的容量状态，而应该是以患者病理生理学的改变，在充分考虑到上述各种影响因素的基础上，动态性地综合判断。对于复杂先天性心脏病患者，从压力的监测上去评估容量，情况可能更为复杂。下面是一例术中应用 LAP 监测来指导治疗的小儿病例。

患儿，男性，2 岁，体重 10kg，因患先天性心脏病法洛四联症在体外循环下行矫治手术。术者为年轻医生，手术时间约 8 小时。术中所用的正性肌力药物为多巴胺、多巴酚丁胺、肾上腺素和米立农。手术结束时患儿的收缩压为 78mmHg。当手术结束，把患儿从手术床上搬起放在转运床上后，收缩压从 78mmHg 降至 60mmHg，此时的 LAP 为 12mmHg。由于 LAP 已经达到正常范围的最高限，正性肌力药物也已经多种类联合应用，负责该患儿麻醉的主治医师面对血压下降感到处理困难。我到手术室详细了解患儿的病情后，静脉注射血液（体外循环机的剩余血）15ml，收缩压即升至 75 ～ 80mmHg，LAP 也升至 13 ～ 14mmHg。患儿从手术室送至小儿 ICU（PICU）途中严密监测体循环压力（因监护仪上只有一道有创压力监测，故未能监测 LAP），一旦收缩压低于 75mmHg，就静脉注射血液，注射血液后血压即上升。患儿从手术室至 PICU 期间，经静脉共输入血液约 50ml，收缩压维持在 75 ～ 80mmHg。患儿到达 PICU，被轻轻放置在病床后，收缩压为 78mmHg，LAP 仍为 12mmHg，患儿并没有因为在这段时间内经静脉输入了 65ml（15ml+50ml）血液而升高了 LAP。从此例患儿的处理过程中可见不能机械地以 LAP 的绝对值（从压力的数值上来评估心脏的前负荷，由于 LAP 较 PAWP 可能更为准确，因此，心血管手术在停机前后，外科医生经常要观察 LAP。但是 LAP 的数值同 PAWP 一样，同样受到上述各种因素的影响）来评估心脏的容量负荷，而应该以 LAP 的动态变化，综合各种因素进行评估。在使用大量的儿茶酚胺类药物的情况下，LAP 正常值的上限并非是容量补充的禁忌，因为儿茶酚胺类药物也可以升高 LAP。如果在 LAP 较高的情况下补充容量，能够明显地改善患者的血流动力学，说明仍需要补充容量。大量的临床实践已经充分说明，有些患者（患儿）就是需要较高的 LAP 或 PAWP 才能维持血流动力学的稳定，这在本书的多处章节中都有所强调。

由于肺动脉压力的高低对心脏移植患者具有重要的临床意义，移植后患者（受体）的肺动脉压力就成为临床医生最为关注的问题，甚至出现了有些医生“唯肺动脉压是问”的偏激处理。请看下面的病例。

患者，女性，45 岁，再次二尖瓣置换术后 8 年因人工瓣膜损害、心脏扩大、心力衰竭，内科治疗无效、处于濒死状态而接受心脏移植术。麻醉诱导后肺动脉收缩压为 71mmHg，手术结束后肺动脉收缩压波动在 40 ～ 45mmHg。由于术后患者的肺动脉收缩压持续在 40mmHg 左右，病房主管医生即采取了利尿、限制液体入量、给予可降低肺动脉压力的药物来努力降低肺动脉压。上述措施治疗两周后，患者的病情发生恶化，循环难以维持，而不得不把患者又送回了外科 ICU 抢救。我会诊时见患者的收缩压（SBP）为 60mmHg、肺动脉收缩压 40mmHg，经患者的外周静脉所给的药物为米立农 2μg/（kg・min）、多巴胺 3μg/（kg・min）。由于患者无深静脉开放途径，在行锁骨下静脉穿刺时心脏突然停搏，但按压心脏后迅速复跳，心脏复跳后患者神志清醒，此时的 SBP 仍徘徊在 60mmHg 左右。锁骨下静脉通路建立后开始补充容量，随着容量的补充，患者的体循环压力逐渐上升。待 SBP 缓慢升高至 90mmHg 时，患者的肺动脉收缩压仍为 40mmHg。这例患者的抢救经过有力地说明了容量对循环稳定的重要性，同时也提示了在降低肺动脉压力的同时，一定要维持体循环的稳定。该患者的抢救经过再次验证了“没有大循环（体循环），就没有小循环（肺循环）”的道理。由于容量的多少与肺动脉压力的高低密切相关，因此，临床上在降低肺动脉压力的同时，通常对容量的控制非常严格，这就是上述患者在术后病情逐渐恶化的原因。正因为“容量”对循环稳定的重要性，以至于有学者在学术会议上把“容量”形容为“万岁”，把“压力”形容为“千岁”，并且高呼：容量万岁！压力千岁！

容量和压力是维持循环的两大最重要的因素，是“容量万岁、压力千岁”，还是“压力万岁、容量千岁”并非是一个固定不变的规律。在某些情况下，容量成为主要因素，而在另外一些情况下，压力却变成了主要矛盾。正如上面所列举的病例那样，法洛四联症患儿在手术结束后，因为体位的变动导致体循环压力下降，容量就成为临床上的主要矛盾，此时可把容量看作“万岁”。容量问题解决了，其他问题也就迎刃而解了。而心脏移植的患者，术后早期的肺动脉高压是临床处理的最主要矛盾，此时如何控制肺动脉的压力则成为医生最为关注的问题，这时可把肺动脉的压力看作“万岁”。但是由于在临床上对肺动脉高压处理不当，过分地限制了容量，导致了体循环的压力下降，循环不能维持，容量又成为矛盾的主要方面，此时又可把容量看作“万岁”。从临床处理的哲学问题而言，毛泽东同志的“矛盾论”应该成为我们医生在临床工作中的指导思想。在此必须要声明的是，我并非懂得哲学，之所以建议同道学习毛泽东同志的“矛盾论”，一是出于自己的感觉，二是我在 20 世纪 60 年代末和 70 年代，曾经熟读《矛盾论》而深受教育的缘故。因为在临床工作中，常可以见到有些患者在某些措施的治疗下，转危为安，但是在继后的处理过程中，并没有根据患者的病情变化及时地去调整治疗方案，仍然是按照原来的处理方案进行治疗，结果患者的病情又出现了险情。险情出现后仍然坚持原来的治疗措施（因为原来的措施曾经有效），最终使患者丧失了获救的机会，这也是我推荐学习毛泽东同志的“矛盾论”的重要原因。

危重患者的临床处理不仅要针对主要矛盾，而且一定要从全局考虑，不能只仅仅针对某一指标。上面所介绍的这位心脏移植的女性患者，其术后的“顾此失彼”的处理过程就非常清晰地说明了这一问题。在分析、会诊病情时，经常会听到有的医生发表意见说，患者的左心功能不好或者是右心功能不好，需要给予患者这样或那样的正性肌力药物等建议。还有些医生在谈及患者的处理意见时，对肺循环和微循环非常重视，但对体循环却关注不够。发表这些意见的医生大都较为年轻，很少能从患者的整体状态进行分析，常只注意了表面，或者是显而易见的问题，而忽略了患者病情的其他方面，说明他们看问题还是比较片面的。我曾多次和 ICU 的工作人员针对术后患者长期使用血管扩张药的问题开过玩笑。当我问到他们，患者为什么还要用硝普钠（或硝酸甘油）时，他们回答说：“患者的微循环不太好，四肢还是有点儿凉。”我开玩笑说：“大家从家到阜外医院后，几乎每个人的手、脚都是凉的（因为是在冬季），是不是也要输注硝普钠啊？”导师谢荣教授在 1995 年阜外医院麻醉科首次举办的“全国心血管麻醉和围术期处理研讨会”上告诫说，在危重患者的处理上，首先要重视的是体循环，然后是肺循环，最后才是微循环。如果没有大循环（体循环），就不会有小循环（肺循环），更不会有微循环。上面所介绍的心脏移植术患者，其术后的处理恰恰是违反了这一原则，即为了降低肺动脉的压力而忽视了维持体循环的稳定。

由于不同的心脏疾病的心室顺应性差异很大，心脏本身的几何图形也会随着自身和外界环境的影响而变化不定，因此，PAWP 的水平与前负荷之间并没有直接可以换算的相互关系，即难以确立 PAWP 的水平要达到多少毫米汞柱就可以意味着前负荷合适，低于多少毫米汞柱则提示前负荷不足。虽然在理论上 PAWP 的正常值为 6 ～ 12mmHg，但是，这并不意味着低于 6mmHg 就必须补充容量，而高于 12mmHg 就禁忌补充液体。如果 PAWP 低于 6mmHg，但是血流动力学平稳、尿量满意、血乳酸浓度正常、内环境稳定、$SvO_2 > 70\%$，则未必需要补充容量。梗阻性肥厚型心肌病、严重的主动脉瓣狭窄、巨大室壁瘤切除后的冠心病患者，即使 LAP 或 PAWP 超过 12mmHg，但是，血流动力学不稳定、血压低、心率快、尿量少、内环境紊乱、SvO_2 偏低，补充容量后上述指标向好的方向发展，则仍然可以补充液体。这些患者在临床上通常表现为随着容量的补充，血压升高、心率减慢、尿量逐渐增加、SvO_2 缓慢上升。这些患者的 LAP 或 PAWP 在容量补充的早期可能上升，但是随着血压升高和心率减慢，血流动力学趋于稳定后，LAP 或 PAWP 不仅不再升高，反而会缓慢下降。如果这些患者在停机时因为 LAP 或 PAWP 较高而不敢补充容量，甚至以扩张血管来减轻心脏的容量负荷，势必要导致体循环压力的进一步下降。体循环压力的进行性下降不得不给予大量的升压药物，结果心率更加增快。而升压药物的使用和心率增快，使得 LAP 或 PAWP 进一步升高，彼此之间就形成了恶性循环。另外，有的医生认为，较高的 LAP 或 PAWP 是心功能不全的表现，给予正性肌力药物可以降低 LAP 或 PAWP。如果使用正性肌力药物能够改善心脏作功和心脏氧供，而且不增加心肌氧耗，有可能会降低 LAP 或 PAWP。但是在临床上，大量或者多种类的正性肌力药物联合应用的结果常是升高了 LAP 或 PAWP。TEE 虽然可以较直观地观察心脏的充盈状态，但是心率的快慢、心室的顺应性及心脏的几何图形则直接影响到 TEE 对心脏充盈的判断。因此，任何监测手段都应该是结合临床表现来动态性地评估所监测到的数据，不能机械地根据某一项监测或者某一数据来判断心脏的前负荷。一般情况下，除上述所说的梗阻性肥厚型心肌病、严重的主动脉瓣狭窄、巨大室壁瘤切除后的冠心病患者外，左心室较小的二尖瓣狭窄的患者，以及紫绀型先天性心脏病患者在停机前后也可能需要较高的 CVP 或 RAP。如果这些患者有 PAWP 或 LAP 的监测，它们的数值有可能也需要超过 12mmHg。

（2）二尖瓣病变和肺动脉导管的位置：肺动脉导管的位置放置是否正确直接影响到对心脏前负荷或者容量的评估，这是易于理解的。确定肺动脉导管的位置是否正确的最重要标志是：在放置肺动脉导管的过程中必须要见到四个阶段的压力和压力波形，这在前面已经提及。

前面所讨论的影响心室的顺应性和心脏的几何图形的内容中，已经涉及了二尖瓣的病变可以明显地影响从压力来评估容量的准确性。二尖瓣狭窄的患者由于血液从左心房排入左心室困难，因此，左房压力较高。由于狭窄的二尖瓣导致左心室长期充盈不足，左心室的容积相对较小、左心室的顺应性降低，致使 LVEDP 与 LVEDV 的相关性较差，即在左心室充盈较少的情况下，LVEDP 就可能较高。因此，对二尖瓣狭窄的患者，难以从 PAWP 或者 LAP 监测到的数据上来正确地判断左心室的前负荷。但是，PAWP 或者 LAP 的动态变化对左心室前负荷或者容量的判断仍有意义。而二尖瓣关闭不全的患者，由于二尖瓣反流的原因，左心室长期处于容量过负荷状态，导致左心室腔扩大，左心室的顺应性增加，使得左心室即使有较多的容量负荷，LVEDP 的升高也不太明显。由此可见，患有二尖瓣狭窄或者二尖瓣关闭不全的患者，如果肺动脉导管所监测到的 PAWP，或左心房直接测压所得到的 LAP 的数值相同，但是对这两类患者所代表的真正容量负荷却有很大的差别。

心排血量是临床上极为重视的监测指标，以至于所有无创监测心功能的方法都是以测定心排血量作为最基本的监测项目。Swan-Ganz 导管热稀释法测定心排血量是目前临床上最常用的有创方法，也是较 TEE 测量更为准确的方法。如何认识监测心排血量的临床意义，从事心血管麻醉的专职医生可能与其他专业的医生对心排血量的认识不尽相同。即使在心血管麻醉专业领域本身，也并非所有的工作人员对监测心排血量的意义都持有相同的看法。

由于在临床上，人们认为心排血量的多少直接与机体和脏器的灌注密切相关，因此，有些医生就认为，心排血量越高越好，好像心排血量就是决定患者的安危及转归的唯一因素。持有这一观点的医生，通常在临床上，一是非常喜欢使用正性肌力药物，因为正性肌力药物可以增加心排血量；二是给予患者较多的容量，因为前负荷增加在一定的范围内同样也可以增加心排血量。三是非常忌惮心率减慢，因为 60 次 / 分以下的心率很有可能会降低心排血量。本书中部分章节已经提及,如果从麻醉状态下患者的氧耗量与心排血量的关系来看，对于心功能完好的患者，麻醉状态下的心排血量可能就决定于机体的氧耗量，即机体的氧耗量高则心排血量多，氧耗量低，则心排血量就少。而麻醉状态下机体的氧耗量又与麻醉的深度、镇痛的强度及患者的体温密切相关，因此，心排血量的多少也就决定于这些因素。如果以控制性循环的理念管理患者，麻醉中的心排血量不仅要明显低于术前，更也会低于在麻醉中应激反应较强、心率较快、血压较高、循环处于亢奋状态的患者。由于体温较低的患者的氧耗量要低于体温较高的患者的氧耗量，因此，脓毒血症和高热患者的心排血量则明显增加，这是易于理解的医疗常识。前面所讨论的 2019 年 4 月 8 日相邻两个手术间的患者，虽然没有监测他们的心排血量，但是血流动力学参数、呼吸参数和体温的差异就是很好的说明。因此，心排血量较高的患者并不一定就意味着在麻醉和术中安全，而心排血量偏低的患者也一定是处于危险之中。虽然麻醉和术中心排血量的高低并不一定就意味着患者的安危，但是，却可间接地反映出麻醉的质量。这就正如前面所说的那样：如果麻醉深度适当，镇痛完善，心排血量则应该适度的低于术前。反之，如果麻醉和手术激发了患者较为强烈的应激反应，其心排血量肯定要明显高于术前。由此可见，如果患者在麻醉和术中的心排血量高于术前，则可说明麻醉的深度和镇痛的强度都未达到临床所需要的水平，换言之，也就是麻醉的质量较差。如果从麻醉的质控管理来说，这才应该是麻醉质量控制的根本。2019 年 4 月 8 日两例患者的血流动力学和通气参数的差异就说明了麻醉质量的优劣。

对于心血管疾病的患者，心排血量测定的意义及其必要性，应该以其所患的疾病，以及患者的心功能状态的差异而论。对于先天性心脏病的患者而言，由于心脏的结构畸形，心内、心外的分流，流入或流出道的梗阻，临床上不监测心排血量，而肺动脉和各心腔内的压力测定则更具有临床意义。前已提及，左向右分流的先天性心脏病患者到了成年期，几乎都会出现程度不同的肺动脉高压。该类患者施行非心脏手术时如果发生了严重的心血管事件，事件发生前必有肺动脉压力升高的阶段，只是临床上没有监测肺动脉压力，难以见到肺动脉压力升高的现象，或者临床上没有考虑到肺动脉高压的问题。对于此类患者，不去监测肺动脉压力的变化，而是关注心排血量的情况，如应用无创心排血量监测仪来监测心排血量的多少，可能对患者的安危不会有何帮助，甚至会误导在临床上的处理。对于合并有肺动脉高压的瓣膜性心脏病患者，肺动脉压力的监测可能较心排血量的监测更有临床意义。因为左心室扩大的瓣膜性心脏病患者，监测到的心排血量虽然较高，但是该类患者的病情却较重，住院期间及术后 30 天内的死亡率则较高。所以，这类患者心排血量的监测在临床上的意义不大，而肺动脉压力的监测却可较客观地反映出该类患者的右心压力负荷。而右心压力负荷的加重不仅是促发右心衰竭的最主要因素，而且也是循环功能衰竭的前兆。因此，应该重视该类患者的肺动脉压力的监测，尤其是施行非心脏手术的患者。至于冠心病患者，麻醉和术中较高的心排血量并不能说明麻醉管理的科学性，反而不利于患者心肌氧的供耗平衡。因为冠心病患者在麻醉和术中心排血量高提示心脏作功多、心肌的氧耗量大，而且心排血量的多少与冠状动脉的血流灌注并无直接的关系。因此，冠心病患者在麻醉和术中循环管理的原则绝不是维持心排血量，而是减少心脏作功，降低心肌氧耗，尤其是冠心病患者施行非心脏手术时，更应该注意维持心肌氧的供耗平衡。因为非心脏手术并没有改善冠状动脉的血液供应，反而加重了心脏的负担（手术创伤、应激反应和疼痛等都可以加重心脏的负担），增加了心肌的氧耗，不仅在术中，尤其在术后的管理中更是应该注意到这一点。终末期心脏病的患者，不管是心脏移植术还是放置左心辅助装置，心排血量的测定对指导临床处理和预后的判断都具有重要意义，尤其是在术中和术后的早期。前已述及，由于肺动脉高压是影响该类患者预后的重要因素，在注重心排血量监测的同时也须密切关注肺动脉压力的变化。21 世纪上市的 Swan-Ganz 导管，由于具有自动监测右心容量、连续测定心排血量及 SvO_2 的功能，为临床提供了更多的信息，使用的价值则更大。

从以上对心排血量测定的临床意义的讨论中，对一般的手术患者，似乎测定心排血量的意义不大。此处必须要声明的是：以上所讨论的这些观点，仅是我对心排血量测定的看法，并非要否定测定心排血量的临床意义，另外也是为了说明由于工作范围的不同（如从事心血管麻醉和综合麻醉），对测定心排血量的临床意义有不同的看法。写到这儿，可能有人会问：对一般患者而言，如果麻醉和术中测定心排血量的意义不大，那为何还有那么多的公司要去研究、去生产有创或无创心排血量的监测装置呢？至于为何在市场上还要研究、生产那么多的心排血量监测装置，而且在不同的学术会议上还要大力地去宣传心排血量测定的临床意义，大力地去推销这些产品，我确实回答不了这个问题，部分原因可能是为了迎合某些医生的需要吧。另外，心排血量监测在生理学方面的研究意义并非一定能够说明在临床上的应用价值。

从 Swan-Ganz 导管监测到的原始数据中可以计算出一整套完整的血流动力学参数，正是因为这一原因，阜外医院心脏移植的患者，在移植前都要放置肺动脉导管，监测患者的肺动脉压力、心排血量等参数，并且从这些参数中来计算患者的肺血管阻力。由于肺动脉压力的高低和肺血管阻力的大小不仅与手术的安全密切相关，而且也关系到患者术后的生存时间，因此，对患者移植前的肺动脉压力，尤其是肺血管的阻力就格外重视。正是因为重视患者术前的肺血管阻力，在 2019 年 2 月 25 日的一次心脏移植的伦理会上，就暴露出了某些医生在这些问题上的糊涂认识。

患者，男性，54 岁，因为扩张型心肌病发展到了晚期不得不施行心脏移植术。患者术前合并有左向右分流的房间隔缺损。由于患者合并有房间隔缺损，因此，给肺动脉导管的放置带来了很大的困难。成功放置了肺动脉导管后，病情报告者说测得的心排血量高达 16L。在讨论患者的肺动脉导管检查的结果时，不少人对 16L 的心排血量表示怀疑，不理解患者怎么会有这么高的心排血量。但是，却没有人问及患者的心排血量是用什么方法测定的。是左心的心排血量还是右心的心排血量。可能是由于阜外医院现在都是用肺动脉导管的热稀释法来测定患者的心排血量，因此，没有必要来询问用什么方法测出的心排血量或不清楚测定心排血量还有其他方法吧。如果清楚患者是由热稀释法测出的心排血量，对于一位患有左向右分流的房间隔缺损的患者，心排血量的测定还有意义吗？还用质疑测出的 16L 的心排血量是否准确吗？如果这些医生了解肺动脉导管检查，或者知道心排血量测定的几种方法，他就会明白患有房间隔缺损的患者，热稀释法所测得的心排血量高达 16L 就没有什么好奇怪的了。实际上，对于患有左向右分流的先天性心脏病患者，热稀释法所测得的每分钟心排血量高达 20L 以上者并非少见，但是要明白这是右心的心排血量，与没有分流时所测得的心排血量的意义截然不同，虽然此时所测得的心排血量仍然是右心的心排血量，但它却等同于左心的心排血量。由于人体每分钟从左心室排出到主动脉的血量（左心每分钟的排血量）在一般情况下不会超过 10L[成年人正常的心排血量为（6±2）L/min，并随着体表面积的大小而变化]，那么在心脏存在着左向右分流的情况下，以热稀释法所测得的16L的心排血量自然不等同于每分钟从左心室排出到主动脉的血流量了。问题是，对于存在心内分流的先天性心脏病的患者，为什么还要用热稀释法来测定右心的心排血量呢？有位主任医师说出了答案。当时这位科室主任竟然说：“不管测得的心排血量是否准确，都得测，因为我们要知道这位患者的肺血管阻力。”此处不由得使人想问，由于肺血管阻力不是直接测得的，而是靠公式计算出来的。计算肺血管阻力的公式为：肺血管阻力（dyn·s/cm^5）=[肺动脉平均压（PAMP）－左心房平均压（LAP）或PAWP]/左心的心排血量（CO），其商再乘以80。那么，计算肺血管阻力所需要的左心心排血量呢？在存在大量的左向右分流的情况下，应用肺动脉导管的热稀释法所测得的心排血量能等同于左心的心排血量吗？再回到这位主任医师所说的：不管测得的心排血量是否准确，都得测，因为我们要知道这位患者的肺血管阻力的这些意见，可以看出，即使在阜外医院这样的心血管专科医院，有些资历很高的医生对肺动脉导管检查的临床意义，对肺循环的病理生理学的了解和掌握，以及如何认识在存在心内分流的情况下，肺动脉导管检查和热稀释法测定心排血量有无意义仍然不太明白。至于准确不准确都得监测的那些话（心排血量不准确，还能够正确地计算出肺血管阻力吗？在左向右分流的情况下，应用热稀释法测得的右心排血量来计算肺血管阻力有何意义呢？），则更没有必要讨论了。既然心血管专科医院的某些主任医师们对肺动脉导管的认识都是如此，那么，从来没有放置过肺动脉导管或者偶尔接触过肺动脉导管的“专家”和“教授”对肺动脉导管监测有无临床意义的高谈阔论岂不是显得很可笑吗？

虽然肺动脉导管直接测得的各个参数都有其独特的意义，但各参数之间都相互关联。生理学的教科书上早已告诉我们，每搏输出量（SV）的高低取决于心肌的收缩力和心脏的前、后负荷。如果在外周血管阻力较低，前负荷较高的情况下，SV较低，心率较快，心排血量也低的患者，则提示心肌的收缩力差，病情危重，手术死亡率和住院死亡率都会较高。而SV低、前负荷也低，心率较快、心排血量不高的患者，则提示血容量不足，应该及时补充容量。如果SV低、前负荷不低，外周血管阻力较高、心排血量较低的患者，出现此种情况的原因：一是由于心率较慢；二是由于心肌的收缩力不好，两者可独立存在，也可以并存。对于这种情况的处理，首先是要降低外周血管阻力。对于心率较慢的患者，要适当地增快心率。在心率增快、外周血管阻力下降的情况下，如果不存在明显的心肌收缩力下降，则SV增加，心排血量增加，前负荷也可能随之下降。如果在此种情况下SV增加不明显，则说明患者的心肌收缩力较弱，心功能明显减退。如果心排血量偏低的患者是因为外周血管阻力较高的缘故，则患者的心率通常较慢，多数患者的心率在 50 次 / 分以下。此种情况多见于冠状动脉旁路移植术，而且是心功能较好的患者。对于心排血量较低、心率慢、外周血管阻力高的患者，临床上是否需要处理，意见的分歧较大。可能多数医生的意见是应该增加心排血量，尤其是重视心排血量的综合医院的麻醉医生，可能会强烈要求采取一切措施来增加患者的心排血量。针对此种情况，目前临床上增加心排血量的处理方法可有以下选择：①用肌源性血管扩张药降低外周血管阻力；②增快心率；③可能更多的医生会选用正性肌力药物；④联合应用上述方法。例如，使用肌源性血管扩张药的同时给予增快心率的药物，或者再加用正性肌力药物。前两种方法都可以增加心排血量，尤其是以第一种方法增加心排血量可能更为科学。因为以此种方法增加心排血量不仅不会增加心肌的氧耗，而且还有可能会降低心肌的氧耗。但问题的关键是以降低外周血管阻力来提高心排血量的方法是否能够做到恰到好处，即外周血管阻力下降了，心排血量增加了，而血压并不明显下降（理论上是可能的，因为心排血量的增加可以弥补血管阻力降低所导致的血压下降），心率也不会反射性地增快。但是，临床上常可见到以降低外周血管阻力来增加心排血量的处理结果是：心排血量增加了，但血压下降的幅度超出了预想的范围而不得不给予药物来提升血压。如果是给予儿茶酚胺类药物来升高血压，将使已经因外周血管阻力下降可能发生的反射性增快的心率更快了，甚至出现了心电图 ST 段的缺血性变化（原因是心率快、血压低），结果是把负责处理的医生搞得焦头烂额，非常被动。如果是因为外周血管阻力降低而引起的血压下降，此时升高血压不宜选用儿茶酚胺类药物，而应该是给予 α 受体兴奋药，如甲氧明、去氧肾上腺素。以增快心率的方法来提高心排血量，通常是随着心率的增快，血压会越来越高，这不仅导致心肌氧耗增加，而且使得手术野出血或者渗血加重，以至于遭到术者的抗议。以给予正性肌力药物来增加心排血量的处理方法，所得到的结果类似于增快心率的方法，所不同的是，心率增快和血压升高的反应程度更为强烈。其结果不仅仅是加重了手术野的出血和渗血，而且由于更为严重的心率增快和血压升高的强烈反应，心肌的氧耗量增加则更为明显，使得患者难以维持氧的供耗平衡，甚至可发生心肌缺血、心律失常或更为严重的心血管事件。

冠心病患者，如果在麻醉和术中出现了心排血量偏低，心率慢于 50 次 / 分，但是 SvO_2 高于 70% 的患者，到底是否需要增加心排血量？长期的临床实践告诉我们，如果患者有尿，心电图的 ST 段不出现缺血性变化，其他的监测措施也均未发现有心肌缺血的临床征象，而且患者的内环境稳定，血乳酸在正常范围，则并不一定需要干预，急于增加心排血量。如果一定要增加外周血管阻力较高且心率慢于 50 次 / 分患者的 CO，建议静脉注射少量尼卡地平 0.2 ～ 0.5mg，即可有效地降低外周血管阻力。外周血管阻力降低了，心排血量自然就会增加。虽然静脉注射尼卡地平也会降低血压，但只要用量掌握得当，不仅血压降低的幅度有限，其原因为在外周血管阻力降低的同时，SV 和心排血量增加可以弥补血管阻力下降对血压的影响，而且心率反射性增快的幅度也不明显。如果以控制性循环的理念来管理冠心病患者的麻醉，在冠状动脉血运重建前常见到下面的这种血流动力学状况，即血压不高（收缩压徘徊在 90mmHg 上下）、心率缓慢（维持在 50 次 / 分以下，常常徘徊在 45 次 / 分左右）、CI 偏低 [一般都低于 2.0L/（min · m^2），甚至有的患者低于 1.5L/（min · m^2）]，SvO_2 高于 70%，甚至可达 80% 以上。由于液体入量不多（本书中已多次提及，体外循环转流前或者在冠状动脉血运重建前，总的液体入量不超过 300ml），PAWP 常在 6mmHg 以下，有少许尿液（很难会超过 200ml，一般尿量都在 100ml 以下）。正如在控制性循环章节中所说的那样，患者的手术野也较为干净，很少有明显的出血或者渗血现象。

混合静脉血氧饱和度的监测在临床上具有重要的意义，因为在无下述的临床情况下，即患者无组织摄氧障碍、无动静脉短路开放（自然不能有心内或者心外分流）、无脓毒血症，混合静脉血氧饱和度可能代表了全身的氧供和氧耗的平衡，因此，监测混合静脉血氧饱和度对危重和老年患者则更为重要，因为这些患者的氧耗量较低、心排血量也低，如果以正常人的 CO 来要求患者，则可能会误导临床处理。如果该类患者能够维持混合静脉血氧饱和度高于 70%，则提示全身的氧供和氧耗的需要量处于平衡状态。阜外医院长期应用 Swan-Ganz 导管进行血流动力学监测的临床结果表明，有相当部分的冠状动脉旁路移植术的患者，体外循环转流前的 CO 可低于 2.5L/min，甚至在 2.0L/min 左右，但混合静脉血氧饱和度仍可维持在 70% 以上。此时患者的心率通常较慢，一般都在 50 次 / 分以下，多数患者的心率在 45 次 / 分左右，个别患者的心率在某些时间段可低于 40 次 / 分。CVP 和 PAWP 较低，基本上都低于 6mmHg，有些患者可低至 2 ～ 3mmHg。但是，无论是心电图、Swan-Ganz 导管还是 TEE 等监测都无任何心肌缺血的表现。患者无心律失常，血乳酸浓度在正常范围，血糖水平不高，内环境稳定，尿量可维持在 1ml/（kg · h）左右，这些指标均提示患者全身氧的供需平衡维持良好。此种状态下的血流动力学可使心脏获得更多的功能储备，有利于患者在停机后循环功能的维持和术后的恢复。

简单判断 Swan-Ganz 导管监测到的直接（原始）数据：CVP 或者 RAP、PAWP、肺动脉压力、心排血量和混合静脉血氧饱和度（应用 Edwards 公司生产的 6 腔或 7 腔肺动脉导管，以及其配套的连续心排血量监测仪可以得到这些数据）的重要性，可以这样理解：CVP 或者 RAP、PAWP 和肺动脉的压力，并不只是表示心脏和肺血管各个部位压力的高低，而是与左、右心功能及心脏的负荷等密切相关。正如前面所讨论的，CVP 或者 RAP，以及 PAWP 的动态变化可以较为直接地反映出心脏的前负荷，结合肺动脉压力的高低、CVP（RAP）与 PAWP 是否存在压差或压差的大小，即 PAWP 是低于 RAP 还是高于 RAP，以及 RAP 与肺动脉压力之间的关系，则可间接地判断出左、右心功能。另外，这些指标的高低也可间接地反映出麻醉的质量。心排血量的高低并不能完全说明心功能（心肌收缩力）的好坏，因为心排血量受很多因素的影响。在这些众多影响心排血量的因素中，某一指标的变化，尤其是前、后负荷和心率的变化就可以明显地改变心排血量。必须提出的是：在这些影响心排血量的因素中，易于被临床忽视的是外周血管的阻力。外周血管阻力升高则心排血量降低，而外周血管阻力降低则心排血量升高。而从另一方面说，在 RAP、PAWP、肺动脉压力和心率无明显变化的情况下，心排血量的变化则反映出了外周血管阻力的升高或者是降低，并非是某些人所认为的心肌收缩力或者说是心功能的变化。从麻醉的质控来说，心排血量的高低及其变化也可以间接地反映出麻醉的质量和心脏作功的多少。

混合静脉血氧饱和度不是一个孤立的指标，它是机体各种因素综合平衡，即氧的供应量和氧的需要量平衡后的结果。从机体氧供的方面来说，包括了心排血量、血液的携氧能力、组织脏器的灌注压力和组织细胞的摄氧能力。从机体氧耗的方面来说，包括了心脏和其他组织器官作功的多少，而心脏的作功又决定于心率、心肌壁张力和心肌的收缩力。另外，机体氧耗量的多少也与患者的体温等因素密切相关。由于混合静脉血氧饱和度可以反映机体氧的供耗平衡，因此，在心血管外科领域是非常重要的监测指标，特别是对于危重患者，混合静脉血氧饱和度的监测更具有意义。但由于监测混合静脉血氧饱和度必须从肺动脉内抽取混合静脉血，在没有放置肺动脉导管的情况下，无法获得混合静脉血。对于没有放置肺动脉导管的患者，则可从颈内静脉导管中抽取上腔静脉血或右心房内的血进行血气分析。上腔静脉血或右心房内的血氧饱和度同样也可以反映出患者氧的供需平衡的情况。在某种意义上说，混合静脉血或者是上腔静脉、右心房内的血的氧饱和度的监测要比动脉血的氧饱和度监测更有意义，因为来自静脉系统的血气分析不仅能够看出肺的气体交换功能，也能反映出患者氧的供需平衡的情况，这是阜外医院麻醉科多年来监测静脉血的氧饱和度的主要原因。另外，在麻醉的质控方面，混合静脉血氧饱和度与心排血量的高低具有同样的意义，只不过心排血量高反映出患者的心脏作功多，而心脏的作功多或者是机体的氧耗量大则是混合静脉血氧饱和度降低。

第九章
心血管手术中的心律失常

心律失常是麻醉、术中和术后影响血流动力学稳定的最常见的因素，也是最常见的心血管事件，同时也是患者术后死亡的常见原因。心律失常本身就可以威胁患者的生命，是导致心血管疾病患者死亡的主要原因之一。心律失常可以独立存在，但在多数情况下是由其他因素所诱发，因此，心律失常可以伴随于患者的病情与其他的症状和体征之中。心律失常可以是心血管事件中的主要矛盾，也可以是其附加因素，因此，对心律失常的处理难以有固定的模式，必须要依据当时的临床情况区别对待。心律失常的治疗有两种模式，即药物治疗和物理治疗措施。物理性治疗措施，目前主要为射频消融术、心脏起搏和电击复律。射频消融术治疗心律失常和心脏起搏，不在本书的讨论范围。术中和术后常用的电击复律，虽然效果确切、迅速，可得到立竿见影的效果，但是由于治疗的范围较小，并且需要除颤器等条件，因而有明显的局限性。药物治疗心律失常是临床上最常用的手段，而且治疗的范围广泛，各种心律失常都可以用药物处理，因此，药物治疗心律失常是临床上最为关注的课题，也是每位麻醉医生必须要掌握的临床技能，更是衡量麻醉医生，甚至心血管领域的医生（心血管内科、心血管外科和 ICU）的医疗技术水平和临床处理能力的重要标志。

心律失常在临床上的表现非常复杂，麻醉和心血管外科手术的术中和术后发生的心律失常的类型更是各式各样，心律失常发生的原因复杂多样。多数情况下，促发心律失常的因素交织在一起，互为因果、相互掩盖，使得寻找促发心律失常的原发因素变得极为困难，尤其是在心血管麻醉和心外科手术的术中和术后出现的心律失常，其发生的原因更为复杂，而消除诱发心律失常的原发因素又是治疗心律失常的根本。另外，有些心律失常可以用物理治疗措施处理，而另有些心律失常却禁忌电击复律。因此，在心律失常的治疗中，又必须区别哪些心律失常可以用物理措施处理，而又有哪些心律失常只能用药物治疗。再者，由于诱发心律失常的原因错综复杂，而心血管病患者在麻醉、术中和术后发生心律失常的原因，除与原发病变有关外，麻醉所用的药物、手术的创伤刺激、体外循环所引发的各种病理生理变化、血流动力学的波动及术后的疼痛刺激等各种因素都可以诱发心律失常。再加上药物治疗心律失常的过程中又可以出现新的心律失常，或者是药物本身就有致心律失常的作用，这些都使得心律失常的治疗非常困难。鉴于不同类型的心律失常对患者的影响不尽相同，有些心律失常患者可无感觉，即使有所不适也可以暂不处理；而另有些心律失常却直接威胁患者的生命，必须即刻治疗，刻不容缓。仅以同一种心律失常而言，对患者的影响也不尽相同。某些心律失常对有些疾病的患者，可以不带来任何不良的影响，甚至是临床所希望看到或药物治疗所希望达到的目标。例如，低于 60 次 / 分的窦性心动过缓是冠心病、梗阻性肥厚型心肌病的患者药物治疗所需要达到的目标，而心脏移植的患者在移植后的早期（移植心脏复跳后及术后的早期），某些二尖瓣关闭不全和主动脉瓣严重反流的患者在病变没有治疗前却不能够耐受低于 60 次 / 分的心率。如果这类患者突然出现了明显的心率减慢，即可能会出现灾难性的后果。从心律失常对同一种疾病的不同患者的影响来看，也是千差万别的。有的患者能够耐受，对血流动力学的影响不大，可以不予处理或暂不处理；而另有患者在心律失常出现的即刻就严重地威胁到血流动力学的稳定甚至生命，处理则刻不容缓。因此，对心律失常类型的认识、分析心律失常发生的原因、评估心律失常对患者的威胁，以及对心律失常的处理等都具有极大的挑战性。本章虽然冠名为“心血管手术中的心律失常”，但是所讨论的内容却包括了心血管手术的术中、术后，以及在术前存在的心律失常。

第一节 常用抗心律失常药物

抗心律失常药是一个庞大的家族，分类繁多，作用各异，但并非都适用于在术中和术后使用。而且许多的抗心律失常药没有静脉制剂，因此，适合于术中和术后早期治疗的抗心律失常药并不太多。目前，术中和术后所常用的抗心律失常药有 β 受体阻滞药、钙通道阻滞药、Ⅰc 类和Ⅲ类抗心律失常药。有些药物虽然在心血管内科应用广泛，但是在麻醉和心外科领域却应用不多。虽然上述的几类抗心律失常药的新品种不断问世，如Ⅲ类抗心律失常药中的伊布里特（ibutilide）、多菲里特（dofetilide）、决奈达隆（dronedarone）、阿奇里特（azimilide）、威纳卡兰（vernakalant）等，但是其药理学作用与第一代药胺碘酮的作用并没有本质的区别。更由于这些新药有些在国内暂未上市，我也未曾使用过这些药物，因此，本书对某些新药不进行讨论，仅讨论目前常用的抗心律失常药。

一、β受体阻滞药

β受体阻滞药于20世纪60年代问世，有学者评论说："没有任何一种心血管药物像β受体阻滞药那样，对临床的影响那么深远而广泛。"虽然新的心血管药物在不断问世，但是却没有哪一种药物能够威胁到β受体阻滞药的临床地位。随着人们对β受体阻滞药的研究及认识的不断深入，该药治疗作用的范围仍然在继续扩大，其临床地位还在不断的攀升。但是，在阜外医院心血管外科系统的临床上对β受体阻滞药的认识和使用并非一帆风顺，而是坎坷不平。1981年，阜外医院外科的一例二尖瓣置换术的患者，在术后的第2天出现了快速性室上性心律失常。当时的值班医生为一位1979级的外科研究生，他依照普萘洛尔药物使用说明书上所介绍的剂量，按照千克体重计算，把所算得的普萘洛尔的用量一次性给患者静脉注入。普萘洛尔静脉注射后，患者的心脏很快就停止了搏动，不能复苏，最终导致了患者的死亡。这一血淋淋的惨痛教训使得以后在相当长的时间内，阜外医院外科系统再无人提起静脉使用β受体阻滞药。8年后即1989年，当我在手术室内向我国著名的心血管外科教授郭加强院长汇报说，有些冠状动脉旁路移植术的患者应该在术中和（或）术后静脉给予β受体阻滞药的想法时，立即得到了郭院长的支持。当我汇报到年轻医生静脉使用β受体阻滞药的顾虑时，郭院长非常理解地说："是啊！没有取得大家的共识前，年轻医生敢这么想、敢这么做是需要胆识的，也是有很大风险的。你用时必须看准了，不仅要有效，而且还不能出问题。"直至今日，每当想起郭院长的支持、鼓励和叮嘱，心中都感到非常亲切、温暖。正是在郭院长的支持和鼓励下，1990年，当我被安排主管冠状动脉旁路移植术的麻醉时，就开始对冠状动脉旁路移植术的患者选择性地在术中使用普萘洛尔（那时阜外医院没有别的β受体阻滞药的针剂）。静脉注射普萘洛尔取得的临床效果，逐渐改变了阜外医院的外科团队，尤其是麻醉医生对静脉注射β受体阻滞药的认识。

β受体阻滞药除在临床上用于处理心律失常外，并广泛应用于各类心血管疾病的治疗。β受体阻滞药也是麻醉医生，尤其是心血管麻醉医生必须要熟悉、掌握的心血管药物。β受体阻滞药在临床上的应用可分为两个方面：一是治疗作用，这在麻醉和心血管外科领域中主要包括高血压、心律失常、心肌缺血、心绞痛和急性心肌梗死的治疗。在心血管内科领域除包括了上述的病情外，还包括对急性心肌梗死的急性期治疗和减少心肌的再梗死，以及对轻度至中度的充血性心力衰竭的治疗。二是在麻醉和心血管外科领域中的预防作用，如预防缺血性心血管疾病（冠心病、主动脉瓣狭窄、梗阻性肥厚型心肌病等）的缺血发作，以及大血管手术和高危患者手术所可能出现的心血管事件，用于提高患者在麻醉和术中的室颤、心律失常发生的阈值，以及增强心肌对缺血的耐受性。β受体阻滞药在麻醉和心外科领域的治疗和预防作用是交织在一起的，因为其预防作用的本身就具有很好的治疗意义。术前预防性地应用β受体阻滞药，可减少术中和术后的心血管相关性事件的发生率和死亡率，这已在长期的临床实践及难以计数的临床病例中所证实。虽然在21世纪初曾有研究怀疑β受体阻滞药在麻醉学领域作为预防性用药的临床价值，但是这种意见一发表，就受到了临床上的广泛指责和批评。目前，压倒性的临床意见认为，β受体阻滞药作为预防性用药在术前应用有确切的作用。

目前在麻醉和心血管外科领域的临床上，常用的β受体阻滞药是具有选择性的β_1受体阻滞药，这些药物主要包括美托洛尔、阿替洛尔、比索洛尔及艾司洛尔。虽然索他洛尔也具有一定的抗心律失常作用，但是在术中和术后极少使用，我也没有应用该药的体会和经验。卡维地洛虽然与普萘洛尔同属于非选择性的β受体阻滞药，但由于该药有一定的α受体阻滞和其他作用，目前在心血管内科常应用于慢性心功能不全的治疗。艾司洛尔虽然在国内的麻醉领域应用广泛，但是由于本身的药动学和药效学的特点，在心血管内科领域却较少应用。β受体阻滞药作为治疗用药，目前在麻醉和心血管外科的领域中，主要应用于以下几个方面。

（一）治疗高血压

麻醉和术中易于发生高血压的时期为气管插管、术中强烈的刺激、麻醉深度不够、镇痛强度不完善时。术后易于发生高血压的时段为在麻醉的苏醒过程、气管内吸引、机械通气、气管拔管及术后疼痛等时段。术中和术后出现的高血压易诱发或恶化心血管事件，特别是对缺血性心脏病和肺动脉高压的患者更为危险。对应激引起的高血压反应，应用β受体阻滞药治疗，不但效果良好，而且有利于缺血心肌的氧供耗平衡，避免发生与此相关的心血管事件。当然，在静脉注射β受体阻滞药治疗高血压前，应该消除引发高血压的因素。但是，如果是仅由血管阻力增高引起的高血压（此种情况下，患者的心率通常较慢），则不应该选用β受体阻滞药治疗。

β受体阻滞药治疗高血压的主要机制为降低心排血量，这包括β受体阻滞药的两种作用：①中枢神经系统效应，这其中包括抑制肾素血管紧张素系统及重新调整压力感受器的敏感性。②心血管的直接作用，即减慢心率，抑制心肌的收缩力。β受体阻滞药的中枢神经系统效应及对心血管系统的直接作用的结果为心排血量降低，因而血压下降。

β受体阻滞药治疗高血压的优点：①降低与高血压相关的心脏事件（心肌缺血、心律失常等）的发生概率。②有利于缺血心肌的氧供耗平衡，此与减慢心率、抑制心肌的收缩力和心肌血流的再分布有关。③很少出现高血压反跳。④术中联合血管扩张药应用于控制性降压，对心、脑等重要脏器有保护作用。

关于心血管手术中的控制性降压，阜外医院外科多年来对动脉导管未闭切断缝合术的要求都是把MAP降低至50mmHg以下（患者均为儿童，如果是成年患者，则在体外循环下行动脉导管切断缝合术），有些术者甚至要求把MAP降低至40mmHg左右。20世纪90年代前，麻醉科基本上都是用硝普钠施行控制性降压，因此，并发症的发生率较高，术中曾经发生过室颤，甚至在术后出现过脑卒中（术后因高血压反跳引起）。90年代后，以β受体阻滞药或钙通道阻滞药联合硝普钠或硝酸甘油施行控制性降压，则显著地提高了控制性降压的安全性，未再发生过上述的并发症。90年代初期，我曾经历过一例术前诊断为动脉导管未闭，拟在全身麻醉和控制性降压下施行动脉导管未闭切断缝合术的患儿。开胸后，外科医生探查见患儿不仅患有动脉导管未闭，还合并有主动脉缩窄。由于需要矫治主动脉缩窄，被迫延长了控制性降压的时间。最终患儿在β受体阻滞药复合硝酸甘油施行控制性降压下完成了动脉导管切断缝合术和主动脉缩窄矫正术。依照外科医生的意见，在动脉导管切断缝合、主动脉缩窄矫正期间把MAP降至40mmHg左右，持续时间长达120分钟。如此长时间的控制性降压，不仅未给患儿造成任何不良影响，而且手术结束后患儿即清醒，未出现任何并发症，术后恢复得非常顺利。

β受体阻滞药治疗术中和（或）术后高血压的剂量及药物选择的注意事项：①应用于降低血压的剂量大于抗心律失常的剂量。术中和术后抗心律失常的剂量：美托洛尔或阿替洛尔每次0.5～2mg即有效。术中和术后降低血压的剂量：美托洛尔或阿替洛尔有可能要高达5～10mg，甚至需要15mg。②脂溶性的药物优于水溶性的药物。在同等剂量的情况下，美托洛尔的降压作用可能会强于阿替洛尔。因为美托洛尔为脂溶性，阿替洛尔为水溶性。③应选用无拟交感活性（ISA）作用的药物。美托洛尔和阿替洛尔均无ISA作用。④术中联合应用血管扩张药施行控制性降压时应该以血管扩张药为主。

虽然β受体阻滞药有一定的降压作用，但是在麻醉、术中和术后，则主要用于控制心率。如果应用β受体阻滞药治疗气管插管及气管拔管前后发生的高血压时，应该注意以下事项：①血压升高的幅度较小，而心率明显增快者，给予阿替洛尔。阿替洛尔一次静脉注射的用量为3～5mg。例如，心率增快超过100次/分而血压仅仅升高至130～140mmHg（收缩压）者。②血压明显升高、心率也明显增快者，首选药物为钙通道阻滞药地尔硫䓬。如果使用β受体阻滞药，所用的剂量要大些，美托洛尔一次静脉注射的用量不应该少于5mg。③如果血压明显升高，而心率增快不明显，或者心率在60次/分以下者，则不宜选用β受体阻滞药降压。此时可静脉给予二氢吡啶类的钙通道阻滞药尼卡地平。

（二）治疗心肌缺血

在麻醉和心血管外科领域，虽然β受体阻滞药常用于控制心率和血压，但是对麻醉、术中和术后突发的心肌缺血，却有其独特的治疗作用。β受体阻滞药治疗心肌缺血的机制：①降低心率和血压的乘积。②降低心肌氧耗。降低心肌氧耗的机制与减慢心率、降低心肌的收缩速度及收缩强度，以及减弱心肌对儿茶酚胺的反应有关。③降低外周血压，从而减少心脏收缩期的左心室壁张力。β受体阻滞药降低心肌收缩力、心率和室壁张力的联合作用可降低心肌的氧耗量，有利于改善心肌的缺血状态。

β受体阻滞药治疗心肌缺血的优点：①减弱交感活性，降低心肌氧耗。②在不影响心脏机械作功的同时改善缺血心肌的生物代谢活性。③延长心脏的舒张期时间，促使血流从心外膜向心内膜下的再分布等作用而改善和维持了整个心肌的血液供应。④降低由于交感活性升高引起的冠状动脉窃血，增加缺血区的血流供应，改善室壁运动异常。⑤减少冠状动脉血流对冠状动脉内的易损斑块的剪切作用，从而减少其破裂。⑥改善心肌的能量利用。⑦减少血小板的黏附和血栓素A_2的产生，从而减少冠状动脉内的血栓形成。⑧降低中性粒细胞的化学毒性，减少氧自由基的释放，有利于避免冠状动脉痉挛。⑨增强内源性氧化亚氮的释放，有利于冠状动脉的扩张。⑩抗氧化作用有利于增强心肌对缺血的耐受性。⑪促使氧合血红蛋白解离曲线右移，有利于心肌组织细胞摄氧。

（三）治疗心功能不全

目前在心血管内科领域，对轻度、中度心功能减退的患者，已经广泛应用β受体阻滞药进行治疗。有证据显示，即使对于晚期严重的充血性心功能不全（NYHA分级Ⅳ级，LVEF＜25%）的患者，应用卡维地洛治疗也有益处。但是，如果在麻醉、术中或术后出现了严重的心功能不全，目前很少有人应用β受体阻滞药治疗。

β受体阻滞药治疗心功能不全的机制：①抑制心功能不全患者的β受体脱敏感。②降低儿茶酚胺对心肌的毒性。③减少心肌细胞的能量消耗。由于卡维地洛为非选择性的β受体阻滞药，目前在心血管外科领域很少使用，也由于卡维地洛没有针剂，因此，临床麻醉中也不使用卡维地洛。

（四）治疗心律失常

β受体阻滞药在麻醉及其心血管外科领域最常应用于治疗心律失常。虽然综合医院的麻醉医生常在麻醉诱导时给予艾司洛尔，以减轻气管插管时的心血管反应，但这并非是β受体阻滞药临床应用的重要方面。鉴于麻醉诱导时静脉注射β受体阻滞药可能会带来的潜在危险，这在前面的相关章节中已有所讨论，则不宜提倡静脉注射β受体阻滞药来减轻气管插管时的心血管反应。β受体阻滞药在麻醉和心血管外科领域，最常应用于治疗术中和术后的心律失常。

关于如何来减轻气管插管时的心血管反应，文献报道了多种方法，这包括了临床上常用的气道表面麻醉。虽然气道的表面麻醉能够减轻气管插管时的心血管反应，但是，在麻醉诱导前的气道表面麻醉所带来的不适对患者却是难忘的痛苦记忆。麻醉诱导的过程中，在气管插管前对患者的喉部以局麻药喷雾来施行表明麻醉，虽然也是减轻气管插管时的心血管反应的良好方法，但喉部喷雾的本身刺激也可以促发心血管反应。因此，上述几种减弱气管插管时的心血管反应的措施并非是临床上值得大力推广的方法。为了减轻气管插管时的心血管反应，科学的处理措施应该是在气管插管前有适宜的麻醉深度及完善的镇痛（有人把气管插管时的不适称之为隐匿性疼痛），这在本书的相关章节中已经多次讨论。

β受体阻滞药之所以常用于治疗麻醉及心外科领域中的心律失常，是因为β受体阻滞药有其独特的治疗机制：①减慢窦性心律及异位起搏点的频率。②延长房室结的功能不应期。③延缓异常通道中的前向和逆行传导。④阻断肾上腺素能的刺激，降低自律性，打断折返环。⑤能够提高缺血状态下室颤的阈值。⑥抗心肌缺血也是治疗心律失常的药理学基础。

β受体阻滞药治疗心律失常的临床应用的范围：①洋地黄中毒、嗜铬细胞瘤、甲状腺功能亢进等。②急性心肌缺血引起的心律失常。③减慢窦性心动过速时的心率及房颤、室上性心动过速时的心室率。④预防阵发性心律失常（常在活动和应激状态下发作）。⑤血管扩张药引起的反射性心动过速。⑥治疗房颤、心房扑动和房性心动过速等心律失常时，减慢心室率的效果要优于地高辛。⑦可使室上性或者室性心动过速转复为窦性心律。⑧治疗快速心率的二尖瓣狭窄的患者时，在减慢心率的同时可以减轻肺充血。虽然上面列出了β受体阻滞药治疗心律失常的范围，但是在实际的临床应用中，很大程度上是以医生对β受体阻滞药的了解和掌握的情况而变化，因此很难统一而论。

（五）对心脏和脑的保护作用

β受体阻滞药对心脏具有保护作用，这已被大量的临床实践所证实。曾有报道显示，缺血性心脏病患者施行非心脏手术时，术中和术后心肌梗死的发生率可高达5.6%，大血管手术的高危患者，恶性心脏事件的发生率高达10%～18%。但是，如果在术前或在麻醉中给予了β受体阻滞药，则可降低缺血性心脏病、高血压等患者发生心肌缺血的危险。而且，即使在术前仅给予单次剂量的β受体阻滞药也可以降低上述患者心肌缺血的发生，减少恶性心血管事件的发生。前已述及，阜外医院麻醉科从20世纪90年代起，在术中开始使用β受体阻滞药处理心血管事件，所取得的良好效果挑战了对心血管事件处理的传统观念，逐渐改变了外科团队对心血管事件处理的认识。外科团队对β受体阻滞药在临床上使用的观念发生变化后，从1995年开始，β受体阻滞药渐渐成为阜外医院麻醉科在冠状动脉旁路移植术术中和术后的常用药物，并扩展到整个外科团队，尤其是在术后ICU，彻底改变了那种说起β受体阻滞药，就有些“谈虎色变”的境况。1996年6月起，阜外医院麻醉科把β受体阻滞药开始作为冠状动脉旁路移植术，以及梗阻性肥厚型心肌病左心室流出道疏通术的患者的麻醉前用药，并逐渐扩展到某些瓣膜性心脏病、先天性心脏病及大动脉瘤的手术患者。不仅如此，麻醉科里的很多同事还逐渐把β受体阻滞药作为处理心脏手术中困难复苏的主要药物。因此，从本书中的多处章节都可以见到β受体阻滞药对心脏的保护作用。β受体阻滞药的保护作用与其对心血管事件的治疗和预防作用是密切联系在一起的。

关于β受体阻滞药对脑的保护作用，早期曾有文献报道，CABG患者，接受β受体阻滞药治疗者，脑卒中发生率为1.9%，而未用β受体阻滞药者则脑卒中发生率为4.3%。接受β受体阻滞药治疗的患者，意识模糊、谵妄和一过性脑缺血发作的发生率为3.9%，而未给予β受体阻滞药者上述并发症发生率为8.2%。虽然阜外医院未对每年一万余例的心血管外科手术患者术后中枢神经系统并发症的发生率进行过系统的临床研究，但就临床感知而言，似乎要低于文献中所报道的发病率。目前在阜外医院的外科临床上，β受体阻滞药已经广泛地应用于冠心病、梗阻性肥厚型心肌病、某些瓣膜性心脏病和大动脉瘤患者的术前治疗、术前准备、术中和术后各种心血管事件的预防和处理。

β受体阻滞药作为预防性用药通常与治疗用药难以区分，目前在临床上主要应用在心血管麻醉和心血管外科领域，但是各家医院应用的范围有明显的差异。*JAMA*杂志在2002年报道了北美胸外科协会中关于成人心脏外科数据库的资料，该数据库中共有629 877例手术。这近63万例的手术资料显示，各家医院在β受体阻滞药的使用率方面有较大的差异，从低于20%到高达85%不等。而且这些资料还显示，β受体阻滞药使用率越高的医院，患者的住院死亡率则越低。*JAMA* 杂志报道的资料离现在已经过去了近20年，但是也很难说在我国的心血管外科领域，目前β受体阻滞药的使用率会高于北美20年前的比例。虽然未见到我国心血管外科领域β受体阻滞药使用状况的报道，但据我所知，目前国内相当多的医院在心血管外科领域仍然很少应用β受体阻滞药。国内在非心血管麻醉和外科学的其他领域则是更少应用β受体阻滞药了。由于β受体阻滞药在心血管麻醉和心血管外科作为预防性用药的范围与治疗用药相似，因此，在预防性用药方面可以参考相应的章节。

虽然β受体阻滞药自20世纪60年代在临床上使用以来已经得到了越来越广泛的应用，但是在麻醉学领域的使用并不广泛，以至于很多的麻醉医生在临床上工作多年，却没有使用过β受体阻滞药或很少使用过β受体阻滞药（至于国内很多医院在气管插管前给予艾司洛尔，从严格意义上说，并非是β受体阻滞药的适应证）。从国外的文献报道来看，如 Sohmidt 等在调查中观察到，158例非心脏手术，67例患者应该给予β受体阻滞药，但仅仅25例（37%）患者得到了β受体阻滞药的治疗。对加拿大麻醉医师的调查显示，93%的麻醉医生认为β受体阻滞药对冠心病患者有利，但仅有57%的医师在手术中应用，能够坚持在术后应用β受体阻滞药的麻醉医生仅有34%。虽然近些年来使用β受体阻滞药的人群范围有些扩大，但是从POISE研究（2002～2007年进行的围术期缺血的研究）发表后所引起的广泛性反应来看，在麻醉学领域，很多的医生对β受体阻滞药仍然缺乏正确的认识，或者是对β受体阻滞药的了解不够充分。POISE研究的结果发表后使得之前没有使用过β受体阻滞药的医生受其POISE研究的影响，对β受体阻滞药更加是“谈虎色变”。以前较少使用β受体阻滞药的医生，则对应用β受体阻滞药变得更加谨慎。POISE研究结果的发表，使得有明确适应证的许多患者应该使用β受体阻滞药治疗的却未能给予β受体阻滞药。

前面已经提及，目前在麻醉、术中和术后常用的β受体阻滞药为具有选择性的β_1受体阻滞药，它们分别是美托洛尔、阿替洛尔、艾司洛尔和比索洛尔。由于比索洛尔目前没有针剂，只能口服，因此，不适于在麻醉和术中使用，但可以作为麻醉前用药，尤其是用于心血管疾病施行非心脏手术的患者。

美托洛尔：选择性β_1受体阻滞药，脂溶性，主要通过肝脏代谢，半衰期为3～7小时，静脉常用药量是每次1～5mg，可以短期内重复使用，但总量一般不宜超过15mg。西咪替丁和肼苯达嗪可降低美托洛尔的生物活性。美托洛尔和地西泮合用时，地西泮的清除半衰期可以延长25%。美托洛尔可以通过血脑屏障，这是有学者认为该药具有脑保护作用的药代动力学基础。对于有明显肝功能障碍的患者，美托洛尔应减量使用，肾功能不全或者老年患者则无需调整药量。由于美托洛尔需要从肝脏代谢，人群中的药代动力学的差异较大。美托洛尔如果作为麻醉前用药，剂量需要个体化。

阿替洛尔：选择性 β_1 受体阻滞药，以水溶性为主，几乎全部由肾脏清除，半衰期为 6 ～ 9 小时。阿替洛尔的静脉常用药量为每次 1 ～ 5mg，可以短期内重复使用，但总量也不宜超过 15mg。由于阿替洛尔不通过肝脏代谢，因此与西咪替丁、肼苯达嗪和地西泮等药物无明显的相互作用。肝脏疾病的患者无须调整阿替洛尔的药量，而肾脏疾病的患者则应该减量使用。

艾司洛尔：选择性 β_1 受体阻滞药，由红细胞酯酶代谢，其清除半衰期仅有 9 分钟，只能静脉给药。艾司洛尔可单次静脉注入或持续输入，峰作用时间为 6 ～ 10 分钟。艾司洛尔与其他药物没有明显的相互作用，肝肾疾病的患者也无须调整药量。

前已提及，以上三种 β 受体阻滞药均有静脉注射制剂，由于美托洛尔和阿替洛尔的作用时间较长，是目前最为常用的静脉用 β 受体阻滞药。两药静脉注射的作用时间和强度虽然相近,但减慢心率的作用阿替洛尔可能强于美托洛尔，而降低血压的作用美托洛尔则可能会强于阿替洛尔,这在相关章节中已经讨论。有些麻醉医生认为，由于艾司洛尔的半衰期短，使用较其他 β 受体阻滞药安全（这可能是麻醉医生喜欢使用艾司洛尔的主要原因）。持这一观点的医生，可能还是出于对 β 受体阻滞药的了解并不深入，仍然担心 β 受体阻滞药对循环的抑制作用所致。而实际上，由于艾司洛尔的半衰期短，单次静脉注射难以维持治疗有效的血浆浓度，临床常见心率刚刚减慢就又很快增快，而且对血压的影响也较为明显。如果是反复静脉注射艾司洛尔则血浆浓度的波动会很大（血浆浓度呈山峰样波动），不仅临床治疗的效果不可靠，而且山峰样的血浆浓度对患者并不安全。如果要维持稳定、有效的血浆治疗浓度，艾司洛尔则应该持续静脉输注，这无疑要明显增加药物费用。

比索洛尔：是目前选择性 β_1 受体阻滞作用最高、药物作用最强、作用时间最长的 β 受体阻滞药，其相应的 molar 效力分别是普萘洛尔、阿替洛尔和美托洛尔的 5、7 和 10 倍，但是只能口服给药，没有静脉制剂。比索洛尔的半衰期为 9 ～ 12 小时，常用药量是 0.625 ～ 10mg，每日一次口服。如果作为麻醉前用药使用，一般为 0.625 ～ 2.5mg，不应超过 5mg。比索洛尔的药代动力学介于脂溶性和水溶性之间，由肝脏代谢，50% 以原型由肾脏排出，因此，肝肾疾病均可以延长其半衰期。由于比索洛尔的 β_1 受体选择性高，非常适用于高气道反应的患者；又由于半衰期长，特别适合于非心脏手术患者作为麻醉前用药。缺血性心脏病患者施行非心血管手术时，如果在麻醉诱导、术毕清醒、气管拔管时出现了强烈的应激反应，则易于发生心血管事件。而比索洛尔作为麻醉前用药，由于较长的半衰期则有利于预防这些心血管事件的发生。

有关静脉注射β受体阻滞药的禁忌证和注意事项，各专业书籍中都有详尽的介绍，此处不再赘述。如何来看待这些书刊中所介绍的β受体阻滞药的禁忌证和注意事项，在前面的相关章节中已经提及。对于β受体阻滞药的禁忌证，就临床而言，每位医生的认识并不相同，可能只有那些依靠交感张力来勉强维持心排血量，即维持生命的患者，才应该是β受体阻滞药的绝对禁忌证。因为对于心脏移植的患者，前提之一就是β受体阻滞药的用量是否达标，即患者是否接受过β受体阻滞药的治疗，而且用量是否达到指南上的要求，而被考虑心脏移植的患者，心功能肯定是处于失代偿的衰竭状态。对于心脏传导阻滞的患者是否可以使用β受体阻滞药不能一概而论，应该依照患者的心率、传导阻滞的性质或是类型（类型是一度房室传导阻滞，还是二度、三度房室传导阻滞，如果是二度房室传导阻滞，还要分析是文氏现象还是莫氏现象）而定。一度房室传导阻滞的患者并非是在麻醉和术中使用β受体阻滞药的禁忌证，而二度房室传导阻滞的患者，如果传导阻滞为文氏现象，当发生需要β受体阻滞药治疗时，仍然可以谨慎地给予β受体阻滞药。二度房室传导阻滞莫氏现象和三度房室传导阻滞的患者，由于术前多已安装起搏器，在需要β受体阻滞药治疗时，不存在任何禁忌证的问题。如果患者没有安装起搏器，给予β受体阻滞药时需要格外谨慎小心，而且应该准备好必要的抢救措施，包括药物和临时起搏装置。对于不完全性右束支传导阻滞的患者，β受体阻滞药则可以与其他患者一样正常使用，不存在禁忌证的问题。完全性右束支传导阻滞的患者，如果发生了需要β受体阻滞药治疗的病情，仍然可在严密的监测下给予β受体阻滞药。完全性左束支传导阻滞的患者，部分患者在术前已经安装了起搏器，给予这些患者β受体阻滞药治疗时，应该没有什么需要担心的问题。如果是非完全性左束支传导阻滞的患者，是否可以给予β受体阻滞药，可能决定于患者的心率。心率快于60次/分的患者，仍然可在严密的监测下，谨慎地给予β受体阻滞药。如果患者的心率慢于60次/分，一般的情况下，应该避免使用β受体阻滞药。

二、钙通道阻滞药

钙通道阻滞药是一个庞大的家族，有各种各样的分类。但是在临床麻醉上，常用的钙通道阻滞药主要为维拉帕米、地尔硫䓬，以及二氢吡啶类的尼卡地平。临床上，维拉帕米和地尔硫䓬对心肌和血管平滑肌的钙通道均有阻滞作用。虽然在理论上，尼卡地平可能对心肌的钙通道也有轻微的阻滞作用，但是在临床上，主要表现为对血管平滑肌钙通道强大的阻滞作用，很难见到对心肌钙通道的阻滞作用，因此，尼卡地平具有明显地扩张血管和降低血压的作用。表 9.1 是维拉帕米、地尔硫䓬和尼卡地平三种药物的药理作用的比较。

表 9.1　维拉帕米、地尔硫䓬和尼卡地平药理作用的异同

药物效应	维拉帕米	尼卡地平	地尔硫䓬
抑制心肌快反应电流	±	0	±
阻滞心肌快通道	±	0	±
抑制血管平滑肌			
兴奋 - 收缩耦联	++	+++	++
非特异性抗交感活性	+	0	++
抗心绞痛作用机制			
减慢心率	++	0	+
周围血管扩张	++	++++	++
降低心肌收缩性能	++	0	+
冠状血管扩张	+++	+++	+++
心肌能量储备的保留	++	+	++
抗心律失常作用			
抑制房室传导	+++	0	++
减少室性期前收缩	+	0	?
副作用			
加重窦房结病	++	0	+
加重房室阻滞	++	0	+
中度以上心力衰竭的恶化	++	0	0

临床上，维拉帕米和地尔硫䓬都可以作为麻醉前用药，但地尔硫䓬作为麻醉前用药则更为常用。维拉帕米的抗心律失常作用可用于作为体外循环中、心脏复苏困难时的治疗药物（前已介绍）。维拉帕米是治疗室上性快速性心律失常的有效药物（维拉帕米最早的中文药名为戊脉安，其名称即提示有抗心律失常作用），有报道显示，单次静脉注射维拉帕米，治疗阵发性室上性心动过速的有效率可高达 95%。维拉帕米和地尔硫䓬都能减慢洋地黄治疗下房颤患者的心室率，尤其适用于伴有肺动脉高压的瓣膜性心脏病患者。维拉帕米、地尔硫䓬和尼卡地平三种药物均可用于治疗冠状动脉痉挛，以及各种类型的心绞痛和心肌缺血。尼卡地平广泛应用于治疗体循环高压。维拉帕米和地尔硫䓬是治疗肥厚

型心肌病的一线药物，由于两药在临床上的治疗范围基本相同，仅作用强度的差异。一般情况下，维拉帕米的作用要强于地尔硫䓬，但可能是由于担心维拉帕米对心肌和传导系统较强的抑制作用，因此，在临床上的应用没有地尔硫䓬普遍。

维拉帕米静脉注射 2 分钟内起效，15 分钟后可重复给药，麻醉和术中常用的剂量为每次 1 ～ 3mg，短期内多次给药的总量不宜超过 15mg。地尔硫䓬静脉注射的起效时间类似于维拉帕米，首次剂量为每次 2 ～ 5mg，10 分钟后可重复给药，短期内多次给药的总量不宜超过 20mg。而实际在麻醉、术中和术后，治疗心律失常时，静脉注射地尔硫䓬的剂量超过 10mg 者极为少见。尼卡地平可以单次静脉注射，但是更常用于微量泵持续静脉注射。单次静脉注射尼卡地平每次 0.4mg 即有效，持续给药的用量决定于血压的高低和降压的目标。尼卡地平降压有安全限度，此点不同于硝普钠降压，即尼卡地平将血压降低至一定水平后即使再加大剂量，血压也不会再继续下降。尼卡地平降压的安全限度有个体差异。硝普钠降压无安全限度，即血压下降的程度与硝普钠的用量密切相关，如果硝普钠的用量大，血压可能会降得极低。临床上曾出现过因硝普钠的用量调节错误 [原准备静脉持续输注硝普钠的剂量为 0.5μg/（kg・min），结果误把硝普钠的用量设置为 50μg/（kg・min）]，收缩压很快即降至 30mmHg 的情况。至于尼卡地平降压与硝普钠降压各自的特点详见相关章节所述。

前面已经讨论，维拉帕米和地尔硫䓬是治疗梗阻性肥厚型心肌病的一线药物。地尔硫䓬是变异性、不稳定性等非劳力性心绞痛治疗的必用药物。作为麻醉前用药，地尔硫䓬的常用剂量，除了要参考术前治疗所用的药量外，冠心病患者一般不会超过 30mg。伴有肺动脉高压的瓣膜性心脏病患者，如果术前没有服用钙通道阻滞药治疗，一般在麻醉前的用药中不会给予钙通道阻滞药，如果需要，地尔硫䓬的用量也不应该超过 30mg，一般给予 15mg 即可。对于合并肺动脉高压的成年期先天性心脏病患者，虽然在心血管麻醉和相关的专业书刊中很少见到麻醉前用药中含有钙通道阻滞药，但是，如果患者术前的心功能良好，尤其是心率偏快的患者，仍然可以考虑在术前给予地尔硫䓬，但是剂量也不应该超过 30mg，一般以 15mg 为宜。

大动脉瘤患者在麻醉诱导前和麻醉诱导期最为恐惧的心血管事件为动脉瘤破裂。动脉瘤急症手术者多为动脉瘤将要破裂或动脉瘤撕裂形成夹层的患者。对于这些患者，如何控制血压则为麻醉诱导前和麻醉诱导期的重要任务。前面相关的章节已经讨论了与此有关的问题，其中就包含有钙通道阻滞药的使用。为了避免在麻醉诱导期血压升高所可能带来的危险，从预防的角度来看，该类患者在麻醉前的用药中就应该含有地尔硫䓬，而且用量较其他患者应该偏大，最小用量不应该低于 30mg。大动脉瘤患者的麻醉前用药中之所以含有钙通道阻滞药，除了上面所讨论的目的外，也是为了避免在麻醉诱导期出现心律失常。

前面的章节关于麻醉前用药的讨论中，已经涉及了梗阻性肥厚型心肌病的患者。如果患者术前的血压偏高，尤其是心率在轻度活动状态下仍然慢于60次/分，收缩压在130mmHg以上时，麻醉前用药中就应该含有地尔硫䓬，但是地尔硫䓬的用量不宜偏大，一般不需要超过30mg，即使平时地尔硫䓬的用量较大的患者也是如此。梗阻性肥厚型心肌病患者的麻醉前用药中，地尔硫䓬的用量取决于术前患者的血压，即血压越高的患者，用量就应该越大，但不管血压高到何种程度，地尔硫䓬的用量也不能超过60mg。实际在临床上，由于梗阻性肥厚型心肌病的患者长期服用β受体阻滞药和钙通道阻滞药，术前的血压一般都不会很高，很少有患者的收缩压会超过150mmHg。梗阻性肥厚型心肌病患者的麻醉前用药中之所以含有钙通道阻滞药，是为了抑制气管插管时可能会出现的心肌收缩力增强，以及所可能引发的心律失常。

三、Ⅲ类及其他抗心律失常药

目前临床上最常用的Ⅲ类抗心律失常药是胺碘酮。该药是广谱抗心律失常药，心血管内科常用于各种心律失常的治疗和预防。这包括室上性心律失常、室性心律失常和预激综合征的治疗，并用于房颤的复律治疗，以及预防发生房颤。心血管外科受心血管内科的影响，一旦术后出现心律失常，最常选用的抗心律失常药也是胺碘酮。静脉注射胺碘酮的负荷剂量一般不能低于150mg。胺碘酮的起效时间较慢，可能需5～10分钟，维持剂量一般为0.5～1mg/min。众多的学术组织不仅把胺碘酮推荐为一线的抗心律失常药，而且也推荐为心肺复苏时的复苏药物。

虽然胺碘酮目前在临床上的应用非常广泛，甚至可以说，在心血管外科只要出现了心律失常，很多医生首先想到的是给予胺碘酮。可是术中和术后给予胺碘酮治疗心律失常的效果到底如何，给药过程中会出现什么样的不良反应，这些问题却很少见于文献报道。另外，术中和术后一旦出现了心律失常，首先考虑的应该是给予胺碘酮吗？如果在麻醉、术中和术后给予胺碘酮治疗心律失常，按照胺碘酮的药理学，需要先给予负荷量，负荷量一般不少于150mg。而静脉注射负荷量的胺碘酮，必然会对血流动力学产生明显的影响，血压大幅度下降了又该怎么办？这些问题应该是麻醉医生和术后ICU医生在选用胺碘酮治疗心律失常时必须要认真考虑的。

伊布里特是目前临床上较新的Ⅲ类抗心律失常药物，静脉常用的剂量是首次不超过1mg。该药起效的时间类似于胺碘酮，第二次给药的剂量不应超过

0.5mg。伊布里特的消除半衰期为 2 ～ 6 小时。由于伊布里特在临床上使用不久，确切的治疗效果，以及对血流动力学的影响还有待观察。我仅在被要求会诊抢救患者时使用过一次伊布里特，详细的经过如下所述。

患者，男性，42 岁，因患有冠状动脉粥样硬化性心脏病、陈旧性心肌梗死、频发室性期前收缩而拟在体外循环下行冠状动脉旁路移植术。术前患者合并有高血压和糖尿病。术前心功能Ⅲ级（NYHA 分级）。TEE 检查见左心室舒张期末内径 62mm、EF 30%。MRI 检查的结果显示，左心室舒张期末内径 63mm，EF 24%。

患者在体外循环下搭桥 4 支，分别为对角支、钝缘支、后降支和前降支。手术时间为 285 分钟，其中体外循环转流时间为 150 分钟，升主动脉阻断时间为 100 分钟。患者回 ICU 后心率为 90 次 / 分，血压为 108/74mmHg。

患者回到 ICU 后 2 小时，即 16：35，开始出现室性心动过速，同时血压下降至 72/51mmHg。为了恢复窦性心律，曾电击复律 7 次，并于 17：00 置入 IABP，IABP 置入后血压曾一度上升至 90/62mmHg。由于患者的心律为室性心动过速，进行了第 8 次电击复律。8 次电击复律期间曾分次静脉注射利多卡因 400mg，胺碘酮 300mg，但患者的心律仍然为室性心动过速，血压不能维持，于 17：48 再次入手术室行开胸探查。胸腔打开后未见心包腔有血，血管桥通畅，流量满意，患者无外科手术需要解决的问题。由于患者存在恶性心律失常，血压不能维持，我被要求会诊处理。给予普罗帕酮 35mg（分两次静脉注射，每次 17.5mg）、阿托品 3mg 后无效，于 19：14 静脉注射伊布利特 1mg，分为两次给药。伊布利特静脉注射后，患者的心律失常出现好转趋势，血压也有所回升，19：35 时再次静脉注射伊布利特 1mg，仍然是分两次给药。伊布利特 1mg 再次注入后，患者恢复了窦性心律，血压逐渐回升，手术结束后于 20：35 回到了 ICU，回到 ICU 后的心率 101 次 / 分、血压 114/58mmHg、肺动脉压 30/18mmHg。以下各图为抢救期间某些时段的血流动力学参数。

图 9.1 中可见，患者的心律为室性心动过速，血压仅为 62/42mmHg，肺动脉压为 34/24mmHg。

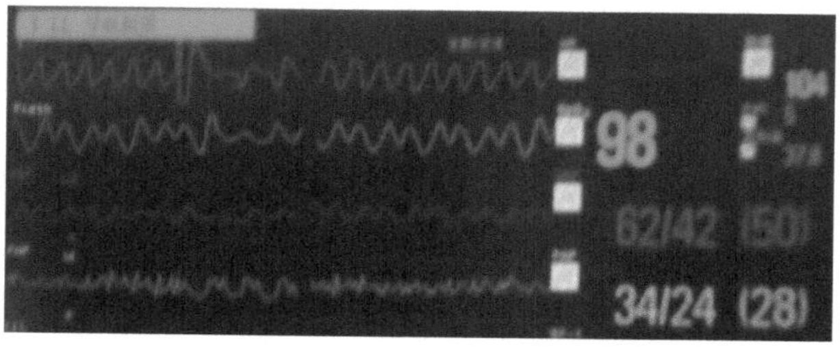

图 9.1　患者在 19：03 时的血流动力学参数

图 9.2 中可见，静脉注射伊布利特 1mg 后，患者出现了不规则的窦性心律，血压升高至 82/46mmHg、肺动脉压也较前下降至 22/13mmHg。

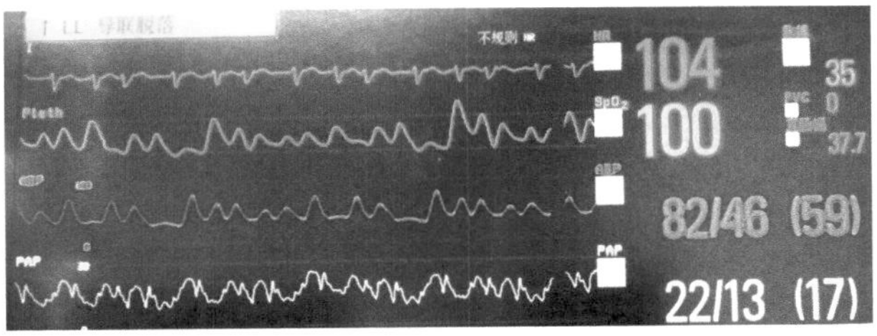

图 9.2　伊布利特 1mg 静脉注射后，19：32 时患者的血流动力学参数

图 9.3 中可见，再次静脉注射伊布利特 1mg 后，患者的心律恢复为窦性心律，血压也进一步上升至 88/43mmHg，肺动脉压较前变化不大。

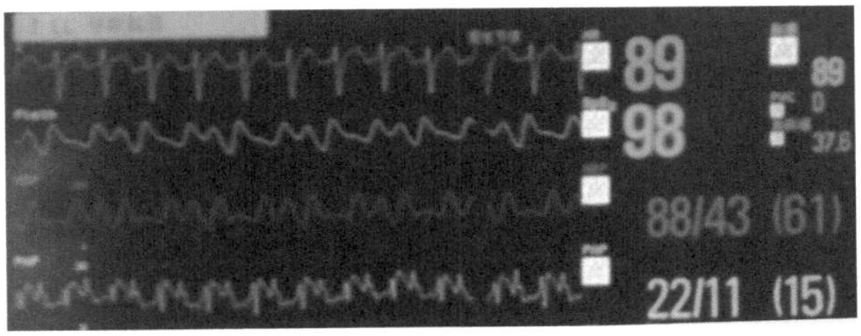

图 9.3　再次静脉注射伊布利特 1mg 后，19：43 时患者的血流动力学参数

患者于夜间 10：30 再次出现室性心动过速，电击两次未能恢复窦性心律。请电生理专业的医生会诊处理，未能提出治疗意见。第 3 次静脉注射伊布利特 1mg，约 5 分钟后转复为窦性心律，后来患者再未出现过室性心律失常，两周后康复出院。

阜外医院急症中心在 2018 年向伦理委员会提交了新的Ⅲ类抗心律失常药尼非卡兰的临床研究报告。从研究者提交的研究申请报告中得知（因为我为伦理委员会主任委员，所以清楚这一情况），尼非卡兰的临床作用类似于胺碘酮，对房颤、心房扑动、室性心动过速、室颤有较好的治疗和预防复发的效果，而且该药的起效时间快于胺碘酮，对血压的影响明显轻于胺碘酮。这是自己首次听到对尼非卡兰药理作用的陈述，以及在临床治疗中的价值，但是没有任何的感性认识。

Ⅰc 类抗心律失常药普罗帕酮为膜作用药，可降低动作电位 0 期最大去极化速度，延长心房、房室结和希氏－浦肯野氏纤维系统的传导时间，延长心房、房室结、心室和预激附加束的有效不应期，提高心肌细胞阈电位，降低自律性。

普罗帕酮可延长窦房结的恢复时间，并具有竞争性β受体阻断作用，以及轻微的钙拮抗作用。在离体动物实验中，普罗帕酮有松弛冠状动脉和支气管平滑肌的作用。

普罗帕酮与胺碘酮一样，为广谱抗心律失常药，可以治疗室性心动过速、室上性心动过速、预激综合征并发的快速性心律失常。该药还可以治疗预激综合征并发的房室折返性心律失常，或者由此引起的房颤。在治疗房颤方面，普罗帕酮可使房颤转复为窦性心律，并可用于电击转复后维持窦性心律，预防房颤复发。普罗帕酮治疗阵发性房颤的效果要优于治疗慢性房颤。

静脉使用普罗帕酮治疗心律失常在心血管内科的应用中并不广泛。多数医疗中心的心血管外科和术后 ICU 也较少关注该药在术中和术后的应用。实际上，普罗帕酮治疗室性期前收缩、室性心动过速和室颤均有良好效果，并可用于处理心脏直视手术中的心脏复苏困难、利多卡因治疗无效的顽固性室颤的患者。如果在麻醉、术中和术后使用普罗帕酮，常用的剂量为每次 17.5 ～ 35mg，可重复使用。与胺碘酮相比，普罗帕酮在治疗心律失常时的优势：对血流动力学的影响要明显轻于胺碘酮。临床实践已充分表明，如果在术中和术后的早期静脉给予负荷剂量的胺碘酮（一般不少于 150mg），将会明显降低血压，有些患者的收缩压可降低至 50mmHg 以下。因此，术中如果需要给予胺碘酮，可能仅适于在体外循环转流中使用。在体外循环转流前或停机后等非体外循环转流期间不宜静脉给予负荷剂量的胺碘酮，以免明显降低血压，从本书所介绍的一些病例中，就能够清晰地证实这一点。

第二节　各类心律失常的治疗

从前面所介绍的病例中可以看出，心律失常的治疗正如在本篇的开头所讨论的那样，没有固定的处理模式。虽然众多的专业书刊对各类心律失常的治疗都有详尽的描述，国内外的学术组织对心律失常的治疗都推出了相关的专家共识，甚至是指南，但是在临床上的实际工作中，心律失常的治疗远非相关指南或专家共识所列出的措施那么清晰明了。写到这儿，不由得想起侦探小说中所经常说的，那些神探非常相信自己的感觉，在无明显线索的情况下，跟着感觉而找到了证据并破获了案子。而在复杂心律失常的治疗中，有时就很像破获案子那样，感觉有时可起到关键性的作用。而这些感觉的来源，则是在长期的临床实践中，通过细心观察，努力学习而逐渐形成的。

一、心房颤动

心房颤动（房颤）在心血管外科领域是最为常见的心律失常。这不仅包括术前房颤心律的患者，即使术前是窦性心律的患者，在术后也常会出现房颤。冠状动脉旁路移植术的患者如果在术后出现了房颤，不仅明显增加了术后管理的困难，而且还要延长患者的住院时间，并会影响患者术后的生活质量，甚至缩短生存时间。术前为窦性心律的瓣膜性心脏病患者，如果在心脏复跳后出现了房颤，无疑增加了停机的困难，而且在停机后的血流动力学也不好维持。成年期的先天性心脏病患者，如果在术中或术后出现了房颤，不仅会增加管理的困难，同时也提示患者的预后不良。梗阻性肥厚型心肌病的患者如果在体外循环转流前发生了房颤，血流动力学将难以维持，心脏复跳后如果出现了房颤，有可能导致难以停机。所幸的是，梗阻性肥厚型心肌病的患者在术中和术后一般不会出现房颤，心脏复跳后如果出现了房颤，药物或者电击治疗的效果大都良好。术前为窦性心律的大动脉瘤患者，如果术中出现了房颤，血流动力学的变化可能会类似于瓣膜性心脏病患者。

房颤对循环的影响最主要的原因是丧失了心房收缩对心室的充盈作用，这就会明显地降低患者的心排血量。尤其是术中和术后新发生的房颤，由于机体来不及调整房颤心律对心脏排血功能的影响，由此，窦性心律一旦转变为房颤心律，患者的血压通常即刻下降。另外，术前为房颤心律的患者，如果在开放升主动脉，心脏复苏后恢复了窦性心律，无疑将明显有助于血流动力学的稳定和顺利停机。

二尖瓣狭窄或合并有瓣膜关闭不全的患者，术前的心律多为房颤。前已述及，该类患者术前服用的洋地黄药物通常为地高辛 0.125mg/d。如果患者入手术室后的心室率快于 90 次 / 分，可以直接静脉注射毛花苷丙 0.4mg；情况紧急者，静脉注射美托洛尔或阿替洛尔 1 ～ 2mg。如果患者合并有肺循环高压，则可把 β 受体阻滞药改为钙通道阻滞药，可从静脉注射地尔硫䓬 2 ～ 3mg。临床上，如果房颤心律的患者突然心室率超过 120 次 / 分，则可能会出现明显的血压下降。此时如果给予 β 受体阻滞药或钙通道阻滞药，有些医生很可能担心血压会进一步下降而不敢使用，其实这种担心很可能是多余的。因为房颤心律时，心室率的突然增快所发生的血压下降主要是由于心室的充盈明显减少，每搏输出量下降所致。心室率减慢后心室充盈改善，血压不但不会进一步下降，反而可能会升高。下面请详见下述病例。

患者，男性，30 岁，75kg，因患有扩张型心肌病合并二尖瓣和三尖瓣关闭不全，于 2018 年 4 月 17 日行左心室辅助装置（LVAD）植入和二尖瓣成形术。患者术前为房颤心律，左心室舒张期末内径 78mm，EF 27%。患者在住院期间接受了米立农、多巴胺和硝普钠治疗，并在这三种药物的治疗下由内科抢救病房直接送入手术室。患者入手术室后，监护仪显示为房颤心律，心室率 125 ～ 138 次 / 分。患者进入手术室后即停用了米立农、多巴胺和硝普钠的治疗。桡动脉穿刺置管时由于患者感觉疼痛，静脉注射咪达唑仑 2mg。咪达唑仑给药后患者很快入睡。麻醉诱导前患者的心室率 128 次 / 分，血压 92/52mmHg。由于患者的心室率快，麻醉诱导分次给予舒芬太尼，总量为 300μg。肌肉松弛药为罗库溴铵，分次静脉注入共 50mg。但是患者在麻醉诱导期心室率未见减慢，气管插管前患者的心率 125 次 / 分、血压 88/48mmHg。气管插管后心室率渐增快至 130 ～ 156 次 / 分，血压随之下降，收缩压在 77 → 78 → 81mmHg，最低为 74mmHg。快速静脉注射毛花苷丙 0.4mg 后，患者的心室率也未见下降。7 分钟后静脉注射阿替洛尔 0.5mg，心室率出现减慢的倾向，3 分钟后再次静脉注射阿替洛尔 0.5mg，心室率逐渐减慢至 100 次 / 分左右。随着患者心室率的减慢，收缩压也回升至 90mmHg 左右。下列各图为麻醉诱导后静脉注射毛花苷丙和阿替洛尔，手术开始前、后及手术结束后的血流动力学。体外循环转流中曾分次给予胺碘酮 300mg。

图 9.4 中可见，气管插管后患者的心室率增快（08：20 完成了气管插管，气管插管前患者的心室率 125 次 / 分），在 08：21 时心室率达 152 次 / 分，血压较麻醉诱导前（麻醉诱导前的血压为 92/52mmHg）下降，在 08：26 时降低至 74/47mmHg。于 08：26 时静脉注射毛花苷丙 0.4mg，此时的心室率 130 次 / 分，未给予任何儿茶酚胺类药物和其他的正性肌力药物。

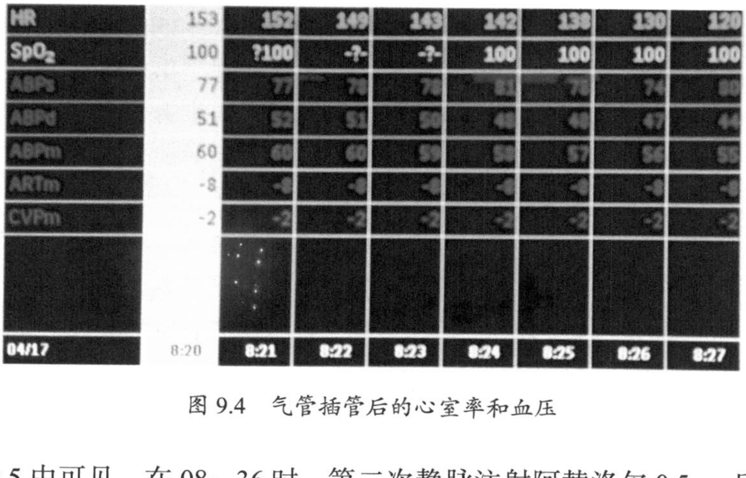

图 9.4　气管插管后的心室率和血压

图 9.5 中可见，在 08：36 时，第二次静脉注射阿替洛尔 0.5mg 后，患者

的心室率逐渐下降，维持在 100 次 / 分左右。血压在第二次静脉注射阿替洛尔后 4 分钟，即 08：40，上升至 90/49mmHg，之后收缩压稳定在 90mmHg 以上，未给予任何儿茶酚胺类药物和其他的正性肌力药物。

HR	111	110	105	95	103	109	99	110
SpO_2	100	100	100	99	99	99	99	99
ABPs	86	87	86	86	90	91	98	94
ABPd	49	52	50	51	49	59	57	55
ABPm	58	61	60	61	60	69	69	69
PAPs	?274	?34	?37	?39	38	39	42	42
PAPd	?-21	?5	?4	?5	3	5	7	9
PAPm	?188	?17	?18	?17	17	20	22	23
CVPm	9	10	10	10	10	12	14	14
直肠温	35.8	36.1	36.3	36.4	36.6	36.9	37.0	37.1
04/17	8:36	8:37	8:38	8:39	8:40	8:41	8:42	8:43

图 9.5　静脉注射阿替洛尔 1mg（0.5+0.5mg）后的血压和心室率

图 9.6 中可见，在 08：54 前、后的血流动力学非常平稳，心室率稳定在 80 ～ 90 次 / 分，收缩压稳定在 95mmHg 左右。08：54 时手术开始，手术开始后血流动力学无变化，未给予任何儿茶酚胺类药物和其他的正性肌力药物。

HR	89	89	85	85	81	85	83	85
SpO_2	99	99	99	99	99	99	99	99
ABPs	98	97	96	94	97	95	92	99
ABPd	55	55	55	55	55	56	55	55
ABPm	66	66	66	65	66	66	65	66
PAPs	38	36	36	38	37	?39	---	---
PAPd	8	9	8	9	9	?9	---	---
PAPm	21	21	20	21	20	?20	?188	?211
CVPm	13	13	13	13	13	13	14	14
直肠温	37.4	37.4	37.4	37.4	37.4	37.4	37.4	37.4
04/17	8:52	8:53	8:54	8:55	8:56	8:57	8:58	8:59

图 9.6　手术开始前、后的心室率和血压

图 9.7 中可见，手术结束后患者的血流动力学稳定，窦性心律，心率稳定在 90 次 / 分左右。LVAD 辅助下的血压良好（LVAD 期间要求 MAP 维持在 60 ～ 80mmHg）。未给予任何儿茶酚胺类药物和其他的正性肌力药物。

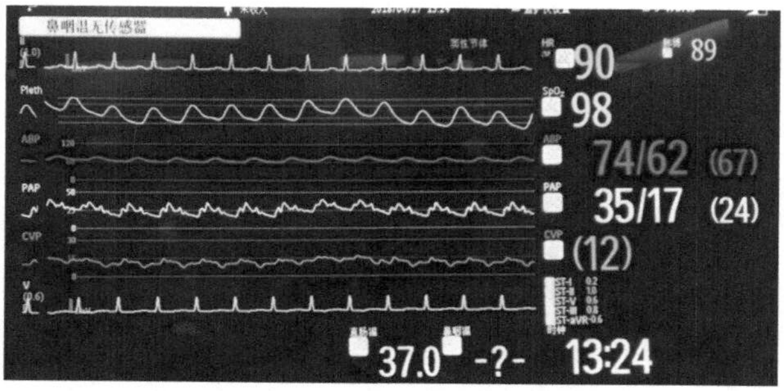

图 9.7 手术结束后患者的血流动力学

该患者虽为垂危病例，但对麻醉性镇痛药仍然能够很好地耐受，表现为在气管插管前，静脉注射舒芬太尼 300μg，对血压也无明显影响。房颤心律时的快速心室率则明显影响了患者血流动力学的稳定，必须进行处理。给予 β 受体阻滞药治疗后（可能在给予阿替洛尔前，静脉注射的毛花苷丙也起到了一定的作用）患者的心室率减慢，同时血压回升，血流动力学稳定。整个麻醉和手术过程中，并未因为患者的心脏功能处于终末期状态而给予儿茶酚胺类药物或其他的正性肌力药物，提示儿茶酚胺类药物和其他的正性肌力药物并非是心功能不全的患者在麻醉和手术中必须使用的药物。另外，从患者在整个手术过程中的血流动力学的变化来看，即使处于终末期的心脏病患者，仍然能够较好地耐受麻醉。从给予 β 受体阻滞药后的临床反应来看，即使心力衰竭、血流动力学不稳定的患者，如果适应证明确，也应该给予 β 受体阻滞药治疗。

主动脉瓣狭窄的患者术前一般均为窦性心律，如果体外循环转流前一旦发生了房颤，心房收缩对心室充盈的作用消失，可致血流动力学出现灾难性的变化。此时的处理原则不应该是忙于给予升压药物或强心药物来提升血压（此时使用药物提升血压的效果很不可靠，而且加快心室率），而应该是争分夺秒地恢复窦性心律。另外，由于此时给予任何抗心律失常药物的效果都不可靠，而且极有可能导致血压继续下降，因此，较为安全、稳妥的处理方法是电击复律。该类患者如果发生了房颤，多数情况下是发生于心搏较快的窦性心律患者，因此，避免主动脉瓣狭窄的患者出现较快的心率，也是预防发生房颤的重要措施。

此前已经讨论过术前为房颤心律的瓣膜性心脏病患者，如果在体外循环中未给予Ⅲ类抗心律失常药，心脏复跳后仍可能还是房颤心律。如果在升主动脉开放、心脏复跳前（即在体外循环转流中）给予了Ⅲ类抗心律失常药物，一般为胺碘酮，心脏复跳后则可能会出现下述情况。

（1）窦性心律：但心率一般不会快于 70 次 / 分，若心率能维持在 60 次 / 分以上，则非常有助于血流动力学的稳定。对于较慢的窦性心律（一般心率慢于 50 次 / 分），不管抗胆碱药是否能够增快心率，都可以试用，因为此时给予抗胆碱药物非常安全。如果抗胆碱药（如阿托品的用量超过了 2mg）不能提升心率，停机前可从氧合器给予氨茶碱 0.125 ～ 0.25g，即可增快心率。如果停机后的心率可维持在 65 次 / 分以上，则可能不需要任何增快心率，以及支持血压的药物。如果停机后心率有减慢的趋势，不能维持在 65 次 / 分以上，可以持续静脉注射多巴酚丁胺，用量视心率的快慢和血压的高低而定，一般用量为 2 ～ 5μg/（kg・min）。

（2）结性心律：是体外循环转流中给予负荷剂量的胺碘酮（胺碘酮的用量不能低于 150mg）使心脏复跳后最常见的心律。虽然结性心律仍无心房收缩对心室的充盈作用，但是由于结性心律整齐，心室的充盈也明显好于房颤心律。但是心脏复跳后出现的结性心律频率较慢，一般很少有患者的心率能够快于 60 次 / 分。此时我常给予氨茶碱 0.25g，直接从氧合器注入。如果注入氨茶碱前灌注压低于 60mmHg，则先从氧合器注入麻黄碱 10 ～ 30mg，或者根据血压的高低与不同剂量的麻黄碱混合在一起从氧合器给药。如果灌注压能在 70mmHg 以上，则把氨茶碱直接注入氧合器。此时注入氨茶碱不仅可以增快心率，甚至有可能使结性心律转变为窦性心律，并可以降低因组胺释放引起的高气道压力。但是在停机后不宜使用氨茶碱，因为可明显降低血压。如果氨茶碱的用量达到了 0.25g，心率并不增快，则不宜再给氨茶碱。因为长期的临床实践表明，如果氨茶碱的用量已经达到了 0.25g 仍然不能提升心率，再增加氨茶碱的用量也难以使心率增快。如果氨茶碱能够恢复窦性心律，并能够使心率维持在 65 次 / 分以上，可以不考虑加用其他增快心率的药物。如果心率有减慢倾向，则可持续静脉给予多巴酚丁胺，多巴酚丁胺的用量仍然以心率的快慢而定，一般不会超过 5μg/（kg・min）。

（3）如果心脏复跳后仍为房颤心律，此种情况很少见，不建议再给胺碘酮等Ⅲ类抗心律失常药。因为再继续给予胺碘酮，不仅很难使房颤转复为窦性心律或结性心律，而且明显降低血压。此种情况下可以再次电击复律，以观察是否能够恢复窦性心律或结性心律。如果能够转复为窦性心律或结性心律，转复后为了能够维持心率在 60 次 / 分以上，则需要持续给予多巴酚丁胺。为了维持窦性心律，同时需要持续给予胺碘酮。如果电击后仍为房颤心律，则需安装临时起搏器。

术前为窦性心律的瓣膜性心脏病患者，如果心脏复跳后窦性心律丧失，最为常见的心律失常仍为房颤，或者是室上性心动过速与房颤相互交替。此时，首选的抗心律失常药物则为钙通道阻滞药，如下述病例。

患者，男性，54 岁，因患主动脉瓣狭窄和关闭不全行主动脉瓣置换术，患者术前为窦性心律。心脏复跳后窦性心律消失，停机后室上性心动过速与快速房颤心律交替，在多巴胺的支持下血压尚可维持。缝合心包时，术者见主动脉壁插管处出血，在主动脉壁的出血部位止血时，由于对主动脉的压迫等因素，血压波动较大。患者心律不齐、心室率较快，更加重了血压的波动。为减慢心室率，治疗心律失常，曾经反复给予艾司洛尔，但是无明显效果。静脉注射伊布里特 1mg 后，仍未见效果，患者的心律仍为快速房颤。闭合胸骨期间，由于血压偏低，而且波动较大，又加用了多巴酚丁胺，在多巴胺和多巴酚丁胺的支持下，收缩压可以勉强维持在 80 ～ 90mmHg。手术进行到缝合皮肤时，我被要求会诊处理。我在 ICU 等待，见患者入 ICU 时的心率为房颤心律，心室率 142 次 / 分，收缩压 83mmHg。在详细了解患者的病情和临床处理后，静脉注射地尔硫䓬 3mg。地尔硫䓬给药后，患者的心室率逐渐减慢至 130 次 / 分左右，血压不仅没有下降，收缩压反而缓慢升至 87mmHg。再次给予地尔硫䓬 2mg，患者的心室率又逐渐下降，待心室率减慢至 110 次 / 分时，房颤心律恢复为窦性心律，患者的收缩压又上升至 105mmHg。当患者的心率减慢至 100 次 / 分时，收缩压逐渐上升至 120mmHg。次日上午 8：00 我巡视患者时，见窦性心律，心率 80 次 / 分，收缩压 130mmHg，已经全部停用了所有支持血压的药物。

瓣膜性心脏病患者如果在术后出现了影响血流动力学稳定的心律失常，在单一抗心律失常药物治疗无效的情况下，应该考虑联合应用多种抗心律失常药物。

患者，男性，72 岁，因患主动脉瓣和二尖瓣病变在体外循环下行主动脉瓣置换和二尖瓣成形术。麻醉和手术过程顺利，开放升主动脉后心脏电击复跳，停机顺利。停机后在止血期间发现心室破裂，再次行体外循环转流修补破裂的左心室。修补完毕，心脏复跳后左心室仍然出血，乃行二尖瓣置换术，继续修补破裂的心室。在心脏填塞纱布压迫止血的情况下脱离了体外循环，在未闭合胸骨的情况下，缝合皮肤切口后患者被送回 ICU。术后第 2 天在未见胸腔引流管有明显出血的情况下，患者再次进入手术室，打开胸腔，取出填塞的纱布，然后闭合胸骨，缝合皮肤切口后患者再次回到 ICU。但在术后的第 3 天患者出现了频发的室性期前收缩，而且室性期前收缩明显影响血压，干扰血流动力学的稳定，必须即刻处理。外科 ICU 医师在多次静脉注射利多卡因无效的情况下，静脉给予了负荷剂量的胺碘酮 150mg。胺碘酮给药后，患者的收缩压从给药前的 105mmHg 迅速下降至 56mmHg，而且室性期前收缩的次数也未减少，于是外科要求我前去会诊处理。在详细了解病情和治疗经过后，静脉注射美托洛尔1mg，室性期前收缩次数减少虽不明显，但对患者的血压无影响。再次静脉注射美托洛尔1mg后，室性期前收缩次数开始减少，由原来的12次/分左右减少至6～8次/分，患者的血压不仅未下降，似乎还有上升趋势。此时不再静脉注射美托洛尔，改用静脉注射胺碘酮30mg后，室性期前收缩次数减少至3～5次/分，再次静脉注射胺碘酮20mg后，患者的室性期前收缩完全消失，收缩压也由100～110mmHg升高至120mmHg左右。此后，以少量胺碘酮持续静脉给药2小时，观察在这段时间内是否还会出现室性期前收缩。在这2小时的观察期间，患者未再出现室性期前收缩及其他心律失常，然后就停用了胺碘酮。胺碘酮停用后，患者直至出院未再出现心律失常。该例患者提示，如果仅用β受体阻滞药或Ⅲ类抗心律失常药物治疗心律失常未获得满意的效果时，应该考虑联合用药。β受体阻滞药联合其他抗心律失常药的治疗效果不但要明显好于Ⅲ类抗心律失常药的治疗效果，而且对血压的影响轻微，甚至没有影响。而实际在临床上，如果多种抗心律失常药物联合应用时，几乎都可能包含有β受体阻滞药，因此，β受体阻滞药是最常被联合应用的药物。

原为窦性心律的缺血性心脏病患者如果在术中出现了房颤，最为常见的原因是心血管的应激反应，部分原因为心肌缺血，当然，应激反应也可导致心肌缺血。如果患者在心脏操作期间出现了房颤，则与外科手术的刺激有关，尤其是在右心耳处操作时更易发生。一旦出现房颤，必将明显影响患者的血压，导致血流动力学不稳定，必须要尽快地恢复窦性心律。如果房颤是因为循环应激引起，在药物处理方面的原则：①理论上，虽然众多相关指南都建议首选胺碘酮治疗房颤，但是，正如前面所讨论的那样，由于胺碘酮的有效负荷量最少需要150mg，术中给予胺碘酮150mg以上的负荷量将会造成严重的血压下降。因此，对于麻醉和术中新发生的房颤，不建议使用胺碘酮治疗。②静脉注射普罗帕酮每次17.5～35mg，对血压的影响较轻。治疗患者在术中新发生的房颤时，普罗帕酮的最大用量不超过1.5mg/kg。③如果出现房颤的同时伴有高血压（此种情况很少见），可以首选地尔硫䓬，首次静脉注射量为2～3mg，可以多次给药，但总量不宜超过10mg。④如果房颤的发生与手术操作有关，则需要提醒术者注意。假如暂停手术操作后，房颤能够自行恢复为窦性心律，则可以在手术操作的部位喷洒利多卡因。如果暂停手术操作后房颤心律不能消失，则需要药物治疗。⑤如果发生房颤的原因为心肌缺血，可以试用β受体阻滞药治疗。静脉注射美托洛尔或阿替洛尔每次1～3mg，可以重复使用，但在麻醉和术中的用量不宜超过10mg（两支）。对于术前为窦性心律，麻醉和术中出现房颤的患者，虽然前面提出了药物处理的措施，但是由于药物治疗房颤的效果不稳定，此时处理房颤最为可靠的方法为电击复律。如果条件许可，应该即刻电击复律。特别是梗阻性肥厚型心肌病和主动脉瓣狭窄的患者，一旦在麻醉和术中窦性心律变为房颤，患者的血流动力学可发生灾难性变化，必须即刻电击复律。

对于术前已是房颤心律的冠心病患者，麻醉和术中的处理原则是不增快心室率，维持心室率不超过 80 次 / 分。如果患者进入手术室后的心室率超过 80 次 / 分，处理的原则和顺序：①静脉注射毛花苷丙 0.4mg。但是，毛花苷丙对降低房颤心律的冠心病患者的心室率的效果则不如对瓣膜性心脏病患者。②静脉注射美托洛尔或阿替洛尔每次 1 ～ 3mg，可以重复给药，但通常是一次给药就有效，总量同样不宜超过 10mg。③如果伴有高血压（此种情况同样少见），可以静脉注射地尔硫䓬每次 2 ～ 3mg，总量同样不宜超过 10mg。④麻醉诱导必须避免心血管应激反应，以免心室率增快，应该加大芬太尼类药物的用量，不必担心芬太尼类药物对血压的影响。

房颤在瓣膜性心脏病患者中是最为常见的心律失常，尤其是以二尖瓣狭窄为主要病变的患者，术前的心律几乎均为房颤。如果患者入手术室后的心室率超过 90 次 / 分，处理的原则和程序类似于房颤心律的冠心病患者，即：①静脉注射毛花苷丙 0.4mg。前已述及，毛花苷丙治疗瓣膜性心脏病患者的房颤，降低心室率的效果可能要优于冠心病患者。②如果患者的心室率超过 120 次 / 分，或者心室率增快的同时伴有血压下降，则可直接静脉注射美托洛尔或阿替洛尔每次 1 ～ 3mg。由于毛花苷丙减慢心率的的作用发挥较慢，使用毛花苷丙来降低伴有血压下降的房颤患者快速的心室率，可能有些等待不及。静脉注射美托洛尔或阿替洛尔减慢心率后，患者的血压不仅不会下降，反而可能会上升。③如果患者术前伴有肺动脉高压，则静脉注射地尔硫䓬每次 2 ～ 3mg，不仅可以减慢心室率，同时也可以降低肺动脉压力。④麻醉诱导同样须避免心血管应激反应，以免心室率增快，应加大芬太尼类药物的用量。

其他心脏病患者，如果术前为房颤心律，患者进入手术室后如果心室率快于 90 次 / 分，处理的程序类似于冠心病患者。需要特别注意的是，不管是任何疾病的患者（包括所有的心脏病患者），对于术前已经存在的房颤，麻醉和术中不仅禁忌电击复律，而且也禁忌用药物复律。因为一旦转变为窦性心律，就有可能会发生脑卒中，即使 TEE 检查未见到左心房有血栓的患者也是如此。

二、室上性心律失常

室上性心律失常包括窦性心动过速、房性心动过速和结性心动过速等，除窦性心动过速外，其他类型的心动过速通常为阵发性，因此，也常把阵发性房性心动过速和阵发性结性心动过速统称为阵发性室上性心动过速，这些都是麻醉学的常识问题。麻醉和术中新出现的心律失常，在综合麻醉中以室上性心律失常，尤其室上性心动过速最为常见。除少数患者术中出现的室上性心律失常与手术操作有关外，循环应激是发生室上性心律失常最常见的诱因，这也包括预激综合征的发作。至于失血和低血容量时出现的室上性心动过速，虽然是由于机体的容量亏欠所致的代偿性反应，但是也可以看作为一种循环应激反应。因此，麻醉诱导和维持中避免应激反应是预防发生此类心律失常的关键。

心血管麻醉和心血管外科手术中对心率是否增快的概念可能不同于综合麻醉及其他的外科学领域。按照传统的心动过速诊断标准，心率超过 100 次 / 分者才能诊断为心动过速。但是在心血管麻醉和心血管外科领域，评价心搏的频率是否适合于心血管病患者，即对于特定的心血管病患者来说，心率是快还是不快，这一心率超过 100 次 / 分才能称为心动过速的传统诊断标准对临床工作就缺乏指导意义了。虽然心率在 60 ～ 100 次 / 分都属于“正常范围”，但是这一标准显然不适合于心脏病患者，这在相关的章节中已反复强调了这一点。仅从字面上理解，“过速”二字显然是不正常的，那么在所谓“正常范围”内的心率对特定的心血管病患者就适宜吗？例如，90 次 / 分，甚至是 80 次 / 分的心率对冠心病患者、主动脉瓣狭窄、梗阻性肥厚型心肌病的患者平时都是难以耐受的，在麻醉和术中更是不能允许出现的。为了与传统的心动过速的诊断标准区分开来，本书中所说的心率如果是超过 100 次 / 分，则表述为“心动过速”，未超过 100 次 / 分的心率，如果在临床上认为心率“快”者则冠以“心率偏快”，以此来区别于心率超过 100 次 / 分临床上所诊断的心动过速。

窦性心动过速是综合麻醉在麻醉诱导、气管插管后最常见的心律失常。由于临床上通常认为心率快些对患者并无妨碍，因此，对麻醉诱导和术中的窦性心动过速的危害重视不够。窦性心动过速在综合麻醉中对年轻患者可能不构成威胁，但是对老年患者，不仅“心动过速”可诱发心肌缺血，甚至心肌梗死，就是心率偏快，如超过平时心率的 50%，并未达到心动过速的诊断标准 100 次 / 分（如平时的心率为 60 次 / 分，麻醉和术中的心率为 90 次 / 分）者，也有可能会诱发心血管事件，即使这些患者术前并无患有冠心病的诊断。因为从冠状动脉的病理生理变化来分析，冠状动脉内粥样硬化性斑块的发生率随着年龄的增长会越来越高，老年患者冠状动脉内出现斑块是常见现象，而应激反应可以诱发内膜出现斑块的冠状动脉发生痉挛而引发心肌缺血。另外，窦性心动过速和室上性心动过速对心脏瓣膜狭窄和肺动脉高压的患者可致灾难性后果，因为超过 100 次 / 分的心率不仅妨碍二尖瓣狭窄患者的心室充盈，降低心排血量，而且可诱发急性肺水肿。“心动过速”，即超过 100 次 / 分的心率明显妨碍主动脉瓣狭窄患者的心脏排血，不仅可致严重低血压，而且可加重原已肥厚心肌的缺血性损伤。合并肺动脉高压的成年先天性心脏病患者施行非心脏手术时，如果发生了灾难性的心血管事件，事件发生前多数患者会出现持续时间不等的心动过速，而心动过速的出现通常是灾难性心血管事件的前奏。但是由于心动过速出现的早期血压较高或尚可维持，临床上较少引起重视，一旦肺动脉压力升高引发了右心衰竭，出现心率减慢，体循环压力下降后，临床再行处理，可能为时已晚。瓣膜性心脏病患者，尤其是二尖瓣狭窄合并肺动脉高压的患者施行非心脏手术时，很容易发生上述情况。因此，对于上述患者，尤其是施行非心脏手术的患者，不仅在麻醉和术中一定要避免心动过速，就是在术后的早期，也要很好地控制心率。适度的麻醉，完善的镇痛是预防心动过速发生的关键。

前已述及，对某些特定的心血管病患者，不仅难以耐受心动过速，就是心率偏快，可能也难以耐受。由于心率未超过 100 次 / 分，偏快的心率在综合医院通常不会引起重视，这可能是某些心血管病患者在综合医院发生心血管事件的重要因素之一。冠心病患者的心率偏快，尤其是劳力性心绞痛患者的心率偏快，即使心率没有接近 100 次 / 分，也可能是发生心血管事件的重要因素。如果患者患有左主干病变，则危险性更大，这在前面的相关章节中已经讨论。不仅是冠心病患者，严重的主动脉瓣狭窄和梗阻性肥厚型心肌病患者，可能也难以耐受心率偏快，这在相关的章节中也已经讨论。至于这些患者适宜的心率范围，可以翻阅前面的相关章节。

不伴有心肌缺血的窦性心动过速的治疗较为简单：①如果心动过速时血压升高不明显，可以静脉注射 β 受体阻滞药，美托洛尔或阿替洛尔每次 3 ～ 5mg，可重复注射。如果血压不高，静脉注射美托洛尔或阿替洛尔的剂量要减量，首次用量为 1 ～ 2mg，可重复注射。②如果同时伴有高血压，则静脉注射地尔硫䓬每次 3 ～ 5mg。③如果血压偏低，可静脉注射甲氧明或去氧肾上腺素每次 0.5 ～ 2mg，血压升高后心率可反射性减慢。但需要注意的是，以升高血压来反射性减慢心率的方法对高龄老人、高血压及脑血管病变的患者具有一定的危险性，须小心谨慎。如果发生窦性心动过速或心率偏快的同时伴有心肌缺血，除寻找并治疗诱因外，可静脉注射 β 受体阻滞药或钙通道阻滞药，并同时静脉给予硝酸酯类药物，努力使 MAP/HR ＞ 1。

难治性的窦性心动过速或心率偏快，即 β 受体阻滞药及其他治疗措施效果不佳时，可以谨慎地给予新斯的明，新斯的明的用量不得超过每次 1mg。虽然新斯的明减慢心率的作用确切，但须高度警惕治疗的副作用，尤其是新斯的明对冠状动脉张力的影响。以新斯的明来减慢心率应为不得已的做法，绝不应该作为常规的处理措施，这在前面的章节中已经提及。

阵发性室上性心动过速依其发生的原因和异位起搏点的部位，对血流动力学的影响会有明显的差异。不管阵发性室上性心动过速对血流动力学的影响如何，一旦在麻醉和术中，即使在术后出现，都会引起临床上的重视。关于阵发性室上性心动过速的治疗，①理论上钙通道阻滞药为首选。可静脉注射维拉帕米每次 1 ～ 2mg，或地尔硫䓬每次 2 ～ 3mg，因为静脉注射维拉帕米治疗室上性心动过速的有效率可高达 90% 以上。②静脉注射甲氧明或去氧肾上腺素升高血压后，可恢复窦性心律。但需注意，欲使血压升高来反射性地恢复窦性心律，血压升高的幅度要远高于治疗窦性心动过速时所需要的血压水平，这对高龄老人、心脑血管病患者更为不利，不应提倡。

众多的相关指南和专著都建议室上性心动过速用腺苷治疗，但需要警惕，腺苷在治疗室上性心动过速时有可能会发生低血压。

预激综合征分为 A 型和 B 型，对 A 型预激综合征（QRS 波一般不增宽）的治疗可选用美托洛尔或阿替洛尔，静脉注射剂量为每次 1 ～ 2mg。对 B 型预激综合征（QRS 波一般宽大畸形）的治疗可以选用普罗帕酮。如果难以区分预激综合征是 A 型和 B 型时，则首选普罗帕酮，静脉注射用量为每次 17.5 ～ 35mg。

三、室性心律失常

室性心律失常在临床上主要表现为室性期前收缩和室性心动过速，后者远较前者少见。室性心动过速是临床麻醉和手术中最为危及生命的心律失常。术前频发室性心动过速的患者通常病情危重，随时都有死亡的可能。偶发的室性期前收缩一般对血流动力学的影响不大，但是，频发的室性期前收缩或多源性室性期前收缩不仅常威胁到血流动力学的稳定，而且还可能是室性心动过速，甚至是室颤的前兆。室性心律失常诊断容易，但是治疗困难。由于频发室性心律失常的患者，尤其是室性心动过速的患者病情危重，因此，对室性心律失常的治疗首先要考虑对其血流动力学的影响，如下述病例。

男性，59 岁，患有冠状动脉左主干加三支病变、左心室室壁瘤形成。术前超声心动图和 MRI 检查，左心室 EF 为 26%。拟在体外循环下行冠状动脉旁路移植术加室壁瘤切除、左心室成形术和大网膜包埋术。术前患者无明显活动量，心率 80 ～ 90 次 / 分，心功能 NYHA 分级为Ⅲ或Ⅳ级。术前一日窦性心律转变为室性二联律。此例发生在 2009 年或者是 2010 年。

患者进入手术室后，桡动脉置管测压，血压为130/71mmHg，监护仪屏幕上显示心室率为88次/分，窦性心律的频率为44次/分，患者的心律为标准的室性二联律。

图9.8中可见，患者进入手术室后的血压为130/71mmHg，心律为标准的室性二联律，心室率为88次/分，窦性心律的频率为44次/分。

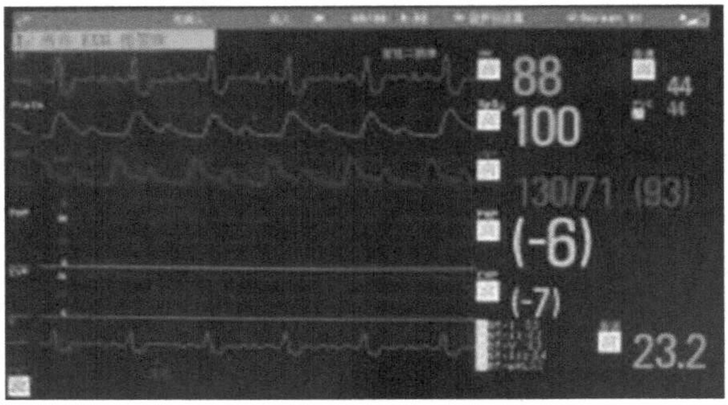

图9.8　患者在麻醉诱导前的血压和心率（律）

图9.9中可见，患者在气管插管后的心律仍为室性二联律。窦性心律的频率为36次/分，心室率为73次/分，血压为96/48mmHg，未给予任何药物处理心律失常。

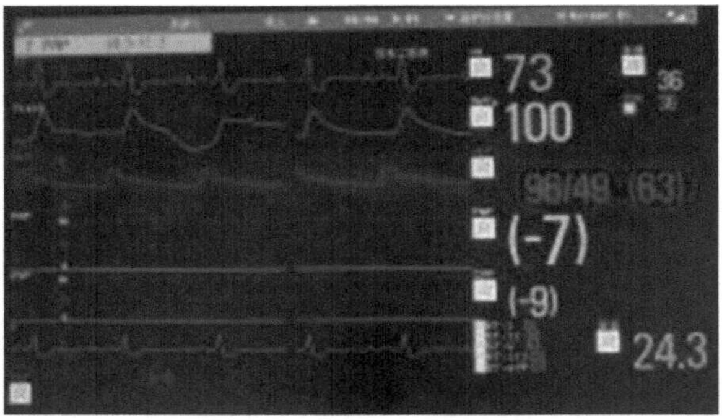

图9.9　患者在麻醉诱导后的血压和心率（律）

图9.10中可见，Swan-Ganz导管植入后，患者的心律自动恢复为窦性心律，心率为74次/分。窦性心律的次数等同于室性二联律时的心室率次数。窦性心律恢复后的血压为104/64mmHg，较麻醉诱导后、室性二联律时的血压升高并不明显。该患者麻醉前的室性二联律对麻醉诱导期的血压无明显影响，因此，未进行任何处理。

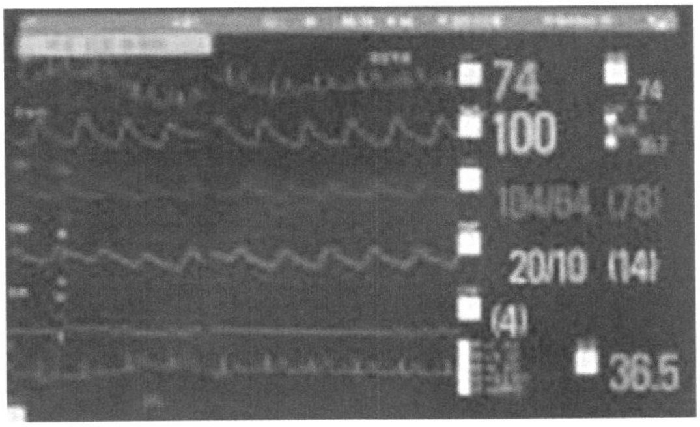

图 9.10 患者在 Swan-Ganz 导管植入后的血压和心率（律）

该患者术前病情危重，EF 和心功能均严重低下，如果在麻醉诱导前先治疗患者的室性二联律，暂且不讨论能否消除二联律、恢复窦性心律，仅处理措施对血流动力学的影响就难以预测。因为所有的抗心律失常药都会影响到该患者的血压，有些药物甚至会把血压降低至难以接受的水平。例如，用胺碘酮处理，心功能良好的患者在麻醉和术中血压都可能下降，该患者血压下降的程度更难以预测，甚至有可能会发生灾难性的后果。普罗帕酮对心功能良好的患者的血压影响虽然较小，但是对该患者，则可能会有较大的危险性。况且，胺碘酮和普罗帕酮治疗该患者的室性二联律的效果如何也值得怀疑，因为室性二联律的治疗通常是比较困难的。如果药物治疗心律失常无效，反而降低了血压，血压降低后又不得不给予升压药物，而升压药物又可能会促发新的心律失常，或者加重原来的心律失常，这也将给患者带来灾难性的后果。再者，该患者的室性二联律也不是物理措施治疗的适应证，而是禁忌使用电击复律。因此，该患者的室性二联律在血压尚好的情况下最好不要处理。如果有人问到，该患者的心律失常不给予处理，难道就这么持续下去吗？由于患者是在体外循环下手术，即使在体外循环前心律失常不能消失，只要能够平稳地过渡到体外循环转流，待心脏复苏时心律失常可能也会消失。从另一角度看，如果仔细观察室性二联律下的桡动脉压力波形，可以见到在每次室性期前收缩后的动脉压力波形上都有一个小的波形切迹，这说明每一次的室性期前收缩也可使心脏有少许的排血量。从 Swan-Ganz 导管置入后患者血压的变化来看，虽然此时恢复了窦性心律，但是患者的血压升高并不明显，这也同样说明了先前的每次室性期前收缩都有一定的心排血量。理由是，如果每次的室性期前收缩没有排出血液，那在窦性心律恢复后的血压就会远远高于 104/64mmHg 了。从心律失常治疗的角度来看，假如患者的室性期前收缩消失了，而窦性心律的频率没有增快，很有可能对患者的血压会造成明显的影响，甚至发生难以承受的严重后果（因为患者在病房时的心率为80～90次/分，如果心率仅为36～44次/分，患者的血压可能就难以维持了）。另外，从患者术前一日就出现了室性二联律来看，说明对室性二联律还是可以耐受的。患者进入手术室后的桡动脉压力130/71mmHg也可能说明了这一点。

前已述及，室性期前收缩是最为常见的室性心律失常，更是麻醉和术中常见的心律失常。麻醉和术中的室性期前收缩如果是由于循环应激所引起的，患者的心率通常较快，而且同时会伴有血压升高。如果室性期前收缩是由于心肌缺血所引发的，室性期前收缩发生前则不仅会有心率增快，而且同时会有血压下降的过程，并且在室性期前收缩出现后，血压可再行下降。因此，对室性期前收缩的处理必须要考虑室性期前收缩发生的部位（是否在易损期），是否对患者的血流动力学有影响，室性期前收缩发生的诱因，室性期前收缩出现前、后的血压情况，选用何种药物，以及所选药物治疗的有效性及不良反应等。一般情况下，心血管手术中，在血流动力学稳定状态下出现的室性期前收缩，以及非缺血状态下偶发的室性期前收缩对血流动力学的影响较小，多为手术操作所致，利多卡因治疗可能有效。而在血流动力学不稳定的情况下出现的室性期前收缩，或者是在缺血状态下发生的室性期前收缩，则治疗困难。不仅用利多卡因处理可能无效，就是选用普罗帕酮等药物，效果也不一定可靠。血流动力学不稳定的情况下出现的室性期前收缩，不应该考虑选用胺碘酮，理由前已述及。必须要说明的一点是，如果室性心律失常的发生导致了血流动力学的灾难性变化，即室性心律失常出现前血流动力学是稳定的，而在室性心律失常发生后血压剧烈下降，则应该果断地静脉注射普罗帕酮，或者Ⅲ类抗心律失常药胺碘酮、伊布里特，或者其他药物，而不是顾虑这些药物对血压的影响而不敢使用或者是犹豫不决。

如何判断麻醉和术中发生的室性期前收缩的诱因？室性期前收缩的出现是否与心肌缺血有关？在排除了手术操作的因素后（非心血管外科手术的操作一般不会引发心律失常），正如前面所说的那样，应激引起的室性期前收缩通常会有心率增快和血压升高，此时心电图上的T波和ST段的变化可能并不明显。除血压升高和心率增快引发的室性期前收缩外，判断室性期前收缩与心肌缺血之间的关系，可以从以下几个方面考虑：心肌缺血与室性期前收缩出现的时间，即是同时出现还是先后出现。如果是先出现心电图ST段的下移或抬高，后出现室性期前收缩，则提示心肌缺血引发了室性心律失常。如果有Swan-Ganz导管或TEE监测，PAWP波形上的A波或V波可有缺血引起的变化，这些变化出现后，才出现室性期前收缩。TEE监测见到室壁运动异常后，室性期前收缩才出现。如果是先出现室性期前收缩，后出现心电图ST段的下移或者抬高，PAWP 波形上的 A 波或 V 波的变化，以及 TEE 可见的室壁运动异常，则说明室性期前收缩可能不是由于心肌缺血引起的。如果是室性期前收缩引发了心肌缺血，通常会在室性期前收缩出现后发生血压下降，血压下降后减少了心肌的血流灌注，因而发生了心肌缺血。发生此种情况的特点通常是先有室性期前收缩，随之血压下降，然后出现心肌缺血。分析室性期前收缩发生的原因及室性期前收缩与心肌缺血的关系，即何为因，何为果，目的是为了在处理中找出主要矛盾，主要矛盾解决了，其他问题就可以迎刃而解了。例如，血流动力学变化引发的室性期前收缩，治疗上首先要稳定血流动力学，而不是首先治疗心律失常。室性期前收缩引发的心肌缺血，则是首先要消除心律失常，稳定血流动力学。心肌缺血引发的心律失常，理论上是首先要治疗心肌缺血，而实际在临床上，却要复杂得多，因为对心肌缺血的判断并非易事，并不是像专业书刊和学术报告中所说的那么清晰可见。20 世纪 90 年代末期，我随阜外医院外科一起到西南地区最大的一家医院去开展冠状动脉旁路移植术，麻醉和手术过程顺利，术后并把患者安全送回到外科 ICU。晚饭后，我受邀作学术报告，可报告刚开始不久，却被紧急要求去会诊处理晚饭前送回到 ICU 的冠状动脉旁路移植术的患者。我急忙赶到 ICU 后，见患者心率偏快，血压偏低，心电图的 ST 段抬高，并出现室性期前收缩。询问原因和患者在 ICU 的经过，被告知说：患者回到 ICU 后血流动力学非常稳定，可是在我进入 ICU 前的一个小时，为了减少引流管中的引流量，快速静脉注射了鱼精蛋白 50mg，鱼精蛋白注入后，患者的血压下降、心率增快。由于血压下降，就停用了原已使用的硝酸甘油，静脉开始给予多巴胺，停用硝酸甘油，给予多巴胺后，患者的循环状况并未好转，反而心率更快了，并出现了心电图上的 ST 段抬高和室性期前收缩。我得知患者的治疗和病情的演变过程后，静脉注射了去氧肾上腺素，并停用了多巴胺，恢复了硝酸甘油的治疗。结果，患者的血压很快上升，心率减慢，室性期前收缩逐渐消失，抬高的 ST 段也恢复到了正常。该例患者心肌缺血和室性期前收缩的原因可能为快速静脉注射鱼精蛋白导致了血流动力学的变化，出现了血压下降和心率增快。而给予的多巴胺进一步增快了心率，心率增快加重了心肌氧的供需失衡，不仅没有升高血压，反而恶化了血流动力学，引发了心肌缺血，继而出现了心律失常。静脉注射去氧肾上腺素后，由于升高了血压，反射性地减慢了心率，或者是由于心肌的血液供应得到了改善，进而心率减慢。心率减慢后，心肌氧的供需得到了平衡，因此，心电图上抬高的 ST 段又恢复至正常，室性期前收缩消失。需要特别注意的是，一旦心肌缺血引发了室性期前收缩，或室性期前收缩后出现了心肌缺血，必须高度警惕继后可能会出现严重的恶性心律失常和（或）剧烈的血流动力学波动，甚至可能会出现室颤或心脏停搏。非体外循环下的冠状动脉旁路移植术中，如果在回旋支或后降支的血管吻合（此两处血管吻合对血流动力学和心肌血供的影响最大）期间出现了心电图上的 ST 段抬高，要提醒术者，必要时考虑放弃非体外循环下的手术模式，改为在体外循环下手术。如果仅出现室性期前收缩（此时用利多卡因治疗有效），无 ST 段的变化，血压尚可维持，则仍然可以坚持在非体外循环下手术，但需警惕可能会发生的恶性心律失常。

治疗与心肌缺血有关的室性期前收缩并非是单纯的抗心律失常问题，治疗的首要矛盾是先要改善心肌缺血。在心肌缺血未得到改善以前，不仅抗心律失常的效果不好，而且还有可能会降低血压，进一步恶化血流动力学。心肌缺血严重时出现的室性期前收缩处理困难，因此时通常会伴有严重的血流动力学不稳定。心肌缺血、心律失常和血压下降三者交会在一起，使得对主要矛盾，以及因果关系的判断变得非常困难。这些问题的详细讨论请见相关章节。

室性心律失常的治疗如下所述。如果是因为循环应激所引发的室性期前收缩，患者的心率通常较快。对于快速心率伴发的室性期前收缩，包括二联律或三联律等的治疗，应该遵循以下原则：①如果血压偏高，可以静脉注射 β 受体阻滞药，美托洛尔或阿替洛尔每次 1 ～ 2mg，可重复注射。②如果同时伴有高血压，则静脉注射地尔硫䓬每次 3 ～ 5mg。③如果血压不高，可以静脉注射普罗帕酮每次 17.5 ～ 35mg。如果静脉给予胺碘酮治疗，须谨慎，其原因已在本书中多次讨论。必须要用Ⅲ类抗心律失常药时可以改用近些年来问世的伊布里特，静脉注射的用量为每次 0.5 ～ 1mg。④非循环应激时发生的室性期前收缩，如果心率较慢，如每分钟 50 次以下的心率时出现的室性期前收缩，可以静脉注射阿托品等来提升心率，心率增快后室性期前收缩可自行消失。至于利多卡因对室性期前收缩的治疗，除缓慢心率时出现的室性期前收缩外，都可以首先静脉注射利多卡因。原因为即使利多卡因治疗无效，但是却很安全。利多卡因治疗室性期前收缩，每次静脉注射的剂量不应低于 100mg，注射次数不应超过两次。因为两次给予利多卡因仍然治疗无效，给予再多的利多卡因已无意义。另外，从心律失常治疗的难度来说，利多卡因能够治疗的心律失常可能都算不上心律失常。

急性心肌缺血引发的恶性心律失常的处理极具挑战性，虽然对这种恶性心血管事件的处理大家会提出很多的方案，但是，给予 β 受体阻滞药治疗应该是必须考虑的范畴。虽然众多指南都强调静脉注射 β 受体阻滞药时收缩压必须要高于 100mmHg 或高于 110mmHg，但由于临床情况错综复杂，紧急情况下即使在低血压状态时仍然可以谨慎使用，如下述病例。

患者，男性，54 岁，在体外循环下行冠状动脉旁路移植术，术前 LVEF

40%。按常规施行麻醉，未放置 Swan-Ganz 导管监测血流动力学。约在 11：30，我被紧急呼叫至第三手术间（原王子楼手术室）。我进入手术间后，见患者收缩压波动在 70 ～ 75mmHg；从麻醉机螺纹管中涌出大量的粉红色泡沫样痰，麻醉机的监视屏幕上显示的气道压力高达 37cmH_2O，临床上出现了典型的急性肺水肿的症状；心电图 ST 段高高抬起，呈抛物线；顽固性恶性心律失常，反复室性心动过速、室颤。询问患者的临床处理经过为停机前给予微量肾上腺素 0.03μg/（kg · min）辅助循环，停机顺利。右心房插管拔除后缓慢静脉注射鱼精蛋白，静脉注射鱼精蛋白期间循环尚稳定，但是在注射完毕后约 10 分钟出现了上述临床征象，而且来势凶猛。血压下降后，增加正性肌力药物的种类和用量，血压并不上升。体外循环转流前的气道压力仅 17cmH_2O。室性心动过速、室颤发生后，每次电击均可恢复心搏，心脏复跳后多为快速室上性心律，心脏受到刺激后立即又转为室性心动过速或室颤。

面对心肌缺血、低血压、肺水肿和恶性心律失常的复杂局面应该如何处理？针对 37cmH_2O 的高气道压力，临床麻醉中常用氨茶碱来降低气道压力，此时可行吗？回答是否定的。针对顽固性低血压怎么办？从处理的临床经过来看，增加正性肌力药物的种类和剂量并无效果。如何处理恶性心律失常？常用的Ⅲ类抗心律失常药都会进一步降低患者的血压。该患者为何会迅速出现如此复杂、恶劣的局面？最根本的原因是什么？其原因应该是心肌缺血，而导致患者心肌急性缺血的原因，最大的可能性是鱼精蛋白诱发的冠状动脉痉挛，而临床上出现的这些凶险症状，应该是急性心肌缺血所致。

临床上治疗急性心肌缺血的措施很多，但是在麻醉和术中最常用的药物是硝酸酯类药物。患者在心脏复跳前已经给予了硝酸甘油，在硝酸甘油治疗的过程中仍然发生了急性心肌缺血，说明硝酸甘油对该例患者的心肌缺血无明显的预防或治疗作用。经过简短的思考分析，决定给予 β 受体阻滞药。静脉注射美托洛尔 1mg 后患者的血压没有下降，维持原水平似乎略有上升；室性心动过速、室颤等恶性心律失常似有好转；心率每分钟减慢了 3 ～ 4 次，从原来的 107 次 / 分减慢至 103 ～ 104 次 / 分。再次静脉注射美托洛尔 1mg，患者的循环和血流动力学出现了戏剧性的变化：收缩压上升，80 → 85 → 90mmHg；恶性心律失常室性心动过速、室颤消失；心电图上高高抬起的 ST 段慢慢恢复至正常；粉红色泡沫样痰消失；气道压力逐渐下降。手术结束，患者安全返回 ICU 后，术者对我说，患者出现如此恶劣、复杂、困难的局面，他都认为没有希望了。

就血流动力学和心律失常的关系而言，心血管病患者在麻醉、术中和术后可因多种原因导致循环动力学不稳定，而不稳定的血流动力学常引发心律失常，而心律失常又常恶化血流动力学，二者可形成恶性循环。临床上处理不稳定的血流动力学时常给予儿茶酚胺类药物,儿茶酚胺类药物在增强心肌收缩力、提升血压的同时，由于增加了心脏作功，增快了心率，心肌的氧耗量也必然增加。心率增快和心肌氧耗量增加，也引发了心脏电生理和传导系统的不稳定性。因此，应用儿茶酚胺类药物提升血压时，易于发生心律失常。血流动力学不稳定，心脏功能越差的患者，越难耐受心率的变化。在儿茶酚胺等正性肌力药物治疗的过程中，如果出现了明显的心率增快，则更易发生恶性心律失常。由于儿茶酚胺等应激物质引起的过度交感兴奋可明显加重心肌缺血，因此，给予正性肌力药物时，尤其是大剂量或多种类联合应用时，必须要高度重视儿茶酚胺类药物的心脏毒性。

四、心脏复苏期间的心律失常

随着体外循环技术和心肌保护措施的进步，以及对开放升主动脉后心脏复苏期间的病理生理变化的深入了解，目前在阜外医院体外循环下的心血管外科手术，心脏复苏期间发生顽固性恶性心律失常的病例已很少见，但是在学术会议上，仍然经常有同道问及这方面的问题。回忆起 20 世纪 90 年代和 21 世纪初，阜外医院在开放升主动脉后心脏复苏期间出现的恶性心律失常难以复跳的病例，犹如就在眼前，让人难以忘怀。

升主动脉开放后，心脏能否顺利复跳，是每位心外科团队成员都极其关注的问题。如果开放升主动脉后发生恶性心律失常，不仅心脏难以复跳（如室性心动过速、室颤），即使心脏复跳（如室性和室上性交替性心律、快速房颤心律等）后也难以发挥有效的射血作用，致使血流动力学不能维持，难以脱离体外循环。由于心脏复苏期间的恶性心律失常的原因复杂，因此，处理也极具挑战性。至于开放升主动脉后心脏静止不动，心电图呈直线的患者的心脏复苏，在前面的章节中已经讨论，此处仅一语带过，不做详细分析。

心脏复苏期间，由于恶性心律失常导致心脏不能复跳的情况一般可分为以下几类：①患者的心肌张力强（心肌的僵硬度，术者可感知），心电图上室颤波活跃，而且波幅也大，如果发展下去，有可能会形成石头心（stone heart）。此时，体外循环转流中的灌注压也通常较高。②心肌张力低，室颤不活跃，心电图上室颤波幅细小，心脏的活动呈蠕动状。③心肌兴奋性低，心电图上不仅室颤的频率低，而且室颤波幅也小，与第二种情况的主要区别是室颤的频率缓慢。电击后心脏虽有可能复跳，但心率慢，容易再次停搏。④心肌兴奋性高，心电图上室颤波幅活跃，电击后心脏虽可复跳，但心率快，易出现快速性心律失常。⑤心肌应激性高，室颤非常活跃，心电图上室颤频率快而且波幅大。电击心脏复跳后容易再次反复室颤。⑥心肌兴奋性与应激性都低，表现为开放升主动脉后，心脏较长时间静息不动，心电图呈直线，无室颤波形，此时的灌注压也通常较低。

关于开放升主动脉前给予儿茶酚胺类药物或其他的正性肌力药物是否有助于心脏复跳的问题，由于本人未见到开放升主动脉前给予正性肌力药物是否有助于心脏复跳的研究报道，自己也未做过这方面的研究，故难以判断这一做法是否真正有利于心脏复跳。受心血管外科手术与正性肌力药物两者之间被看为“夫妻”关系的影响，不少麻醉医生在体外循环复温时就自觉的开始持续泵入正性肌力药物，或者是应手术者的要求而给予正性肌力药物，认为这有助于升主动脉开放后的心脏复跳。但是从理论上说，儿茶酚胺类药物增加心脏的应激性和兴奋性，除可能对上述第二、第三和第六种情况有些作用外，在绝大多数的情况下则不利于心脏复跳。

对于开放升主动脉后顽固性室颤，心脏不能复跳的处理，物理措施为再次阻断升主动脉，灌注心脏停搏液、待心脏电活动完全消失，心电图呈直线后再开放升主动脉。此法对多数顽固性室颤的患者有效，但缺点是必须再次阻断升主动脉，加重了升主动脉的损伤，这对于升主动脉有粥样硬化斑块的患者更为有害。下面重点讨论开放升主动脉后顽固性室颤或恶性心律失常的药物处理。

（1）针对心脏复苏期间所出现的上述恶性心律失常中的第一种情况，药物处理的目的是要降低心肌张力，改善心室的顺应性。只有降低了心肌的张力，电击后心脏才能复跳，首选的药物应该是钙通道阻滞药。20 世纪 80 年代初期，薛玉良教授在他的硕士研究生期间的研究工作中已经证明了维拉帕米能够降低心肌的张力。在本书的体外循环转流中的麻醉管理部分，也介绍了给予钙通道阻滞药使心脏成功复跳的典型病例。

（2）针对上述第二、第三和第六种情况，总的处理原则是给予增强心肌的应激性和兴奋性的药物。对于第六种情况，即开放升主动脉后心脏静止不动的患者，可从氧合器注入微量的肾上腺素（以每次 2 ～ 5μg 为宜），如果心脏无明显反应，肾上腺素可重复注入，但是切忌一次大量注入，待室颤波幅活跃后再电击复律。

（3）如果开放升主动脉后出现了室颤波细小、不活跃，心脏呈蠕动状的第二种情况，同样也是给予药物来增强心肌的张力，此时可给予肾上腺素 2 ～ 5μg，然后电击复律，通常一次给药即可有效。

（4）对于电击后心脏虽可复跳，但是心率很慢，容易停搏的第三种情况，可从氧合器注入麻黄碱 15 ～ 30mg。麻黄碱既能升高灌注压力，也有轻度增快心率的作用。

（5）如果开放升主动脉后出现了心肌兴奋性高，电击后心脏虽可复跳，但是心率快，易出现快速性心律失常的第四种情况，则应该降低心肌的兴奋性。药物处理的顺序是首先给予β受体阻滞药，可以从氧合器注入美托洛尔或阿替洛尔1～3mg后电击复律。如果效果不好，心脏未能复跳，可重复给药一次，但总量不宜超过5mg。若两次给予β受体阻滞药，电击除颤，心脏仍未复跳，可按下列顺序处理：从氧合器注入普罗帕酮17.5～35mg，然后电击复律，可重复给药一次。如果两次给予普罗帕酮后，电击复律，心脏仍未复跳（此种情况极为少见），则从氧合器注入Ⅲ类抗心律失常药伊布里特0.5～1mg。

（6）如果出现了心肌应激性高，电击除颤后心脏虽可复跳，但是复跳后易反复室颤的第五种情况，药物处理的顺序：①从氧合器注入普罗帕酮17.5～35mg，给药后电击复律，可重复给药一次。②如果无效，则给予Ⅲ类抗心律失常药伊布里特0.5～1mg，给药后电击复律。③如果心脏仍未能复跳，则给予β受体阻滞药，美托洛尔或阿替洛尔1～3mg。也可把上述②、③给药的顺序颠倒过来，即给予普罗帕酮后，如果心脏不能复跳，则先给β受体阻滞药，如果还不能复跳，再给予伊布里特。而在临床上，此种情况同样罕见，通常在处理措施①后，心脏即可复跳。需要处理措施②者已很少见。处理②③时，应注意所给的药物不能使灌注压升的很高，一般情况下，灌注压能够升高并维持在60mmHg左右即可，不宜高于80mmHg，高于80mmHg的灌注压并不利于心脏复跳。

关于心脏复苏期间恶性心律失常的处理，除已在相关章节中所介绍的病例外，再举两个这方面的病例。

病例一，患者，男性，68岁，因患冠状动脉三支病变在体外循环下行冠状动脉旁路移植术。患者术前为窦性心律，心功能尚可，左心室EF 56%。开放升主动脉后室颤波活跃，但是三次电击除颤心脏仍不能复跳，每次电击前均给予利多卡因100mg。我在详细了解心脏复苏的过程后，从氧合器给予普罗帕酮35mg后电击。给予普罗帕酮前，体外循环的灌注压为60mmHg，注入普罗帕酮后，对灌注压无明显影响。普罗帕酮注入后约2分钟电击复律，心脏复跳后为窦性心律，继后顺利停机。缓慢静脉注射鱼精蛋白，对血流动力学无影响。继后的手术过程非常顺利，血流动力学稳定，患者平稳回到ICU。该患者顽固性室颤的原因可能为心肌应激性高，应该属于心脏复苏困难的第五种情况。此例发生的时间在2003年。近些年来，科室的年轻同事遇到这种情况，基本上都会处理，不再需要高年资医生协助了。

病例二，患者，女性，52岁，因梗阻性肥厚型心肌病于2018年4月20日施行改良Morrow手术。术前患者为窦性心律，左心室流出道压差为

100mmHg。开放升主动脉后室颤波活跃，电击除颤后心电图虽呈直线，但未能够恢复心搏，并且很快转变为室颤。从氧合器二次给予普罗帕酮，总量为70mg，两次给普罗帕酮后共电击三次（第一次给普罗帕酮后，电击一次；第二次给普罗帕酮后，电击二次）。第三次电击后虽然出现了窦性心律，但约5秒钟后又转变为室颤。我详细了解了心脏复苏和给药的过程后，从氧合器给予阿替洛尔2mg，电击心脏未复跳，再次给予阿替洛尔3mg，电击除颤后心脏恢复为窦性心律，并且稳定在74次/分左右。充分排除心腔内的气体后顺利停机，停机后循环稳定，未给予任何血管活性药物。该例患者属于心脏复苏困难的第四种和第五种情况。

心脏复跳后能否顺利停机，依赖于稳定的血流动力学。影响血流动力学稳定的诸多因素中，心律失常是最常见的因素之一，而导致心律失常的最常见原因则为血流动力学不稳定和（或）心肌缺血。急性心肌缺血导致的恶性心律失常及血流动力学恶化的病例已在相关章节中介绍，因血流动力学因素所引发的顽固性心律失常病例如下所述。

患者，女性，45岁，因患有主动脉瓣狭窄在体外循环下行主动脉瓣置换术，术前患者为窦性心律，心功能良好。按常规施行麻醉，主动脉瓣置换过程顺利，但是在开放升主动脉后心脏难以复苏，表现为电击除颤后心脏虽可复跳，但复跳后立即又转为室性心动过速、室颤。虽经三次电击心脏，但是心搏仍然不能够维持。由于患者顽固性的室性心动过速、室颤，麻醉医生在术者的指导下，先从氧合器给予胺碘酮150mg后除颤无效，继之给予美托洛尔5mg后电击。电击后心脏虽能复跳，心电图上也为窦性心律，但仅维持了约10秒又转为室颤。再次电击复律，心脏虽可复跳，但是仍然不能够维持，很快又转为室颤。为了维持电击后出现的心搏，电击复律前后曾给予了多巴胺、肾上腺素、山莨菪碱和异丙肾上腺素。在我去会诊处理前的最后一次电击复律后出现了窦性心律、房颤、室上性心动过速的交替而杂乱的心律。由于在这种杂乱心律的情况下不可能脱离体外循环，术者希望通过辅助循环能够稳定患者的心率，恢复窦性心律，于是就延长了并行循环的辅助时间，但是在并行辅助循环长达1.5小时的时段内，患者的心律仍为窦性心律、房颤、室上性心动过速的交替而杂乱的心律，未见好转的趋向。由于患者的顽固性恶性心律失常、血流动力学不能维持，无法脱离体外循环，因而要求我去会诊处理。

我进入手术室后，见在并行辅助循环下，患者的心律为房颤、室上性心动过速的交替而杂乱的心律。在杂乱的心律中，偶尔可以见到窦性心律。详细了解心脏复苏及药物处理的过程后，从氧合器注入麻黄碱30mg。注入麻黄碱前的体外循环灌注压为45mmHg，给予麻黄碱后灌注压很快就升至80mmHg。随着灌注压的升高，原窦性心律、房颤、室上性心动过速的交替而杂乱的心律很快就转变为单一的窦性心律，并稳定在 80 次 / 分左右。心（率）律、血压稳定后停机，停机过程非常顺利。停机后给予鱼精蛋白到手术结束过程平稳，心率、心律和血压非常稳定。术后患者的恢复也很顺利。此例患者在开放升主动脉后心脏难以恢复窦性心律的主要原因可能为冠状动脉的灌注压不能满足肥厚心肌血供的需要（主动脉瓣狭窄的患者常有心肌肥厚，平时就存在一定程度的缺血性损伤，因此，在心脏负荷增加的情况下常会有心绞痛发作）。复苏过程中所给的多巴胺、肾上腺素等药物虽可提升灌注压，但这些药物也明显增加心肌氧耗，有可能增加心肌氧耗的作用强于升高灌注压对心肌缺血的改善作用，因而加重了心肌缺血。而且所给的多巴胺、肾上腺素和异丙肾上腺素之类的药物还增加心肌的应激性和兴奋性。心肌的应激性和兴奋性增加的结果不仅不利于窦性心律的恢复和维持，而且也不利于升高灌注压力。麻黄碱有较强的 α 受体兴奋作用，提高灌注压，改善心肌血供的作用强于增加心肌氧耗的作用，因而取得了良好的临床效果，恢复并且维持了窦性心律。如果有人问道：去甲肾上腺素升高灌注压的作用不是比麻黄碱强烈吗，为何不考虑使用去甲肾上腺素而选用麻黄碱？当时我给予麻黄碱的原因：一是上面所说的那些“理论”，二是在前面的章节中所提到的，如同“破案”一样的“感觉”。此案例发生的时间在 2005 年。

第十章
围术期心肌缺血

心血管外科手术在术前、术中和术后出现的心肌缺血是患者（尤其是冠心病患者）住院死亡的最常见原因之一。心肌缺血不仅可以发生在心脏原有缺血性损伤的患者，而且也可以出现在其他的心血管病患者，甚至在综合医院可以出现在术前似乎无心血管疾病的患者。心肌缺血的本身不仅可导致患者的死亡，而且还可以引发其他的恶性心血管事件，明显增加了患者的住院死亡率或致残率。心肌缺血可以是一个缓慢进展的过程，也可以是突发的急性过程。在综合麻醉和非心血管外科手术中，以突发的急性心肌缺血为常见，而在心血管麻醉和心血管外科的手术中以原来的心肌缺血加重可能更为常见，当然，也可以出现突发的急性心肌缺血。由于麻醉和术中突发心肌缺血，或心肌缺血加重的原因复杂，更是因为心肌缺血的危害和处理困难，因此，对心肌缺血诱因的认识及心肌缺血的处理都具有极大的挑战性。

第一节　心肌缺血的诱发因素

心肌缺血的诱发因素复杂、多变，除目前所知的原因外，尚有许多还不认识的因素。有些患者心肌缺血的诱因明确，甚至是一目了然，而有些患者心肌缺血的原因却难以确立。就目前所认识的心肌缺血的因素中，有些患者对某些因素非常敏感，如“心率偏快”是目前公认的心肌缺血的诱发因素，对此因素敏感的患者，心率在 80 次 / 分左右，即可有心电图上 T 波和（或）ST 段的变化。而有些患者，即使心率在 100 次 / 分左右，临床上也不出现任何心肌缺血的症状和体征。临床上更为复杂的是，如果心肌缺血是由于多种因素促发所致，这些因素交织在一起，互为因果，相互影响，使得难以区分出引发心肌缺血的主要因素。而能否区分出诱发心肌缺血的主要矛盾，则是治疗是否有效的关键。就目前麻醉、术中和术后心肌缺血的诱发因素而言，基本上可以分为血流动力学因素和非血流动力学因素。心动过速，临床上更为常见的是心率偏快，以及低血压为心肌缺血最常见的血流动力学因素，而其他引发心肌缺血的因素则可归为非血流动力学因素。

一、心动过速

诱发心肌缺血的血流动力学因素中，最常见的原因为心动过速。美国学者Slogoff在20世纪80年代研究1023例冠状动脉旁路移植术患者后观察到，37%的病例在术中和术后出现了心肌缺血，心肌缺血的标准为ST段压低≥0.1mV。他在分析心肌缺血的诱因时，观察到心肌缺血与心动过速相关，而与血压高低的关系并不明显。阜外医院在1990年前，冠心病外科在麻醉、术中和术后的管理原则是维护心脏功能，避免心肌受到抑制，保持较高的心输出量及较高的血压。因此，患者的心率较快，麻醉和术中的心率都要在75次/分以上，术后的心率通常都要快于90次/分。结果，在1989年，阜外医院冠状动脉旁路移植术的住院死亡率高达26%（死亡率高的原因也与患者的病情危重有关）。1990年，麻醉初步改变了管理理念，即加深了麻醉的深度，以及增加了镇痛的强度，维持了较慢的心率（麻醉和术中的心率保持在75次/分以下，心率不慢于50次/分者不给予处理），把原用的硝普钠改为硝酸甘油，结果，在术者和术后管理团队未有丝毫变动的情况下，冠状动脉旁路移植术患者的住院死亡率即从26%降至了6%。

冠心病、主动脉瓣狭窄和梗阻性肥厚型心肌病的患者，在术前、术中和术后心率快的概念等不同于心电图上的心动过速，这在前面已经讨论。心电图上诊断为心动过速是指心率超过100次/分，冠心病、主动脉瓣狭窄和梗阻性肥厚型心肌病等患者的心率快，并非是说心率超过了100次/分。为了与传统的心动过速的概念区分开来，正如前面已经提及的，将心率低于100次/分而在临床上认为心率仍是偏快的情况称之为“心率偏快”。我国心血管病学的奠基人，著名的心脏病学家陶寿淇教授（阜外医院第二任院长）曾在20世纪70年代末期向进修医生授课时明确指出，冠状动脉病变严重的冠心病患者，如果心率快于80次/分，必须作为紧急情况进行处理，即使当时患者并未出现明显的心绞痛症状。由此看来，陶院长认为冠心病患者的心率如果超过了80次/分，就应该属于不正常的“心动过速”了，也就是“心率偏快”了。陶院长的教导非常清晰地告诫我们：对冠心病患者心率的认识必须要有别于非心肌缺血性疾病的患者。

目前，冠心病患者的治疗措施在临床上共有三种：药物、介入和外科手术，但是不管哪种治疗措施，目的都是为了改善心肌缺血，维持心肌氧的供耗平衡。因此，冠心病外科手术在术前、术中和术后的处理原则应该是维持心肌的氧供氧耗平衡。

关于心肌氧耗的决定因素，大学时代的教科书中早已说明。在决定心肌氧耗的3个因素（心率、心肌收缩力和心室壁张力）中，心率最易发生变化。心率增快除可减少心肌的血供，增加心肌的氧耗量外，还明显影响心肌血流调节的压力范围，而临床上则常忽视或不太理解这一点。虽然直至目前尚未见到心率增快对人体心肌血流调节的压力范围的影响的报道，但是在动物实验中，如犬在正常心率时，犬的心肌血流调节的压力范围的下限是38mmHg，当刺激犬的心率增快一倍时，其心肌血流调节的压力下限就由38mmHg上升至61mmHg。心肌血流调节的压力下限的上升本身又增加了心肌氧耗，因此，心率增快对心肌缺血的患者来说是百害而无一利的。从心率增快能使心肌血流调节的压力范围的下限升高的角度考虑，是否可以推测缓慢的心率有可能降低心肌血流调节的压力范围的下限呢？假如该推断成立，必然要颠覆对心率和心肌血流灌注的压力范围认识的传统观念。那么，控制心率不仅对心肌缺血的患者必然会有重要的临床意义，就是对于非心肌缺血的患者的麻醉管理也会有一定的临床意义。

讨论心率对心肌的血流灌注，以及心肌的氧供需平衡的影响时，必须要与心率对心排血量（CO）的影响区别开来。在心脏的前负荷和心肌收缩力不变的情况下，心率的快慢对CO的多少影响很大。但是，CO的多少与心肌血供的多少并无直接的相互关系，即CO的增加并不意味着心肌的血液供应得到了改善。如果CO的增加是因为心率增快的缘故，心肌的血供反而要减少。反之，如果CO的下降是由于心率的减慢所致，在血压无明显变化的情况下，心肌的血流灌注不仅没有减少，反而可能会增加。综合麻醉和非心血管外科领域医生之所以担心、害怕50次/分以下的心率，很有可能是因为心率在较慢的情况下，CO和血压都会降低的缘故。这也是非心血管领域的医生，对CO的认识与心血管领域的医生，特别是与心血管麻醉的医生的认识不同，尤其是对心率快慢的认识不同的主要原因。

心肌有缺血性改变的患者（包括冠心病、心肌肥厚的主动脉瓣狭窄及梗阻性肥厚型心肌病等患者）的心率应该维持多少为宜？虽然每个医疗单位，甚至同一个单位的每名医生的认识都不尽相同，但是，冠心病患者在心肌血运重建前的心率不应该超过70次/分，左主干或冠状动脉病变广泛的患者，心率更应该慢些，这一心率范围应该成为临床上的共识。在心肌血运重建前的麻醉状态下，患者的心率则应该慢于上述频率，原则上心率不应该超过60次/分。主动脉瓣狭窄的患者对心率的要求类似于一般的冠心病患者。梗阻性肥厚型心肌病的患者对心率的要求原则上类同于冠心病和主动脉瓣狭窄的患者，但是，如果心肌肥厚严重，或者左心室流出道压差高，左心室流出道梗阻（SAM）明显的患者，对心率的要求则应该更加严格。虽然严格控制梗阻性肥厚型心肌病患者的心率的目的并非主要是为了预防心肌缺血，但在临床处理方面，却与冠心病患者有些相似之处。对心肌有缺血性改变的患者，心率的快慢除了与心肌缺血的程度有关外，也必须考虑到患者的心功能。对心功能明显减退患者的心率要求则应该不同于心功能较好的患者。因为心功能明显减退，尤其是依靠交感张力、快速心率来维持心排血量和脏器灌注的患者，心率减慢则可明显降低心排血量，减少组织脏器的血流灌注，患者是难以耐受的，因此，不能明显减慢这类患者的心率。况且，这些患者平时的心率就较快，如果强行减慢心率，则会发生循环危象。本书中所介绍的冠状动脉旁路移植术加大网膜包埋术的患者，平时的心率就在 80 ～ 90 次 / 分，就很好地说明了这一点。但实际在临床上，除了那些 EF 严重低下（EF 低于 35%）、左心室明显扩张（舒张期末内径大于 65mm）的冠心病患者；左心室明显扩张的梗阻性肥厚型心肌病患者；心肌肥厚严重、心功能明显减退的主动脉瓣狭窄患者，以及终末期心脏病需要心脏移植或 LVAD 支持的患者外，依靠交感张力、快速心率来维持心排血量和生命的患者在临床上并不常见。对于失血性休克时的心率增快等临床情况，则与上述患者的病理生理改变有着本质上的差异，自然不属于本书所讨论的范围。上述几种疾病的患者在不同的情况下适宜的心率范围，可以参考本书中的第五、六章。

二、低血压

低血压是临床医生最为担心和恐惧的循环现象，尤其是麻醉医生，最担心麻醉和术中发生低血压。因此，临床上有些麻醉医生的观点是“宁肯血压高，不能血压低。”并且认为不管是采取何种措施，只要血压好了，似乎问题就解决了。经常可以听到交接患者的病情或会诊患者的病情时，病情汇报者常说，只要血压升到 ××× mmHg 就有尿，血压低于这一数值就无尿，使得人们不得不相信这一数值的血压是多么的重要。临床医疗事故的分析和处理中，通常也是首先看麻醉和术中是否发生过“低血压”现象。

前面的章节已经讨论了如何来认识麻醉和术中的血压。关于血压对心肌氧供需平衡的影响，以及血压低至何种程度会诱发心肌缺血？临床医生的认识和处理并不尽相同，而麻醉医生的认识更是千差万别。主张血压高些的医生认为：心肌的血液供应决定于冠状动脉的灌注压，高灌注压有利于心肌供血，因此必须维持较高的血压。理论上说此观点并非有误，但存在的问题是：过分地强调以较高的血压来保证心肌的血液供应，将有可能忽视了其他影响心肌血流供应的因素。较高的血压对心肌的血液供应是有利的，但是，血压高则必然会加重心脏的负担，增加心肌的氧耗，其本身对心脏却是有害的。另外，过分地强调血压的重要性时，同时患者的心率也通常较快，这是由于为了维持较高的血压，通常会使用正性肌力药物或血管升压药物的缘故。而且这些药物使用的剂量也较大，这就必然会增快心率。正性肌力药物的使用，不仅会增加心肌的氧耗，而且对心脏本身也是有害的，这在前面的章节中已有讨论。听同道常反映说，有些麻醉医生是升压药不离手，只要收缩压低于90mmHg或100mmHg，就要给予升压药。当问及心率如何时，回答说："心率快。"他们好像不怎么关注心率。再问及并发症和死亡率时，回答说："具体不清楚，但肯定要高于阜外医院。"

本书中已经多处强调，在评估血压对心肌血液供应的影响时，不能够孤立地只看血压的绝对值，必须同时注意心率的快慢。心率对心肌血流供应的影响，这在上一节中已经讨论。

由于在麻醉状态下，机体和组织器官的血流灌注不同于非麻醉状态下，心肌的血液供应自然也不同于非麻醉状态下，这在本书的多个章节中已经讨论。如果麻醉深度适当，镇痛完善，随着机体对氧需要量的下降，心脏作功自然就会减少，心肌所需要的血液供应自然也会减少，因此，麻醉状态下仅从保证心肌的血液供应的角度来看，无须维持非麻醉状态下的血压，这可能是麻醉能够改善患者的心肌缺血的重要原因。另从血压的绝对值来看，在麻醉状态下，即使血压的数值相同，药物支持下的血压和机体自身调节下的血压对脏器的灌注却有明显的差别。药物支持下的血压对组织器官的灌注远不如机体自我调节下的血压对脏器的灌注，况且还有药物增快心率对心肌氧耗的影响。Slogoff认为心肌缺血与心动过速有关而与血压高低无关的观点，虽然难以得到所有麻醉医生和心外科团队成员的认可，但至少提示了低血压和快心率在促发心肌缺血方面比较快心率更易促发心肌缺血，是较低血压更为重要的促发因素，而在临床上，却常把这两者颠倒过来了，即重视血压而忽略了心率。

血压低至何种程度会引发心肌缺血？不仅每位医生的认识不同，在不同的情况下（劳动负荷、应激、休息、睡眠或麻醉），患者发生心肌缺血时的血压水平也会有明显的差别。以劳力性心绞痛为例，应激、负荷状态下容易发生心肌缺血，此时的血压不仅没有下降，反而会高于平时静息状态下的水平。而在休息、睡眠状态下，心肌缺血的发生率要低得多，此时的血压不仅没有升高，反而会较平时有所下降。麻醉状态下不仅不易发生心肌缺血，而且对心肌缺血有保护作用，这虽然在临床上得到了公认，但与麻醉的质量却密切相关。如果麻醉诱导如前述章节中一位进修医生所描述的那样：气管插管后心率都要较麻醉诱导前增快，血压都要升高的话，哪里还会有麻醉对心肌缺血有保护作用一说？因此，促发心肌缺血的血压绝对值不可能有统一的标准，况且能否促发心肌缺血与当时的心率更有密切的关系。虽然右心在整个心动周期都可以得到血流灌注，但是左心，尤其是心内膜下的血流灌注则主要是在心脏的舒张期。因此，心率的快慢对左心，尤其是心内膜下的血流灌注至关重要。由于心肌的血流灌注与灌注压的高低相关，而且外周血管的平均动脉压可以代表心肌血流的灌注压，因此，在某种程度上，可以把外周血管的平均动脉压，如桡动脉的平均动脉压来表示心肌的氧供，而以心率来代表心肌的氧耗。那么，评估心肌的氧供需平衡就可以简单地以 MAP 与 HR 二者之间的关系来表示。因此，可以把 MAP 与 HR 的比值作为是否发生心肌缺血的因素之一。另外，由于目前认为调节人体心肌血流灌注的压力范围的下限为 50 ～ 60mmHg，那么，满足以下条件对避免发生心肌缺血至关重要：① MAP 与 HR 的比值（MAP/HR）大于 1。②维持心肌血流的灌注压（MAP 减去左心室舒张期末压）高于 55mmHg。③避免在 HR 增快的同时血压下降。虽然有人怀疑 MAP/HR 的临床意义，但是在临床上，极难见到心肌有缺血性改变的患者的 MAP/HR ＜ 1 的情况。而且，生活常识也表明，即使在正常人群，如果出现了 MAP/HR ＜ 1 的情况，也会强烈地感觉到身体严重的不适，甚至会出现虚脱等情况。如果在临床上，冠心病患者一旦 MAP/HR ＜ 1，就有可能会处于心源性休克状态，这可能只有在冠心病的重症监护病房里才能见到该类患者。主动脉瓣狭窄的患者如果出现了 MAP/HR ＜ 1 的情况，则将要进入濒死状态。梗阻性肥厚型心肌病的患者如果发生了 MAP/HR ＜ 1 的情况，极有可能会出现晕厥等恶性心血管事件。另外，冠心病患者施行非心脏手术，一旦在麻醉和术中出现了 MAP/HR ＜ 1 的情况，就有可能会发生心肌缺血，心电图上会出现 T 波倒置、ST 段下移或抬高的现象。冠心病患者如果发生了心肌梗死，必然会出现 MAP/HR ＜ 1 的现象。因此，MAP/HR 对冠心病及心肌有缺血改变的患者有明确的临床意义。对于心肌无缺血性改变的患者，心肌对缺血的耐受性，即对低血压和 MAP/HR ＜ 1 的耐受性要明显强于冠心病和其他的缺血性心脏病患者。临床上常可见到，发生失血性休克等情况的患者，即使收缩压低至 50mmHg 左右、MAP/HR 低于 0.6 以下，持续时间长达 30 分钟以上，心电图上也不一定会出现 T 波倒置、ST 段下移或抬高的现象。因此，难以确立心肌无缺血性改变的患者，血压要降低至何种水平才能发生心肌缺血。此处要说明的一点是以上心肌缺血的监测是以心电图的改变为标准。很有可能在心电图上出现心肌缺血的改变前，心脏就已经出现了一定程度的心室壁运动异常，或者在血液生化的检查中心肌缺血的标志物水平已经升高。

关于避免在心率增快的同时血压下降的临床意义是容易理解的。因为心率增快，不仅增加了心肌的氧耗，也减少了心肌的血流灌注，如果同时出现了血压下降，则必然会进一步损害心肌的血液供应，对于原有心肌缺血病变的患者，是很容易加重原有的心肌缺血，甚至诱发急性心肌梗死的。

前面提出的为了避免发生心肌缺血的三个因素中，若要维持MAP/HR＞1，冠心病患者的心肌血运在没有得到重建前，麻醉和术中的心率则应该维持在50次/分左右，这对冠心病患者施行非心脏手术则更为重要。试想一下，如果患者的心率处于偏快水平，要使MAP/HR＞1，患者的血压则必须要处于较高的状态。心率越快，所要求的血压就越高。而快心率对缺血心肌的危害大家都很清楚，高的血压虽有可能会增加心肌的血流灌注，但是也无疑增加了心肌的氧耗，这对患者显然也是不利的，此点在本书中已经反复地进行了讨论。因此，要维持MAP/HR＞1，则必须要控制心肌有缺血性改变的患者的心率，尤其是这些患者在施行非心脏手术时。由于非心脏手术患者的心肌缺血病变没有得到治疗，而麻醉和手术的创伤则有可能加重心肌的缺血性伤害，因此，不仅应该在麻醉、手术过程中控制心率，即使在术后的苏醒和恢复过程中也是如此。

三、冠状动脉痉挛

根据Poiseuille方程，冠状动脉的血流量$Q=\pi r^4\Delta P/8L\eta$（r为半径，ΔP为驱动压，L为管长，η为黏度）。从公式可见，冠状动脉的血流量与冠状动脉的口径的舒缩密切相关，冠状动脉的口径以r的4次方的变化影响冠状动脉的血流量，因此，如果发生了冠状动脉痉挛，将会出现灾难性的心血管事件。

冠状动脉痉挛虽常发生于变异型心绞痛、不稳定型心绞痛和自发性心绞痛的患者，但是在交感张力增强、过度疲劳、紧张等因素下，也可能会诱发冠状动脉痉挛。20世纪90年代在青岛曾遇到一位29岁的男性，患有室壁瘤，需要在体外循环下行室壁瘤切除加左心室成形术。这位年轻的患者在单位工作加班，下班后陪同妻子到医院就诊。当他陪同妻子刚到青岛市立医院门诊，突然感到剧烈不适，只对他妻子说了一句“我不行了”，之后就昏倒在门诊大厅。医护人员抢救成功，病情稳定后行冠状动脉造影检查，检查见患者的冠状动脉内膜光滑，无动脉粥样硬化斑块及任何阻塞病变，而左心室大部分凸起形成室壁瘤，室壁瘤约占左心室容积的60%，而且有附壁血栓。这是典型的因过度疲劳诱发的冠状动脉痉挛，造成大面积心肌梗死后形成了巨大室壁瘤的病例。

随着年龄的增长，人体器官会发生退行性病变，冠状动脉的内膜也逐渐会发生斑块沉积，在遇到紧张、焦虑、恐惧、过度疲劳等应激情况下，冠状动脉内的斑块则可能会诱发冠状动脉痉挛。一旦大的冠状动脉，如前降支血管痉挛，极易造成所支配的左心室区域出现大面积的心肌梗死。如果冠状动脉的左主干内有斑块，而发生了冠状动脉痉挛，很有可能会导致患者突然死亡。因此，冠状动脉内有病变的患者（临床上不一定诊断为冠心病）在麻醉诱导期和苏醒后气管拔管时应该避免强烈的心血管应激反应。冠心病患者施行非心脏手术时，如果没有出现心率增快和血压下降的过程，突然发生的心血管事件则多与冠状动脉的痉挛有关。当然，心率增快、血压下降或升高也可以诱发冠状动脉痉挛。此例年轻的室壁瘤患者，在冠状动脉内膜光滑（冠状动脉造影见内膜光滑）的情况下，过度疲劳后即可发生冠状动脉痉挛，那么，冠状动脉内膜有斑块沉积的患者，冠状动脉痉挛的发生率可能就会更大些。

临床上通常对药物可能诱发冠状动脉痉挛注意不够，如拮抗肌肉松弛药时常用的新斯的明。实验研究观察到，新斯的明可扩张内膜光滑的冠状动脉，但是却可收缩内膜有斑块沉积的冠状动脉。综合医院在手术结束后，为了能够迅速地拔出气管导管，常会给予新斯的明来拮抗肌肉松弛药。阿托品虽然可以拮抗新斯的明减慢心率，但是却不能阻滞新斯的明对有斑块的冠状动脉的收缩作用，因此，对老年患者使用新斯的明拮抗肌肉松弛药时要小心谨慎。我曾在不同的学术会议上听到过来自综合医院的麻醉医生报告在手术结束或术后早期发生急性心肌梗死的病例，有多个病例是出现在新斯的明拮抗肌肉松弛药之后，但是在分析发生急性心肌梗死的原因时，却从未有人提及过心肌梗死的发生可能与新斯的明拮抗肌肉松弛药有关。另外，静脉快速注射钙剂、体外循环手术时常用的鱼精蛋白等药物，都有可能诱发程度不同的冠状动脉痉挛。本书中所介绍的给予鱼精蛋白后出现急性肺水肿的患者，很有可能就是由于鱼精蛋白诱发了冠状动脉的痉挛所致。此外，过度通气所引起的低碳酸血症及代谢障碍发生的碱血症等也可能会影响冠状动脉的张力。

应激及炎症反应常可促发冠状动脉痉挛，这在冠状动脉旁路移植术的术中和术后常可见到。因此，术者常用罂粟碱、尼卡地平或地尔硫䓬注入移植血管内来缓解痉挛。另外，要特别注意医源性儿茶酚胺类药物，以及升压药物等可能导致的冠状动脉痉挛。

四、动脉血氧含量及其他因素

心肌的氧供取决于冠状动脉的血流量及氧含量。前已述及，冠状动脉的血流量决定于冠状动脉的灌注压及心室的舒张时间。而心肌氧供的多少不仅取决于冠状动脉的血流量，也与动脉血液的氧含量密切相关。因此，低血红蛋白血症（贫血）是造成心肌缺氧的重要原因，也是冠心病患者预后不良的重要因素。对此，冠状动脉旁路移植术患者的输血标准不应该等同于其他手术的患者。另外，动脉血中所含的氧是否能充分释放入心肌组织，即心肌细胞能否充分地从血中摄取氧，也与血中 2，3-DPG 的浓度、pH 及 $PaCO_2$ 的高低有关。血中 2，3-DPG 浓度高、pH 偏酸及高 $PaCO_2$ 的患者心肌组织则易于摄取氧。因此，应该努力保持氧合血红蛋白的解离曲线右移。

后续的章节中将要提到阜外医院医学伦理委员会早些年曾经审查过的一项临床研究项目，课题的主要研究内容是以肾上腺素来增加手术中患者的心排血量，在迫使心脏增加作功的前提下观察患者能够耐受的最低血红蛋白浓度。仅从动脉血中的氧含量及减少心脏的氧耗量来看，冠心病患者显然不适宜参加该项研究。因此，该课题毫无疑问地被阜外医院伦理委员会所拒绝。不过，听说仍然有不少医院参与了该项临床研究。

第二节　心肌缺血的预防和治疗

一、心肌缺血的预防

心肌缺血的预防比治疗更为重要，这是因为一旦发生了严重的心肌缺血，患者必然要付出沉重的代价，轻者住院时间延长，费用增加；重者脏器功能受损、生活质量下降或寿命缩短；更严重者将导致死亡。从这一点上看，对麻醉医生的培训教育及在学术交流的活动中，预防心肌缺血的教育比讨论如何处理心肌缺血更为重要。而实际在临床上，掌握预防心肌缺血的知识和技术远比治疗心肌缺血更为困难，这就如同《黄帝内经》中所写的：“上工治未病，下工治已病。”

并非仅是冠心病和缺血性心血管疾病的患者在麻醉、术中和术后会发生心肌缺血，临床上未曾诊断合并有缺血性心血管疾患的患者也会因各种原因发生心肌缺血，这在本章第一节心肌缺血的原因中已经讨论。

原有心肌缺血疾病的患者在麻醉、术中和术后发生心肌缺血的原因复杂，而术前无心肌缺血的病理改变基础的患者，麻醉、术中和术后发生心肌缺血的原因则相对简单，几乎均与应激反应相关（如果是因为栓子进入冠状动脉所致的心肌缺血则不在讨论之内）。因此，对于无心肌缺血病理改变基础的患者，避免进入手术室时紧张、恐惧，麻醉诱导和麻醉维持的深度需适当，镇痛完善，避免麻醉诱导和术中出现应激反应是预防发生心肌缺血的关键。

对于术前患有缺血性心血管疾病的患者，如果从血流动力学的角度来预防心肌缺血，应该做到以下几点：①心率慢于70次/分，适宜心率在50次/分左右。② MAP与PAWP差值＞55mmHg，此为冠状动脉的净灌注压。③ MAP（以mmHg计）与HR的比值＞1，非心脏手术或在体外循环转流前（冠心病患者在心肌血运重建前）的比值＞1.2，此比值越大，发生心肌缺血的可能性就越低。④维持收缩压在90mmHg以上。⑤尤其应避免在心率增快的同时血压下降。以上5点是密切联系在一起的，不能孤立地去看待一个指标。例如，患者的心率55次/分，血压110/70mmHg，MAP 83mmHg，则MAP/HR=1.5；如果患者的PAWP 9mmHg，冠状动脉的灌注压则为83−9=74mmHg。假如因为失血等原因导致血流动力学发生了变化，心率增快至90次/分，收缩压从110mmHg降低至100mmHg。虽然心率90次/分，收缩压100mmHg的绝对值在临床上尚可接受，但是由于血流动力学变化的趋势是心率增快的同时血压下降，如果从心率增快，心肌氧耗量增加，而血压下降，心肌血供减少的角度来考虑，也必须即刻处理。对于MAP/HR＞1的意义，前述已经进行了讨论。虽然临床上有学者表示质疑，认为在麻醉和术中，甚至在术后，MAP/HR＜1的情况并非少见，但是临床上并未都出现心肌缺血的症状和体征。诚然，非心血管疾病的患者，对于MAP/HR＜1的耐受性较好，甚至多数患者并不出现心肌缺血的临床表现，这在前面已经讨论。但是，MAP/HR＜1的患者，血流动力学基本上都是处于不稳定的状态，有些患者甚至处于休克状态。对于心肌有缺血性改变的患者，是难以耐受较长时间的MAP/HR＜1的，而且不论血压的水平如何，是处于目前所认为的低、正常、高于正常的水平。例如，如果心率130次/分、MAP 120mmHg，这对MAP的绝对值来说，是应该比较满意的，但患者仍易发生心肌缺血。质疑MAP/HR＞1的临床意义的学者会以各种数据来证明他（她）的观点的正确性。20世纪90年代，曾有一本杂志的编委在审阅稿件时，对MAP/HR＞1的临床意义提出了反对意见。他举例说，如果患者的MAP 40mmHg、心率30次/分，那么，MAP/HR＞1，这对患者来说是安全的吗？当然，MAP 40mmHg、心率30次/分的患者绝对不能说是处于安全的状态下，但是在临床上，能够见到几个处于这样的血流动力学状态的患者呢？除了本书在前面所提到的阜外医院最早开展的非体外循环下冠状动脉旁路移植术的一位患者，出现过这种极端的血流动力学状况外，我再也没有见到过。这位编委所说的这种血流动力学状况（如果MAP 40mmHg、HR 30次/分，患者的血压则为60/30mmHg。HR 30次/分、血压60/30mmHg的患者，则可能要处于濒死状态）。从这位编委的意见看，他可能很少从事临床麻醉，因而提出了这样的假设。曾也有同事提出，如果收缩压的数字低于心率的数字，如

HR 120 次 / 分、收缩压 110mmHg 的患者，也易于发生心肌缺血。虽然这一提法也可作为临床上血流动力学管理的参考，但这一指标过于宽松。因为血流动力学处于此种情况的患者，心肌缺血可能已经持续了较长的时间，血流动力学的状况可能已经很恶化了。

预防缺血性心血管疾病的患者由于非血流动力学因素引起的心肌缺血，必须要避免在麻醉、术中和术后可能会促发冠状动脉痉挛的各种因素。正如前面所讨论的，由于目前难以完全确立冠状动脉痉挛的促发因素，因此，只能从以下几点加以防范。①避免过度通气导致的低碳酸血症，采用小潮气量通气的机械通气模式（见第十一章第三节），保持动脉血 $PaCO_2$ 不低于 40mmHg。②避免在没有给予扩张冠状动脉的措施的情况下快速、大量地给予钙剂。③尽量避免使用拟胆碱类药物，如果必须应用，应该格外小心，而且应该在有扩张冠状动脉（如在硝酸甘油的治疗下）或能够预防冠状动脉痉挛（如给予钙通道阻滞药）的措施的情况下使用。④避免在单位时间内快速、大量地注入鱼精蛋白。⑤注意儿茶酚胺类药物和升压药物等对冠状动脉张力的影响。⑥避免循环应激引发的冠状动脉痉挛，适度的麻醉，尤其是完善的镇痛对预防冠状动脉痉挛更为重要。⑦避免任何导致氧合血红蛋白解离曲线左移的因素，这包括已经提到的低 $PaCO_2$、低 2, 3-DPG 的浓度、偏向碱性的 pH 等。

贫血或严重的血液稀释无疑要增加心脏的作功（如心率增快、心肌收缩力增强等），非常不利于心肌氧的供耗平衡。前面已经提到的，阜外医院临床医学伦理委员会曾经审议过在国内要进行的一项多中心临床研究，研究方案是以儿茶酚胺类药物——肾上腺素来增加患者的心脏作功，借以增加心排血量的方法来维持机体的氧供，观察患者在手术中能够维持机体氧供的最低血红蛋白浓度，并且与目前临床上所能接受的最低血红蛋白浓度比较，评判这一增加心脏作功、增加心排血量来维持患者氧供的方法是否能够减少术中血制品的输入量。该方案在阜外医院临床医学伦理会上讨论时，遭到了伦理委员们的一致反对，甚至有些委员的措辞非常激烈，指出这一研究方案不仅不科学，甚至违反医学伦理，有些“杀鸡取蛋”的做法。这反映出不同的医院和不同的医生对心肌的氧供、氧耗，以及机体氧的供需平衡的认识有明显的差异。缺血性心脏病患者在术中不适于以血液稀释的方法来施行血液保护，如文献报道的手术前以等容量或超容量稀释性放血的方法来减少术中异体血的输入等（体外循环中的血液稀释不同于稀释性放血）措施。术中血小板分离技术同样也不适合国人（因体重较轻）缺血性心血管疾病的患者。另外，从血流动力学管理的角度来看，上述血液保护措施也明显不利于术中循环的稳定。这些问题的详尽讨论详见第十三章相关内容。

预防发生心肌缺血的措施中，β受体阻滞药和钙通道阻滞药具有极其重要的临床价值，这在前面相关的章节中已经讨论。阜外医院进入21世纪后，冠状动脉旁路移植术术后30天的死亡率持续在1%以下，重要的原因之一就是预防性的β受体阻滞药和钙通道阻滞药的广泛应用，而且在近些年来，并逐渐普及到了其他的心血管手术。

二、心肌缺血的治疗

心肌缺血的治疗与预防没有明确的界限，有时预防就带有治疗的性质，反之治疗本身也是一种预防措施。

良好的术前准备，科学的麻醉前用药，以及平稳的麻醉诱导和麻醉维持，即适度的麻醉深度、完善的镇痛强度、精细的个体化管理，是预防和治疗心肌缺血的最重要的措施。麻醉、术中和术后血流动力学稳定的患者极少发生心肌缺血。此处所说的血流动力学稳定，是指能够维持机体的氧供需平衡的稳定，是机体自我调节的稳定，不是传统观念上的稳定（即在麻醉和术中血压的波动幅度不超过基础值的20%～30%），更不是在正性肌力药物或血管升压药物支持下的所谓“稳定”。以正性肌力药物和血管升压药物支持下的循环不应该称之为稳定的循环。

不稳定的血流动力学极易发生恶性心律失常和心肌缺血，而心肌缺血又可恶化心律失常，心律失常又加重了心肌缺血，它们彼此之间互为因果，形成一个恶性循环链。关于心律失常与心肌缺血，血流动力学不稳定与心肌缺血，以及心律失常之间的复杂关系的讨论请见相关章节。心律失常、心肌缺血、血流动力学不稳定或各种因素交织在一起的处理，也请见相关章节。

简单的心率增快（在血压未明显降低的情况下的心率增快）、血压升高（心率在未明显增快的情况下的血压升高）或降低（不伴有心率增快的血压降低）并不构成严重的循环问题，临床处理较为简单。但是应该注意：这些所谓的简单问题，如果不清楚发生的原因，或者未引起足够的重视，则有可能发展成为难以处理的心肌缺血，恶性心律失常，以及严重的血流动力学不稳定等复杂的临床问题。一般来说，心率增快的同时血压升高通常为循环应激所致，此时的处理应从下述两方面考虑。

（1）由于循环应激多为麻醉深度不够，更常见的原因为镇痛强度不完善，处理措施中首先应该给予麻醉药物和（或）麻醉性镇痛药物。但是，有时给予了较大量的麻醉药或麻醉性镇痛药，却没有获得所希望的临床效果，如果希望立即见效，则可能更为困难。例如，同时快速给予丙泊酚和芬太尼类药物，由于丙泊酚强大的扩血管作用，血压可以迅速下降，但心率未必明显减慢，即使给予了大剂量的芬太尼类药物，心率也难以迅速减慢。血压明显下降而心率减慢不明显，这使心肌有可能在原来脆弱的氧供需平衡或氧的供需已经失衡的基础上，由于血压的迅速下降而进一步遭到了破坏，心肌氧的供需平衡状态严重恶化，进而引发了心肌缺血。因此，轻度的心率增快和血压升高可以用加深麻醉，补充麻醉性镇痛药来处理，而明显或者严重的心率增快和血压升高在加深麻醉，补充麻醉性镇痛药的同时，应该考虑给予循环抑制性药物，主要是β受体阻滞药和钙通道阻滞药。

（2）加深麻醉或者增加镇痛强度的同时给予β受体阻滞药和（或）钙通道阻滞药可以收到立竿见影的效果。此时的加深麻醉或加强镇痛的措施为治疗循环应激的根本，而β受体阻滞药或钙通道阻滞药则为迅速减轻心脏负荷，稳定心肌氧的供需平衡的重要举措。如果在加深麻醉，补充麻醉性镇痛药后心率和（或）血压仍然处在较高的水平，可以采用下述方法处理：①如果心率和血压都高，则静脉注射地尔硫䓬每次 3 ～ 5mg，可重复应用。②如果心率明显偏快，收缩压未超过 130mmHg，则静脉注射美托洛尔或阿替洛尔每次 2 ～ 3mg，可重复注射。③如血压较高，心率不快，未超过 60 次 / 分，可静脉注射尼卡地平每次 0.5 ～ 1mg，也可重复应用。上述方法可以收到立竿见影的效果。

单纯由于麻醉因素导致的血压下降的同时，通常伴有心率减慢，除非血压下降是由于明显的血管扩张所致。因为血管扩张所致的血压下降可以引起反射性的心率增快。由于在较深的麻醉和完善的镇痛状态下，全身的氧耗量可以明显下降，相应地则会出现血压下降，而同时出现的心率减慢也属于必然现象，此种情况下，机体氧的供需平衡并未遭到破坏。同时由于心脏作功减少，心肌氧耗量下降，因此也不会发生心肌缺血，冠心病外科的杂交手术就充分证明了这一点（冠心病外科的杂交手术是先由外科医生在全身麻醉下完成前降支搭桥，其余的病变血管由内科医生放置血管内支架，整个过程均在全身麻醉下进行。由于内科医生在施行病变血管的介入治疗时，患者的心率和血压均远低于他们平时在非麻醉状态下介入治疗时的水平，因而在刚开始施行杂交手术时，心内科医生非常担心他们在介入治疗期间会发生心肌缺血。经过大量的临床实践后，内科医生则逐渐改变了他们以往的传统观念）。阜外医院所开展的大量冠心病外科的杂交手术，在心内科医生介入治疗期间从未发生过心肌缺血等心血管事件，而在非麻醉、清醒状态下进行冠心病内科介入治疗时，虽然患者的血压明显高于杂交手术期间的血压（心率自然也快于杂交手术期间的心率），但心肌缺血等心血管事件，甚至恶性心血管事件，包括死亡，还是时有发生的。具传说，几乎所有医院的冠心病内科介入治疗中都会出现死亡病例，只是各家医院的死亡率不同而异。正是由于在麻醉状态下进行冠状动脉的介入治疗，不仅明显增加了患者的舒适感和满意度，而且也显著增加了介入治疗的安全性，因此，阜外医院最终在 2018 年底开展了心内科冠状动脉及其他介入治疗的麻醉。

前已述及，由丙泊酚等静脉麻醉药或其他药物的扩血管作用所引发的低血压，不仅不能降低机体的氧耗，反而可因为血压的下降而激发机体出现应激反应。应激反应在循环方面的表现为心率增快，心肌收缩力增强和心排血量增加。心率增快，心肌收缩力增强必然要增加心肌的氧耗量，而原来因为血管扩张所致的血压下降已经减少了心肌的血供，现在又出现了因为心率增快及心肌收缩力增强所致的心肌氧耗量的增加，因此，由于血管扩张所引起的一系列循环反应的结果则破坏了心肌氧的供需平衡，因而，由于静脉麻醉药物造成的严重血管扩张可以引发心肌缺血。而以大剂量麻醉性镇痛药为主的静吸复合麻醉，由于较少影响血管张力，在无明显应激反应的情况下，随着机体氧耗量的下降，心脏的作功也随之减少，虽然血压也会下降，但心率必然减慢，患者氧的供需平衡维持良好，因而不会引发心肌缺血。由此可见，由不同的麻醉药物或不同的麻醉方法所导致的血压下降，其对机体的影响则有很大的差异，因而对患者心肌氧的供需平衡的作用也就不同，不能够一概而论。

由于麻醉因素造成的血压下降的同时，如果伴有心率减慢，而且心率和血压两项参数及二者之间的关系符合上面所论述的四条标准，即心率、冠状动脉的净灌注压、MAP/HR 及收缩压的数值，可以在观察下不予处理。但是，无论在任何水平上的血压下降的同时心率增快则必须即刻处理，处理时首先要纠正导致血压下降、心率增快的因素。如果是因为失血、容量不足等因素导致的血压下降和心率增快，首先要补充容量，处理较为简单。因为过敏反应导致的血压下降和心率增快在治疗心率增快和血压下降的同时要进行抗过敏处理。如果仅从治疗血压下降和心率增快两方面来看，静脉注射甲氧明或去氧肾上腺素每次 0.5 ～ 1mg 收缩血管，血压即可回升，血压升高后心率也有可能随之减慢。至于因为过敏或类过敏反应导致的血流动力学不稳定，理论上虽然有很多的处理措施，但在实际上却很有挑战性。阜外医院在 20 世纪 90 年代，术中曾因为抑肽酶导致的血流动力学不稳定（表现为心率明显增快，血压严重下降），在一个月内就死亡了 2 例患者。所幸的是，此后虽然也发生过多起抑肽酶导致的血流动力学恶化，却再也没有出现过死亡、伤残等现象。

对于非血流动力学因素导致的心肌缺血，由于其原因复杂，处理也较困难，从前面所介绍的某些病例的处理过程也说明了这一点。非血流动力学因素导致的心肌缺血一旦发生，必然会伴有血流动力学的变化。一旦出现血流动力学不稳定，临床上自然会给予大量的儿茶酚胺类药物，而儿茶酚胺类药物不仅可增快心率，也可加重心肌缺血，这就形成了恶性循环。因此，在处理非血流动力学因素导致的心肌缺血时，不要轻易或盲目地给予儿茶酚胺类药物，而是应该努力寻找导致心肌缺血的因素。一般可从以下几点考虑，并进行相应的处理。

（1）冠状动脉痉挛导致的心肌缺血：在麻醉、体外循环转流前、停机后和术后一般会先出现循环亢奋的现象，即心率快、血压高，或者血压升高不明显，而仅表现为心率增快。由于循环亢奋的现象持续时间有长有短、表现的程度有轻有重，持续时间短者和程度轻者如果未能细心观察，可能难以察觉。待到心电图、TEE 出现缺血改变或 Swan-Ganz 导管监测的肺动脉压上出现了心肌缺血的征象后，血流动力学方面出现了血压下降，此时才引起重视，可能为时已晚，甚至会丧失宝贵的救治时机。如果对冠状动脉痉挛认识不够，出现了血压下降后，还有可能把发生心肌缺血的原因归咎为血流动力学不稳定，而给予大量的血管活性药物，此种情况在临床上并非少见。此时给予儿茶酚胺类药物，虽然在早期有可能会提升血压，但更有可能会加重或者延续冠状动脉痉挛，而恶化心肌缺血。心肌缺血进一步发展，则必然会出现心肌梗死。一旦发生了心肌梗死，血流动力学必然进一步恶化而威胁患者的生命。如果冠状动脉痉挛为一过性，短暂时间的心肌缺血则会自行恢复，如果临床上未能细心观察，则可能难以捕捉到这一现象。因此，要高度警惕麻醉和术中突然出现的循环亢奋现象，即突发的血压升高和心率增快。一旦临床上出现血压升高、心率增快的循环亢奋现象，或者血压升高不明显，而心率明显增快，并且难以用麻醉因素（并非麻醉减浅或镇痛不够）解释的，则应该考虑给予β受体阻滞药和（或）钙通道阻滞药。如果此时仅给予硝酸甘油，效果则未必确切。

体外循环转流过程中发生的冠状动脉痉挛，则多见于升主动脉开放后。瓣膜性心脏病患者如果合并有冠状动脉病变，而冠状动脉阻塞的程度小于 50%，外科通常不给予处理（外科对合并冠状动脉病变的瓣膜性心脏病患者，如果冠状动脉阻塞的程度小于 50%，原则上外科不予干预）。这些冠状动脉有轻度阻塞病变的瓣膜性心脏病患者，在开放升主动脉后，心脏通常难以复苏，这在阜外医院已经发生了多起，甚至可以说是常见现象。这些心脏复苏困难的瓣膜性心脏病患者，最有可能的原因是升主动脉开放后原有斑块病变的冠状动脉出现了痉挛，导致心肌缺血。由于此时心脏处于室颤中，见不到心电图有缺血性 ST 段的变化，TEE 也见不到室壁运动异常现象，因此，难以判断顽固性室颤是否由于冠状动脉痉挛引起的心肌缺血所致。另外，由于心脏瓣膜手术在开放升主动脉后，心腔内残存的气体进入冠状动脉内是常见现象（冠状动脉气栓的临床表现：①心脏顽固性室颤，难以复跳。②心脏复跳后心电图出现 ST 段下移或抬高，TEE 可见节段性室壁运动异常。我在实施的麻醉中就常见这种现象，甚至可以见到在冠状动脉内多次出现气体），也常使得临床上较少考虑冠状动脉痉挛的因素。前面提到的在阜外医院出现的多例瓣膜性心脏病合并轻度冠状动脉阻塞病变的患者，在完成心脏瓣膜手术，开放升主动脉后，因为顽固性室颤、心脏不能复跳，或者心脏复跳后难以脱离体外循环的病例，临床上多是认为由于心肌保护不好，或心功能不好等原因所致。虽然最后的结局是有的患者在没有采取其他的外科干预（如病变的冠状动脉重建血运或放置 IABP）的情况下恢复；或者在病变的冠状动脉上重建血运后恢复；更有些患者因为判断错误、处理措施不恰当而拖延了时间，最后治疗无效死亡。如果在开放升主动脉后的早期能够考虑到冠状动脉痉挛导致的心肌缺血，及时给予β受体阻滞药（美托洛尔或阿替洛尔）或钙通道阻滞药（地尔硫䓬），则有可能会收到立竿见影的效果。此时，β受体阻滞药和钙通道阻滞药的选择原则和使用剂量：如果灌注压在 70mmHg 以下，则从氧合器注入美托洛尔或阿替洛尔 2 ～ 3mg，可以重复给药；如果灌注压在 70 ～ 80mmHg，则给予地尔硫䓬 2 ～ 3mg；灌注压高于 80mmHg 者，给予地尔硫䓬 3 ～ 5mg，可以重复给药。每次注入β受体阻滞药或钙通道阻滞药后 1 ～ 2 分钟再电击复律，心脏复跳后持续静脉给予硝酸甘油。脱离体外循环前必须要心电图的 ST 段正常，TEE 未见到任何室壁运动异常的现象。该类患者在开放升主动脉后发生的冠状动脉痉挛，最可能的原因为体外循环转流中的应激反应物质和炎性反应物质刺激有斑块病变的冠状动脉，导致这些冠状动脉痉挛而引发了心肌缺血。如果冠状动脉痉挛自行缓解，则患者可以较快恢复，如果冠状动脉痉挛不能缓解，甚至进行性加重，则必然会出现灾难性的后果。另外，对于合并轻度冠状动脉堵塞病变的瓣膜性心脏病患者，如果在开放升主动脉前就给予儿茶酚胺类药物，或心脏复跳困难时给予大量的儿茶酚胺类药物，都有可能会引发或加重冠状动脉痉挛。

停机后在胸骨闭合期间，以及在术后 ICU 也可发生冠状动脉或“桥”血管（尤其是动脉“桥”血管）痉挛。痉挛的原因可能为冠状动脉内存在的动脉粥样硬化斑块导致了内皮功能的障碍，在某些因素如疼痛、应激反应和（或）炎症反应物质的刺激下，血管发生了痉挛。正常情况下，内皮细胞释放出内源性舒张因子，以维持正常的内源性血管舒张。但是，手术所致的创伤刺激，术中所给予的儿茶酚胺类药物，肝素和鱼精蛋白的相互作用，血小板在体外循环转流中的激活，体外循环的创伤或过敏反应等因素都可释放出血栓素，引发冠状动脉收缩和痉挛。因此，术者在测定“桥”的流量时，常会往“桥”内注入血管解痉的药物。解痉药物注入后，“桥”的流量常会大幅度的增加，这就说明“桥”血管出现了痉挛。自阜外医院麻醉科在临床上使用尼卡地平后，外科就一直使用尼卡地平来缓解“桥”血管的痉挛。患者在术后给予的钙剂、血管收缩药物、术后疼痛、气管吸引等刺激，都可增加冠状动脉的张力，以及血栓素的释放，术中和术后停用了术前使用的β受体阻滞药或钙通道阻滞药，也无疑会增加冠状动脉和移植血管痉挛的风险。如果搭桥采用了桡动脉，移植血管痉挛的风险更大。因此，停机以后及术后突然出现的血流动力学波动，应该考虑到冠状动脉收缩或痉挛的因素。预防和处理的措施除加强血流动力学和心肌缺血的监测外，钙通道阻滞药和β受体阻滞药有良好的预防和治疗作用，硝酸酯类药物也有一定的治疗作用。

（2）由于贫血导致的心肌缺血：多见于大失血的患者。至于血红蛋白低至多少可引发心肌缺血可能与患者本身的状况有关，难以有统一的标准。我曾在20世纪90年代初期管理过一例大血管手术患者的麻醉。由于当时人工血管的质量差，移植后广泛渗血，血红蛋白降至15g/L（即每100ml血液含血红蛋白1.5g），而循环仍能维持，心电图上ST段的缺血性改变并不明显。一般来说，同为相同的低血红蛋白水平，急性贫血较慢性贫血的患者更易出现心肌缺血，原因可能为慢性贫血的患者，其贫血过程是缓慢发生的，机体在贫血的进程中已经产生了各种代偿和适应能力（如冠状动脉扩张、血管阻力下降、氧合血红蛋白解离曲线右移等）。

（3）低 $PaCO_2$、氧合血红蛋白解离曲线左移等引起的心肌缺血：低 $PaCO_2$ 可能是心肌缺血的诱发因素，原因可能为低 $PaCO_2$ 增加了冠状动脉的张力，甚至诱发了冠状动脉痉挛。临床上所有导致氧合血红蛋白解离曲线左移的因素都可能是心肌缺血的原因，因为氧合血红蛋白解离曲线左移使得心肌细胞难以摄取氧。这些因素导致的心肌缺血，虽然处理起来相对简单，但是由于这些因素导致的心肌缺血并不常见，或者说临床上对此认识不够，一般情况下，难以想到这些问题。如果这些因素混杂在其他导致心肌缺血的因素之中，则可能更难识别。因此，在分析和处理心肌缺血时必须注意到上述问题。

如同心律失常对血流动力学的影响一样，心肌缺血常导致血流动力学不稳定，而血流动力学不稳定时又常给予儿茶酚胺类药物。儿茶酚胺类药物在增强心肌收缩力、升高血压的同时常会加重心肌缺血，因此，就这一点来说，也必须高度重视儿茶酚胺的心脏毒性。

（4）心脏高负荷引起的心肌缺血：在讨论心肌缺血的诱因时，或者会诊和处理心肌缺血的患者时，很少有人会提出心脏高负荷这一问题。这是因为心脏高负荷是一个难以界定的话题，何为心脏高负荷？心脏高负荷的标准又是什么？这些问题似乎很难回答，如下述病例。

患者，男性，67岁，体重73kg，因为患有先天性主动脉瓣狭窄和冠状动脉三支病变于2018年9月10日在体外循环下行主动脉瓣置换术和冠状动脉旁路移植术。术前患者的左心室舒张期末内径为 56mm、左心室 EF 65%，病房记录的心率 78 次 / 分、血压 135/73mmHg。术前 12 导联心电图检查见 T 波倒置，各导联的 ST 段均下移。患者于术晨 06：00 口服咪达唑仑 15mg、美托洛尔 12.5mg，手术室护士到病房接运患者时（07：30）肌内注射吗啡 10mg。患者入手术室后呈嗜睡状，桡动脉血压 142/47mmHg，窦性心律，心率 47 次 / 分，心电图肢体导联和胸前导联上 T 波均倒置，ST 段压低，最低为 −1.7mV（Philips 云 7 监护仪）。麻醉诱导后收缩压降至并维持在 100mmHg 左右，心率减慢并稳定在 43 次 / 分，心电图的各导联上的 T 波均恢复了正常，ST 段压低的现象消失，稳定在 0.00 ～ 0.07mV。颈内静脉穿刺置管后，CVP 仅 5mmHg。静脉注射肝素 400U/kg 后，收缩压曾经降低至 82mmHg，但是心电图上的 T 波和 ST 段并无变化，仍然稳定在 0.00 ～ 0.07mV。

该例患者进入手术室后已处于嗜睡状态，也不存在导致心肌缺血的血流动力学因素（心率 47 次 / 分、MAP 79mmHg，MAP/HR 高达 1.8），但心电图上仍有明显的缺血性改变。麻醉后，患者在血压下降（收缩压由 142mmHg 降低至 100mmHg 左右），心率无明显变化（心率 47 次 / 分减慢至 43 次 / 分）的情况下，心电图上倒置的 T 波和压低的 ST 段能恢复正常，说明在麻醉前患者心电图上的心肌缺血改变与心脏的负荷较重，也可称为心脏的作功较多，氧需要量较大，心肌氧的供需失衡有关。而麻醉后，由于患者的心脏负荷相应减轻（收缩压下降），心脏作功减少，氧需要量下降，心肌氧的供需重新获得了平衡，因此，患者的心肌缺血得以缓解，原来心电图上倒置的 T 波和压低的 ST 段回至正常的基线水平。联想到心脏移植或 LVAD 的患者，麻醉后的血流动力学好于麻醉前，很有可能与麻醉抑制了机体的应激反应，患者的代谢和氧的需要量下降有关。虽然心脏移植或 LVAD 的患者与此例患者在麻醉后的反应有很大的差异，但是在减弱机体的应激、降低代谢、减少对氧的需要量，可以改善患者的全身状况，减轻心肌缺血的道理应该是相同的。由此也可以推想：不考虑其他因素，一味地强调提升血压可以改善心肌缺血的理念并不一定科学，靠升压药物来增加心肌的血液供应，进而改善心肌缺血的理念和做法有可能会适得其反。

什么情况下的心肌缺血可以判断为与心脏负荷过重有关？减轻心脏的负荷是否可以改善心肌缺血？这些问题和前面所说的“何为心脏高负荷？心脏高负荷的标准是什么”的意思相同。此处所说的“心脏高负荷”并不是指心脏较高的前负荷。虽然心脏的前负荷升高也属于“心脏高负荷”的范畴之内，但是“心脏高负荷”并不等同于心脏高的前负荷，即心脏的容量负荷过重。临床上，由于容量过负荷的现象已极为少见，因此，很少会出现心脏的前负荷过高的情况。

如果要确立心肌缺血与心脏的负荷过重有关，首先要排除当时的血流动力学状况是否会导致心肌缺血，即MAP/HR是否小于1？收缩压是否在90mmHg以下？心肌的灌注压是否低于55mmHg？心率是否快于70次/分（此处是指心脏的病变被纠正前的心率，如冠状动脉的血运重建前、主动脉瓣狭窄在瓣膜置换前等）？如果心肌缺血与上述血流动力学的因素有关，那么，心肌缺血的原因可以归咎为血流动力学的因素，否则，心肌缺血则与血流动力学的因素关系不大。此时，可以尝试减少心脏负荷，如控制容量以降低CVP或PAWP，降低血压以减轻心脏的压力负荷（此为降低心脏负荷最常用、最为有效的措施，但是在降低血压的同时心率不能增快。而实际在临床上，如果血压下降是因为机体代谢降低，氧的需要量减少的缘故，心率也会随着血压的下降而减慢）后，心肌缺血得以改善，则可以把心肌缺血的原因归为心脏高负荷所致。另外，如果在分析不出心肌缺血的原因时，如无明显的非血流动力学因素，血流动力学也基本符合上述的标准时，有些医生可能会以提升血压来缓解心肌缺血。如果提升了血压心肌缺血并未缓解，甚至出现了加重的情况，此时就应该考虑到心肌缺血有可能是因为心脏高负荷所致。心脏高负荷引起的心肌缺血，升高血压不仅不能缓解，反而可能会加重。因此，在临床上，心脏高负荷引起的心肌缺血并非都是前负荷高、血压高和（或）心率偏快的患者。前面所介绍的那例患者，进入手术室后，心率47次/分，血压142/47mmHg，麻醉后的CVP 5mmHg，这些指标都在目前临床上认可的范围内，但是，患者的心电图上仍然出现了心肌缺血的表现，由此可见，心脏高负荷引起心肌缺血的诊断并非易事。可能有人会提出，这位患者进入手术室后心电图上的T波倒置和ST段压低并非是心肌缺血所致，可能是心电图上的伪差或干扰。但是在麻醉诱导后，心电图上T波恢复，ST段回到正常的基线水平就难以用伪差或干扰解释了。另外，在分析和处理心肌缺血时，当然也要把心脏高负荷引起的心肌缺血与冠状动脉痉挛、贫血、氧合血红蛋白解离曲线左移等因素导致的心肌缺血区分开来，所幸的是，在这种情况下，这些因素是容易区别的。

第十一章 心血管手术中的循环和呼吸管理

呼吸和循环问题是麻醉医生在临床上最为关注的问题，也是每位心外科团队成员谈论最多，最有共同语言的话题。呼吸和循环对手术患者安全的重要性，尤其是循环的重要性，可以这样评论：有了循环（意思是循环稳定）就可能有了一切，没有了循环，就必然失去了一切（指死亡）。没有大脑，还可以成为植物人，没有了循环，就没有了生命。麻醉和手术的并发症，尤其是心血管麻醉和心血管外科术后的并发症，虽然原因复杂多样，但是最终都离不开循环的问题。另外，呼吸和循环密切相关，两者之间相互影响。由于目前临床医学的进步，呼吸和循环功能的监测和处理远较中枢神经系统完善，因此，麻醉医生对呼吸和循环的管理也日趋成熟。但是，即便是临床医学高度发展的今天，呼吸和循环，尤其是循环，仍然是心血管手术患者术中安全和术后康复的首要问题。

第一节 如何看待各类心血管疾病患者的心功能

术前对各类心血管疾病患者的心功能的评估，大量的专著和文献都有详尽的叙述。另外，在本书中的一些章节也涉及了心功能的问题，但是并没有对各种心血管疾病患者的心功能进行逐一分析。本章并不全面分析和讨论各类心血管疾病患者的心功能，只是提及我对各类心血管疾病患者的心功能评估的认识和体会。

一、冠心病

冠心病患者如未发生过心肌梗死，心功能通常正常，即使发生过小面积的心肌梗死，心功能也可能正常，表现为 EF 在正常范围，超声心动图见心脏收缩功能正常，左心室舒张期末压不高，左心室舒张期末内径在正常范围，左心室并不扩大。患者的日常活动量在无心绞痛发作时，较少受到影响，与正常人相比，差异并不明显。因此，如果能预防心肌缺血的发生，该类患者不管是接受心脏手术还是非心脏手术都能够很好地耐受，临床上不存在因为患有冠心病、心功能难以耐受麻醉和手术的问题。对该类患者，给予任何的正性肌力药物对心脏都是有害的。

决定冠心病患者麻醉和手术风险的因素除病变本身外，也与手术方式和心外科管理团队的水平密切相关，这在之前的章节中已有讨论。对冠状动脉旁路移植术不同的手术方式的风险而言，很难用简单的几句话来评论是非体外循环下手术的风险大还是在体外循环下手术的风险大。虽然有大量的文献资料来对比两种手术方式的风险和并发症的发生率，但是，每个医疗中心都会有各自的特点和对手术风险及并发症的认识，并非等同于文献上的报道。仅就非体外循环下冠状动脉旁路移植术能否减少并发症的发生而言，也不是几句话就能说明的问题，这将在以后的章节中详细讨论。从阜外医院每年近 4000 例冠状动脉旁路移植术的情况来说，非体外循环下冠状动脉旁路移植术的术后 30 天的死亡率和并发症的发生率并不低于在体外循环下的冠状动脉旁路移植术。两种手术方式的死亡率和并发症的发生率在统计学上没有明显差异的原因虽然与阜外医院很低的死亡率（冠状动脉旁路移植术术后 30 天的死亡率近些年一直在 0.3% 左右）有关外，也说明了非体外循环下的冠状动脉旁路移植术的手术模式在降低死亡率和并发症的发生率方面未见优势。

众多的文献报道了在冠状动脉旁路移植术的术中和术后给予正性肌力药物来支持循环的经验，如非体外循环下冠状动脉旁路移植术在冠状动脉血运重建前持续给予多巴胺有助于稳定冠状动脉搭桥期间的血流动力学等的报道。但对冠心病患者的心功能而言，除了多次心肌梗死、左心室明显扩大（可能已有缺血性心肌病的改变）、EF 低于 40%、活动量明显低下的患者可能需要正性肌力药物支持循环外，一般并不需要正性肌力药物来增强心脏功能，原因已在相关章节中讨论。从阜外医院冠状动脉旁路移植术住院期间死亡的病例来看，多数不是病情严重、心功能差、EF 低下的患者，而是那些在术中较早地给予了正性肌力药物的患者。而且这些患者由于正性肌力药物的使用，病情越来越复杂，以至于药物所用的剂量越来越大，种类越来越多，临到患者死亡的时候，几乎是把所有能用的药物都应用了。提出这些问题的目的并非是指责正性肌力药物的使用，而是指出不能把患者的安危寄托在正性肌力药物上。那种给予正性肌力药物总比不给安全，以及给予正性肌力药物心中踏实的想法和做法对患者绝无任何益处。冠心病患者给予正性肌力药物绝不应该为主动行为，而是应该把正性肌力药物作为迫不得已的治疗手段。那种给予正性肌力药物比不给正性肌力药物安全的想法恰恰是增加死亡率和并发症，延长住院时间，增多医疗花费的重要原因。另外，从本书中介绍的一组冠状动脉旁路移植术加大网膜覆盖术的病例来看，冠心病患者在麻醉和术中需要正性肌力药物的概率应该是很低很低的。

由于心脏扩大的患者心肌的氧耗量明显增加，因此，应该注意减轻这些患者的心脏负荷，以降低心脏的氧耗。至于射血分数低下的冠心病患者是否容易发生低血压，这在前面的章节中已经反复讨论。由于在麻醉诱导中发生低血压的主要原因是因为血管张力的下降，因此，小心谨慎的麻醉诱导，努力避免使用扩血管作用较强的麻醉药物是预防麻醉诱导期发生低血压的关键。

关于冠心病患者心脏功能的好坏与心绞痛之间的关系，以及心绞痛的发作与冠状动脉狭窄的程度之间的关系，并非心脏功能受损的患者都易于出现心绞痛，也并非冠状动脉狭窄严重、病变范围广泛的患者容易发生心绞痛。由于施行冠状动脉旁路移植术患者的病变血管都是高度狭窄，而且也不适于内科介入治疗，因此在血管病变的程度上并无很大的区别，区别较大的是血管病变的范围。有些麻醉医生常会认为，冠状动脉病变广泛的患者易于发生心绞痛，冠状动脉的病变越广泛，麻醉的风险就越大。而实际在临床上，越是心功能差的患者，心绞痛的症状可能越不明显，尤其是合并有糖尿病的患者。心功能受损的冠心病患者，通常都有多次心肌梗死的病史，心肌的缺血性重构较为严重。这些患者平时的日常活动量较小,临床上的症状并不一定是表现为心绞痛的发作，而主要是心功能不全的症状。而那些心功能完好的患者，由于活动量并未受到影响，在机体的氧耗量增加的时候，则易于出现心绞痛。至于冠状动脉狭窄的范围与麻醉风险的关系，并非是病变范围广泛（如冠状动脉多支病变）的患者麻醉风险就高，病变范围局限（如单支病变）的患者麻醉就无多大风险。因此，冠心病患者心脏功能的好坏与心绞痛的发作之间并无明确的相互关系，而且心绞痛的发作与冠状动脉狭窄的范围和程度之间的关系也不明确，在评价冠心病患者心脏功能的好坏与心绞痛之间的关系，以及冠状动脉病变的范围与阻塞的程度之间的关系时，应该个体化。而更多的时候通常是心绞痛的发作与心脏功能的好坏反而呈现相反的关系，即心脏功能好的患者反而容易出现心绞痛，而心脏功能差、心脏扩大的患者心绞痛的症状却不明显。其原因虽然复杂，但与心脏功能好的患者的心肌氧耗量大不无关系。虽然很多的专业书刊上对于冠状动脉的病变范围、冠状动脉病变的程度与麻醉风险的关系表述为冠状动脉的病变范围广泛、病变程度严重的患者的麻醉风险高，而病变范围局限、病变程度轻的患者麻醉风险低，但是在临床上，却并非如此。从阜外医院每年 1 万多例的心血管外科手术来看，住院死亡或有严重并发症的患者，并非都是病变广泛、心脏功能差的患者。

至于冠状动脉的病变程度与心绞痛之间的关系，我曾在 2003 年北京暴发"非典型性肺炎"前遇到一位冠心病患者。他在一次感冒时接受了冠状动脉的超高速 CT 检查，CT 检查见冠状动脉有阻塞性病变。之后经冠状动脉造影证实冠状动脉的左主干、前降支、回旋支及右冠状动脉都有广泛性严重狭窄，必须施行冠状动脉旁路移植术，但患者从无心绞痛的症状，因而从思想上难以接受自己患有严重的冠心病这一诊断。因此，麻醉医生在术前访视患者时，不能仅从心绞痛的发作是否频繁来简单地判断心肌缺血是否严重。另外，前面已经提到，糖尿病的患者，即使心肌缺血非常严重，也未必出现心绞痛的症状。术前访视时对于患者心肌缺血，尤其是心绞痛阈值的判断，请见冠状动脉旁路移植术的麻醉及其他章节。

本书中的第五章第二节麻醉风险因素的评估中，已经简单地讨论了冠心病患者术前的活动量与麻醉风险之间的关系。术前访视患者时，必须要详细了解、检查患者的活动量与心绞痛发作之间的关系，以及活动量与心率增快、血压变化（升高还是降低，以及升高或者降低的程度）之间的关系。活动量大的患者，只能说明对麻醉药物的耐受性较好，控制性循环中所需要的药量较大，并且需要 β 受体阻滞药和钙通道阻滞药的概率较高、药物剂量较大而已，并不能简单地认为患者的麻醉风险不大而放松了对麻醉的管理。至于这类患者术后的长期预后可能较好，那是另外的问题，并不能说明与患者的麻醉风险有直接的关系，即预后好的患者并非没有麻醉风险，这一点可能不同于传统的观点和目前所流行的看法。

二、瓣膜性心脏病

瓣膜性心脏病患者的病程通常长于冠心病患者，一些患者可有多次的住院治疗史，这在风湿性心脏病患者中很常见。因此，瓣膜性心脏病患者，尤其是风湿性心脏病患者的日常活动量要明显低于一般的冠心病患者，心率（心室率）要快于冠心病患者，血压也要低于冠心病患者。如果瓣膜性心脏病患者术前长期服用洋地黄和利尿药，说明患有慢性心功能不全。另外，术前患有房性心律失常（频发房性期前收缩、心房扑动或房颤）的患者也常服用洋地黄、利尿药和（或）抗心律失常药物。对瓣膜性心脏病患者的 LVEF 而言，一般说来，心脏瓣膜狭窄的患者，术前的 EF 低于心脏瓣膜关闭不全的患者，这与心脏瓣膜狭窄患者左心室的舒张顺应性降低有关，也与心脏瓣膜关闭不全患者的血液反流所导致的 LVEF 偏高有关。如果心脏瓣膜关闭不全患者的 LVEF 低于 50%，说明已有心功能不全；LVEF 低于 40%，则说明心功能已明显受损。由于心脏瓣膜关闭不全患者的左心室腔可明显扩大，须警惕有突发恶性心血管事件（多为恶性心律失常），甚至死亡的危险，这在前面的章节中已经提及。阜外医院曾有数例左心室扩大的主动脉瓣关闭不全的患者，麻醉和术中的经过非常平顺，术后在 ICU 观察期间也无明显异常情况，但是回到普通病房后却突发死亡。由于心脏瓣膜关闭不全患者的左心室腔明显扩大，麻醉、术中和术后可能需要正性肌力药物辅助循环，这在之前的章节中已经提及。

术前访视患者时，须亲自检查（听诊患者的心率、心律，计数患者的脉搏等）患者心率（心室率）的快慢。因为术前瓣膜性心脏病患者心率（心室率）的快慢对麻醉的风险和术中血流动力学的稳定具有重要意义。术前心率（心室率）较快的患者，即快于 90 次 / 分以上者，即便是心脏瓣膜关闭不全的患者（有些专业书刊，如阜外医院麻醉科在 21 世纪初期集体编写的《临床心血管麻醉实践》一书中，就建议心脏瓣膜关闭不全的患者心率或者是心室率要在 90 次 / 分以上）麻醉的风险也较大，术中血流动力学的维持则具有挑战性。如果患者的心率快于 90 次 / 分的同时，血压处于偏低水平，即收缩压低于或在 100mmHg 左右者，不仅麻醉诱导期的血压难以维持，而且术中也难以维持稳定的血流动力学。在一般的情况下，心率（心室率）快于 90 次 / 分、收缩压维持在 100mmHg 左右的患者，通常 LVEF 较低、心功能也较差。需要注意的是，即使患者的 LVEF 在 50% 以上，但处于上述水平的心率（心室率）和血压的患者，同样意味着麻醉的风险较大。处于上述状况的患者，通常平时很少活动，身体的体质也较差。

前面的多个章节都已经讨论了瓣膜性心脏病患者在麻醉、术中和术后血流动力学不稳定的风险因素。对于二尖瓣狭窄的患者，术前访视时必须注意患者左心腔的大小。由于二尖瓣狭窄，左心室长期处于充盈不足的状态，左心室腔偏小，有些患者的左心室舒张期末内径甚至还不到 40mm。左心室腔偏小的患者，由于每搏输出量减少，麻醉诱导期易于发生低血压。如果这类患者的心室率增快（二尖瓣狭窄患者常有房颤），麻醉诱导的风险则更大。

主动脉瓣狭窄患者的心室壁多有肥厚，肥厚的心肌常有缺血性改变。如果患者术前伴有室性心律失常，则提示有心肌缺血，如果患者频发心绞痛，则说明心肌缺血严重。术前频发室性期前收缩或心绞痛的患者，心率通常偏快，一般心率大都在 90 次 / 分以上。但是，有些患者的心率即使在 80 次 / 分左右，也可出现室性心律失常或心绞痛，因此，术前访视时，必须注意检查患者的心率。从另一角度说，如果患者有室性心律失常或心绞痛的症状，则应该评估它们与心率之间的关系，同时也应该关注术前的药物治疗，检查术前是否给予 β 受体阻滞药及对 β 受体阻滞药治疗的反应。临床实践已证实，那些在术前频发室性心律失常和（或）心绞痛的主动脉瓣狭窄患者，绝大多数是在术前未给予β受体阻滞药治疗，或者β受体阻滞药的用量不够，药物的选择不恰当，前面所介绍的那位在北京医院和中国人民解放军总医院治疗的女性患者就是这种情况。另外，对于主动脉瓣狭窄的患者，麻醉和术中任何增加心肌氧耗的因素都是有害的，必须在保证心肌氧供的前提下，最大限度地降低心肌氧耗，从这一点上说，控制患者的心率也是非常重要的。另外，主动脉瓣狭窄的患者对窦性心律的依赖性极强，一旦变为异位心律，则丧失了心房收缩对心室的充盈作用，血流动力学将难以维持。因此，必须充分重视主动脉瓣狭窄患者的心律，麻醉、术中和术后维持好窦性心律，这在前面的章节中也已经提及。

心脏瓣膜关闭不全患者的左心室腔常明显扩大，尤其是主动脉瓣关闭不全的患者，左心室舒张期末内径达 80mm 以上者并非少见，这在以上的章节中已经提及。对于这类患者，也应该检查术前的心率，以及活动状态下心率的变化。如果患者平时的心率在 90 次 / 分左右，提示患者的心功能较差和（或）体质较弱。如果患者静息状态下的心率在 70 次 / 分左右，而轻微的活动心率即明显增快，也提示患者的体质较弱，心脏的储备功能较差。由于上述患者对麻醉和手术的耐受性较差，风险较大，麻醉和术中的每项处理措施都要小心谨慎。

前面的相关章节已经讨论，由于主动脉瓣关闭不全的患者左心室扩大，每搏输出量较多，麻醉诱导中如果不发生明显的血管扩张，麻醉诱导期一般不会出现严重的低血压。但是，一旦发生了严重的低血压，则可能会带来灾难性的后果，即该类患者对低血压的耐受性很差。主动脉瓣关闭不全患者的另一危险为心律失常，是该类患者突然猝死的最常见原因，这在前面的相关章节中已经讨论。

相当部分的瓣膜性心脏病患者术前合并有肺动脉高压，这常见于二尖瓣病变，尤其是以二尖瓣狭窄为主要病变的患者。正如本书中前面的章节所提到的那样，合并肺动脉高压虽然不是瓣膜手术的禁忌证，但肺动脉高压却是影响患者预后的重要因素，并且明显增加了麻醉和手术的风险，而且风险的大小与肺动脉压力升高的程度相关，因此，必须关注瓣膜性心脏病患者术前是否合并有肺动脉高压。对于合并肺动脉高压的患者，体外循环转流前并非是要设法如何来降低肺动脉压力，而是要努力避免恶化肺动脉高压的因素，其中就包括术前消除患者的紧张和恐惧心理，麻醉和术中以控制性循环的理念来管理患者。如果能够避免患者在麻醉诱导和维持中不出现明显的应激反应，患者的肺动脉压力自然就会较术前有明显下降，这对合并肺动脉高压的患者施行非心脏手术更为重要。因而，恰当而科学的麻醉前用药对合并肺动脉高压的患者非常重要。

心脏病患者施行心脏手术的麻醉风险大还是施行非心脏手术的麻醉风险

大，这需要要从两方面考虑：①心脏手术可能根除或缓解了心脏的病变，这有利于患者术后的康复，此点优于非心脏手术；②非心脏手术的手术部位远离心脏的位置，术中不可能对心脏本身有任何牵拉，也不存在心脏停搏、体外循环转流等对心脏和全身的伤害，对脏器的灌注及对血流动力学的影响较轻，术中也不可能出现心血管手术时常有的干扰血流动力学稳定的手术操作，这些都明显优于心脏手术。但是，由于心脏本身的病变没有得到任何缓解，手术创伤和术后疼痛等因素都必然要增加心脏的负担，加重对原有的心脏病变的损害。因此，简单地说，心脏病患者施行非心脏手术的麻醉风险大于或小于心脏手术是不全面的。但是，如果全面掌握了心血管手术的麻醉技术，管理心脏病患者施行非心脏手术的麻醉时自然就会得心应手。凡是在综合医院工作，而到阜外医院进修过麻醉的同道都有这种切身体会就很好地说明了这一点。另外，心脏病患者施行非心脏手术时的心脏功能和全身状况一般要好于施行心脏手术的患者，难以见到如施行心血管手术那样心脏功能严重低下的患者。

在心血管外科领域，很少有患者因为心脏功能差、不能耐受麻醉而不能施行手术的。心血管外科领域不宜手术的原因，基本上都是因为手术对患者的生存或生活质量无任何帮助。现行的经皮主动脉瓣置换术（TAVR）并不完全是因为患者高龄、心脏功能差、全身状况差、不能难受麻醉而改用的治疗方式，多数是由于患者难以耐受手术的打击，术后易出现各种致命的并发症。况且，TAVR 手术仍然是要在麻醉下进行。因此，在心血管外科领域，应该不存在因麻醉风险问题而不能施行手术的情况，简单说就是在心血管外科领域，麻醉无禁忌。

三、先天性心脏病

一般来说，先天性心脏病患者的心脏功能基本上都可以耐受麻醉和手术，除需要明确诊断外，术前准备相对简单。此部分内容仅讨论成年人先天性心脏病的术前心脏功能评估，不讨论小儿先天性心脏病的相关问题。

左向右分流的先天性心脏病患者到成年期，麻醉的风险主要表现在肺循环方面，即肺动脉压力的高低。如果患者的日常活动量受限，一般并非是心脏功能低下，而是由于肺动脉压力升高的缘故。有些患者可出现双向分流，甚至可出现以右向左为主的分流。疾病发展到这种程度，患者通常会出现发绀，甚至可出现下肢水肿，脏器淤血等右心功能不全的症状和体征，此时，患者已经失去了手术矫正心脏畸形的机会。如果患者出现了明显的右心功能不全甚至右心衰竭的症状和体征，提示疾病已发展到晚期，此时，患者接受较大的非心脏手术的可能性就很少见了。

紫绀型先天性心脏病患者常患有复杂的心血管畸形，如果患者能够生存到成年，一般已到疾病的晚期，脏器功能和血液系统由于长期遭受缺氧的打击必然受到损害，接受较大的非心脏手术的机会则很是少见。

左向右分流的先天性心脏病患者到了成年期，不管是施行心脏手术还是非心脏手术，如同合并肺动脉高压的瓣膜性心脏病患者一样，避免恶化肺动脉高压的所有因素应该成为麻醉的重中之重，这就需要避免术前紧张和心率增快。如果术前给予适量的镇静药或安定药，对消除患者的紧张和恐惧情绪则很有帮助。如果同时给予适量的地尔硫䓬，可能会有一定的避免甚至缓解肺动脉压力升高的作用。新的特异性抗肺动脉高压的药物——波生坦等的问世，扩大了肺动脉高压患者的手术适应证，有可能使得原来不能够矫治或矫治后难以生存的心脏畸形得到治疗。对于该类患者，术前如果能够给予波生坦治疗，则有可能降低麻醉和手术的风险，但这方面的临床经验较少。

四、终末期心脏病

从终末期心脏病的名称来看，患者的心脏已无任何储备功能，处于濒死状态，可能只有心脏移植手术才是挽救患者生命的唯一治疗措施。从多年争论不休的麻醉禁忌证来分析，阜外医院每年大量的心脏移植病例的麻醉也说明了在心血管外科领域无麻醉的禁忌证，而只有手术的禁忌证。

终末期心脏病患者虽然病情危重，心脏无储备功能，但并不意味着麻醉和术中一定会出现恶性心血管事件。从我所经历的心脏移植的病例来看，麻醉诱导过程中从未出现过临床上不能接受的低血压的现象，因此，也未曾在麻醉诱导期给予正性肌力药物或血管升压药物来提升血压。反而是在麻醉后，由于心脏前后负荷的变化趋于符合患者的需要，血流动力学却通常明显好于术前，如术前存在的心律失常消失，CVP（RAP）和肺动脉压力下降，桡动脉压力高于术前等。胡盛寿院士曾以玩笑的口吻说："这就是麻醉的治疗作用。"因此，以患者的心脏功能（阜外医院心脏移植的患者术前的心功能大都在 NYHA 分级Ⅳ级）、EF 的高低（EF 都在 25% 以下）、术前活动量的大小（基本上无活动量）来简单地判断患者是否能够耐受麻醉和手术，则明显具有一定的局限性。

心脏移植的患者，不管术前患何种疾病，疾病进展到终末期通常都存在有肺动脉高压。肺动脉压力升高的程度不仅与麻醉和手术的风险相关，也直接影响患者移植后的预后。因此，在心脏无任何储备功能的情况下，肺动脉压力升高的程度则为麻醉所关注的最重要问题。

心脏移植患者在术前通常接受了多种血管活性药物的治疗，是在原有的血管活性药物的治疗下进行麻醉诱导，还是停用血管活性药物后再行麻醉诱导，这是一个复杂并难以说清楚的问题，不能一概而论，此问题将在之后的章节中讨论。

由于心脏移植的患者已经到了疾病的终末期（有些患者在住院期间因为等待供体而死亡），除了心脏近已完全丧失功能外，其他各脏器功能也严重受损。因此，麻醉和术中除了努力维护患者的循环稳定外，也要尽量避免加重其他脏器的损害。

第二节　循 环 管 理

心血管麻醉和外科手术中的循环管理虽然涉及很多的方面，但是，药物对循环的影响无疑是一个重要的因素，因此在临床上，似乎很多医疗中心和心血管外科团队认为心血管外科手术与正性肌力药物或血管升压药物为“夫妻”关系，换句话说，即心血管手术对正性肌力药物或血管升压药物有依赖关系，或者也可以说，只要施行心血管手术，就离不开正性肌力药物或血管升压药物。即使在阜外医院外科系统，虽然正性肌力药物和血管升压药物使用的概率和剂量与文献报道相比，都要低得多，但是，绝大多数的外科团队成员还是存在着不同程度的给予正性肌力药物总比不给正性肌力药物安全的思想，尤其是在术后ICU，这种观念表现得更为明显。阜外医院麻醉学中心在2019年7月17日（周三）早上的业务学习中，针对心脏功能较差并施行了David手术的一位术后患者的麻醉处理进行了讨论，会后一位同事告诉我说，科室领导和高年资医生的意见是对心脏功能较差的患者，麻醉诱导前就应该预防性地应用正性肌力药物。可见，在心血管外科团队中，依赖正性肌力药物的观念是多么强烈。试问，患者在术前无任何药物的辅助下，生活得很好，有的患者甚至可以适应一定量的体力负荷，为何麻醉和手术中就一定需要药物来支持循环呢？况且，手术治疗了原有的心脏病变，如堵塞的冠状动脉重建了血运；损害的心脏瓣膜得到了置换或者修复；原来的心脏畸形得到了矫正等，这些都应该有助于患者循环的稳定。仅从这一点上说，术后需要使用正性肌力药物支持循环的患者的概率就应该是很低的。虽然有些患者术前的心脏功能较差，可是除了那些心脏移植或LVAD的患者外，极少会见到术前需要正性肌力药物支持循环的患者，那么为何在麻醉诱导前就一定需要预防性使用正性肌力药物呢？况且，给予正性肌力药物就会避免出现心血管事件吗？对于在术中和术后给予正性肌力药物，可能有学者会说：“麻醉、手术或体外循环的创伤损害了心脏的功能，因此，必须给予正性肌力药物或血管升压药物来辅助、支持循环。”如果按照这一理论，应该是不管哪家医院、谁做手术、谁施行麻醉，正性肌力药物和（或）血管升压药物的使用都应该是一样的。而现实是，临床上正性肌力药物和（或）血管升压药物的使用在不同的医疗中心，甚至在同一个医疗中心的不同的医生，这些药物的使用却有很大的差异。由此看来，多数情况下正性肌力药物和（或）血管升压药物的使用并非是患者的必需，而是医生人为的行为。如果麻醉和心血管外科手术医生对正性肌力药物和（或）血管升压药物形成了依赖关系，这不仅对很多患者会造成伤害（已有研究报道，儿茶酚胺类药物能增加手术的死亡率、恶化患者的远期预后。尽管对这一观点有不同意见，但至少说明了儿茶酚胺类药物的使用并不一定能够改善患者的转归，给予儿茶酚胺类药物不应该是麻醉医生的主动行为），而且可掩盖患者容量不足等必须及时处理的临床问题，这在本书中已多次强调了这一点。临床医生应该认识到，正性肌力药物和（或）血管升压药物的使用可能会与异体血输入一样，使用得越多，并发症就会越多，对患者的损伤就会越大，死亡率就有可能会越高。从阜外医院外科的发展过程来看，在20世纪90年代中期前，心血管外科手术患者在麻醉、术中、术后都普遍使用了正性肌力药物和（或）血管升压药物，但患者的住院时间较长，住院死亡率则较高。虽然患者住院时间长、死亡率较高的原因涉及多个方面，但是正性肌力药物的使用也是一个重要的原因。而到了21世纪后，正性肌力药物和（或）血管升压药物的使用逐渐减少，术后的住院死亡率和并发症的发生率反而明显下降。另外，一位医生如果形成了心血管外科手术与正性肌力药物和（或）血管升压药物为“夫妻”关系的观念，则可能会妨碍了他（她）对患者的心脏储备功能和代偿能力的了解，以及对临床多种情况的判断，这不仅不利于患者在麻醉和术中的安全，不利于患者术后的康复，而且也不利于这位医生的成长和临床技术的提高。

麻醉和心血管外科手术领域中，哪种情况下才应该使用正性肌力药和（或）血管升压药呢？对此，可能会有各种各样的观点和学说，但是从生活常识来看，一位八九十岁的老人慢慢地、艰难地行走在路上，此时如果有人来搀扶的话，老人自会感到走路要轻松很多。但如果是一位青壮年人走在路上，你去搀扶他，他会感到很别扭，很不舒服，甚至会影响到他走路的速度。问题是，要区分心血管手术患者是否需要正性肌力药物和（或）血管升压药物，即哪些患者像八九十岁的老人，哪些像青壮年人并非易事。我认为，需要正性肌力药物和（或）血管升压药物的人群正如社会人口的分布那样，八九十岁的老人必定是少数，而青壮年及其以下的人群则是社会人口的主要组成部分。这样的比喻和想象似乎有点匪夷所思，但心血管手术患者的心脏功能的整体情况的分布就应该像社会人口的分布那样，需要儿茶酚胺类药物或正性肌力药物支持的必定是少数，这一看法明显不同于传统的临床观念，更与目前多种心脏功能的评估方法不相吻合。

一、冠心病

冠心病患者施行手术是否需要正性肌力药物或血管升压药物的支持，这在心脏功能的评估及其他的章节中已有描述。另外，从冠心病患者心绞痛发作的原因看，多数情况下，心绞痛的发作是由于心肌氧的需要量增加的缘故，这在劳力性心绞痛的患者中表现得更为典型。正性肌力药物和（或）血管升压药物都可以增加心肌的氧耗，单从这一点看，冠心病患者施行手术，需要使用正性肌力药物和（或）者血管升压药物的情况应该是寥寥无几，尤其是在冠状动脉的血运重建前，或者是施行非心脏手术者更是如此。

从心血管手术患者需要儿茶酚胺类药物支持的疾病的分布来分析，冠心病患者需要的比例应该是比较低的。如果要把心血管外科手术在麻醉、术中和术后需要儿茶酚胺类药物支持的疾病的顺序进行排列，那么就应该是：终末期心脏病＞瓣膜性心脏病（心脏瓣膜关闭不全＞心脏瓣膜狭窄）＞冠心病＞先天性心脏病（紫绀型＞非紫绀型）＞梗阻性肥厚型心肌病。

众多的学术组织对麻醉、术中和术后使用儿茶酚胺类药物，正性肌力药物，或血管升压药物推出了相关专家共识或临床指南，但是在临床工作中，每位麻醉医生给予这些药物的标准并不相同。如果有 Swan-Ganz 导管和热稀释心排血量的监测，理论上使用正性肌力药物的指征：PAWP（LAP）已达到16mmHg，这意味着容量补充充分，心脏的前负荷已达到临床要求的情况下，MAP 仍低于 70mmHg，收缩压低于 90mmHg，CI 不足 2.2L/（m^2·min），混合静脉血氧饱和度（SvO_2）低于 65%。上述需要给予正性肌力药物的标准，①排除了血管扩张导致的血压下降，因为血管扩张导致的血压下降必然会伴有 CI 增加。②排除了血红蛋白含量下降导致的 SvO_2 低下，因为贫血患者的 CI 也会明显增加。但是，这一给予正性肌力药物的指征中未涉及心率的因素，而较快的心率与缓慢的心率相比，对 CI 的影响很大。例如，心率 80 次 / 分和心率 40 次 / 分相比，在每搏输出量（SV）不变的情况下，心率 80 次 / 分时的 CI 有可能较心率 40 次 / 分时增加一倍。当然，这仅仅是假设，因为在心率较快的情况下，SV 肯定要较心率慢时有所减少。但是在一定的心率范围内，适度的增快心率，CO 和 CI 肯定要明显增加，混合静脉血氧饱和度也可能会随之升高。因此，在某些情况下，为了增加 CO 和 CI、升高血压，可以适度地提升心率。但是应该注意到，由于 CO 或 CI 的增加是因为心率增快，而心率增快的本身要增加心肌的氧耗量，因而患者冠状静脉窦的氧饱和度却不一定升高。另外，临床上也不会在容量充足，心脏的前负荷较高，而血压、CI 和混合静脉血氧饱和度仍然较低的情况下，出现心率缓慢的现象，因为心功能不全的患者，如果没有药物的干预，心率都是处于代偿性的偏快状态。因此，给予正性肌力药物时应全面考虑，包括容量、血红蛋白含量、血管张力和心率等。如果这些指标都已经达到了目前所认识的理想范围后，仍然血压低、心排血量低、混合静脉血氧饱和度低时，再考虑给予正性肌力药物。从上述给予正性肌力药物的指征来看，并不涉及患者的 EF、心脏功能状况和冠状动脉的病变情况及心脏的大小等。那种所谓以患者病情的轻重、心脏功能的好坏来决定是否给予正性肌力药物的观点是非常模糊而难以操作的。例如，EF 要低至多少，心脏功能要损害到何种程度，何种程度的冠状动脉病变及心脏要扩大到多少给予正性肌力药物，这些问题是难以用语言表达的。从上述给予正性肌力药物的指征来看，也再次说明冠状动脉旁路移植术的患者需要药物辅助循环的比例应该是非常少的。21 世纪，即 2000 年后，我所实施的冠心病的麻醉，术中几乎没有使用过正性肌力药物，即使 EF 在 30% 左右，甚至更低的患者，也很少使用正性肌力药物来维持循环，这在冠状动脉旁路移植术加大网膜包埋术一组病例中可清晰地看到。至于患者回到术后 ICU 后的管理，是否给予正性肌力药物，就不在自己能决定的范围之内了。

冠心病患者术前多为窦性心律，如术前为房颤心律，部分患者可能会合并有瓣膜性心脏病变。术前为窦性心律者，术中和术后维持窦性心律对血流动力学的稳定非常重要，这在相关章节中已进行了讨论。

由于心肌的氧耗量与室壁张力密切相关，扩大的心脏的氧耗量明显增加，因此，冠心病患者的容量不能过负荷。虽然在上述应用正性肌力药物的指征中设立 PAWP 为 16mmHg，但这一标准可能已达极限，临床上一般不会把容量补充到 PAWP 高至 16mmHg，除非患有巨大室壁瘤的患者。因为这类患者在室壁瘤切除后，一方面因为左心室腔明显缩小，不得不靠较高压力的前负荷来维持心排血量；另一方面，此时较高的心脏前负荷压力数值并不意味着容量过负荷，这在相关的章节中已经提及，并在后面的相关章节还要详尽讨论。

前面的相关章节中已经讨论了心脏病患者在麻醉诱导和麻醉维持中血压下降的最常见原因为血管扩张，因此，在冠状动脉旁路移植术的麻醉中，α 受体兴奋药的使用较为普遍，特别是在非体外循环下冠状动脉旁路移植的手术中。静脉注射少量去氧肾上腺素或甲氧明来收缩血管提升血压，不仅不会增快心率，反而因血压升高，心率会有所减慢。静脉注射微量去甲肾上腺素虽也可以迅速提升血压，但由于该药的β效应，有些患者的心率可能也会增快。

硝酸酯类药物是在冠状动脉旁路移植术中和术后常用的药物，很多医生使用硝酸酯类药物的目的是为了扩张冠状动脉，而实际在临床麻醉中，如果没有出现强烈的应激和刺激，冠状动脉应该是处于扩张状态，即使在强烈的应激状态下，有时冠状动脉也可能以扩张反应来迎合机体的需要。因此，麻醉和术中冠状动脉的张力增高的判断很难成立。如果术中因为某些原因发生了心肌缺血，硝酸酯类药物具有一定的治疗作用。但是，麻醉和术中给予硝酸酯类药物却难以预防冠状动脉痉挛，因此，临床上经常见到，在硝酸酯类药物治疗的过程中仍然发生了冠状动脉痉挛，外科医生向移植血管内注入钙通道阻滞药（在阜外医院，术者向移植血管内注入的是尼卡地平）以解除血管痉挛即可以说明这一点。简言之，硝酸酯类药物对心肌缺血有治疗作用，但是却没有预防心肌缺血的作用。由于体外循环转流中心脏处于静止状态，升主动脉开放，心脏复跳后心室顺应性下降，硝酸酯类药物降低心脏舒张期末压的作用可明显改善心室的顺应性。另外，硝酸酯类药物也可降低肺动脉的压力，这些可能是硝酸酯类药物常用于心脏外科手术中的主要原因。冠状动脉旁路移植术中使用硝酸甘油的临床指征：①轻度的血压升高，幅度未超过“基础值”的20%。此处所说的基础值不是传统意义上的基础血压，而是麻醉医生自己认可的基础血压，这在本书中已多次讨论。② PAWP 或 LAP 高于 16mmHg。此时，不管动脉压力处于何种水平，都是应用硝酸甘油的指征。③ PAWP 波形上 A 波和 V 波＞20mmHg，或 A、V 波高于 PAWP 平均值 5mmHg 以上。肺动脉导管监测时如果出现了这些变化，提示发生了心肌缺血，需要给予硝酸甘油。④心电图上 ST 段的抬高或压低大于1mm,这也是心肌缺血的表现,需要给予硝酸甘油治疗。⑤ TEE 监测见区域性室壁运动异常，这是典型的心肌缺血的表现，需要给予硝酸甘油治疗。⑥急性左心室或右心室功能失常。发生急性左心或右心功能失常时需要硝酸甘油治疗，即使血压处于较低水平，也同样应该给予硝酸甘油，临床上常忽视了这一点，也可能是因为不理解这一点。因为一旦发生了左、右心衰竭，出现了血压下降，很多医生就自然而然地停用了硝酸甘油。⑦冠状动脉痉挛。硝酸甘油能够缓解冠状动脉痉挛，可以单独应用，也可与其他药物，如β受体阻滞药或钙通道阻滞药联合应用。

二、瓣膜性心脏病

临床上，瓣膜性心脏病患者虽然在术前可能有长期服用洋地黄类药物史，但是在体外循环下施行心脏瓣膜置换术时，体外循环转流前较少会给予患者正性肌力药物，而使用正性肌力药物多在开放升主动脉前、后开始，并且持续到术后甚至术后数天。理论上，瓣膜性心脏病患者病程较长，并可能有慢性心功能不全，长期服用洋地黄和利尿药史，麻醉、术中和术后似乎应该给予正性肌力药物来支持循环，尤其是在体外循环转流前，因为此时有病变的瓣膜还未得到治疗，而实际在临床上，转流前却很少给予正性肌力药物，这就对脱离体外循环前后开始给予正性肌力药物的合理性提出了质疑。传统观念上认为，体外循环转流中由于心脏停搏，开放升主动脉后所发生的心肌缺血再灌注损伤，需要给予正性肌力药物来支持循环。如果这一观点成立，那么所有的心脏瓣膜外科手术患者都应该在升主动脉开放后给予正性肌力药物，而实际在临床上却远非如此。因此，任何强调给予正性肌力药物的理念可能都是不科学的，而是人为想象的。临床上的实际情况：对二尖瓣狭窄的患者来说，原来瓣口面积很小的二尖瓣，体外循环后换成了瓣口面积大得多的瓣膜，这就明显增加了左心室的充盈，进而就增加了每搏输出量和每分钟的心输出量，循环应该较易维持。原来狭窄的主动脉瓣膜在体外循环后换成了瓣口面积大得多的瓣膜，左心室排血的前向性血流定会明显增加，停机后和术后的循环应该稳定。同理，二尖瓣和主动脉瓣关闭不全的患者，置换了心脏瓣膜后，消除了心脏在收缩期血液反流入左心房或左心室的现象,前向性血流和有效的每搏输出量也定会显著增加，停机和术后的循环应该平稳。但是在临床上，确有相当比例的患者在停机后和（或）术后对正性肌力药物非常依赖，表现为不给予正性肌力药物难以停机，或在停机后循环难以维持。理论和实践上差异的原因一方面可能与麻醉、手术、体外循环对机体的创伤有关，而更为重要的则是因为人为的因素，这就是与心肌保护（包括广义的心肌保护和主动脉阻断后的心肌保护）、心率（心律）的维护、容量的补充和血管张力的调节等人为管理的因素密切相关。

手术必须麻醉，换瓣手术必须体外循环（TAVR 手术除外），这是目前人力无法改变的。但是，心肌保护、心率和心律的维护、容量的补充和血管的舒缩功能应该都掌握在医生手中。对于心肌保护而言，前已述及，不仅要重视升主动脉阻断后的心肌保护，更要重视患者术前晚的休息及入手术室前后的精神状态。消除术前的紧张、焦虑甚至恐惧心理，麻醉诱导和体外循环前避免应激反应，尽可能地减少心脏作功，以增加心脏的功能储备等，这些看似与心肌保护无关的问题，却对升主动脉开放、心脏复跳后的心功能的恢复和血流动力学的稳定至关重要。体外循环转流期间只要能够保证灌流量，不必为追求高的灌注压而给予大量的缩血管药物。开放升主动脉前后不要盲目地或者预防性地给予正性肌力药物，这对于停机后的循环功能的维持和血流动力学的稳定同样重要。

开放升主动脉、心脏复跳后能否恢复窦性心律对血流动力学的稳定非常重要。正如前面所介绍的LVAD患者那样，术前为房颤心律的患者，如果心脏复跳后能够恢复为窦性心律，无疑能明显增加心输出量。即使心脏复跳后为结性心律，由于心率整齐，也明显有利于心室的充盈。因此，心脏复跳后努力恢复窦性心律，即使不能恢复窦性心律，也要争取恢复结性心律应该是循环管理中的重中之重。心脏复跳后能否恢复为窦性心律的影响因素很多，原因复杂，但关键是看能否掌控心肌的应激性和兴奋性。如果开放升主动脉后心肌的应激性高，不仅心脏不易复跳，复跳后很可能仍为房颤心律。如果心肌的兴奋性高，开放升主动脉、心脏复跳后很可能出现快速性心律失常。如果开放升主动脉后心脏的应激性和兴奋性都很低，心脏可能较长时间处于静止状态，不仅心脏复跳的时间延长，而且复跳后多为心室自主心律，频率很慢。因此，开放升主动脉后心脏的应激性和兴奋性是决定心脏复跳后为何种心律和心率快慢的重要因素。关于开放升主动脉后心律失常的预防和治疗，第九章第二节已有讨论。我的临床实践表明，术前为房颤心律的患者，在升主动脉开放前从氧合器注入胺碘酮150～300mg，心脏复跳后可以恢复为窦性心律或结性心律，有效率超过90%，在我的记忆中，似乎还没有心脏复跳后仍然是房颤心律的患者。至于恢复的窦性心律或者是结性心律在术后能够维持多长时间，我并没有随访观察。但是，不管窦性心律或结性心律能够维持多长时间，开放升主动脉、心脏复跳后的窦性心律或结性心律无疑对血流动力学的稳定是至关重要的。如果心脏复跳后心率较慢，可从氧合器给予氨茶碱0.125～0.25g，氨茶碱增快心率前，灌注压必有下降过程。如果给予氨茶碱前灌注压较低，可同时给予不同剂量的麻黄碱以对抗氨茶碱的降压作用，而且麻黄碱还有可能增强氨茶碱的增快心率的作用，这在前面的章节中已有讨论。

心血管外科手术中的容量补充不同于其他外科学领域的手术，这在本章第二节中已有讨论。静脉系统压力监测的正常数值范围6～12cmH_2O不能机械地作为脱离体外循环前后容量补充的标准，容量的补充应该参考患者术前静脉系统的压力数值、已有的尿量、停机后的尿量、现在尿液排出的速度、心率、混合静脉血氧饱和度等因素综合考虑。即使静脉系统监测的压力（如CVP）数值较高，甚至LAP也高，但是在补充容量后心率有减慢趋势、动脉压力有升高趋势、尿液排出的速度加快、混合静脉血氧饱和度升高等均提示补充容量对稳定循环有效，机体仍然存在着容量不足的问题。另外，补充容量时必须注意心率的快慢，如果在较慢的心率下补充容量，可见静脉压力升高较快、心脏易于饱满，TEE监测可见到容量负荷过多的征象。因此，缓慢心率下的容量似乎充足的表现，并非能够代表机体容量的真实情况，必须要结合心率、体循环的压力、内环境的变化，以及上述的各项指标来综合判断。另外，不同的瓣膜性心脏病变所监测到的容量表现也不相同。在同等容量的情况下，心室腔扩大的患者，不仅静脉压力可能较低，LAP也同样偏低。而室壁肥厚、心室腔较小的患者则静脉压力较高，LAP也高，因此，必须结合临床上的其他表现和不同的心脏病变区别对待。

体循环动脉系统血管张力的高低不仅明显影响血压和组织器官的灌注，而且会影响容量的补充及对容量的判断。一般情况下，动脉的压力较高时，通常会限制容量的补充，而动脉的压力较低时，则可能会较多地补充容量，这可能是动脉系统的血管张力对容量的判断与容量的补充的主要影响。因此，为了维持机体容量的平衡，应该保持动脉系统血管张力的稳定。

影响体循环动脉系统血管张力的因素除了血管扩张药、炎症反应、组胺释放等因素外，必须考虑到麻醉药物的影响，这在相关的章节中已有讨论。静脉麻醉药对血管张力的影响明显强于吸入麻醉药和麻醉性镇痛药，尤其是丙泊酚麻醉。据综合医院的麻醉同道说，目前的全身麻醉患者，在麻醉诱导期和麻醉维持期，间断或持续使用正性肌力药（血管升压药）的比例一般为60%～70%，有的医院使用的比例可能更高。而且大家在应用这些药物时不以为然，只要看到血压下降，随手就会给予这些药物。2019年4月底，阜外医院在施行经皮导管封堵房间隔缺损的麻醉中，采用了持续静脉注射丙泊酚，以喉罩来管理患者通气的麻醉方法。由于担心丙泊酚麻醉对血压的影响，麻醉医生在麻醉的开始持续给予多巴胺。这不能不使我想起20世纪70年代初刚加入麻醉队伍时的全身麻醉情况。那时候在我的脑海里基本上没想过使用什么正性肌力药物或血管升压药物，因为在全身麻醉过程中未出现过血压下降。全身麻醉中未观察到血压下降的原因：一是可能血压本身没有降低；二是由于用袖带测压没有能够及时地观察到血压降低的现象。如果从目前全身麻醉中广泛使用升压药物这点来说，与20世纪70年代相比，我真说不清楚麻醉质量是进步了还是倒退了。在人们津津乐道目前的麻醉方法多么完美，可视技术多么先进，监测技术多么完善的今天，是否有必要从减轻麻醉和手术对患者生理的干扰，减少患者的花费，并使患者能够获得更好的康复等方面来重新考虑麻醉学的发展了呢？虽然现在“舒适化医疗”的口号喊得震天响，但如果麻醉和手术中正性肌力药物的使用率高达60%以上，心血管手术与正性肌力药物为“夫妻关系”的话，真不知道高喊“舒适化医疗”又有何意义。

我在心血管麻醉中一直使用吸入麻醉药，在给予大剂量麻醉性镇痛药的情况下，MAC值很少有超过0.7的，因此对血管的张力影响较小。而且吸入麻醉深度的加深明显慢于静脉麻醉，机体有足够的时间来调节自身的血管张力以维持血流动力学的稳定，因此，麻醉和术中血压的波动不大。而全凭静脉麻醉，尤其在麻醉性镇痛药用量较小、静脉麻醉药用量较大的情况下，血管的张力通常较低，因此可直接影响到血压的稳定，这在第七章第一节中已有讨论。

三、梗阻性肥厚型心肌病

梗阻性肥厚型心肌病患者，当左心室流出道的压力阶差超过 50mmHg 并伴有临床症状时，可能即为外科手术治疗、切除肥厚的室间隔、疏通左心室流出道的适应证。由于该病特殊的病理生理学特点，麻醉的管理明显不同于瓣膜性心脏病、先天性心脏病等其他心血管疾病。阜外医院麻醉科对梗阻性肥厚型心肌病左心室流出道疏通术的麻醉管理，同样经历了一个曲折的认识和发展过程。

1984 年，阜外医院外科施行了第一例梗阻性肥厚型心肌病左心室流出道疏通术。由于是第一例手术，整个外科团队非常重视，麻醉制订的管理方案是增强心肌收缩力、维持较高的心排血量和血压。因此，从患者入手术室，到麻醉诱导、手术开始、劈开胸骨时，血流动力学一直处于心率较快，血压较高的亢奋状态，但手术进行到切开心包时，心脏就在收缩压 140mmHg、心率 85 次 / 分的情况下突然发生室颤，而且电击心脏不能复跳，被迫紧急动静脉插管后进行体外循环转流。心内手术操作结束、心脏复跳后脱离体外循环困难，在主动脉内球囊反搏（IABP）的支持下停机。术后在 IABP 支持 5 天后才脱离危险。1989 年施行了第二例梗阻性肥厚型心肌病左心室流出道疏通术，术者仍然是朱晓东院士（当时朱院士任阜外医院外科主任）。与第一例患者相比，第二例患者年龄较大，病情也较重。我根据梗阻性肥厚型心肌病的病理生理改变、血流动力学的特点及患者术前的药物治疗，采取的麻醉管理的方案与第一例患者的麻醉完全相反，即抑制心肌的收缩力、减慢心率，同时维持足够的心脏前后负荷。为了抑制患者的心肌收缩力、减慢心率，并且考虑在必要时给予 β 受体阻滞药或钙通道阻滞药，而且要避免使用正性肌力药物（第一例患者给予了多巴胺）和血管扩张药物（第一例患者给予了硝普钠）。该例患者在麻醉诱导期所用的药物及剂量为地西泮 20mg、芬太尼 3.5mg。在静脉注射普萘洛尔 1mg，心率减慢至 62 次 / 分时才进行气管插管。整个麻醉和手术过程非常顺利，术后 4 小时气管拔管，患者顺利康复出院。

梗阻性肥厚型心肌病由于室间隔肥厚，心肌收缩力明显强于常人，EF 可高达 70% 以上，对麻醉药物和 β 受体阻滞药或钙通道阻滞药的耐受力很强，因此，无须考虑麻醉药物和其他药物对心肌的抑制及对血流动力学的影响。由于该病患者的室间隔肥厚，肥厚的室间隔向左心室腔凸出，致使左心腔变小。再加上患者肥厚心肌的收缩力较强，致使在心脏的收缩期，二尖瓣明显地向前运动而靠近了室间隔，导致血流从左心室流出道排出时受阻。如果心脏的前负荷下降，左心室腔缩小，使得二尖瓣在心脏的收缩期更易于靠近室间隔，从而加重了左心室流出道梗阻。如果心脏的后负荷下降，左心室射血时所面对的阻力较小，同样使得二尖瓣在收缩期易于靠近室间隔而加重左心室流出道的梗阻。心率增快不仅增加了心肌的氧耗，减少了心肌的血供（该疾病由于心肌肥厚，常有心肌缺血的表现），而且也减少了左心室充盈，这同样可加重左心室流出道梗阻。因此，抑制心肌的收缩力，增加心脏的前后负荷和减慢心率则可减轻左心室流出道梗阻，而增强心肌的收缩力，降低前后负荷和增快心率则加重了左心室流出道梗阻，这是梗阻性肥厚型心肌病左心室流出道疏通术的麻醉管理的基本原则，偏离了这些原则，就易于出现心血管事件，不仅不利于患者术中的安全，也不利于患者的康复。为此，麻醉前用药除了要消除患者紧张、焦虑，甚至恐惧的心理外，还应该考虑给予 β 受体阻滞药或钙通道阻滞药来抑制心肌的收缩力，减慢心率。如果麻醉或术中出现了血压下降，在排除了容量不足的因素外，不应该使用正性肌力药物，而应该使用 α 受体兴奋药物来收缩血管。例如，给予少量的甲氧明，或去氧肾上腺素每次 0.3 ～ 0.5mg，即可收到满意的效果。

梗阻性肥厚型心肌病左心室流出道疏通术的患者能否顺利脱离体外循环，关键在于心律是否能够恢复窦性心律，容量补充是否足够。如果心脏复跳后不能恢复为窦性心律，则血流动力学难以维持，处理可参考相关章节。静脉系统压力监测的绝对值对容量补充的意义不大，但是压力的动态变化仍可作为容量补充的参考。由于该病患者的左心室顺应性较低，较少的容量负荷即可产生较高的压力，因此，正常生理状态下静脉压力的绝对值就不能够作为容量补充的依据。临床上可以见到，手术临近停机时，CVP 或 LAP 有时要达到 16mmHg 或更高的水平血流动力学才能稳定。记得在 1996 年，朱晓东院士施行的一例梗阻性肥厚型心肌病左心室流出道疏通术（阜外医院前 10 例梗阻性肥厚型心肌病左心室流出道疏通术都是由朱晓东院士主刀的）在脱离体外循环时因为动脉压低，心率偏快，CVP 和 LAP 都高而不能脱离体外循环。当时我因为腹泻正在麻醉医生值班室输注液体，被呼叫到了手术间后，见已经给予了硝酸甘油来降低 CVP 和 LAP，并且给予了多巴胺来提升动脉压力。了解患者的病情和处理经过后，停用了硝酸甘油和多巴胺，减少了体外循环的静脉引流，从氧合器注入去氧肾上腺素 1mg。经此处理后，患者的 LAP 升高至约 18mmHg 时，动脉压也升高至 85mmHg。再继续减少静脉引流，LAP 不仅不再升高，反而逐渐下降。在LAP下降的同时，动脉压继续上升，待动脉压上升至100mmHg，LAP下降至12mmHg时拔出了左心测压管，试行脱离体外循环非常顺利。停机后，动脉压继续上升，收缩压很快升高至120mmHg。

《中华麻醉学杂志》编辑部曾在温州召开过一次学术会议，会议的主题之一是讨论肥厚型心肌病施行非心脏手术的麻醉管理原则。北京某家著名的大医院的代表在会议期间报告了肥厚型心肌病施行非心脏手术的麻醉病例。会议主持人在总结时说，肥厚型心肌病不能施行椎管内麻醉，因椎管内麻醉扩张血管。由此来看，梗阻性肥厚型心肌病患者施行左心室流出道疏通术的麻醉管理原则同样也适用于非心脏手术。

梗阻性肥厚型心肌病患者在麻醉和术中如果发生了严重的心血管事件，应该考虑使用β受体阻滞药和（或）钙通道阻滞药治疗，尤其是在其他处理措施无效的情况下，更应该考虑使用β受体阻滞药或钙通道阻滞药。因为心血管事件的发生很有可能是由于心肌收缩力增强，加重了流出道的梗阻所致。由于目前在麻醉诱导和苏醒后气管拔管时出现强烈的循环应激反应是常见现象，因此该病在施行非心脏手术时，要特别注意在这些阶段易发生恶性心血管事件。另外，麻醉医生在实施梗阻性肥厚型心肌病的麻醉时，一定不能忘记β受体阻滞药和（或）钙通道阻滞药是内科缓解该病症状的一线药物。

四、其他心血管疾病

先天性心脏病患儿到了成年期施行心血管手术目前越来越少，原因为在婴幼儿期多已得到了矫治。成年先天性心脏病患者不论是施行心血管矫治手术还是非心血管手术，对于其心脏功能而言，基本上都可耐受麻醉和手术。在麻醉和手术中威胁患者生命的可能不是病变的本身，而是合并的其他病变，这在本章第一节中先天性心脏病部分已有讨论。

肺循环高压是左向右分流的先天性心脏病患者在成年期施行手术的最大风险。虽然一旦病情进展到双向分流或右向左分流，患者有可能丧失了心血管畸形矫治的机会，但时有会遇到因为其他原因而必须施行非心脏手术，我所闻最多的是产妇分娩或剖宫产手术。因此，如何避免恶化肺循环高压，无疑是麻醉、手术安全和术后患者恢复的关键。

本章第一节中先天性心脏病部分已经提及，消除该类患者在术前的紧张、焦虑，甚至恐惧心理对避免恶化肺循环高压非常重要。不建议对该类患者在麻醉和术中进行降低肺循环压力的治疗，其原因一是治疗效果可疑，二是可能肺循环的压力下降不明显，反而导致了体循环压力的下降。一旦体循环压力下降，任何升高体循环压力的药物都有可能导致肺循环压力的急剧升高。肺循环压力升高极易促发功能原已脆弱的右心出现衰竭，进而威胁到体循环的稳定和患者的生命。

肺循环高压的患者外周血管阻力通常偏高，这是患者长期面对较高的肺动脉压力而自行调节的结果。如果在心肌和全身氧的需要量无明显下降的情况下，一旦体循环阻力下降，不但血压要明显降低，而且肺动脉压力还有可能上升。体循环压力下降的同时肺动脉压力升高，无疑将使患者处于更为严重的危险之中，因此，麻醉中应该避免体循环的阻力下降。如果患者是因为心肌和全身氧的需要量减少而出现的体循环阻力下降，临床上的表现应该是在血压下降和心率减慢的同时，肺循环的压力也明显下降，此时的混合静脉血氧饱和度不仅不会下降，反而会有上升趋势，这与上面的情况有着本质的区别，只是在没有肺动脉导管监测的情况下，这些临床变化观察不到而已。

适度的减少心肌和全身氧的需要量对避免恶化肺动脉压力或降低肺循环的压力具有重要意义，因此，适度的麻醉和完善的镇痛对这类患者更为重要。另外，努力维持血流动力学的稳定，尽量不使用正性肌力药物和（或）血管升压药物以避免恶化肺动脉高压很为重要。

综合医院的麻醉同道介绍说，肺动脉高压或者左向右分流的先天性心脏病成年患者施行非心脏手术时，恶性心血管事件或死亡多发生在术后的早期，这最可能的原因为术后疼痛（麻醉对肺动脉高压有一定的缓解作用。而术后疼痛恶化肺动脉压力的因素有两点：①疼痛本身可明显升高肺动脉压力。②胸腹部位的疼痛可减弱患者的呼吸深度，导致患者出现低氧血症和（或）二氧化碳潴留，低氧血症和高碳酸血症都可升高肺动脉压力）等因素引起的应激反应、低氧血症和高碳酸血症等原因导致的肺动脉压力急剧升高，促发了右心衰竭所致。因此，加强术后镇痛，避免精神和情绪紧张，预防发生低氧和二氧化碳蓄积是患者能否安全度过术后的关键。

紫绀型先天性心脏病患者在婴幼儿期如果未得到根治，到了成年通常已至疾病的晚期，因此，难有接受较大的非心脏手术的机会。如果患者到了成年期仍然没有出现右心功能不全的临床征象，则能够耐受麻醉和手术，但这种情况极为少见。需要注意的是，即使患者没有明显的右心功能不全的临床征象，但是由于患者长期的缺氧、发绀，血液的有形成分，包括红细胞、血小板及凝血因子等的数量和功能，尤其是这些物质的功能都会出现明显的障碍，极易造成手术的大量失血和止血困难。另外，由于组织器官长期缺氧，功能也会明显减退，也应该注意调整药物的用量。

大血管外科手术虽然创伤较大，但多数患者的心功能良好，如果出现了血流动力学不稳定，多与血容量和电解质等管理不当有关。另外，部分患者可能存在有心肌缺血的风险，应该注意减少心脏作功，维持心肌氧的供需平衡。麻醉和术中的管理可参考缺血性心血管病变的相关章节。

急症大血管手术患者常存在血管将要破裂或撕裂形成夹层的风险，因此，麻醉诱导的主要危险是要预防循环系统的应激反应，以免发生动脉瘤破裂或发生撕裂，具体的临床处理措施已在相关的章节中有所讨论。

五、血管活性药物的选择

此处所说的血管活性药物包括正性肌力药物、血管升压药物和血管扩张药物。β 受体阻滞药和钙通道阻滞药除了可以治疗心律失常、心肌缺血外，对血管张力也有明显的影响。由于 β 受体阻滞药和钙通道阻滞药已在相关的章节中有所讨论，此处不再赘述。本部分内容仅讨论能够增强心肌收缩力和（或）升高血压的药物，包括多巴类药物、儿茶酚胺类药物、α 受体兴奋药、磷酸二酯酶抑制药和钙通道增敏药等。由于血管活性药物是在麻醉学领域讨论最为广泛的药物之一，尤其是正性肌力药物、血管升压药物及血管扩张药物，有关这些药物的药理学和药代动力学及临床使用的相关问题，各专业书刊中都有详尽的叙述，因此，本书不再赘述。此处仅论述我对这些药物使用的体会。

儿茶酚胺类药物和多巴类药物是目前临床上使用最为广泛的正性肌力药物，虽然各种药物的作用有明显的区别，但是它们的作用仍然有许多共同的特点。这些药物的共同特点之一就是增快心率、增强心肌的收缩力，最终增加心肌的氧耗量。关于这些药物的临床使用，在中国心胸血管麻醉学会所管理的微信群中，曾经有一分会在 2017 年开展过关于多巴胺使用问题的讨论。一些医生介绍了使用多巴胺的经验，而有的医生则说美国基本上不使用多巴胺了，都是使用肾上腺素或去甲肾上腺素，我们为什么还要继续使用多巴胺呢？对此争论，有的医生则感慨地说：“多巴胺得罪谁了，竟然要这么大声疾呼地去声讨它！”关于国内外的麻醉学领域对于正性肌力药物使用选择的不同，本书在前面的章节已经分析了可能的原因。目前在国内的心血管外科领域，多巴类药物在多数医院还是处于一线位置，三肾（肾上腺素、去甲肾上腺素和异丙肾上腺素）药物通常处于二线的位置，而磷酸二酯酶抑制药则处于第三线的位置。但是近些年来，去甲肾上腺素在临床上的应用极其广泛，甚至在综合麻醉中的应用似比在心血管麻醉中还要普遍。从近期的文献中可以见到，有的临床观察甚至在整个手术过程中持续给予去甲肾上腺素，目的是为了对抗丙泊酚的血管扩张作用，以维持血压的稳定。这样的研究结果发表后也不曾见到有编者按或述评方面的文章，不知道年轻医生看过这样的文章后会有何认识。阜外医院外科系统使用去甲肾上腺素起源于麻醉科，我在20世纪90年代中期开始在麻醉和术中偶尔使用去甲肾上腺素，但是却很快就普及到了全科的同事。外科ICU在麻醉科普及使用去甲肾上腺素后，也开始对术后的患者使用去甲肾上腺素。直至21世纪，我仍然与刚开始使用去甲肾上腺素一样，仅仅是偶尔使用，可是，麻醉中心的其他医生都把去甲肾上腺素作为每例患者的必备药物，使用非常普遍。2010年前后，在麻醉科引入α受体兴奋药甲氧明后，不久就逐渐形成了替代去甲肾上腺素的局面，即麻醉医生在麻醉前准备好甲氧明，以便随手使用，而去甲肾上腺素的使用概率即明显下降了。体外循环医生使用甲氧明、去甲肾上腺素的轨迹与麻醉医生一样，现在也是在转流中给予甲氧明来提升患者的灌注压。目前，在外科术后ICU，去甲肾上腺素在术后的使用仍然非常普遍，较少使用甲氧明，基本上没有受到麻醉中心的医生在这两种药物选择上的影响。

上述的几种药物虽然有很多共性，但是它们各有其特点，并非这种药物完全可以代替那种药物。对甲氧明和去甲肾上腺素而言，虽然都具有较强的α受体兴奋作用，广泛应用于提升血压，但是由于去甲肾上腺素有一定的β受体兴奋作用，在多种情况下，给予去甲肾上腺素提升血压的同时，心率也会有所增快，这在心功能不全的患者身上表现得尤为明显。甲氧明为一单纯的α受体兴奋药，在提升血压的同时，心率不仅不会增快，多数情况下会有轻微下降。去甲肾上腺素具有双重的α和β受体效应，患者可以较长时间使用，由于甲氧明的药理作用不同于去甲肾上腺素，只有单一的α受体效应，因此多为单次注射，属于应急性药物。

关于多巴类药物、儿茶酚胺类药物及磷酸二酯酶抑制药等，众多的专业书刊中都有详尽的介绍，此处不再赘述。有些医生喜欢在临床上联合应用上述药物，如联合应用多巴胺和多巴酚丁胺，称为“多巴合剂”；联合应用多巴胺和肾上腺素，以及去甲肾上腺素和多巴胺的联合应用等。不知上述联合用药的道理在哪儿，多巴胺和多巴酚丁胺联合用药的效果会优于肾上腺素吗？多巴胺和肾上腺素联合应用，多巴胺能起到什么作用呢？去甲肾上腺素和多巴胺联合用药的目的又是什么呢？

关于正性肌力药物的临床使用，导师谢荣教授在1995年阜外医院麻醉科首次举办的“全国心血管麻醉及围术期处理研讨会”上告诫说：“许多医生都会介绍说，他使用正性肌力药物救治了多少多少患者，专业书籍和文献上也会告诉我们，这些药物在临床上是多么重要，能够救治多少生命。但是，我们几乎听不到使用这些药物害死了多少患者的声音。”导师的教导，牢牢地铭刻在我的心中。

前已述及，药物辅助循环应该像八九十岁的老人行走困难时需要搀扶一样，是医生维护循环稳定所采取的被动手段。正性肌力药物使用种类的多少，使用时间的长短，以及剂量的大小，对麻醉医生来说应该遵循以下原则：一次性使用能解决问题，就不要持续使用；短时间应用如果能使循环功能恢复，就不要长期使用；一种药物有效就不要多种药物联合；小剂量可以达到目的就不要使用大剂量。麻醉医生应该认识到，临床上应用正性肌力药物就如同发放救济款一样，救济款只会在发生特别情况下才会发放，而且救济款只能帮助解决受款人当时的困难，而不可能改变他们的经济命运。

体外循环手术，由于心脏停搏和体外循环的创伤等因素，在开放升主动脉，心脏复跳后，可能会在一定的时间内心肌处于顿抑（myocardial stunning）状态。但是，多数患者随着体外循环并行辅助时间的延长，心肌的这种顿抑现象可以逐渐消失，但是，有部分患者的心肌顿抑可能会持续较长时间。为了顺利或较快的停机，此时可注入麻黄碱。麻黄碱对于迅速消除心肌顿抑可能是非常有效的药物，一次性注入麻黄碱 10 ～ 30mg，可以迅速地恢复心脏功能，稳定血流动力学。麻黄碱在心血管麻醉中是一种使用方便、效果确切的药物，这在本书所介绍的病例中，可以清晰地见到。虽然该药在综合麻醉，尤其是在椎管内麻醉时广泛使用（我 1989 年再次回到阜外医院前所从事的综合麻醉中，麻黄碱是使用最为广泛的药物，但目前在综合麻醉中，麻黄碱的使用情况就不清楚了），但是在很多医院的心血管麻醉中却较少应用。阜外医院在 20 世纪 90 年代前，由于麻醉科和外科系统不使用麻黄碱，因此，手术室内也没有麻黄碱这种药物。我自 1990 年开始使用麻黄碱，随之麻黄碱逐渐在麻醉科成为每例患者必备的药物。如果在停机前心脏搏动有力，心率在 70 次 / 分以上，但是血压较低，则可能是因为血管张力低下，此时可静脉注射甲氧明，或去氧肾上腺素每次 0.5 ～ 1mg，即可得到满意的效果。静脉注射氯化钙或葡萄糖酸钙每次 0.5 ～ 1g 虽然也可以提升血压，起到稳定循环的作用，但是，在体外循环转流中给予这种药物，却难以见到稳定循环的作用，因此，不宜在停机前给予氯化钙或葡萄糖酸钙。如果因为血容量不足，难以停机，自然要补充容量。但应注意，某些患者在停机前虽然心肌收缩力尚已恢复，但是心率较慢，此时提升心率对血流动力学的稳定至关重要，这多见于术前为窦性心律的瓣膜成形术患者，处理的措施已在第七章中有所讨论。

对于需要正性肌力药物支持循环的患者选用何种药物，在众多的专业书刊都对各种正性肌力药物的药理学和药效学有详细的介绍。从临床的角度来看，如果仅是为了增快心率，尤其是为了增快结性心律时的频率，或者为了转复为窦性心律，可选用多巴酚丁胺。如果主要为了升高血压，轻度增快心率，可选用多巴胺。如果需要给予作用较强的正性肌力药物，多巴胺或多巴酚丁胺可改为肾上腺素，而选用去甲肾上腺素，其主要目的是为了能够较强地增加外周血管阻力，提升血压。在增加外周血管阻力方面，虽然有的学术组织在推出的专家共识中建议持续给予α受体兴奋药，但我对此持保留意见。对于α受体兴奋药，我认为只应该作为应急处理措施，用于短时间内恢复，或增强患者的血管张力，因此，以单次给药为宜，可以重复注射，但是，却不宜持续静脉给药，尤其是较长时间的持续给药。本书前面所提到的持续静脉给予去氧肾上腺素以升高血压，最终患者死亡的病例，在某些方面也说明了这一问题。另外，在给予α受体兴奋药来增强血管张力的同时要努力寻找导致血管张力低下的原因。进入21世纪后，阜外医院麻醉科无人在停机前再持续给予α受体兴奋药了。

理论上，磷酸二酯酶抑制药临床上常用的有米立农（目前，氨力农在国内很少有人使用）应该对于肾上腺素能受体脱敏感的患者有较好的疗效，尤其是合并有右心功能不全和肺动脉高压的患者。由于肾上腺素能受体脱敏感的患者病程时间较长，病情较重，在救治过程中通常是多种正性肌力药物联合应用，因此，很难确立该类药物单独使用时的效果。由于自己在多年的临床实践中很少应用过这类药物，难以对磷酸二酯酶抑制药的临床效果提出个人意见。不过，从理论上说，由于磷酸二酯酶抑制药对动脉系统的血管张力有一定的扩张作用，如果要升高患者的血压，不宜单独使用该类药物。

血管麻痹综合征可能是目前临床上最为棘手的问题之一，由于发生的确切原因并不清楚，故目前尚无有效的治疗手段。一般认为，术前病情危重、感染、大心脏、手术和体外循环时间长的患者，发生血管麻痹综合征的可能性大些，前面的相关章节也提到了一些血管麻痹综合征的促发因素。阜外医院在21世纪初期曾发生过几例血管麻痹综合征，2018年4月中旬的一例LVAD患者出现过血管麻痹。至于20世纪是否发生过血管麻痹综合征，由于当时对该综合征尚无认识，故不得而知。21世纪初期发生的一例血管麻痹综合征为心脏瓣膜置换术患者，该患者同时合并有心脏肿瘤。由于肿瘤不影响心脏作功和血流动力学而未予处理。手术上午约08：00开始，持续到下午05：00。详情如下：患者，男性，47岁，二尖瓣病变合并心脏肿瘤，在体外循环下行二尖瓣置换术。术者为年轻医生，第一次停机后血压难以维持，再次行体外循环。第二次转流期间持续低血压、无尿、内环境紊乱，所给血管活性药物为多巴胺、肾上腺素、去甲肾上腺素，并曾有一段时间使用过米立农。下午05：00我会诊时见体外转流中的灌注压为40～50mmHg、酸中毒、乳酸浓度高达15mmol/L、BE为−17mmol/L，无尿。

处理经过：由术者穿刺肺动脉直接进行肺动脉测压，肺动脉收缩压不高，

27mmHg。取去甲肾上腺素 1mg，稀释至 20ml，从颈内静脉导管中缓慢注入，当收缩压上升至 130mmHg 时，从导尿管中开始有尿液滴出。此时计算进入患者体内的去甲肾上腺素的药量为 0.6mg。继后以微量泵持续静脉注射去甲肾上腺素 3μg/（kg・min），维持收缩压高于 100mmHg。在血压稳定，并有尿液从导尿管中持续液流出的情况下，逐渐减少去甲肾上腺素的用量。去甲肾上腺素的剂量减少至 0.5μg/（kg・min），血压仍可维持在 100mmHg 以上时，逐渐减少灌流量直至脱离体外循环，脱离体外循环后循环稳定。

2018 年 4 月中旬，术中出现血管麻痹的患者为一名安装 LVAD 的女性，22 岁。该例患者因不明原因的急性心力衰竭入住天津市某家著名医院。患者住进该院是因为循环衰竭，给予了大剂量的正性肌力药物维持循环，但是血压仍然维持不住，循环急剧恶化，被迫行体外膜氧合（ECMO）维持循环。ECMO 维持循环 5 天后转来阜外医院急诊科，入住阜外医院后紧急加用主动脉内球囊反搏（IABP）来支持循环，2 天后入手术室行 LVAD。患者进入手术室后，周围动脉触摸不清、意识淡漠、巩膜和皮肤黄染、导尿管无尿液流出。LVAD 植入、心脏复跳后，患者的心电图为不规则节律，QRS 波宽大畸形，ST 段抬高呈抛物线。患者桡动脉的收缩压为 30 ～ 40mmHg，主动脉根部的收缩压为 62 ～ 68mmHg。虽然同时在 LVAD、ECMO 和 IABP 的支持下，给予较大剂量的肾上腺素和去甲肾上腺素提升血压，但无效果，患者无法脱离体外循环。分次静脉注入垂体后叶素 2U 后，患者的收缩压升高至 100mmHg，继之用微量泵持续静脉注射垂体后叶素来维持血压。静脉给予磷酸肌酸 10g 后，心电图 QRS 波逐渐变窄，ST 段缓慢恢复。待心电图恢复至正常后逐渐减少灌注流量，缓慢脱离体外循环。停机后，患者在 LVAD、ECMO 和 IABP 的支持下，送回外科 ICU。

很多文献报道了血管麻痹综合征的诊断标准、临床表现及可能有效的治疗措施。正如前述所讨论的，由于目前不清楚血管麻痹综合征发生的原因，因而无特效的治疗方法。从目前的文献报道来看，血管麻痹综合征的治疗应该选用血管升压素，但是，由于目前国内临床上没有该药，只能用垂体后叶素来代替。国外文献上有亚甲蓝治疗成功的报道，但在阜外医院并无用亚甲蓝治疗的经历和体会。至于该例 LVAD 患者，为何给予磷酸肌酸后循环趋于好转，这将在本章后续衰竭心脏的能量代谢部分进行讨论。

上述两例血管麻痹综合征的病例，第一例患者因为手术和体外循环时间长，第二例患者因为术前感染、肝肾衰竭、大剂量使用儿茶酚胺类药物、ECMO 和 IABP，病情过于危重。关于血管麻痹综合征的促发因素，除前面所提到的因素外，术前长期服用血管紧张素转化酶抑制药、血管紧张素受体拮抗药、术中较强烈的应激反应、炎症反应，以及大剂量的丙泊酚麻醉也有可能是其促发因素，这在前面的相关章节中已经讨论。

上述两例血管麻痹综合征患者的治疗，都给予了去甲肾上腺素。第一例患者虽然开始给了去甲肾上腺素，但由于剂量较小，未能见到临床效果。静脉注射去甲肾上腺素 0.6mg 后，血压才上升。继后给予的去甲肾上腺素 3μg/（kg · min），这都远远超出了目前临床上所能接受的剂量范围。第二例患者虽然给予了大剂量的去甲肾上腺素，但仍难以提升血压，不得不给予较大量的垂体后叶素，提示患者血管麻痹的程度要显著重于第一例患者。由此看来，目前在临床上，治疗血管麻痹综合征药物的选择顺序应该是首先选用去甲肾上腺素，在认为已经达到足够大的剂量后，仍然无效，再考虑应用垂体后叶素。至于去甲肾上腺素的用量，有文献报道剂量可达 5μg/（kg · min），可以连用数天。另外，给予大剂量的钙剂，以及糖皮质激素可能也有一定的作用。至于给予亚甲蓝治疗血管麻痹综合征，可以参考相关文献进行尝试。

前面的相关章节已经提及钙增敏药左西孟丹。虽然左西孟丹确切的临床治疗效果还需要大量的实践来证实，但是，目前对左西孟丹的临床研究已经进行得如火如荼。在阜外医院的心血管内科，有不少医生已经在临床上使用左西孟丹，尤其是在心力衰竭治疗中心，应用的更加广泛。在麻醉学中心，每天也有医生使用左西孟丹。从理论上说，对于那些肺动脉压力较高，右心功能不全的患者，可能左西孟丹是较好的适应证。但对于左心功能不全，体循环压力低的患者，虽然左西孟丹可以增强心肌的收缩力，但由于该药有一定的扩张血管的作用，有可能难以升高患者的血压。因此，对于左心功能不全、血压低的患者，不应该单一应用左西孟丹，通常需要与其他增加血管张力的药物联合应用。但是，麻醉医生应该清楚，不论应用哪种正性肌力药物，使用的原则正如前面所说的那样，都应该是救“急”不救“穷”。如果长期使用正性肌力药物，所有的药物都不一定能够延长患者的生存时间，甚至可能会起到相反的作用。另外，从医疗经济学和减轻患者花费的角度考虑，在能取得相同的治疗效果的情况下，应该选择那些便宜的药物。

α 受体兴奋药目前在麻醉和术中应用的非常广泛，这可能与大剂量的使用丙泊酚有关。关于丙泊酚对血压的影响，我曾目睹了下述的场景：阜外医院外科术后 ICU 在抢救患者时，因为情况紧急，静脉注射了肾上腺素（剂量不详），患者的收缩压即刻升高至 190mmHg，参与救治的人员就下达了给予丙泊酚的医嘱。此时，我刚刚走近抢救现场，看到了患者的收缩压高达 190mmHg，听到了要给予丙泊酚降压的声音，即立即喊道：“别给丙泊酚！”可为时已晚，护士已从颈内静脉导管注射了丙泊酚 3ml（30mg）。丙泊酚注入后，患者的血压就直线下降，收缩压从190mmHg下降至30mmHg，场景非常可怕。临床上，虽然给予丙泊酚后像这种血压直线下降的情况并不常见，但是，也应该高度引起重视。目前在外科术后ICU，患者没有清醒之前，一旦血压升高，随手就静脉注射丙泊酚来降压的做法，在某些医院已经成了不成文的习惯。而在麻醉和术中，一方面，血压一旦升高，通常也是直接静脉注射丙泊酚，或者是加快丙泊酚的给药速度。而另一方面，一旦出现了血压下降，则随手就静脉注射α受体兴奋药（甲氧明、去氧肾上腺素）或去甲肾上腺素。麻醉和术中丙泊酚的大量使用可能是发生低血压的最常见原因，而低血压的出现自然就成为随手静脉注射α受体兴奋药和去甲肾上腺素的直接因素。

甲氧明、去氧肾上腺素是目前麻醉和术中最常用的两种α受体兴奋药，关于这些药物的临床使用，前面的相关章节已有讨论。甲氧明、去氧肾上腺素均可迅速地收缩血管，升高血压，如果用量适当，可以收到满意的临床效果。但是，如果使用不当，却可能造成灾难性的临床后果，延误，甚至丧失了患者获救的机会，这就如同前面所提到的，持续静脉给予去氧肾上腺素所出现的结果。α受体兴奋药能够迅速地升高血压，但也毫无疑问地会影响到肺血管的张力。对于肺动脉压力和右心功能正常的患者，肺动脉压力的轻微升高可能不具有临床意义，但是，对于肺动脉高压的患者来说，α受体兴奋药对肺血管的收缩作用，却可以引起强烈的反应，致使肺动脉高压严重恶化。肺动脉高压恶化的后果临床上都很清楚，此处不再赘述。因此，对于合并有肺动脉压力增高的患者，麻醉和术中应该谨慎使用α受体兴奋药。

目前临床上常用的血管扩张药可能还是以肌源性血管扩张药为主，主要药物是硝普钠和硝酸甘油。前面的章节已经提及，现在阜外医院的外科系统，包括在麻醉和术中已经很少使用硝普钠，可能是由于外科整体水平的提高，现在除了某些大血管手术的患者外，术中和术后少有需要持续控制血压的患者。如果患者的血压偏高，最常应用的药物现在是尼卡地平。关于尼卡地平的临床应用问题，已于第九章中有所讨论，此处不再赘述。

虽然阜外医院的外科系统已经很少使用硝普钠，但是在阜外医院的内科系统，还是把硝普钠作为最常用的血管扩张药，我不清楚内科系统为什么这么喜欢使用硝普钠。如果需要明确说出硝普钠在心血管领域的适应证，我认为应该是那些心功能不全，而外周血管阻力增高的患者才是硝普钠治疗的适应证。因为心功能不全的患者，如果外周血管阻力增高，将会明显妨碍心脏作功，导致心排血量减少。而给予硝普钠后，由于外周血管阻力下降，心脏排血的阻力降低，则有利于心脏作功和增加心排血量，改善全身的血流灌注。但是，此种情况下给予硝普钠，仅是为了降低较高的外周血管阻力，改善心脏作功，这与平时给予硝普钠的目的是不相同的。至于静脉给予硝酸甘油，其目的主要是为了改善心脏的舒张顺应性，并非为了降低血压。如果应用硝酸甘油来降低外周血管阻力，一旦血压下降，容量血管系统必然会明显扩张，这将会增加液体量的补充。因此，对于心功能不全，外周血管阻力增高的患者，如果是为了降低外周血管阻力，改善心脏作功，应用硝普钠治疗可能会优于硝酸甘油。

前已述及，目前在临床上，用于扩张血管，降低血压的药物则包括肌源性血管扩张药、钙通道阻滞药和中枢性降压药。仅就这些药物的临床应用而言，一般情况下，如果是短时间或急性降压，可以静脉注射乌拉地尔、尼卡地平或地尔硫䓬。若要较长时间的控制血压，则应该持续静脉给予尼卡地平；如果患者的心率较快，则应该首先选用地尔硫䓬。前面已有讨论，如果是为了缓解冠状动脉痉挛或是为了扩张“桥”血管，则应该给予尼卡地平。

六、循环的机械辅助措施

理论上，机械辅助措施只要使用得当，效果都可能要好于药物治疗。例如，IABP 在改善患者的心肌血供、减轻心肌缺血和心绞痛的症状方面，都要好于所有的药物治疗措施。但是从医疗经济学方面和对患者的创伤来看，机械辅助措施不仅对患者的创伤较大，并发症较多，而且所需要的费用要远远高于药物治疗。因此，药物治疗应该是支持循环的首要考虑，而机械辅助措施是不得已的手段。从医疗质量的评价来看，在同等病情的情况下，哪家医院、哪位医生使用的机械辅助措施越多，则说明医院的医疗质量和医生的临床处理能力越差。

目前，ECMO 在国内已成为最重要的体外生命支持手段，不仅在心血管外科已广泛应用，而且在心肺复苏等其他的医学领域也展现出了无可替代的作用。LVAD 不仅在心脏移植患者等待供体的过程中起到桥梁作用，而且对左心衰竭的治疗作用也越来越得到临床的重视。前面已经提及，IABP 对心肌缺血的治疗明显要好于任何药物，在药物治疗难以控制的心绞痛、心肌缺血、血流动力学不稳定的患者，应该及时地放置 IABP，而不要一味地用药物处理，贻误抢救时机。但是，这些机械辅助措施，尤其是 LVAD，需要整个外科团体的集体决策，而不是简单地由哪位医生自行决定。ECMO 的安装虽然相对简单，但临床应用仍需要集体决定。有关各种机械辅助装置的使用指征、操作与管理程序、并发症等在相关专业书刊中都有详细的介绍，此处不再赘述。但需要注意的是，所有的机械辅助措施在帮助心脏作功的同时，都可以减轻心脏的负担，降低心脏的氧耗。因此，在机械辅助措施开始工作的同时，应该根据患者的血流动力学和内环境等的状况，及时减少，甚至是停用正性肌力药物。前面所叙述的北京某家医院的肺移植患者，术后在 ECMO 的辅助下发生室颤的病例，其原因可能与大量儿茶酚胺类药物的应用有一定的关系。

七、衰竭心脏的能量代谢

有关心脏的能量代谢，相关专业的书籍早已有详尽的阐述。1939 年，Hertmann 和 Decherd 就提出了衰竭的心脏缺乏能量，但在临床上未受到重视。2004 年，Van Bilsen 提出了衰竭心脏的“代谢重构”的概念，Heinrich Taegtmeyer 则在 *Circulation*[2004，110（8）：894-896] 上发表了下述意见的述评：“Few things in life are more irritating than failing to recognize the obvious. A case in point is energy substrate metabolism as a potential target of pharmacological agents for improving function of the failing heart. The complexities of hemodynamics，coronary flow，and cardiac structure obscure the simple fact that the heart is an efficient converter of energy.” 2007 年 Stefen Neubauer 在 *N Engl J Med* [2007，356（11）：1140-1151] 上发表了 “The failing heart—an engine out of fuel” 两位学者一针见血地指出了必须重视衰竭心脏的能量补充。

1996 年，阜外医院曾有一例冠状动脉旁路移植术的患者停机后循环难以维持，由于当时对 IABP 在缺血性心脏病治疗中的作用认识不够（如果当时放置了 IABP，患者的血流动力学就有可能会稳定了），在给予大量儿茶酚胺类药物治疗无效的情况下，手术团队要求我去会诊，并要拿出处理意见。当时已近 17：00，手术已经进行了 8 个多小时。我详细了解患者的病情及手术过程后，静脉注射能量药物磷酸肌酸。在给予磷酸肌酸 6g 后，患者的血流动力学逐渐趋于好转。磷酸肌酸 10g 注射完毕后，患者的收缩压上升至 110mmHg、心率减慢至 82 次 / 分，血流动力学稳定。该病例在此后不久由陶寿淇教授担任大会主席的新闻发布会上进行了报告。

2016 年，另有一例病例，患者，男性，63 岁，因为扩张型心肌病接受了心脏移植术。由于心脏供体曾因为脑死亡抢救了数日，在抢救过程中给予了大量的儿茶酚胺类药物，心肌受到了较严重的损伤，因此，心脏移植、复跳后需行 ECMO 的辅助才能停机。ECMO 辅助数日后是再次行心脏移植还是撤除 ECMO 暂不移植，密切观察移植心脏的恢复情况再考虑下一步的治疗方案。讨论时我建议暂不考虑马上再次移植，先撤除 ECMO，观察患者的血流动力学能否维持，然后再考虑下一步的治疗方案。经过大家广泛发表意见后，最后决定暂不考虑再次移植，先撤除 ECMO，并由我来负责管理患者的血流动力学（首次心脏移植时我因为出差没有参与）。静脉注射磷酸肌酸 10g 后撤除 ECMO，之后 TTE 检查见移植心脏功能恢复良好，在继后数日的磷酸肌酸和其他药物的综合治疗下，最终患者康复出院。术后一年多当问及了解这位患者的熟人，告知患者很好，能够参加日常一些较轻的工作。

衰竭心脏的能量补充近些年来已在心血管内科引起重视，但是在心血管外科领域却重视不够，或者是能量药物治疗的适应证不太明确。例如，有些医疗单位几乎对所有的心血管外科手术患者都给予了能量治疗，但是，由于绝大多数的手术患者并不存在能量代谢障碍的问题，因此，所给予的能量药物也就难以显现出有益的治疗作用，久而久之，能量药物的治疗也就被认为是一个无足轻重的辅助措施，因而渐渐地被临床外科所忽视。实际上，从医疗经济学和患者心肌的能量代谢方面考虑，绝大多数的心血管外科手术患者确实并不需要在术中和术后补充能量底物。正如前面所说的那样，因为绝大多数的手术患者，并不存在明显的心肌能量代谢的障碍。另外，能够施行心血管外科手术的患者，虽然多数存在着一定程度的心功能不全，但并非是心血管内科使用能量药物所治疗的那种程度的心力衰竭，也不是我所认为的心力衰竭，因为，心血管内科应用能量药物所治疗的心力衰竭和我所认为的心力衰竭，能够接受心血管外科手术的概率都是极低的。关于本书中的心功能不全和心力衰竭之间的区别，前面的相关章节已经作过解释。由于心功能不全的患者一般并不存在能量耗竭的问题，对于这些不需要补充能量的患者，也就难以观察到能量类药物在术中和术后有益的治疗作用。但是对于长期心力衰竭、较长时间使用大量的正性肌力药物（正性肌力药物明显增加心肌的能量消耗）、机械装置支持循环（ECMO 或 LVAD）时间较长的患者，则应该考虑在治疗过程中补充能量药物。因为这类患者心肌的氧化磷酸化功能严重受损，ATP 生成减少，而心肌细胞内的 ATP 浓度是靠消耗高能磷酸化合物来维持的。有研究报道，衰竭心脏的线粒体内肌酸激酶的活性可降至正常的 20% 左右，因此，这类患者磷酸肌酸的产生明显减少。磷酸肌酸既是心肌代谢中的主要供能物质，又是能量转运体，而在所有的供能物质中仅有磷酸肌酸可以穿过细胞膜，补充细胞内的能量。虽然目前临床上有多种能量药物，但是对终末期心脏病的患者在进行能量治疗时，则应该考虑补充心肌可以直接利用的能量药物。以上所介绍的三位患者（包括前文介绍的 LVAD 患者），是自己使用磷酸肌酸治疗过的所有病例，也就是只有这三位患者接受过我所给的磷酸肌酸药物的治疗，而这三位患者在临床上都取得了其他药物所难以获得的治疗效果。因此，对于某些危重患者给予心肌细胞能直接利用的能量底物，可能会起到特殊的治疗作用。

心血管外科手术患者在何种情况下需要能量治疗，这是一个难以回答的问题。原因除了上面提到的能量治疗在外科没有受到足够的重视，临床应用较少，因而感性知识不多，难以形成理性概念外，也与对心脏功能减退到何种程度将会导致心肌的能量代谢出现障碍的认识不同有关。术前哪些患者存在心肌能量代谢障碍？术中哪些因素会导致心肌的能量代谢发生障碍？在没有明确上述问题之前，是难以回答哪些手术患者需要补充能量底物的。在没有形成对哪些心外科手术患者需要补充能量底物的概念之前，下列情况下，是否应该考虑给患者进行能量治疗呢？

（1）供体心脏在移植前经受了数天或者更长时间的打击，如长时间给予大剂量的儿茶酚胺类药物等，在移植到受体后，心脏的电活动和机械收缩功能明显异常，经过临床上多种措施处理，不见效果的患者。

（2）由于心脏“泵”功能衰竭，被迫施行 ECMO 或 LVAD 支持循环，在大量正性肌力药物辅助下血流动力学不稳定的患者。

（3）术前存在明显的心功能不全，术中和术后较长时间给予大量的儿茶酚胺类药物支持循环，临床效果越来越差的患者。

（4）术前给予正性肌力药物支持循环，术中和术后支持循环的药物的品种越来越多，剂量越来越大，而且临床效果不好的患者。

（5）术前发热、感染的患者，术中或术后在大量正性肌力药物的支持下，心脏的电活动和血流动力学不稳定的患者。

（6）麻醉和术中因为某些原因发生了大出血或其他的恶性心血管事件，导致体外循环转流时间和手术时间明显延长，在多品种、大剂量正性肌力药物的支持下，血流动力学不稳定的患者。

上述情况下需要补充能量底物的患者，均涉及正性肌力药物或儿茶酚胺类药物，原因在上面已经讨论。由于正性肌力等药物加速能量的消耗，因此，对于长时间、大剂量正性肌力药物或儿茶酚胺类药物支持循环的患者，都应该考虑给予能量底物。

第三节　麻醉期间的呼吸管理

由于心血管外科手术患者术前的呼吸功能大多完好，即使术前的呼吸功能检查异常，也多数是限制性呼吸功能障碍，而严重的阻塞性呼吸功能障碍的患者并不多见。术前存在呼吸功能障碍的患者，除了那些突发心血管事件，必须急症心外科手术的患者外，术前的呼吸道疾病多已得到治疗，长期吸烟的患者术前也已经戒烟，因此，术前构成手术威胁的呼吸功能异常的患者并不多见。

此处所讨论的心血管手术期间的呼吸管理，除术前对患者呼吸功能的评估、手术中呼吸参数的设置这些在综合麻醉中常见的问题外，还要讨论体外循环转流中所面临的血气 α 稳态和 pH 稳态的管理问题。

一、术前的呼吸功能、药物及麻醉方法的选择

施行心血管外科手术的患者，术前的呼吸功能大多完好，这在前面已经提及。严重呼吸功能减退的患者不宜施行心血管手术，尤其是体外循环下的手术。因为呼吸和循环两大系统紧密相连，如果术前患者的呼吸功能严重减退，由于手术创伤严重损害术后的呼吸功能，而呼吸功能也必然影响循环功能，接受心血管手术后患者也难以生存。另外，循环功能也明显影响到患者的呼吸功能，如果术后患者的血流动力学不稳定，则呼吸功能将更加恶化，易于发生呼吸衰竭。再者，由于心脏功能明显影响到呼吸功能检查的各项参数，心功能不全的患者，术前的呼吸功能检查也难以说明患者真实的呼吸状况，这在第五章第二节中已有讨论。

术前长期吸烟，患有慢性呼吸道疾病的患者，外科在术前准备方面都会要求患者戒烟，并努力消除呼吸道炎症。因此，术前呼吸功能检查所见的小气道阻塞、限制性通气障碍等并非是不能耐受麻醉和手术的理由，但却明显增加了术后呼吸方面的护理工作量。详尽的术前呼吸功能评估，众多专业书刊中都有介绍，此处不再赘述。

呼吸系统方面的问题能否构成心血管外科手术的禁忌证，最重要的指标可能是肺脏的气体交换功能。如果患者在非吸氧的情况下，动脉血 PaO_2 能在 60mmHg 以上，提示患者应该能够耐受麻醉和手术。PaO_2 在 60mmHg 以上的患者，一般不会存在 $PaCO_2$ 超过 45mmHg 的情况，我还从未遇见过术前动脉血气的分析中 $PaCO_2$ 超过 40mmHg 的患者。对于患有哮喘的患者，应警惕麻醉和术后哮喘发作的可能性，尽量不用可能会释放组胺的药物，如肌肉松弛药中的阿曲库铵和罗库溴铵等。众多的肌肉松弛药中，可能哌库溴铵和维库溴铵释放组胺最少，对呼吸系统和血流动力学的影响最小。关于肌肉松弛药释放组胺的可能性，前面的章节中已经进行了药物比较，可供参考。另外，需特别警惕血浆代用品、肝素、鱼精蛋白、预防用抗生素等药物引起的组胺释放。阜外医院在 2015 年后，手术开始前预防性应用的抗生素安可欣（头孢呋辛钠），几乎每例患者都会出现血压下降，只是下降的程度不同而已。药物释放的组胺对机体的影响并非都是同样的反应，有的药物释放的组胺对循环有明显的影响，但是对呼吸系统的影响并不明显，这类药物主要有抗生素、肝素和以前使用的

抑肽酶。抑肽酶对循环的影响临床表现为血压下降和心率增快，而且来势凶猛，而抗生素（如安可欣）和肝素对循环的影响则主要表现为血压下降，血压下降的趋势较为温和，降低的幅度也没有过敏或类过敏反应（如抑肽酶所引起的反应）所引起的变化大，并且心率的增快也不明显。而有的药物释放的组胺对呼吸系统的影响明显，临床可见呼吸道痉挛，肺部出现喘鸣音，气道的压力明显增高，但是患者却不出现明显的血压下降和心率增快。肌肉松弛药引起的组胺释放，临床上可能主要表现为呼吸道方面的症状。如果麻醉诱导时给予的是顺阿曲库铵或罗库溴铵，很有可能在气管插管前会出现面罩通气困难、气管插管后气道压处于较高水平的情况。而在气管插管后，随着时间的推移，气道压则会逐渐下降，这就可能是肌肉松弛药导致的高气道压。一般情况下，现在所使用的肌肉松弛药，如果导致了患者的高气道压，一般也不会妨碍患者的气体交换，但是对于过敏性体质的患者，还是建议使用哌库溴铵或者维库溴铵。如果在静脉注射这些药物之前预防性给予 H_1 受体拮抗药，是否可预防这些药物引起的组胺释放对呼吸和循环的不利影响呢？虽然曾有学者做过这方面的观察，似乎有些作用，但是由于目前国内常用的、有静脉针剂的 H_1 受体拮抗药苯海拉明虽然具有抗组胺作用，可以预防或治疗组胺释放对呼吸和循环系统的影响，但是该药引起的嗜睡、术后谵妄、神经精神及运动方面的不良反应则限制了该药在临床上的广泛应用。新型、作用较强的抗组胺药氯马斯汀已在国内上市，其在中枢方面的作用可能要轻于传统的抗组胺药物，但是该药目前只能肌内注射，不可静脉应用，因此，也明显地限制了该药在临床上的使用及其抗组胺的价值。

文献报道了术前呼吸功能减退或患有哮喘的患者在麻醉方法选择上的争议。至于该类患者是选用静脉麻醉还是吸入麻醉，虽然有大量的文献支持选用静脉麻醉，但是在不使用地氟烷的情况下，七氟烷和异氟烷麻醉也并不一定会增加呼吸系统的并发症。因此，对该类患者，最重要的是科学的呼吸管理而不是麻醉方法的选择。

二、体外循环转流中的 α 稳态和 pH 稳态

麻醉学领域较少讨论血气分析即呼吸管理中的 α 稳态和 pH 稳态，其原因可能是多方面的。一是由于在常温下的麻醉不涉及 α 稳态和 pH 稳态的问题；二是现在很少有单纯的低温麻醉。因此，α 稳态和 pH 稳态的问题在麻醉学领域对于不涉及体外循环转流的医生，可能还是一个新鲜的名词。但是在体外循环领域，体外转流期间是以 α 稳态管理患者的气体交换，还是以 pH 稳态管理

气体交换却是一个极其重要的临床问题。目前，从事心血管麻醉的医生可能不参与体外循环转流的管理，但一定要熟知体外循环下的病理生理改变和相应的处理措施，即一定要了解自己所麻醉的患者在体外循环转流中的经过，包括温度、流量、电解质、血气变化、内环境、血糖、血细胞比容、尿量及转流中给予的所有药物等。因为体外循环的转流过程直接关系到患者停机后的管理及术后的康复。我 1978 年考入尚德延教授的研究生后，学习的第一本外文书籍就是“*Techniques of Extracorporeal Circulation*”的第一版。

20 世纪 80 年代，体外循环领域曾对转流中是采取 α 稳态还是 pH 稳态管理血气交换有过激烈的讨论。所谓 α 稳态，就是把低温下的动脉血气（如 25℃时抽取的动脉血）校正到 37℃时各项参数都在正常范围，尤其是 pH 和 $PaCO_2$ 要在 37℃时的正常范围内，即把在 25℃时抽取的动脉血在 37℃时测定时，pH 在 7.35 ～ 7.45，$PaCO_2$ 在 40mmHg 左右。而 pH 稳态则是把低温下的动脉血气（如 25℃时抽取的动脉血在 25℃时测定时所得到的数值）维持 pH 在 7.35 ～ 7.45，$PaCO_2$ 在 40mmHg 左右。按照 pH 稳态的管理理念，如果把低温下（如 25℃）的 pH 在 7.35 ～ 7.45、$PaCO_2$ 在 40mmHg 的血气分析数值校正到 37℃时，则 pH 要明显低于 7.35，$PaCO_2$ 要远远超过 40mmHg，甚至会高达 60 ～ 70mmHg（准确的数字可以从血气分析中得到），而且温度越低，校正后的血气分析数值：pH 会越低、$PaCO_2$ 会越高。但是，随着外科手术的进步，体外循环转流时间的缩短，现行的体外循环管理已经很少有人注意到这些问题了。临床上通常是自觉或不自觉地采取 α 稳态管理血气交换，即在 37℃下测得的血气数值在正常范围内即可。

目前的体外循环管理的状况是，除了深低温停循环的手术外，已经基本上无人使用 pH 稳态来管理体外循环转流中的血气交换，即使是深低温停循环的手术，绝大多数的医疗中心或绝大多数的体外循环医生在体外循环转流中也是采用 α 稳态管理，采用 pH 稳态管理血气交换的医疗单位和医生已经很少见了。究其原因，很可能与 pH 稳态管理血气交换的程序复杂，体外循环转流中需要向氧合器吹入二氧化碳，而且要依照不同的温度变化来随时调节二氧化碳的吹入量，并要及时进行血气检查等因素有关吧。

为什么 20 世纪 80 年代在体外循环领域会有是采用 α 稳态还是 pH 稳态管理血气交换的激烈讨论呢？重要的原因之一就是两种管理方法涉及了体外循环转流中的组织摄氧和脏器保护。如果是采用 α 稳态管理血气交换，低温状态下的动脉血气在 37℃时测得的数值，如 pH 在 7.35 ～ 7.45、$PaCO_2$ 在 40mmHg 左右，还原到原来的低温状态，如 25℃时，pH 要明显高于 7.45，$PaCO_2$ 要远低于 40mmHg，即患者处于明显的碱血症或碱中毒的状态，患者的氧合血红蛋白解离曲线则要明显左移，组织细胞的摄氧就会出现障碍，这些变化对患者明显不利，尤其是对长时间体外循环转流，高龄老人，以及合并脑与其他脏器病变的患者更为有害。如果采用 pH 稳态来管理血气交换，患者在低温状态下的氧合血红蛋白解离曲线则不会左移，不会影响组织细胞的正常摄氧，这将明显有利于患者，尤其是上述老人和有合并症、中枢神经功能异常的患者。

虽然在体外循环领域是采用α稳态管理还是pH稳态管理会涉及多个方面，但是最根本的一点，还是血气交换的管理，即体外循环转流中 pH 的高低及二氧化碳排出的多少。体外循环转流中影响 pH 的因素虽然涉及多个方面，但是，二氧化碳排出的多少则是直接影响动脉血 pH 的最重要因素。既然体外循环转流中二氧化碳排出的多少对 α 稳态管理和 pH 稳态的管理那么重要，而且是采取 α 稳态管理还是 pH 稳态管理又直接关系到患者的安危和并发症的发生，那么心外科团队的成员又该如何认识麻醉下二氧化碳张力的作用；麻醉下又该如何管理患者的呼吸和内环境；又该如何来认识患者在术后机械通气期间的二氧化碳的管理呢？虽然这是临床上每天都要遇到的问题，也可能是被认为非常简单的问题，但是却对某些患者的临床转归具有重要意义，这将在以后的章节中进行讨论。

三、呼吸参数的设置

多年来，临床习惯上把麻醉和术中机械通气的参数设置为潮气量 10 ～ 12ml/kg，通气频率 10 ～ 12 次 / 分，在麻醉学及其他相关专业的杂志上都可以见到这样的描述，而且设置这样的呼吸参数，文献上还表述维持呼气末二氧化碳分压在 35 ～ 40mmHg。设置这样的呼吸参数，如果能够维持呼气末二氧化碳分压在 35 ～ 40mmHg，不知道动脉血气中的 $PaCO_2$ 会是多少毫米汞柱。如果文献上写道 $PaCO_2$ 能够维持在 35 ～ 40mmHg，请问，你相信吗？再者，设置上述的通气参数，除非所使用的麻醉机的设置与众不同，呼气末二氧化碳分压能够维持在 35 ～ 40mmHg 吗？这些麻醉医生几乎每天都要遇到的问题，却很少有人质疑。久而久之，大家习惯了，发表文章时都这么写，杂志社也很少向作者提出过这样的疑问。

21 世纪后，随着所谓“Protective Ventilation”观念的提出，麻醉界掀起了对这一机械通气模式研究的兴趣。“Protective Ventilation”从字面翻译过来的汉语名称，就是目前所广泛采用的“保护性肺通气”。所谓“保护性肺通气”的实质主要是减少了机械通气时每千克体重的潮气量，或者辅以一定数值的 PEEP。如果单从“保护性肺通气”的字面上理解，原来的机械通气的参数设置为潮气量 10 ～ 12ml/kg，通气频率 10 ～ 12 次 / 分，则应该相对应的为“破坏性肺通气”了，即原来的通气模式可能为破坏性的了吗？因此，减少每千克体重的潮气量的机械通气模式被翻译为“保护性肺通气”有可能是不恰当的。不管翻译过来的“保护性肺通气”的称谓是否科学，但是却质疑了原来所设置的潮气量较大的机械通气模式是否能够符合生理学。

临床上，麻醉中如果机械通气的参数设置为潮气量 10 ～ 12ml/kg，通气频率 10 ～ 12 次 / 分，是难以保持 $PaCO_2$ 在正常范围内（即 $PaCO_2$ 保持在 35 ～ 40mmHg）的，除非麻醉中患者处于强烈的应激反应或处于高热状态。因为只有在这些情况下，患者的代谢才会处于明显的亢奋状态，体内二氧化碳的产生量才可能会大幅度的增加，在上述潮气量较大的机械通气的模式中，动脉血中的 $PaCO_2$ 才有可能维持在 35 ～ 40mmHg 的水平。既然体外循环领域非常重视 $PaCO_2$ 对组织细胞摄取氧的影响，麻醉和心外科团队的其他成员也应该重视 $PaCO_2$ 的高低对组织细胞摄氧和器官灌注的影响，尤其是对大脑氧供的影响。

大学的生理学教科书已告诉我们，生理状态下人体的潮气量为 5 ～ 7ml/kg，麻醉状态下既然要维持生理状态下的 $PaCO_2$，临床上应用多年的潮气量 10 ～ 12ml/kg，通气频率 10 ～ 12 次 / 分的机械通气模式又是从何而来呢？是否与“惧怕二氧化碳蓄积”“宁可过度通气”“降低 $PaCO_2$ 也不能使 $PaCO_2$ 升高”的传统观念有关呢？

记得 20 世纪 90 年代前后，导师谢荣教授曾在《中华麻醉学杂志》上以主编的身份发表过麻醉管理要符合生理学要求的重要文章，指出麻醉管理中的一切措施都要以生理学为原则。相对于潮气量 10 ～ 12ml/kg 的通气模式，接近人体生理状态下的小潮气量（5 ～ 7ml/kg）通气是否应该称为“生理学通气模式”或“生理性通气模式”更为科学呢？

生理情况下，人体的氧耗量和二氧化碳的产生量与年龄、体重、BMI、身体素质、职业等因素有关。年轻、身体强壮等氧耗量高的人群，二氧化碳的产生和排出量就多，而高龄、身体虚弱等氧耗量较低的人群，则二氧化碳的产生和排出量就少，这是很容易理解的。因此，麻醉状态下呼吸参数中的潮气量和通气频率的设置就不能够简单地仅以体重来计算，必须要参照患者的年龄、心脏功能的优劣、平时活动量的大小、职业、麻醉的深度、镇痛的强度及患者即时的体温等因素。年轻、无心功能障碍、活动量较大、爱好体育锻炼、强体力劳动者等的潮气量设置应大些。高龄、心脏功能差、日常活动量低下、身体虚弱者，潮气量的设置则应小些。而在麻醉和术中，那些心率快、血压高、循环处于亢奋状态的患者所需要的潮气量也大，因为这些患者的氧耗量大。但是处于控制性循环状态中的患者，则潮气量的设置要小些。另外，由于肥胖的患者和身体消瘦的患者每千克体重的氧耗量和二氧化碳的产生量有明显的差异，因此，按照体重来设置患者的潮气量和通气频率自然也是不科学的。麻醉和手术的过程中科学的呼吸管理应该是所有患者的潮气量和其他通气参数的设置都应该随着麻醉深度和镇痛强度的变化，以及患者体温的下降和升高等因素作出相应的调整，不能够一成不变。这在本书的第一篇中所举的病例，即在术中的呼吸参数及呼气末二氧化碳分压不断地发生变化的患者，就已经清楚地说明了这一点。临床上已明确体重相同，但是年龄悬殊较大的患者，在相同的潮气量和通气频率的情况下，呼气末二氧化碳的数值会差异很大，血气分析中的二氧化碳分压数值的大小自然也悬殊很大。如果再加上患者的麻醉方式的不同、麻醉的深度和镇痛强度的差异、手术部位（四肢体表手术和胸腹腔手术）和刺激强度（如冠状动脉旁路移植术中的游离大隐静脉和劈开胸骨）的不同及患者体温（如 37℃与 32℃相比）的高低等因素，呼气末二氧化碳数值的差别可能就会更大。因此，设置潮气量时必须要全方位地考虑到各种因素的影响。

机械通气时的潮气量和通气频率的设置也必须考虑到胸廓、肺和气道的顺应性。顺应性差的患者气道压力较高，反之则较低，这是临床麻醉最基本的常识问题。所谓机械通气对肺的损伤，其中重要的因素为气道的压力，气道压力高的患者则易于发生肺损伤。因此，顺应性差的患者的潮气量的设置应该小些，通气频率快些，反之，潮气量可以大些，通气频率慢些。

机械通气时影响气道的压力和阻力的另一重要因素是气管导管的口径。如果插入直径较大的气管导管，患者的气道压力和阻力则较低（因为气道的压力与气管导管半径的 4 次方成反比），这是很容易理解的。刚到阜外医院进修的同道在准备成年患者的麻醉物品选择气管导管时，一般都是选用 7.0F 的导管，体重较大的患者也仅选用 7.5F 的导管，很少有人去选择 8.0F 或直径更大的气管导管。问起原因，有些进修同事说，没考虑这些问题，原单位老师教的，平时都是选用这些号码的气管导管，习惯了。也有人说，细的气管导管容易插些，对气道的损伤也小些。是否直径小、较细的气管导管对气道的损伤就小呢？气管导管直径粗到何种程度会造成气道损伤呢？这些解剖学上的问题如果能够认真地想一想是很容易搞明白的。不要说直径 8.0F 的气管导管，即使是 8.5F（2014 年前，在阜外医院麻醉科，成人患者使用的气管导管基本上都是 8.5F 或 9.0F 的。据说现在是因为供应厂家不再提供 8.5F 的气管导管，才被迫采用 8.0F 的气管导管）或直径更粗些的气管导管也不会因导管较粗而对气道造成损伤，阜外医院长期的临床实践早已说明了这一点。而实际上，直径较小的气管导管在相同的潮气量下，气道的压力和阻力均明显升高，高的气道压力和阻力才是肺和气道损伤的真正原因。况且，即使插入 9.0F 的气管导管，气管套囊仍需要充入 3 ～ 5ml 甚至更多的气体，不然，机械通气时就会漏气，无法保证患者的每分钟通气量。因此，插入直径 8.0 ～ 9.0F 的气管导管对发育正常的成年患者的气道不会造成损伤，更不会因为气管导管的直径较粗而造成插管困难。另外，如果呼吸道内有分泌物，插入直径较细的气管导管吸痰也较困难。如果患者呼吸道发育异常，或因为各种原因造成的呼吸道梗阻，即使选用 7.0F 或更细些的气管导管也未必能够顺利地插入呼吸道内，并且放置到所需要的正确位置，当然，这些情况就另当别论了。

机械通气时的高气道压力和阻力不仅对肺可造成损伤，而且还可影响到血流动力学的稳定。严重的高气道压力和阻力增加右心的后负荷，妨碍右心室排血，恶化患有右心功能不全患者的右心功能，甚至能够促发右心衰竭。而一旦发生了右心衰竭，患者的左心室的排血功能必然受累，这就要威胁到血流动力学的稳定。另外，高气道压力和阻力也影响 Swan-Ganz 导管所测参数的解读，这在相关章节中已有讨论。

综上所述，针对气道压的高低，机械通气时呼吸参数的设置可遵循以下原则：气道压偏高的患者，潮气量的设置应小些，相应的通气频率可快些；反之，则潮气量的设置应大些，通气频率相应可慢些，有些患者的通气频率可设置在 7 ～ 9 次 / 分。气道压低的患者应该采用容量控制通气模式，而高气道压的患者则应该采用压力控制通气模式（气道压超过 25cmH_2O 就应该考虑采用压力控制通气模式。我的习惯是，如果气道的压力达到 20cmH_2O，就会采用压力控制通气模式）。

麻醉和术中机械通气时，$PaCO_2$ 应该维持多高呢？从体外循环转流中，对血气交换是采用 α 稳态还是 pH 稳态进行管理的讨论中已表明，针对不同的人群和不同的疾病，维持 $PaCO_2$ 的高低应该个体化。一般说来，合并肺动脉高压的患者，$PaCO_2$ 维持的应低些，但是，成年患者无论如何也不应该低于 30mmHg（小儿的 $PaCO_2$ 则可降至 25mmHg 左右，甚至更低水平）。老年人的 $PaCO_2$ 维持的应高些，年龄越大，$PaCO_2$ 应该维持的越高，尤其是合并有颈动脉狭窄和脑缺血的患者，$PaCO_2$ 甚至可维持在 50mmHg 左右（原因详见本书第十二章）。另外，采用小潮气量通气模式时，应定时膨肺，以免发生区域性肺不张。即使采用 10 ～ 12ml/kg 的潮气量，机械通气时间长了也有发生区域性肺不张的可能性。

现行的小潮气量通气模式在非心脏手术的麻醉中常设置有不同压力的呼气末正压（PEEP），但在心血管手术的麻醉中不能照搬，即不能对所有的患者都给予 PEEP，原因是因为 PEEP 对血流动力学的稳定有一定的影响。PEEP

对循环的影响与PEEP的高低密切相关，PEEP越高，对血流动力学的干扰越大，这早已是临床麻醉的常识问题，在此就不再赘述。对心脏功能尚好，血流动力学稳定的患者，如果要在小潮气量通气模式中设置PEEP，应该从较低的压力开始，视其对肺脏气体交换的改善和对血流动力学的影响逐渐增加PEEP的压力。一般在心血管手术的麻醉中，PEEP的压力设置很少会超过8cmH_2O。另外，如果患者的气道压力较高，自然也不能再设置PEEP。

吸入纯氧或高浓度氧对机体的危害已经是人所共知，因此，所有的呼吸机治疗基本上都不会吸入纯氧，但是在麻醉和手术过程中吸入气的氧浓度应该给予多少合适，目前并没有一致的意见。体外循环在使用膜式氧合器前，都是向氧合器内吹入纯氧，但在膜式氧合器问世后，临床上逐渐认识到，吹入过高浓度的氧对机体是有害的，因此，现行临床上，体外循环转流中向氧合器中吹入的气体，都要经过空气、氧气混合器来调节向氧合器内吹入的气体中的氧浓度，氧浓度一般都不会超过40%。而在临床麻醉中，虽然现行使用的麻醉机基本上都有调节吸入气中氧浓度的功能，但是在某些医院或某些麻醉医生在行机械通气时，很多情况下仍是吸入纯氧，动脉血气分析中可见PaO_2常高达250mmHg以上，甚至超过300mmHg，这显然不符合生理学的要求。实际上，机械通气时吸入气中的氧浓度在50%以下完全可以满足血液氧合的需要，因此，术后ICU在机械通气时，通常会给予40%左右的氧。我在麻醉开始时设定的吸入氧浓度为39%（如果吸入氧浓度低于39%，阜外医院所用的麻醉机就会报警），然后视血液氧合的情况再决定是否增加吸入氧浓度。多年来，体外循环转流前还从未出现过血液氧合不良，需要增加吸入氧浓度的情况。至于停机后的吸入氧浓度，由于体外循环对肺脏气体交换的不良影响，吸入的氧浓度可能需要适当地提高。但是，不论体外循环转流时间多长，术前患者的肺脏气体交换功能如何，术中的血流动力学是否稳定，以及出血和渗血多么严重，也都不会需要吸入纯氧。由于目前所有的手术患者都有脉搏血氧饱和度的监测，可以随时看到动脉血的氧合情况，因此，更无必要在机械通气开始时就吸入高浓度的氧，而是应该先吸入较低浓度的氧，视脉搏血氧饱和度的高低，再决定是否需要调节吸入气中的氧浓度。

临床上另一个需要注意的问题是，体外循环手术，在升主动脉开放后何时开始给予机械通气。理论上，为了减少体外循环术后呼吸系统的并发症，体外循环转流中不应该停止机械通气。但是，由于在体外循环转流中持续机械通气不仅会影响到手术的操作，并有可能导致气栓等并发症，因此，现行临床上心脏停搏后都要停止机械通气。一般情况下，升主动脉开放、心脏复跳后即可以恢复机械通气，以尽快缩短停止呼吸及肺不张的时间。由于此时仍然在并行体外循环转流期间，肺脏并未全部担负气体的交换功能，因此，没有必要给予所需要的分钟通气量。此时在设置通气参数时，只应该减少通气频率，如设置通气频率为 3 ～ 5 次 / 分，而不应该减少潮气量。常见有些麻醉医生在并行循环期间，把每次机械通气的潮气量减少至 200ml 左右。机械通气时给予如此小的的潮气量，不可能充分扩张肺脏，因而也起不到恢复呼吸，缩短呼吸停止时间和肺不张时间的作用。因此，并行体外循环期间通气参数的设置，应该是维持体外循环转流前的潮气量，而只是减少通气的频率。

小潮气量通气模式行机械通气的过程中，如果出现了脉搏血氧饱和度下降的情况，不要立即增加吸入气中的氧浓度，而是应该先行膨肺。肺脏膨胀后，脉搏血氧饱和度通常就会上升，这在前面的章节中已有提及。

由于目前的全麻药物对呼吸道无刺激作用，呼吸道在整个麻醉过程中都可能没有明显的分泌物，因此呼吸道较为干净。正因如此，现在全麻中很少有人去吸引呼吸道。而体外循环手术由于肺脏的缺血再灌注损伤，在脱离体外循环后肺脏会出现分泌物，因此，有必要在停机后进行呼吸道吸引。另外，胃肠道在麻醉和手术过程中，尤其是在体外循环转流期间会有大量的分泌物，因此，在停机后应该常规进行胃肠道吸引、排空胃肠道，以利于术后尽快地恢复患者的胃肠道功能。

第十二章
心血管手术中的脏器保护

心血管外科手术较其他外科学领域更易发生脏器损伤，因此，心血管外科手术中的脏器保护远较其他外科手术更为重要。虽然各种心血管外科手术有其特有的脏器保护措施，如胸腹动脉瘤手术时的脊髓减压、深低温停循环手术中所采取的选择性脑灌注等措施，但是，这些特有的保护方法通常需要外科、体外循环和麻醉多方面的合作，因此，这不在本书讨论的范围之内。此章所讨论的脏器保护问题仅涉及体外循环手术中普遍存在，而又可能被忽视，但是却对患者有可能是至关重要的问题。

第一节　脑　保　护

一、心血管手术中的脑灌注和脑功能

临床上，麻醉和术中的脑灌注和脑功能涉及的范围非常广泛，但是，在麻醉学领域，脑灌注和脑功能的维护基本上都被归结为血压的问题，即只要是提到脑保护，就会强调要维持脑灌注，而要保证脑灌注，就会要求维持较高的血压。前面的章节中已经提及，有学者提出：要避免麻醉和手术引起的中枢神经系统并发症，收缩压不得低于三位数，即不能低于 100mmHg。如果按照他们的理论，是否可以这样认为：只要收缩压维持在 100mmHg 以上，就会一劳永逸了吗？收缩压维持在 100mmHg 以上的患者就不会发生中枢神经系统并发症了吗？本书前文曾介绍过神经科专家对两例高龄患者如何在术中避免脑损伤的会诊意见。可见在临床上有不少领域及一些领域中的很多医生都会认为：在麻醉和手术中要避免发生中枢神经系统的并发症，就必须要维持较高的血压。由此看来，只要维持了较高的血压就能够避免发生中枢神经系统并发症的观念，在某些临床领域和很多医生的脑海中已经达到了偏执的程度。

脑的功能和与之相匹配的血流灌注如同其他脏器一样并不是恒定不变的。例如，饭后人们容易瞌睡是因为血液向胃肠道分布，大脑的血流灌注相对有所

减少的缘故，这是最基本的医学常识。脑电图检查前，检查人员都会详细告诉患者检查时的注意事项。脑电图检查的过程中，患者闭眼和睁眼的微小动作都会明显影响到脑电的波形。由于脑电图的变化反映了大脑代谢的变化，而大脑的代谢又与脑的血流灌注密切相关，因此，这就提示了脑电图的变化伴随有脑血流量的改变。而在麻醉的状态下，脑功能和与之相匹配的脑血流量必然要随着麻醉的深度和镇痛强度的变化而改变。不考虑患者在麻醉状态下，脑功能受到了抑制和脑的代谢率下降这些重要的变化，而一味地强调要维持脑功能和脑血流量在麻醉前或在术前水平，不仅是不科学的，而且对患者也无任何益处，除非患者在麻醉中，脑的代谢处于术前或高于术前的水平。至于麻醉状态下是否会出现脑代谢处于术前，甚至是高于术前的情况，这并非是不会发生的事情，只是发生了而没有被认识而已。因为在现行的麻醉中，在大量使用肌肉松弛药的情况下,即使出现了这种情况,可能也不能引起临床上的重视。在麻醉状态下，是否会出现脑代谢高于术前的情况，可不可以这么设想，即脑代谢的高低、脑氧耗量的多少与患者是否发生应激反应密切相关，如果麻醉和术中发生了强烈的应激反应，脑代谢和脑氧耗量也要随着患者全身氧耗量的增加而增加；如果患者在麻醉和术中未出现应激反应，代谢受到抑制，而且随着体温的降低，机体的氧耗量进行性下降（下降到一定的程度后维持在某一较低的平台上），那么患者的脑代谢和脑氧耗量也会随着全身氧耗量的下降而减少，而只是脑代谢和脑氧耗量变化的临床表现不像循环的变化那样明显可见而已。由于脑代谢和脑氧耗量的变化没有任何特异性的临床表现，麻醉和手术过程中的应激反应，在临床上只表现出循环应激的现象而已，因此，脑代谢和脑氧耗量的变化被临床所忽视，很难能见到这方面的临床研究。如果这种推测能够成立，目前在麻醉和术中出现循环应激不仅不是少见现象，而且非常普遍。如果出现了循环应激现象就会伴有大脑代谢和脑氧耗量的增加，那种把麻醉和术中发生了脑代谢和脑氧耗量高于术前水平，而术后出现了脑并发症，却又把原因简单地归结到所谓“血压低、脑灌注不够”上，真可能是比窦娥还冤。

麻醉状态下，如果发生了脑代谢和脑氧耗量高于术前的情况，究竟是什么原因呢？正如前面所说的那样，直至目前，尚未见到有关这方面的临床研究报告，我也难以解释发生的原因，仅仅只能推测为可能与外科手术的伤害性刺激有关。伤害性刺激除包括前面所提到的循环应激反应外，疼痛性刺激可能更增加脑代谢和脑氧耗量。如果手术过程中的疼痛性刺激是麻醉和术中脑代谢和脑氧耗量增加的主要因素，那么麻醉状态下的完善的镇痛，对于降低大脑代谢和脑氧耗量，预防术中脑代谢和脑氧耗量的升高可能较麻醉的深度更为重要。由于目前临床上的各种监测指标均难以真实地反映术中患者是否有疼痛感觉，而现有的麻醉药物多数又没有镇痛作用，因此，给予较大量的麻醉性镇痛药对于降低大脑代谢和脑氧耗量，预防术中脑代谢和脑氧耗量的升高则具有重要的临床意义。从另一角度来看，术后出现中枢神经系统并发症，如谵妄，如果是全身麻醉患者的发生率高，是否也可以说明术中的完善镇痛对于避免患者的脑代谢和脑氧耗量的增加更为重要呢？因为良好的区域性麻醉能够提供完善的镇痛效果，而全身麻醉的镇痛效果却难以保证。至于恶性高热对脑代谢的影响，则不在本章的讨论之列。因为我对恶性高热的关注不多，另外，阜外医院从建院以来，虽然所有手术的麻醉均为全身麻醉，但是我也从未听说出现过，更没有见过恶性高热的病例。

由于绝大多数的心血管手术需要在体外循环下完成，术中脑功能、脑代谢和脑氧耗量的变化可能远较其他的外科学领域复杂。除具有外科手术常见的影响因素外，体外循环转流这一非生理性的伤害性刺激对患者是极其重要的影响因素。回想起 20 世纪 70 年代在上海胸科医院进修学习时见到的现象，即在针刺麻醉下进行体外循环手术时，只要体外循环开始转流，原来处于清醒状态下的患者就立即发生抽搐，并迅速进入昏迷状态，说明体外循环转流开始，患者就立即处于脑缺血或脑缺氧的状态。而在全身麻醉状态下，从目前所用脑电图、BIS 和脑氧饱和度的监测来看，只要体外循环转流开始，传统的脑电图监测的波幅立即就变得低平，并逐渐成为直线；BIS 和脑氧饱和度监测的数值也同样下降。阜外医院麻醉科在 20 世纪 90 年代初期，曾观察过体外循环转流期间脑电图的变化，结果就如同前面所说的那样：转流开始，脑电图的波幅就明显降低，继后逐渐变为直线。由此可见，体外循环开始后，不管是在针刺麻醉下患者出现的抽搐和昏迷，还是全身麻醉下患者的脑电图、BIS 和脑氧饱和度的变化都充分表明，体外循环转流期间，大脑可能处于缺血或缺氧状态，也可以认为，大脑氧的供需处于失衡状态。另外，从体外循环转流的病理生理学来看，即使大脑的血流灌注量的绝对值没有减少，但是，体外循环转流中的平流灌注血流也对大脑造成了一定的缺血、缺氧性影响。因此，从 1953 年体外循环技术成功地应用于临床以来，一直就与低温相伴而行，不知是否与体外循环转流会造成大脑氧的供需失衡有关。直至目前，体外循环转流也基本上从来没有离开过低温。虽然并不清楚当初体外循环问世时为何一定要在低温下进行，但现在看来，低温可以降低大脑代谢，对中枢神经系统有一定的保护作用可能是其最重要的原因。由此也可以看出，我们的先辈对在体外循环手术中如何来降低大脑的代谢是多么的重视。虽然目前在体外循环的转流中，根据手术时间的长短，患者体温下降的幅度有明显的差异，但是基本上仍然是在低温下进行，只不过转流中患者体温的下降普遍没有之前（20 世纪）降得那么低了。

从针刺麻醉体外循环和全身麻醉体外循环对机体的影响来看，体外循环转流中脑灌注和脑功能的变化是极其错综复杂的，而术后是否会出现中枢神经系统的并发症，可能比体外循环转流中影响大脑的血供、氧供的因素更复杂而多变，难以预测。虽然大脑的灌注和功能在体外循环转流中要受到影响，但并非术后患者一定会出现中枢神经系统的并发症，原因已在相关的章节中进行了讨论。临床上时常会发生一些表面上看起来较为奇怪的现象，那就是有些患者在术中和（或）在体外循环转流中出现了某些严重甚至致命的意外，大家几乎都认为术后是要发生中枢神经系统并发症的，可结果是，术后患者的中枢神经功能恢复得很好，临床上并无任何脑部并发症的表现。而从目前临床认识水平来看，有些患者的手术和体外循环转流的过程似乎都较为顺利，并无明显可见的意外发生，术后却出现了中枢神经系统的并发症。但是，如果能够仔细地检查、分析这些出现中枢神经系统并发症的病例，总是可以找出大家平时不太注意的问题。可能也就是这些平时不受临床重视，或者是被忽略的问题，却会对某些患者导致严重的后果，这在前面的相关章节中已有讨论，并将在后续的章节中再次阐述。

现行的体外循环转流有多种模式，如低温下体外循环、深低温停循环、半身体外循环和常温下体外循环等。半身体外循环和深低温停循环仅应用于特殊模式的心血管手术，临床上并不常见。虽然早些年曾有学者提出了常温体外循环转流的优点而倍加推崇，但是在临床上并未获得推广，以至于现在很少有人再去谈论这一问题。其原因之一可能就是常温体外循环转流对大脑的影响，因而低温下体外循环仍是目前最为常用的转流模式。

二、心血管手术中脑损伤的原因

心血管手术中脑损伤的原因非常复杂，这在众多的心血管外科和心血管麻醉的专著中都有描述。脑损伤的原因是多方面的，其中有患者本身的因素，手术创伤的因素，体外循环转流的因素，更有麻醉的因素。这包括：①患者本身的易患因素，如高龄、升主动脉钙化、颈动脉狭窄和脑血管病变等。②外科手术的创伤，长时间、多次反复阻断升主动脉导致的颗粒性栓塞。临床实践已经充分证明，长时间的心血管外科手术，尤其是体外循环转流时间长的患者，易于发生中枢神经系统的并发症。③体外循环转流的创伤因素，包括长时间的体外循环转流，体外循环的过度血液稀释，转流中的内环境紊乱，手术中的大量失血导致的急性严重贫血，体外循环转流中的低灌注和“奢灌”（较少发生），体外循环转流中所可能出现的栓塞，以及体外循环转流中的意外事件等。以上导致术后出现中枢神经系统并发症的三大因素，临床上通常都会重视，但是对于医源性因素，却可能重视不够或者是认识不够。这些医源性因素包括麻醉和术中强烈的应激反应，高血糖，血流动力学不稳定，以及输入大量的血制品等。另外，体外循环转流中灌注流量与患者的体温不匹配，即在患者体温较高的情况下，灌注流量没有随着体温的升高而增加。体外循环转流中的快速降温和复温，尤其是快速复温，导致了患者血液的温度与身体各部位的温度之间出现了较大的温差，血液的温度高于大脑的温度可对大脑造成明显的伤害。体外循环转流中向氧合器吹入了高浓度的氧，体外循环转流和术中的低碳酸血症，以及大量儿茶酚胺类药物的应用等，都是导致术后出现中枢神经系统并发症的原因。麻醉医生不仅要熟知上述这些可能导致中枢神经系统并发症的因素，还应该和团队的其他成员密切合作，尽力避免这些因素对大脑的伤害。虽然患者本身的易感因素，以及外科和体外循环的创伤因素麻醉医生难以干预，但是也要在做好自己的工作的同时，协助或提醒其他团队成员努力去避免这些因素对大脑的伤害。

关于医源性因素中的应激反应对心血管手术患者中枢神经系统并发症的影响，在北京大学第一医院和阜外医院合作的临床研究中观察到，如果在麻醉和术中促肾上腺皮质激素（ACTH）的水平升高，可能会促发术后谵妄的发生。这一临床研究结果充分提示了，麻醉和术中的应激反应可增加心血管手术中枢神经系统并发症的发生率，因为麻醉和术中的 ACTH 的升高是由于应激反应所致。

麻醉和术中的血糖浓度升高可能会增加术后中枢神经系统并发症的发生，这已经是临床上不争的事实。麻醉和术中血糖浓度升高的原因，则与麻醉和手术创伤，尤其是体外循环转流的伤害密切相关，这在相关的章节中已经讨论。除了体外循环转流创伤所导致的血糖浓度升高外，血糖浓度升高也与麻醉的质量密切相关，即麻醉的深度和镇痛的强度没有能够很好地抑制机体的应激反应，这在相关的章节中也已经讨论。

血糖浓度升高到何种程度会损伤中枢神经系统呢？麻醉和体外循环转流中血糖要控制在何种水平对患者才是安全的呢？虽然这些问题在众多的文献中都有报道，但是意见并不一致。由于患者术前的基础血糖水平不同，如糖尿病患者和非糖尿病患者，血糖控制较好的糖尿病患者和血糖控制不好的糖尿病患者，他们在术前的血糖水平差异很大，如果在术中和体外循环转流中简单地设立一个血糖标准，显然是不太科学的，而且也是不现实的。本书在控制性循环一章中已经讨论了控制性循环的标准，其中就包含了血糖水平的问题。术中理想的血糖水平应该是不明显高于术前，最好是略低于术前的水平，提出这一标准临床上可能难以接受，因为目前在麻醉和术中，患者的血糖水平都会较术前明显升高。

麻醉和术中的低碳酸血症应该是一个纯粹的医源性问题，这不仅是麻醉管理中的操作问题，而且更是一个临床上的认识问题，前面的相关章节已经对此进行了讨论，下面的内容中也有二氧化碳管理的问题，此处就不再赘述。

三、临床上对脑可能具有保护作用的措施

（一）低温

低温可降低脑代谢已经是医学领域中的共识，这在众多的专著中都有详细的描述。前已述及，在具体实施低温的过程中，不要仅重视体外循环转流中的降温和复温，而且要从患者入手术室后就开始有目的进行体表降温。如果在麻醉诱导的过程中能够较好地抑制了患者的应激反应，气管插管后在手术室的温度（环境温度）低于 19℃的情况下，患者的体温会逐渐下降。因此，患者的体温是否能够在较低的室温环境中随着时间的延长而进行性下降，也是反映麻醉能否抑制机体的应激反应的标准。从麻醉的质量控制方面来说，也可以反映出麻醉质量的优劣。20 世纪 70 年代，Ⅱ型房间隔缺损修补术和肺动脉瓣狭窄直视切开术都是在低温麻醉下完成的。1975 年在上海市胸科医院进修学习期间，麻醉诱导完成后，患者被放入冰水车里。当时评价麻醉深度和肌肉松弛程度的重要指标就是观察患者放入冰水车里后有无温度反跳现象及患者体温降低的速度。如果患者放入冰水车里后出现了体温上升的现象，则说明麻醉的深度不够和（或）肌肉没有完全松弛（为了能使患者的肌肉完全松弛，当时都是使用去极化的肌肉松弛药琥珀胆碱）。如果患者的体温在冰水中下降缓慢，也提示存在同样的问题。1978 年报考尚德延教授的研究生时，专业课考试的试题中即有这样的考题，可见那时在心血管麻醉领域，是多么重视低温对脑的保护作用及如何正确地实施低温麻醉。21 世纪的今天，现在的医疗设备和工作条件已经较 20 世纪 70 年代发生了翻天覆地的变化，20 世纪 70 年代实施的那种低温麻醉虽然已经成为历史，但是低温麻醉下的病理生理学改变，以及如何正确地施行低温麻醉的理念却仍然具有重要的指导意义。可是在目前，很多单位和（或）很多医生却较少能够认识到这些问题，表现在很少有人去利用可调节的环境温度，以及层流设备的优势来管理患者的体温。到欧美学习或工作过的医生谈及欧美手术室里的温度时，几乎都是说很冷，有点冷得让人受不了，但是却很少有人说到为什么要把手术室的环境温度设置的那么低，或者仅是认为设置较低的环境温度是为了预防手术室的感染。前已提及，有不少学者在学术

会议上强调了麻醉和术中低体温的危害，但是却难以听到如何合理的运用手术室的现代化条件来正确地实施低温麻醉及调节患者的体温变化。

体外循环下施行心血管手术，前已述及，如果体外循环转流前患者的体温能够在较低的手术室环境温度中有所下降（在最初的章节中已经以实例说明：如果把手术室的温度设置在19℃或者更低些，体外循环转流前患者的体温可下降1～2℃甚至更多），无疑非常有利于体外循环转流中的血流降温（不仅降温速度快，而且身体各部位的温度下降均匀），这样不仅可缩短体外循环的降温时间，而且由于身体各部位的温度下降均匀，能够更好地发挥低温对脏器的保护作用，尤其是对大脑的保护作用。至于在阜外医院的手术室，为何在麻醉后到体外循环转流的这段时间内把室温设置在19℃而不是更低些，那是因为把温度设置19℃以下要遭到大家的反对（感觉太冷了），把室温能设置在19℃已经是很难得的了。

目前，由于选择性脑灌注技术的应用，完全的深低温停循环技术的应用已经较前明显减少。临床上，深低温停循环的手术常以患者体温下降到多少，即患者体温的高低来决定停循环的时间。此时患者身体各部位的温差不仅可以影响停循环时间的长短，而且也影响在同等的深低温状态下对大脑的保护效果。深低温停循环前血流降温速度的快慢及降温过程中身体各部温度的下降是否均匀，除与水温的设置有关外，更与体外循环血流降温前患者体温的高低密切相关。前已述及，如果在体外循环转流前患者的体温能下降2℃以上或在35℃以下，不仅可以显著缩短体外循环的降温时间，而且也使降温过程中全身各部位的温度下降均匀，这对发挥低温对脑的保护作用是非常重要的。

怎样才能更好地发挥低温对脑的保护作用呢？这就要求在体外循环转流中患者的体温下降的速度不能过快。因为快速的血流降温，必然会增大身体各部位之间的温差，而应用手术室较低的环境温度在麻醉后对患者进行体表降温，虽然降温速度很慢，但是患者体温的下降较为均匀，身体各部位的温差很小。相对于体表降温，体外循环转流中的血流降温可以使患者的体温快速下降，但是患者的体温在快速下降的过程中，就必然会使身体的各部产生较大的温差，这不仅不利于机体内环境的稳定，自然也不利于低温对脏器，尤其是对大脑的保护作用，这就是与体表降温相比，血流降温所存在的不足之处。为了弥补血流降温所存在的固有不足，在体外循环转流前，应用手术室可调节的环境温度，努力使患者的体温下降1～2℃，如果再运用体外循环机的变温水箱进行体表降温，则有可能使患者的体温在体外循环转流前下降3℃以上。如此，不但可以在体外循环转流中不需要使用过低的水温进行血流降温（因为使用过低的水温进行血流降温，可明显增大患者身体各部位的温差，不利于低温对脏器的保护作用），可以使得身体的各个部位在血流降温的过程中均匀降温，提高低温对脏器，尤其是大脑的保护作用，并且可以缩短体外循环转流中血流降温的时间。

低温对脑的保护作用不仅取决于患者体温的高低，以及在降温过程中全身温度的下降是否均匀，也与在复温的过程中患者身体的各个部位的温度上升是否均匀有关。体外循环转流中如果血液复温的速度过快，也必然使身体各部位产生较大的温差，这对患者各脏器功能的保护，尤其是对大脑的保护非常不利，因为体外循环转流中的快速复温，必然会使大脑的温度高于身体其他部位的温度。

20 世纪 90 年代前，为了使患者在降温和复温过程中身体各部位的温度变化均匀，曾经给予肌源性血管扩张药，当时最常用的药物是硝普钠。随着对低温体外循环认识的深入，转流中患者的阻力血管（动脉血管）系统不仅较少发生收缩或痉挛，反而由于炎症反应等因素，阻力血管通常处于扩张甚至麻痹状态。应用 Swan-Ganz 导管监测的结果表明，停机前后外周血管阻力都明显降低，低于 800dyn・s/cm^5 者很常见。因此，从 20 世纪 90 年代后期，阜外医院在体外循环转流的降温和复温的过程中，不再给予硝普钠等肌源性血管扩张药了。在体外循环转流中的降温和复温过程中，决定患者体温升降的速度及身体各部位温差大小的最重要因素是降温和复温的速度，而降温和复温的速度又主要决定于变温水箱的温度。血流降温期间，变温水箱的水温越低，身体降温的速度就越快，而降温的速度越快，身体各部位的温差就越大。同理，在复温期间，水箱的水温越高，体温的上升就越快，而复温的速度越快，身体各部位的温差就越大。为了能够使低温发挥更好的保护效果，维持内环境的稳定，目前在体外循环领域对转流期间降温和复温的共识是不宜快速降温，更不宜快速复温。体外循环转流中，变温水箱中的水温与转流中的血流温度的温差在 20 世纪一般认为以不超过 5℃为宜，或者水温与患者的鼻咽温度的温差不超过 10℃，而现在阜外医院在低温体外循环转流的降温过程中，如果患者的体温在体外循环转流前为 36℃左右，转流开始降温时，变温水箱中的水温一般不低于 32℃。如果在开始复温前，患者的体温在 33℃左右，则变温水箱中的水温设置在 35 ～ 36℃，同时铺在患者身下的变温毯也开始体表复温，手术室内的环境温度也调整到 25 ～ 26℃。随着体外循环转流中患者体温的上升，变温水箱中的水温也相应地调高，但最高水温的设置不超过 38℃，有的体外循环医生在复温的过程中，最高水温的设置不超过 37℃。脱离体外循环后，把变温水箱中的水温调整到 39 ～ 40℃，以变温毯来给患者继续升温或者是保温。因此，阜外医院现在对变温水箱中的水温与患者体温的温差的要求不仅远较 20 世纪 90

年代更为严格，而且对于水温的设置也设立了严格的标准，很难再见到体外循环转流的复温期间，水温设置在 39 ～ 40℃的情况了。减慢降温和复温的速度，以及缩小水温与患者体温的温差的原因，一是现在由于体外循环转流时间的缩短，没有必要把患者的体温再降低至以前的水平（在 20 世纪，一般的心血管外科手术在体外循环转流中，患者的体温大都要降低至 28℃左右。而现在，患者的体温一般降低至 32 ～ 34℃）；二是更加认识到缩小水温与患者的体温之间的温差，对维持患者在转流期间内环境的稳定，减少体外循环的并发症至关重要。至于深低温停循环手术在降温和复温过程中的水温，则以具体情况而定，但水温的设置不仅仅是遵循上述原则，而且还要更加严格。另外，对于深低温停循环手术，更要注意对手术室内的环境温度的调节。

（二）血液稀释

适度的血液稀释对组织脏器，尤其在体外循环转流期间对大脑有一定的保护作用已经成为临床共识。体外循环的氧合器使用全血预充的时代早已过去，这是现代体外循环手术并发症明显下降的重要原因。体外循环转流中血液应稀释到何种程度才能获得最好的临床效果，虽然对此有不同意见，但在多数情况下，以血液稀释到血红蛋白浓度不低于 60g/L 为宜，老年人应不低于 70g/L。虽然在低温状态下，大脑和全身的氧耗量降低，但是如果血液过度稀释，则降低了血液的携氧能力，这明显不利于大脑和全身的氧供，而且体外循环下的平流灌注，也不利于组织细胞摄氧。再加上在低温状态下，氧合血红蛋白解离曲线也明显左移，这也不利于组织细胞摄氧，这些问题在前面已经讨论。临床实践已经表明，在低温体外循环下，血红蛋白稀释到 60 ～ 70g/L 为普遍接受的稀释浓度，但是在复温的过程中，则应该随着患者体温的逐渐恢复，逐步提高血红蛋白的浓度，努力在脱离体外循环时，使患者的血红蛋白浓度恢复到 80g/L 以上，老年患者恢复到 90g/L 甚至 100g/L 左右。关于体外循环转流中的血液稀释和异体血制品的补充，详见本书相关章节所介绍的阜外医院外科管委会制定的实施指南。

（三）二氧化碳

提起二氧化碳，很多人会认为这是一个不好的东西，因此，临床麻醉中会经常见到要谨防二氧化碳潴留或者二氧化碳蓄积的警句。另外，二氧化碳可升高肺动脉压力，二氧化碳可影响患者的意识，甚至可发生二氧化碳麻醉。因此，宁可把机体内的二氧化碳排出多些，也不能发生二氧化碳“蓄积”的“宁左勿右”的临床观念，在现今仍占有主导地位。现在讨论心血管外科手术中对脑的保护问题，提及二氧化碳有何意义吗？难道在心血管麻醉和手术中，二氧化碳与脑的保护之间还有关系？下面所介绍的病例可能会出于你的意料之外。

患者，男性，79岁，体重62kg，因频发心绞痛入院治疗。术前诊断：冠心病、劳力自发性心绞痛；冠状动脉支架术后；心肌梗死合并左心室室壁瘤；二尖瓣反流；心功能NYHA分级为Ⅲ级。患者术前为窦性心律，心率69次/分，袖带血压为114/74mmHg。超声心动图检查见左心室舒张期末内径66mm，EF为39%。患者于2016年1月21日在体外循环下施行冠状动脉旁路移植术、左心室室壁瘤切除、左心室成形术和二尖瓣成形术。

患者于手术当日早晨06：00口服咪达唑仑7.5mg、美托洛尔6.25mg，送患者入手术室前（时间约07：30）肌内注射吗啡10mg。患者麻醉诱导前为窦性心律，心率63次/分，桡动脉压120/70mmHg。

患者术前心绞痛病史长达15年，多次发生心肌梗死。由于梗死心肌和已形成的室壁瘤与心包广泛粘连，而且心肌表面水肿明显，因此心脏表面和术野渗血严重。手术从08：45开始，直至21：10结束，手术时间长达12小时25分钟，体外循环转流时间长达8小时35分钟（09：15开始转流，17：50脱离体外循环）。术中共输入浓缩红细胞18U、血浆1000ml、血小板4U。

由于阻断升主动脉的时间并不长，仅90分钟，因此，体外循环的转流时间主要为并行循环时间。由于心脏表面和术野渗血严重，虽然输入了大量的浓缩红细胞、血浆和其他液体，但在体外循环的转流中，氧合器的液面常难以维持，因此，并行循环的过程中，灌流量和灌注压力都不高。并行循环转流中的灌注压长时间维持在40～50mmHg，有些时间段甚至低于40mmHg。

并行循环中为了有效地制止出血和广泛渗血，患者的体温不能过低。另外，考虑到转流中灌注流量低，灌注压也低，并行循环中患者一直处于低血压状态，因而也不能把患者的体温恢复至36℃左右，必须使患者处于一定的低温状态中。因此，并行循环的过程中，持续维持患者的鼻咽温度和膀胱温度在35℃左右。另外，考虑到二氧化碳对脑血流的调节作用，并行循环中的$PaCO_2$一直维持在50mmHg左右，有些时间段在60mmHg左右，血气分析中的$PaCO_2$最高的一次为64mmHg。在长达425分钟的并行循环转流中，除了患者的体温和二氧化碳分压的调节为麻醉和团队成员管理的主动行为外，血流动力学的管理、异体血制品的输入等其他方面均为被动性（无可奈何）的处理措施。

作为一位79岁的高龄患者，如此长时间的手术和体外循环转流，手术创面大量出血，并严重、广泛渗血，几乎使参与手术的每位成员都担心患者能否脱离体外循环，以及术后能否清醒。但是在患者的出血和渗血有所好转的情况下，不仅停机顺利，而且停机后循环稳定。在肾上腺素0.03μg/（kg·min）

的支持下，手术结束和回 ICU 后，患者的心率均为 82 次 / 分，血压均为 110/64mmHg。更令人感到惊喜的是次日晨患者已完全清醒，临床上未观察到有任何神经功能障碍的症状和体征。

上述病例虽然仅是个案，但在自己多年的临床实践中，尤其是在 21 世纪，我在麻醉和术中都是维持较高的二氧化碳张力，静脉血气分析中的二氧化碳分压一定要在 45mmHg 以上，多数患者的静脉血二氧化碳分压（$PvCO_2$）45 ～ 50mmHg。面对 80 岁以上的高龄老人，或有颈动脉狭窄，或有脑血管病变的患者，麻醉和术中静脉血气分析中的二氧化碳分压一定要在 50mmHg 以上，多数患者不低于 55mmHg。患者回到 ICU 后，也同样建议把 $PaCO_2$ 维持在 40mmHg 以上，有些患者不要低于 45mmHg（由于外科 ICU 不进行静脉血气分析，因此，只能建议把动脉血中 $PaCO_2$ 的维持在上述水平）。虽然上述病例 [即高龄，合并有颈动脉狭窄和（或）脑血管病变] 都是体外循环后易于出现中枢神经系统并发症的高危患者，但是多年来在术后早期并未曾发生过中枢神经系统的并发症（至于术后后期是否出现过中枢神经系统并发症，我尚不清楚）。因此，维持麻醉和术中较高的 $PaCO_2$（不低于 40mmHg，如果是中心静脉血中的二氧化碳分压，则不低于 46mmHg，而且应该随着患者年龄的增长，以及是否合并有颈动脉狭窄和脑血管病变向上做适当的调整）对于预防体外循环下的心血管手术所可能出现的中枢神经系统并发症的作用应该引起临床上足够的重视。对于保护体外循环下的中枢神经系统来说，维持较高的 $PaCO_2$ 很有可能是最为重要的保护措施之一。

无论是体外循环后的中枢神经系统并发症还是全身麻醉后的谵妄及神经精神障碍，众多学者把发生的原因基本上都要归罪于脑灌注不足。而脑灌注不足或者说麻醉、手术中的脑缺血的原因通常又与低血压（如某些医生提出的收缩压低于三位数，或者是波动幅度低于基础血压的 20%）联系在一起。结果就出现了这样的局面：如果患者在麻醉和术中的血压与基础血压相比降低了 20%，或者收缩压低于三位数（既往的传统观念是低于 90mmHg）则成了脑部并发症的“罪魁祸首”，相关的麻醉人员则要担负一定的责任。因此，现行临床上，通常是升压药物和正性肌力药物不离手，只要收缩压低于三位数或者是 90mmHg，就立即静脉给药来提升血压，好像只要收缩压能维持在三位数或者是 90mmHg 以上，就安全，并万事大吉了，这可能是目前麻醉和术中广泛给予升压药的重要原因。2018 年 12 月份，在评审贝朗科学委员会的基金时，见到一项关于术后谵妄的基金申请。该课题在研究方案中写道：任何一侧的脑氧饱和度（rSO_2）下降幅度大于基础值的 10%，或者是绝对值小于 60% 时的处理措施的顺序为提升血压，当收缩压高于 180mmHg 仍不能纠正时提高吸入氧浓度（FiO_2）。若 FiO_2 为 100% 时仍不能纠正，则提高患者的血红蛋白浓度。当我问及进修的同事，如何在麻醉中提高大脑的血流灌注或者说提高 rSO_2 时，他们的回答类似于这一研究方案中的意见，可见在申请贝朗基金的这一项目中，关于提升 rSO_2 的措施应该是代表了目前临床上的观点。虽然大学中的生理学课程早已告诉我们，二氧化碳是调节脑血流的最重要因素，可是在临床上却很少有人关注二氧化碳对大脑灌注的影响。一说到要增加大脑的血流灌注，通常就想到提升血压。另外，医疗责任的束缚也可能是广泛使用升压药物的促发因素，因为几乎在所有的麻醉事故的鉴定中，鉴定专家首先检查的就是麻醉和术中有无“低血压”现象，而很少有专家考虑升压药和正性肌力药的使用对患者是否有危害，这在上面的章节中已经讨论。

二氧化碳对脑血流灌注的影响已在相关章节中讨论。生理学教科书已明确表明，影响脑血流灌注的最重要因素是 $PaCO_2$，$PaCO_2$ 升高则脑血管扩张，脑血流增多，$PaCO_2$ 降低则脑血管收缩，脑血流减少。而这一最基本的医学常识通常在麻醉或者 ICU 中被忽视。另外，不知道为何有些麻醉医生和外科医生那么害怕或者说是憎恨二氧化碳，总希望 $PaCO_2$ 低些好。因此，目前在各医疗单位，不管是在麻醉、术中还是在术后 ICU，机械通气时很少能见到 $PaCO_2$ 达到 40mmHg 的病例，更不要说 $PaCO_2$ 高于 40mmHg 了。

麻醉和术中 $PaCO_2$ 应该保持多少，这要依据患者的年龄、疾病、术前状况，尤其是术前的 $PaCO_2$ 等因素而定。老年，尤其是高龄患者，以及有颈动脉病变和脑血管病变的患者，$PaCO_2$ 要高些，应维持不低于 45mmHg。如果术前有血气分析，麻醉和术中应该维持 $PaCO_2$ 较术前高 5 ～ 8mmHg，但是，对于合并有肺循环高压的患者，$PaCO_2$ 应维持较术前低 3 ～ 5mmHg，而合并肺动脉高压的小儿患者，$PaCO_2$ 可降低至 25mmHg 左右。

二氧化碳分压维持在较高的水平，有文献称之为高二氧化碳血症或高碳酸血症，将必然会影响到血液的 pH、碳酸氢根、全血缓冲碱和剩余碱的含量。从氧合血红蛋白解离曲线、组织细胞摄氧的角度考虑，处于正常值低限的 pH，或轻微偏酸的 pH，以及轻微的碳酸氢根、全血缓冲碱和剩余碱含量的下降对机体并非有害，尤其对老年人，合并有脑血管病变的患者可能会更为有利。

（四）药物

药物能否预防或者是减轻心血管手术，尤其是体外循环下的心血管手术后出现的中枢神经系统并发症，虽然是目前临床上讨论最多，也可能是某些医疗单位常规应用，但却是很难回答、众说纷纭的问题。早期有文献报道表明，巴比妥类药物对心血管手术患者的中枢神经系统有保护作用，因此，硫喷妥钠曾经在临床上广泛应用，但是，现在却很少有人再谈论硫喷妥钠对大脑的保护作用。关于肾上腺皮质激素对心血管手术患者的中枢神经系统是否有保护作用，文献报道有正反方面的意见。阜外医院在开始进行深低温停循环的手术时，由于受美国 Loma Linda University 医院的影响，分别由体外循环和麻醉给予大剂量的甲泼尼龙 30mg/kg，目的是为了保护患者在深低温停循环下的中枢神经系统。虽然现在阜外医院的深低温停循环手术所致的中枢神经系统的并发症已经很少发生，但是谁也说不清楚大剂量的甲泼尼龙是否真对大脑具有保护作用。由于阜外医院深低温停循环手术中给予大剂量的甲泼尼龙已经持续了30多年，虽然有很多人怀疑甲泼尼龙是否真有作用，但是，也没有人认真地提出过在深低温停循环手术中不再给予甲泼尼龙。如果根据 ACTH 升高可增加心血管手术术后谵妄的发生率推测，深低温停循环中给予大剂量的皮质激素不仅对脑没有保护作用，而且可能是有害的。目前临床上，有不少医生在体外循环转流中给予神经节苷脂，但是否真对大脑有保护作用，也提不出令人信服的临床证据。也有医生在体外循环转流中给予前列地尔，同样也无大家认可的对脑有保护作用的临床证据。目前，对右美托咪定的脏器保护作用的研究，不管是在实验室还是在临床上，都有大量的文献报道。实验室研究的结果多是对脏器有保护作用，或对大脑有保护作用，而在临床上，否定的意见却占有相当的比例。但是，不论右美托咪定对体外循环下的心血管手术患者是否有中枢神经系统保护作用，但由于该药有确切的镇静和镇痛作用，而且对中枢的作用机制不同于其他的镇静药物，临床上依然广泛应用右美托咪定，自然有其确切而正当的理由。而前面所提到的其他药物，在无临床所信服的且对大脑有保护作用的证据的情况下，是否应该在体外循环转流中应用值得怀疑，况且这些药物还有其他的不良影响。例如，前列地尔的扩血管作用，就可以明显地降低体外循环转流中的灌注压力，而这对灌注压力不高的患者，前列地尔的这一作用不能不引起人们的担心。肾上腺皮质激素在体外循环下的心血管外科手术中，对患者的不良影响人所共知，如影响伤口愈合、升高血糖、加重或者恶化感染等，在无对大脑有保护作用的确切证据的前提下，再考虑到ACTH增加术后谵妄的发生率，则不应该盲目地在心血管手术中应用肾上腺皮质激素。

四、心血管术后谵妄及其他中枢神经系统并发症的预防和治疗

前已述及，心血管外科术后中枢神经系统并发症的发生率要显著高于其他外科学专业，其原因是多方面的，这包括体外循环的创伤、气体和颗粒导致的栓塞、麻醉和体外循环中患者的氧需要量与灌注流量的不匹配所导致的大脑氧

供耗失衡，以及患者的高龄等因素。一旦在术后出现了中枢神经系统的并发症将势必会延长患者的住院时间，增加医疗花费，严重者造成永久性伤害，如偏瘫、失语、植物人等，甚至导致患者死亡。由于术后发生的偏瘫、失语、植物人等并发症的治疗复杂，不在本书的讨论范围之内，本节讨论的内容仅限于术后的神经和精神障碍和谵妄等。

预防心血管外科手术中发生的中枢神经系统并发症的临床意义和社会意义不言而喻。由于一旦出现中枢神经系统的并发症，通常临床治疗效果不佳，预后均较恶劣，因此，预防远较治疗更为重要。虽然理论上有众多的中枢神经功能监测措施可以较早地预知发生中枢神经系统并发症的可能性，但是这些监测措施远不像血流动力学的监测那么实用、有效、准确，能够指导临床治疗和对患者转归的判断。因为这些监测指标经常出现假阴性或者假阳性，尤其是假阴性，即从这些监测的结果看，临床上可能不会出现中枢神经系统的并发症，但是在术后却发生了。而从监测的结果来看，可能会发生中枢神经系统并发症的患者，却在术后恢复得很好，临床上未见有神经和精神障碍的表现。另外，有时监测指标出现了异常，但是无从治疗，面对着异常的监测指标，却是束手无策。因此，心血管外科手术中的中枢神经系统并发症的预防和治疗均具有挑战性。

前已述及，在预防中枢神经系统的并发症方面，临床上已经充分注意到了患者的氧需要量与灌注流量的不匹配可能是发生并发症的原因之一。不管现有观念的“低血压”是否会发生与患者的氧需要量不相匹配的低灌注，但起码说明临床上已经重视了血压的作用。目前，本该引起临床上足够重视而却被忽视的是二氧化碳对脑血流的影响。前面的病例虽说是个案，但是却提示：以现有的观念，看似肯定要发生中枢神经系统并发症而不可能苏醒的患者却完全恢复了大脑功能，未出现任何中枢神经系统的并发症，明显高于目前正常标准的 $PaCO_2$ 可能起到了至关重要的作用。

前已述及，目前对施行心血管手术的患者，在麻醉管理中，有些医生通常是不管患者的病情如何，血流动力学是否稳定，都要给予正性肌力药物，好像是不给这些药物心里就不踏实。对血流动力学不稳定的患者，更是多种正性肌力药物不离手。即使对一般的心血管外科手术，如果是以心血管麻醉和手术离不开正性肌力药的观念来管理患者的医生，通常在麻醉、术中和术后都会使用正性肌力药物，有些医生甚至会联合应用多种正性肌力药物。这些医源性儿茶酚胺药物同样会增加患者的应激反应，影响机体的内分泌环境，导致血糖浓度升高等目前尚不了解的变化，这在本书的相关章节中已经反复讨论。目前已很清楚：高血糖是发生中枢神经系统并发症的促发因素，这点在临床上已无异议。

麻醉和术中的应激可分为快应激反应和慢应激反应，这些应激反应引发的内分泌紊乱很难处理。例如，体外循环转流中的高血糖就较难处理，因为此时的高血糖对胰岛素治疗的反应很差，常会发生胰岛素抵抗。因此，不但要努力避免患者本身在麻醉和术中出现的应激，更要避免人为因素造成的医源性应激，树立“升压药可以救命，但也可害命”的信念，无疑对患者是个福音。

预防体外循环转流中的颗粒和气体栓塞虽然不在麻醉的管理范畴，但是，麻醉人员应该注意患者体位的摆放，提醒术者在开放升主动脉前，排出心腔内的残存气体，尽量减少左右心吸引，体外循环动、静脉端安放微栓滤器，尽量使用膜式氧合器等都是减少栓塞的重要措施。

从上述所介绍的内容来看，为预防发生中枢神经系统的并发症，从麻醉和体外循环的管理方面，以下几点非常重要。

（1）麻醉和手术全程避免应激反应。

（2）维持稳定的血流动力学，该血流动力学必须能够提供与机体的氧需要量相匹配的血流灌注量和氧含量。

（3）术中（包括体外循环转流中）和术后机械通气期间维持较高的 $PaCO_2$。

（4）避免或谨慎使用儿茶酚胺类及其他正性肌力药物。避免使用苯二氮䓬类的镇静药物及抗胆碱药物，尽量不使用抗组胺药物。

（5）体外循环转流中不宜快速降温，尤其不宜快速复温，努力减少降温和复温期间身体各部位之间的温差，做到全身各部位温度的均衡。

（6）低温体外循环转流期间尽可能应用 pH 稳态管理血气交换。

（7）尽量减少左、右心吸引，做好血液保护，努力减少患者的出血量和血制品的输入量。

（8）使用膜式氧合器。

（9）麻醉、手术全程和术后给予能满足患者氧合的最低吸入氧浓度。

关于全身麻醉和心血管术后谵妄的研究已经成为临床关注的热点，相关的文献报道浩如烟海，但是，对预防和临床治疗的帮助却微乎其微。而且文献报道的有关促发谵妄的因素很多是相互矛盾的，如认为应激、麻醉和术中镇痛不全是发生谵妄的原因之一，但又认为具有抑制应激和良好镇痛作用的麻醉性镇痛药有可能促发谵妄；ACTH 升高可促发谵妄，但是又提出深麻醉、低 BIS 值及麻醉性镇痛药（这些措施和药物都可抑制 ACTH 的释放）可促发谵妄等，使得人们面对这些研究无所适从。这些相互矛盾的文献报道，到底对临床医学的发展起何作用，而这些研究的科学性及临床意义又何在，作为一名医生，如果从大量、长期的临床实践，以及从细心观察临床的过程中所得出的观念，即从实践到观念，又从观念到实践的反复验证后所得出的结论的价值可能要远远胜于这些浩如烟海的文献报道。似乎可以说，任何一项临床研究，即使发表在高影响因子的刊物上的多中心研究，也难以真实代表每位医生的临床治疗结果，每项临床研究都具有或多或少的局限性和片面性。目前流行的趋势认为，循证医学的证据要显著高于个人的临床经验，但是，能否客观、公正、科学地评价循证医学的证据和个人的经验却是另一回事。前面虽然提到，心血管手术中给予右美托咪定是否对中枢神经系统有保护作用尚存在一定的争议，但是现有的临床实践表明，术中给予右美托咪定对术后谵妄的发生则可能有预防作用，但是右美托咪定确切的临床效果还有待大量的病例来证实。

目前，针对心血管外科术后出现的谵妄和躁动的治疗，有的学术组织推出了专家共识或者指南，但是我认为，最有治疗价值的药物则为右美托咪定。因此，在阜外医院，右美托咪定就成了最为推崇的治疗药物。自右美托咪定在临床上问世后，阜外医院在术后出现谵妄的患者都是在给予右美托咪定后较快恢复的，说明该药对术后出现的谵妄和躁动具有较好的治疗作用。此处特别需要提出的是：我所治疗的病例，虽然每例患者所用的剂量都有明显的个体差异，但是给每例患者所用的剂量都要远大于药物使用说明书上所推荐的用量。理论上，药物使用说明书是医生在临床上用药的“法律”依据，但是，如果机械地按照药物使用说明书给药，却常难以获得治疗效果。下面所介绍的患者就是右美托咪定所治疗的病例。

患者，女性，82 岁，在体外循环下行冠状动脉旁路移植术，术后次日上午停用机械通气，并拔出气管导管。但气管拔管后时隔 24 小时，即在术后的第 2 天，患者出现躁动，医护人员难以和患者沟通，无法进行治疗和护理工作。外科要求我会诊，并进行处理。详细检查患者后，给予右美托咪定 1.5μg/（kg·h）持续静脉输注。右美托咪定给药约 8 分钟后患者入睡，入睡后患者的心率由给药前的 83 次 / 分减慢至 64 次 / 分，收缩压由给药前的 123mmHg 上升约 10mmHg，徘徊在 130mmHg 左右。患者入睡后呼吸均匀，脉搏血氧饱和度无变化，维持 100%。患者入睡后右美托咪定的用量减至 0.5 ～ 0.3μg/（kg·h），持续用药 6 小时后停药。停用右美托咪定后约 1 小时患者清醒，清醒后再无躁动，能正确回答医生和护士的问题，与医护人员配合良好，无明显精神症状，最后康复出院。

患者，男性，57 岁，因扩张型心肌病行心脏移植术，术前内科 ICU 主管医生给予患者多种正性肌力药物支持循环。术前会诊时见患者面色灰暗、表情呆滞、精神状态极差，对医护人员的问话不予理睬，处于濒死状态。心脏移植术后的次日下午停用镇静药，准备气管拔管。但是在停用镇静药后不久患者开始躁动不安、神志恍惚，被迫放弃气管拔管，继续镇静、机械通气。为了给患者拔出气管导管，外科要求我会诊和处理。详细了解患者的病情和停用镇静药物后的经过，给予右美托咪定 1.5μg/（kg・h）持续静脉输注，约 5 分钟后逐渐把剂量增加至 2.3μg/（kg・h）。剂量增加后约 6 分钟，患者入睡，入睡后患者的心率和血压无明显变化[术后持续静脉输注多巴酚丁胺 5μg/（kg・h）]。患者入睡后右美托咪定的用量缓慢减至 0.5 ～ 0.8μg/（kg・h），持续用药 4 小时后停药。停药后约 40 分钟患者清醒，清醒后患者安静。清除患者气道和口腔内的分泌物后拔出气管导管,气管导管拔出后患者能较好地与医护人员沟通、配合，无明显的精神症状。

右美托咪定在临床上问世后，由于其独特的药理学特点，迅速引起临床上的广泛关注，国内已在不同的领域推出了临床应用右美托咪定的专家共识。虽然这些共识中也涉及超适应证用药的问题，但是在推荐使用的用量上都仍然遵循药物使用说明书上推荐的剂量。上面所介绍的两例患者右美托咪定的用量均显著高于药物使用说明书上推荐的剂量，但是在临床上并未出现明显的不良反应，这是否提示在不同的临床情况下，右美托咪定用量的范围仍需要进一步的研究和观察呢?

应用右美托咪定来治疗术后的躁动和谵妄，一定要使患者能够迅速入睡，因此，右美托咪定的起始剂量应大些。从第一例患者的临床治疗的过程来看，虽然为 82 岁的高龄老人，右美托咪定的起始剂量为 1.5μg/（kg・h），仍然对呼吸和循环无明显影响。第二例患者，右美托咪定的起始剂量从 1.5μg/（kg・h）增加至 2.3μg/（kg・h），也未见到明显的不良反应。另外，在病房处理术后胸骨感染的创口时，我静脉给予右美托咪定复合局部浸润麻醉获得了非常满意的临床效果，右美托咪定所给予的剂量不仅超出了药物使用说明书上推荐的用量，而且也大于上述两例患者所接受的剂量[详情请见右美托咪定在心血管麻醉和围术期应用的专家共识（2018），临床麻醉学杂志，2018，34（09）：914-917]，临床上也未见明显的不良反应。在大剂量的右美托咪定和局部浸润的麻醉下，虽然没有给患者任何保持呼吸道通畅的措施，如放置喉罩、口咽通气道等，但均未发生过呼吸道梗阻和呼吸抑制的现象。在清理创口时，患者自主呼吸的频率减慢 1 ～ 2 次 / 分，个别时段可减慢 3 次 / 分，但呼吸频率都在 10 次 / 分以上。在吸入氧流量 3 ～ 4L/min 的情况下，患者的 SpO_2 都能够维持在 100%。同时，患者的心率减慢 5 ～ 8 次 / 分，收缩压升高 3 ～ 8mmHg，循环非常平稳。创口处理完毕，患者清醒后，对创口处理过程无任何记忆。这是否也同样说明右美托咪定的临床应用范围及应用的剂量仍需要进一步的研究和观察。

第二节 肾脏保护

目前，体外循环下心血管手术后出现的急性肾损伤（AKI）已经成为临床研究的热点。但是，由于导致 AKI 的因素复杂，病因和发病机制并未被完全了解，治疗手段的成功率不高，最终避免不了透析治疗，因此，AKI 的防治也具有挑战性。

一、急性肾损伤的发病率和危险因素

心脏手术后 AKI 的发病率不仅随着 AKI 的定义而变化，而且也因为手术及外科团队的不同而有明显的差异。AKI 的后果严重，有文献报道称，发生中等严重程度的 AKI 时，常规 CABG 手术后的死亡率可从不足 1% 增加至 20%。如果发生的 AKI 需要透析治疗，死亡率可能会超过 50%，而且救治的费用也会急剧增加。2004 年起，依照 AKI 的风险因素、肾损伤的程度、肾衰竭、肾功能丧失和终末期肾病（RIFLE）的不同层次，现在已经标准化了 AKI 的定义。急性肾功能不全的评分是根据肌酐（Cr）水平升高的程度，肾小球滤过率（GFR）降低的幅度，或者少尿时间的长短而定。肾衰竭的定义是基于所需要的肾替代疗法（RRT）的持续时间。2007 年，急性肾损伤网络（AKIN）根据 Cr 的高低和尿量的多少，由轻到重将 AKI 分为三级。但是依照 Cr 等的变化来诊断 AKI 仍存在问题，这是因为 Cr 升高的时间滞后，通常在肾损伤后约 48 小时才上升，而且血液稀释也可能会降低血液中 Cr 的水平。另外，尿量的多少对 AKI 的诊断也并不可靠。而新型的生物标志物则可能有助于早期诊断。

AKI 患者自身的危险因素包括高龄、女性、慢性阻塞性肺疾病（COPD）、糖尿病、外周血管疾病、充血性心力衰竭、术前肾功能不全、心源性休克、急诊手术等，而手术的危险因素则包括体外循环的转流时间、主动脉阻断的时间、出血和输血量的多少、瓣膜手术、联合手术及是否进行体外循环转流等。

新型的 AKI 生物标志物已经受到了临床的重视，这包括与中性粒细胞明胶酶有相互关系的脂质运载蛋白（NGAL）及血清胱抑素 C 的水平。这两种物质在 AKI 的早期即可以明显增加。

AKI 的病因和发病机制非常复杂，术前血流动力学不稳定，某些药物的不合理应用，以及静脉注射造影剂等具有肾毒性的药物造成的损伤属于早期损伤。体外循环转流、失血、输血、动脉栓塞及随后的血流动力学不稳定则进一步加重了早期发生的损伤。脱离体外循环后，如果血流动力学不稳定、某些药物的不合理应用、再出现感染和败血症等并发症，则使损伤进一步加重。肾髓质特别容易发生低氧血症，因为在正常的情况下，肾髓质的组织氧分压也非常低。体外循环转流期间，在肾髓质中几乎检测不到氧分压。另外，体外循环也会引发或者加重炎症反应，进而加重细胞因子介导的肾脏损伤。

二、急性肾损伤的预防

预防 AKI 是比较困难的，因为造成 AKI 的许多风险因素和伤害是不可避免的。目前认为，缩短体外循环的转流时间可降低 AKI 的发生，减少出血和输血，也可以减轻肾损伤。

药物对 AKI 治疗的研究目前主要集中在非诺多泮（一种选择性多巴胺 1 受体激动剂）、钠尿肽（ANP）和脑钠尿肽（BNP）方面。文献报道，药物非诺多泮对 AKI 有潜在的治疗价值，并且对肾脏有保护效应。ANP 和 BNP 可降低肾素－血管紧张素－醛固酮系统的活性、舒张肾血管、改善利尿环境、避免或者减少使用袢利尿药。至于其他药物是否对 AKI 有预防和治疗作用，则争议较大。虽然目前仍然有学者认为，不多于多巴胺 5μg/（kg·min），可能会对肾脏有保护作用，但这一观点已经不被认可。

目前，由于药物预防 AKI 的效果难以确立，体外循环和外科手术的创伤又不可避免，由此，临床上真正可以操作的措施是维持稳定的血流动力学。大量的临床实践已经充分表明，几乎所有发生 AKI 的患者，血流动力学都不稳定，唯一的区别是：不稳定的血流动力学持续时间的长短，或者血流动力学波动程度的轻重。因此，维持稳定的血流动力学是预防 AKI 发生的关键。

对于血流动力学稳定的认识，目前，临床上的观点并非相同。有些医生把正性肌力药物支持下的血流动力学称为稳定的血流动力学，或者为了使血压达到某种水平，给予较大量的正性肌力药物，甚至是多种药物联合应用。临床上会经常听到某些医生在汇报病情时说：患者在某某药物的支持下，血压稳定，或者说血压很好。而实际上，患者的血压在大量正性肌力药物或者是在血管升压药物的支持下，收缩压维持在所谓的正常范围，而心率却在 100 次 / 分以上，这样的血流动力学是不能称为稳定的血流动力学的。严格意义上说，稳定的血流动力学是患者自身调节的血流动力学，而不是在药物支持下的循环参数。有关稳定的血流动力学标准请参阅本书的相关章节。

正常肾小球的有效滤过压仅约 10mmHg[肾小球有效滤过压＝毛细血管压力（45mmHg）－囊内压力（10mmHg）－血浆胶体渗透压（25mmHg）]，如果血浆的胶体渗透压升高，则肾小球的有效滤过压必然下降，尿量必要减少，严重者可以导致AKI。下面是临床上常用的几种液体的胶体渗透压。

（1）新鲜冰冻血浆的胶体渗透压为（21.6±1.3）mmHg

（2）浓缩红细胞的胶体渗透压为（4.0±1.1）mmHg

（3）库存全血的胶体渗透压为（17.3±1.3）mmHg

（4）羟乙基淀粉的胶体渗透压为（36.7±1.2）mmHg

（5）琥珀酸明胶的胶体渗透压为（33.3±1.4）mmHg

（6）20%白蛋白的胶体渗透压为（78.8±1.3）mmHg

（7）4%白蛋白的胶体渗透压为（16.0±1.5）mmHg

从上面常用液体的胶体渗透压的数值来看，血浆代用品羟乙基淀粉和琥珀酸明胶都是高渗透压性液体，这两种液体一旦输入过多，患者的胶体渗透压必要升高，胶体渗透压升高则可以造成高渗透压性肾损伤。因此，对尿量不多的患者，补充液体时应该考虑多补充些晶体液，以增加尿量。但是，如果补充的晶体液过多，而明显降低了患者的胶体渗透压，则可造成肺水增多和组织水肿。因此，维持适度的胶体渗透压不仅在体外循环手术中而且在术后都是非常重要的。

关于心血管外科手术的容量补充问题，我曾审阅过某杂志社的一篇稿件。该稿件的主要内容是研究心脏瓣膜置换手术的患者每天可补充多少毫升的血浆代用品，即6%羟乙基淀粉。作者根据他们的研究结果得出的结论是：心脏瓣膜置换术的患者，术中和术后早期每日补充6%羟乙基淀粉60～70ml/kg是安全的。我对该稿件审阅的意见是：①由于6%羟乙基淀粉在身体内的消除较慢，如此大量的输入将会明显干扰对瓣膜性心脏病患者的容量管理，造成低血红蛋白血症。②如此大量的输入6%羟乙基淀粉，将会对患者的凝血系统造成不良影响。③大量输入6%羟乙基淀粉，将会明显升高患者的血浆胶体渗透压，有造成高渗透压性肾损伤的风险。因此，对稿件的处理意见是退稿，不宜刊用，但是，该稿件仍是被杂志社刊出了。这件事情表明了，麻醉学界对输入大量的血浆代用品可能会造成高渗透性肾损伤仍然重视不够。

心血管手术中，尤其是体外循环转流中维持多少毫米汞柱的胶体渗透压为宜，目前临床上并无统一的标准。由于在麻醉学领域较少关注胶体渗透压的问题，因而很少见到这方面的报道。虽然在体外循环领域对体外循环转流中维持多高的胶体渗透压也无统一的意见，但大多数医生的意见是维持胶体渗透压在17～18mmHg，以不超过20mmHg为宜。阜外医院在体外循环转流中一直是遵循这一标准，即维持胶体渗透压在17～18mmHg。

三、急性肾损伤的治疗

目前对 AKI 并无针对性治疗措施，最佳的措施是优化血流动力学，避免使用对肾有毒性的药物，以及毒素对肾脏的损伤，等待肾功能的恢复，如果肾功能不能恢复或者恶化则需要透析治疗。

何时开始肾脏的替代治疗？肾脏替代治疗的指征是什么？目前在临床上并不总是很明确的，而且肾脏替代治疗的指征又通常随着不同的研究而在不断地发生变化。虽然目前对肾脏替代治疗的指征争议较大，而且在开展的临床研究中也难以说清楚肾脏替代治疗的指征，但目前临床的倾向是：在对利尿药物治疗反应不好的少尿期就应该启动肾脏替代治疗，如此则可能改善 AKI 的预后。下面是目前临床上通常使用的肾脏替代治疗的适应证。

（1）尿毒症。

（2）难以纠正的高钾血症。

（3）对利尿药治疗无反应的容量过负荷。

（4）严重的代谢性酸中毒。

（5）去除机体的毒素。

目前在临床上，肾脏替代治疗分为连续式和间歇式，两种治疗方式各有其优缺点。连续式肾脏替代治疗下血流动力学较为稳定、管理方便，对容量过负荷的治疗效果较好。而间歇式肾脏替代治疗能较快地清除血液中的毒素和有害的电解质。由于难以证明哪种肾脏替代治疗方式较另一种治疗方式好，可以采用连续肾脏替代治疗一段时间，待血流动力学稳定和容量负荷调整后，再改为间歇性肾脏替代治疗。

何时停止肾脏替代治疗，目前在临床上尚无明确的标准，一般认为，如果肾功能恢复、尿量增加、容量负荷调整良好的情况下，可以中止肾脏的替代治疗。

第十三章 心血管手术中的抗凝和血液保护

目前在临床上，尚无任何外科手术能够像心血管外科手术那样重视抗凝和血液保护。如果非心血管外科手术没有出现意外，如手术伤及了重要脏器、损伤了大的血管等而导致了外科难以处理的大出血，就不会发生因为出血、渗血而危及患者生命的情况。但是在心血管外科领域，尤其是在体外循环下的手术，即使手术没有伤及大的血管，但是由于患者本身的因素，再加上肝素抗凝，患者的凝血系统受到体外循环转流的破坏等，也会发生致命的渗血现象。前面所提到的术中输入 18U 浓缩红细胞的患者，手术本身并未出现任何意外和差错，但是由于患者术前的心功能较差，心脏和心包的广泛粘连，手术创口的严重渗血而直接威胁到了患者的生命，这在其他的外科学领域中是难以见到的。正是因为血液保护在心血管外科领域中的重要性，近些年来，几乎所有关于如何减少患者在手术中的出血量和血制品的输入量的研究，都是在心血管外科领域发起的，如应用抑肽酶，给予抗纤溶治疗以减少手术出血和血制品输入量的研究。因此，能否科学地做好心血管手术中的抗凝和拮抗，能否做到术中“无血”的手术野，是保证患者的手术是否安全、术后能否顺利康复的极其重要的环节。

第一节　心血管手术的抗凝和拮抗

外科手术中需要对血液进行抗凝，以预防术中出现血栓及其他凝血现象，不仅是体外循环下的心血管外科手术最为明显的一个特点，而且如何能够使抗凝做到恰到好处，并能够得到完全却又不过度的拮抗并非易事。心血管外科手术中的抗凝和拮抗发展至今日，走的是一条曲折的路，尤其是体外循环中的抗凝问题，经历了从认识到实践，从实践到认识的复杂过程。虽然体外循环中的抗凝和拮抗到了 20 世纪 80 年代基本上确立了较为科学的管理规范，近 30 余年来未再发生大的变化，但是在临床上，并非每位心外科成员都很清楚体外循环中的肝素抗凝和拮抗的理论问题而能够做到恰如其分的抗凝和拮抗。因此，在临床上的肝素抗凝和拮抗的问题上，尤其是拮抗的问题上，心外科成员之间还时有发生争吵的现象。

一、肝素抗凝

1916 年 Mclean 发现了肝素，1937 年肝素成功地应用于临床。自 1953 年体外循环问世以来，肝素就被应用于抗凝。目前，肝素依然是体外循环手术中最常用的抗凝药物，虽然近些年有肝素的替代物问世，如水蛭素、比伐卢定，但是由于这些替代物价格昂贵、抗凝效果监测复杂，远未达到可以替代肝素抗凝的程度。

肝素制剂是以单位活性来计算效价的，并非是以毫克重量来计算的。所谓一个单位的肝素活性是在 1ml 枸橼酸化的绵羊血浆中加入氯化钙后能够使其 1 小时内不发生凝集的最小肝素量。因此，所有的肝素制剂都是以活性单位来标记的（国内各个厂家生产的肝素都是每个安瓿 2ml 液体内含有 12 500U），而不是以重量单位来标记的。如果以单位重量来计算肝素的活性，那么，1mg 小牛肺肝素制剂所含有的肝素活性可高达 145U。因此，为了肝素制剂活性的统一，肝素制剂都是以活性单位来计算肝素的使用量。而在临床上，国内很多医疗中心却还是以重量单位来计算肝素的使用量。例如，有的医院把一支肝素 12 500U 作为 100mg 使用，而有的医院则作为 125mg 使用。目前，有些医院规定体外循环手术给肝素 3mg/kg，如一支肝素以 100mg 计算，则肝素的用量为 375U/kg，如一支肝素以 125mg 计算，则肝素的用量为 300U/kg。从阜外医院肝素抗凝所经过的历程来看，1979 年前，阜外医院的肝素用量为 3mg/kg（当时一支肝素以 100mg 计算，每千克体重的肝素用量以单位计算则为 375U/kg）。由于体外循环后时常出现硬膜外血肿，怀疑原因为肝素用量过大、抗凝过度所致，于是在 1979 年初将一支 12 500U 的肝素改为以 125mg 计算，用量虽然仍为 3mg/kg，但是，肝素的实际用量则为 300U/kg。后来又因为体外循环后出现了弥散性血管内凝血（DIC）的并发症，怀疑是因为肝素抗凝不足，把肝素的用量又改为 375U/kg（还是按肝素 3mg/kg 计算）。直至 1979 年下半年，阜外医院开始了 ACT 监测体外循环中的肝素抗凝及鱼精蛋白拮抗肝素的研究后，才把肝素的用量由重量计算改为以单位计算。为了解阜外医院为何现在的肝素首次用量为 400U/kg，有必要回顾阜外医院应用 ACT 监测的发展历程。

ACT 的英文全称为 activated coagulation time of whole blood，翻译成中文为激活全血凝固时间。ACT 最早由 Hettersley 于 1966 年所报道，起初是用于筛选血友病。他连续测定了 5000 例受试者，测得 ACT 的平均值为 107 秒，标准差为 13 秒。他认为 ACT 在 130 秒以下为正常，135 秒为极限，140 秒以上为异常。当时他观察到血友病、凝血酶原活性严重下降者 ACT 延长，而香豆素、肝素治疗的患者 ACT 的延长更为明显。1974 年，Hill 首先用 ACT 监测体外循环中的肝素抗凝，观察到 ACT 是一种简便、迅速、可靠、有良好重复性的监测方法。1975 年，Bull 在体外循环中应用 ACT 肝素剂量反应线监测肝素抗凝，维持 ACT 在 480 秒，使所有的患者都得到了精确、相同的抗凝效果。

应用 ACT 监测体外循环中的肝素抗凝，开始有些学者建议把 ACT 延长并维持在 300 秒以上。然而，Young 等于 1979 年在恒河猴身上的研究观察到：ACT 在 400 秒以下时，体外循环转流中出现纤维蛋白单体，说明仍有轻微的凝血现象。ACT 在 400 秒以下者，体外循环转流开始时纤维蛋白原和血小板明显下降，转流中持续在低水平。而 ACT 延长在 400 秒以上者，体外循环转流开始时纤维蛋白原和血小板虽也下降，但转流中却逐渐回升。体外循环结束后对所使用的鼓泡式氧合器的滤器进行电子显微镜检查，观察到 ACT 在 400 秒以下者有大量的纤维蛋白、血小板碎片和堆积的红细胞，而 ACT 在 400 秒以上者却没有这种现象。因此，临床上把 ACT 延长到 400 秒作为体外循环中肝素抗凝的安全下限，如果 ACT 延长超过 600 秒，则为肝素抗凝过度。从 1979 年确立体外循环手术中肝素抗凝的安全范围为 ACT 延长到 400 ～ 600 秒后已经 40 余年了，这期间虽然有人进行过肝素抗凝的相关研究，提出了一些不同的意见和其他的监测方法，但是都未得到临床上的响应和支持。长期、大量的临床实践充分证明了体外循环转流中 ACT 延长到 400 ～ 600 秒是安全而可靠的。

作为阜外医院麻醉学的研究生，在阜外医院血库（现称为输血科）史淑华老师的协助下，1979 年，我从三种硅藻土中筛选出其中一种予以研究，研究的程序简介如下：用天平称重 12mg 硅藻土，放入带有标准刻度、直径 1cm 的试管内，把装有硅藻土的试管放入 37℃的恒温水箱中。于给予肝素前、从右心耳注入肝素后，术者（当时所有的检查血样都是由郭加强教授采集的。郭教授当时任阜外医院外一科主任）分别从右心耳采集血液 2ml（当时手术中所给予的肝素和鱼精蛋白、血液检查的标本均是由术者从右心耳或者从右心房抽取的。1979 年，阜外医院麻醉科首先由 78 级研究生何荣泉开始进行锁骨下深静脉穿刺置管。此项技术慢慢成熟、普及，并在手术中全面推广后，肝素和鱼精蛋白才改为由麻醉医生从深静脉通路中给药），注入到已在 37℃恒温水箱中的硅藻土试管中，并开始以秒表计时。将试管倾斜 3 ～ 5 次以使血液和硅藻土充分混合后，把试管放入 37℃恒温水中持续温浴，每 5 秒钟倾斜试管一次，当观察到试管中出现第一个血凝块时停止计时，此即为 ACT 时间。应用该法测得阜外医院按常规所给肝素 375U/kg 和 300U/kg 两种肝素用量的 ACT 值，均有部分患者的 ACT 不足 400 秒或长于 600 秒。常规肝素用量 375U/kg 组，ACT

延长不到 400 秒者少于肝素 300U/kg 组，而 ACT 延长超过 600 秒者则多于肝素 300U/kg 组。ACT 监测的结果表明：不管是给予肝素 375U/kg 还是 300U/kg，均存在有抗凝不足或者抗凝过度的情况。轻度的抗凝过度对患者并无明显危害，但是，抗凝不足则可引发很多并发症，甚至可威胁到患者的生命。上述在体外循环后发生的硬膜外血肿和 DIC 等并发症，很可能就与体外循环中的肝素抗凝不足有关，因为把 ACT 监测规定为肝素抗凝必需的程序后，再也未发生过这些并发症。

标准的 ACT- 肝素剂量反应线的制作如图 13.1：以坐标的横轴标记 ACT（以秒计算），纵轴标记每千克体重的肝素量（以单位计算）。静脉注射肝素前，先测 ACT 基础值，并且标记在座标的横轴上，此为 A 点。静脉注射肝素 200U/kg 后 5 分钟从深静脉通路抽血，再次测定 ACT，以所测 ACT 值和肝素 200U/kg 两点分别引线，两线在坐标图中相交于 B 点。从 A 点和 B 点两点连线引出 AB 线（虚线），在 AB 线的延长线上查找 ACT 480 秒与 AB 线的交点，从此点向纵轴连线，与纵轴的交点即为 ACT 延长到 480 秒每千克体重所需要的肝素量（380U/kg）。减去已给的肝素 200U/kg，即为所需要补加的肝素 180U/kg。注入补加的肝素后再测 ACT（380 秒），标记在坐标上（C 点）。如果 C 点不在 ACT480 秒和 AB 线的交点上，则 A、C 两点作直线（虚线），从 A 点经 AB 和 AC 两线的中点（D 点）作直线（实线），AD 线即为 ACT- 肝素剂量反应线。如果 C 点在 ACT 480 秒和 AB 线的交点上，即补加将 ACT 延长至 480 秒所需要的肝素后，实测 ACT 值和预计的 ACT 值完全吻合，则 AB 线为 ACT- 肝素剂量反应线，不过，此种情况极其少见。

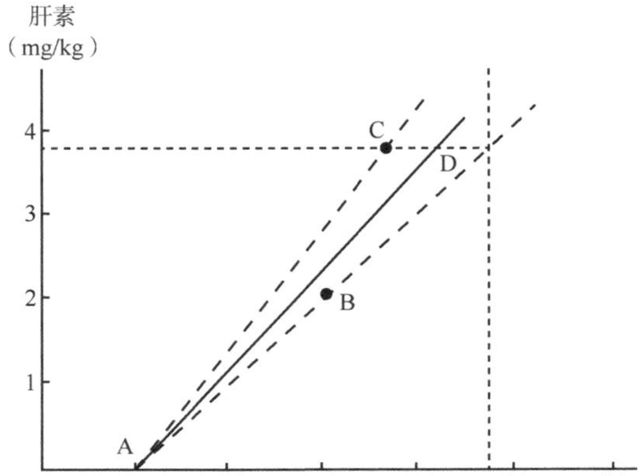

图 13.1　ACT- 肝素剂量反应线

坐标纵轴上标记的每毫克肝素为 100U

坐标的横轴为 ACT 值（秒），纵轴为每千克体重的肝素量（mg/kg，1mg 以 100U 计）。A 点为 ACT 的基础值 100 秒，B 点为给肝素 2mg/kg（200U/kg）后所测的 ACT 值为 300 秒。从 AB 连线上计算 ACT 延长到 480 秒所需的肝素量为 3.8mg/kg（380U/kg），补加肝素 1.8mg/kg（3.8mg/kg−2mg/kg）（180U/kg）后，实测 ACT 为 380 秒（C 点）。从 A 点经 AB 线（虚线）和 AC 线（虚线）的中点作直线（实线）AD 线，AD 线即为 ACT- 肝素剂量反应线。从 AD 线上计算 ACT 延长到 480 秒实际所需的肝素量为 4.4mg/kg（440U/kg），最后补加肝素 0.6mg/kg（60U/kg）。体外循环转流中，间断监测 ACT，从 AD 线上计算所需补加的肝素量。体外循环结束后，监测 ACT，从 AD 线上计算出体内残存的肝素量，以 1mg 鱼精蛋白拮抗 100U 肝素的比例计算鱼精蛋白的需要量。注入鱼精蛋白后再次监测 ACT，如果 ACT 能回复到 130 秒以下，则不再给予鱼精蛋白。如果 ACT 没有回复到正常，则根据 ACT 延长的多少，酌情补加鱼精蛋白。由于标准的 ACT- 肝素剂量反应线制作复杂，以及轻度的抗凝过度，即 ACT 延长超过 600 秒对患者并无明显影响，阜外医院在临床上就简化了 ACT 监测，即首次静脉注射肝素 400U/kg 后监测 ACT，如果 ACT 能够延长到 400 秒以上，则不再给予肝素。如果 ACT 延长不到 400 秒，则根据 ACT 时间的长短，酌情补加肝素。体外循环转流后再次监测 ACT，如果 ACT 不足 480 秒，则酌情补加肝素。体外循环结束后，以 1mg 鱼精蛋白拮抗 100U 肝素的比例，计算拮抗首次所给肝素 400U/kg 所需的鱼精蛋白量，即鱼精蛋白 4mg/kg。首次注入所计算的鱼精蛋白量的 50% ～ 75%，鱼精蛋白注入后监测 ACT，如果 ACT 能够恢复正常，则不再给予鱼精蛋白。如果 ACT 仍然在 130 秒以上，则要根据 ACT 延长的多少，酌情补加鱼精蛋白。因此，从理论上说，以鱼精蛋白 4mg/kg 拮抗所给予的肝素，如果一次性把鱼精蛋白全部注入，鱼精蛋白则会过量，因为从静脉注射肝素到脱离体外循环，循环血中的肝素浓度无疑是要下降的。

很多因素都可影响 ACT，在给予同等剂量肝素的情况下，如果患者缺乏抗凝血酶Ⅲ，则 ACT 延长的时间要明显缩短，此被称为肝素耐药。阜外医院曾经遇到过肝素用量达到了 800U/kg，ACT 仍然不能延长到 400 秒的病例，最后经补充新鲜血浆后，ACT 才延长到了 400 秒。现在，人体血浆制品——抗凝血酶Ⅲ已经问世，肝素耐药的问题可以用特异的方法解决了。临床上能够延长 ACT 的因素除肝素外，体外循环转流中的血液稀释和严重的凝血因子缺乏是最常见的原因。另外，肝素在低温体外循环转流中衰减减慢，维持 ACT 在 400 ～ 600 秒所需的肝素量也较常温下明显减少。

关于鱼精蛋白拮抗肝素的比例，理论上以鱼精蛋白 1mg 拮抗肝素 100U，ACT 即可恢复到基础值，但是在临床上，术者常以手术创面渗血为由而不断地要求补加鱼精蛋白。实际上，补加过量的鱼精蛋白不仅对止血没有任何作用，反而可延长 ACT，加重手术创面的渗血。因为鱼精蛋白具有抗凝作用，本身并没有任何止血作用。图 13.2 为在试管内用不同比例的鱼精蛋白拮抗肝素后 ACT 的变化。

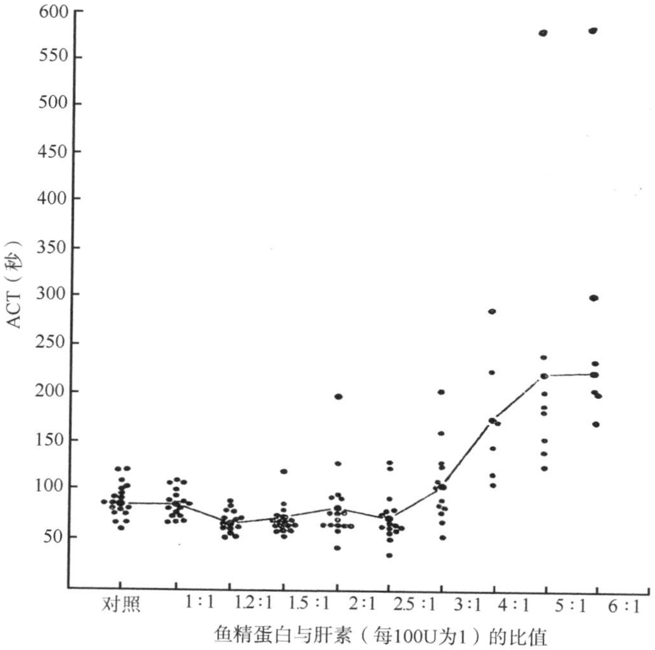

图 13.2　以不同比例的鱼精蛋白拮抗肝素后 ACT 值的变化

从上图可见，以鱼精蛋白 1 ～ 1.5mg 拮抗肝素 100U，ACT 与基础值相比无明显延长。以鱼精蛋白 2mg 拮抗肝素 100U，ACT 与基础值相比开始延长，而且随着鱼精蛋白拮抗肝素剂量的增加，ACT 的延长越明显。

体外循环手术影响手术创面渗血的因素非常复杂。虽然有些外科医生把手术创面的渗血归咎为肝素拮抗不全或者肝素反跳，但这仅是理论上的问题，并非是创面渗血的主要原因。体外循环转流对血液凝血系统的破坏，手术和体外循环的创伤引起的炎症反应，以及纤溶系统的激活等因素才是手术创面严重渗血的主要原因。从鱼精蛋白的需要量来看，阜外医院现在给予的鱼精蛋白的剂量是按照患者首次所给的肝素 400U/kg，以 1mg 鱼精蛋白拮抗肝素 100U 来计算的。而实际上，这样的用量已经超过了拮抗肝素所需要的鱼精蛋白量，因为首次所给予的肝素待体外循环停机后已经过去了两个小时或者更长的时间。虽然在低温的环境中肝素的衰减明显减慢（37℃时肝素的半衰期约为 60 分钟），但是，由于首次静脉注射肝素到脱离体外循环的间隔时间较长，停机后循环血液中的肝素浓度已经下降了很多，因此，临床上所给予的鱼精蛋白拮抗肝素的量常超出了实际所需要的量。如果因为手术创面渗血而再盲目地追加鱼精蛋白，则对患者无任何益处。鱼精蛋白使用过量不仅有可能加重渗血，并可引发其他不良反应。

如果有人坚持说，临床上肯定存在肝素拮抗不全或者肝素反跳，并且是手术创面渗血的重要原因的话，那也并非是因为鱼精蛋白的用量不足，而可能是鱼精蛋白拮抗肝素的给药方式不当所致。因为鱼精蛋白发挥拮抗肝素的作用并非是消除肝素，而是在循环血中与肝素结合，形成鱼精蛋白 – 肝素复合物，使肝素丧失抗凝作用。一次性给予大量的鱼精蛋白，不仅会增加鱼精蛋白的不良反应，而且很有可能使没有和肝素结合的部分导致了创面的渗血。肝素反跳的最常见原因可能是因为形成的鱼精蛋白 – 肝素复合物结合不牢，两者发生了解离，肝素以游离的形式重新出现在循环血中而导致了创面渗血。实际在临床上，渗血较多的常见的原因应该是在给予鱼精蛋白以后，继续输入的氧合器中的剩余血，没有及时地补加鱼精蛋白。试想一下：如果氧合器中的剩余血液较多，超过 1000ml 者很常见，输入这么多的剩余血液，而却没有给予鱼精蛋白，手术创面怎么能不渗血呢？因此，以“少食多餐”的方式给予鱼精蛋白，应该是鱼精蛋白拮抗肝素最为科学的给药方法。阜外医院外科管委会在制订术中血液保护措施实施相关指南时，就包括了这种给药方式。因此，在输入氧合器中的剩余血液的过程中，一定要及时地补加鱼精蛋白。至于补加的鱼精蛋白量，则决定于输入氧合器的剩余血液量的多少。虽然在这方面没有进行过严谨的研究，但在一般情况下，输入 500ml 的氧合器剩余血液，补加鱼精蛋白 20 ～ 30mg 即可。待氧合器中的剩余血液，以及血液回收机洗涤的血液全部输入后，再次给予鱼精蛋白 20 ～ 30mg，以确保肝素的完全拮抗。

对于非体外循环下的心血管手术，如非体外循环下冠状动脉旁路移植术、冠状动脉杂交手术、先天性心脏病的姑息手术和血管腔内支架手术等的抗凝，给予的肝素量能使 ACT 延长至 300 ～ 350 秒即可，不需要把 ACT 延长至 400 秒以上。临床实践表明，如果使 ACT 延长至 300 ～ 350 秒，多数患者仅需要肝素 100 ～ 120U/kg，多于此剂量的肝素对患者并无益处，只会增加手术创面的渗血。但需要注意的是，上述这些手术，都是在常温下，即患者的体温保持在 36℃以上完成的。为了保持患者的体温，临床上必须要采取多种保温措施，如设置较高的手术室温度，把体外循环机的变温水箱的水温设置在 40℃左右，以及其他措施给患者进行体表保温等。由于肝素的半衰期在 37℃时为 60 分钟，因此，在维持患者的体温在 36℃以上的情况下，必须每隔 40 分钟左右监测一次 ACT，如 ACT 短于 300 秒，必须即刻补充肝素，或者采取更为简便的办法：

即不监测ACT，而是每40分钟补充一次肝素，所补充的肝素量以首次肝素使ACT延长的时间而定。阜外医院在开展冠状动脉杂交手术时，建立了肝素抗凝和氯吡格雷给药程序及剂量的规定，现介绍如下。

（1）静脉注射肝素前测定ACT的基础值。

（2）左乳内动脉离断前静脉注射肝素100～120U/kg，肝素注入后5分钟测定ACT，如ACT延长不到300秒，则酌情补加肝素，补加的肝素静脉注射后5分钟再次监测ACT，确保ACT延长至300秒以上。

（3）每40分钟左右追补一次肝素。如果首次静脉注射的肝素可使ACT延长≥300秒，则追加的肝素量为50～60U/kg（即首次静脉注射肝素量的1/2）。如果首次所给的肝素没有能够使ACT延长≥300秒，则每40分钟左右追加的肝素量为首次肝素和补加肝素和的1/2，或者每间隔40分钟左右监测一次ACT，以ACT缩短的时间来追加肝素。

（4）前降支血管吻合完毕后监测ACT，如ACT未超过150秒，则不给予鱼精蛋白拮抗肝素。如果ACT超过了150秒，则根据ACT延长的多少给予鱼精蛋白，一般情况下，所需要的鱼精蛋白总量不会超过50mg。

（5）冠状动脉介入治疗开始前，从胃管内注入氯吡格雷300mg（氯吡格雷注入前，介入医生已从冠状动脉介入导管注入肝素3000U）。冠状动脉介入治疗期间保持ACT在200～250秒。介入治疗期间一般很少需要麻醉医生从静脉补加肝素。

（6）手术结束时监测ACT，如果ACT维持在150～180秒，则不需要鱼精蛋白拮抗肝素。如果ACT超过了180秒，则给予少量鱼精蛋白拮抗，一般给予20～30mg即可。若ACT短于150秒，则需要补加肝素2000U。

上述冠状动脉杂交手术的抗凝方案历经多年的临床验证是安全可行的，该方案既不增加出血风险，也未出现过栓塞病例。

关于肝素在介入治疗中抗凝的有效性和安全性，从阜外医院的伦理委员会上得知，心内科医生在冠状动脉介入治疗时，时有出现血栓的情况，他们把此归咎为“肝素耐药”或者是“肝素抗凝的作用不稳定”，而拟把肝素换为其他的药物，如比伐卢定。追问冠状动脉介入治疗期间肝素抗凝的给药程序得知：介入治疗前给予肝素后监测一次ACT，如果ACT的延长符合要求，此后的过程则不再补加肝素，自然也不会再监测ACT了。从介入治疗期间的这种肝素抗凝的给药程序，即首次给予肝素后不管时间长短不再补加肝素来看，显然是不科学的。如果首次给予肝素后超过了1小时，即肝素注入后过去了一个半衰期，血中的肝素浓度明显下降，自然就有可能会出现血栓，如果间隔的时间再长些，则危险性更大。这种不科学的给药方法出现的问题归咎为肝素，说明这些医生虽然在经常使用肝素，但是对肝素在临床不同情况下的应用，以及对肝素抗凝的相关问题并不清楚。如果他们能够按照冠状动脉杂交手术时的抗凝程序给药，就不会出现他们所说的那些情况了。

二、鱼精蛋白拮抗肝素的注意事项

众多文献报道了鱼精蛋白的不良反应，包括Ⅰ、Ⅱ、Ⅲ型不良反应，相关专业书刊对这三型不良反应也都有详尽的描述，此处不再赘述。

由于鱼精蛋白引发的不良反应可以直接威胁到患者血流动力学的稳定，有些不良反应甚至导致了恶性心血管事件，如本书中所介绍的一些病例，出现了室颤，或者严重的心肌缺血等，因此，心外科团队的每位成员都对给予鱼精蛋白非常重视。但是，各家医院，甚至同家医院不同的心外科团队成员所采用的预防鱼精蛋白不良反应的措施和方法却不尽相同，甚至是五花八门。前已述及，阜外医院在 20 世纪 70 年代前，由于没有开展深静脉穿刺置管，体外循环下的心血管手术，所需要给予的肝素和鱼精蛋白均由术者从患者的右心耳注入。当时，对合并有肺动脉高压的患者，为了减轻或避免鱼精蛋白升高肺动脉压力的作用，术者则从患者的升主动脉注入鱼精蛋白。阜外医院这种由外科医生从升主动脉注入鱼精蛋白的方法目前在国内有些医院仍在使用。从患者的升主动脉注入鱼精蛋白的方法，虽然在理论上有可能会减轻鱼精蛋白的不良反应，但是在临床上，却未能见到此种给药方法的优点，反而增加了升主动脉并发症的风险。70 年代末期，阜外医院麻醉科开展了深静脉穿刺置管后，所有的心血管外科手术中所需要的肝素和鱼精蛋白都改为由麻醉医生从患者的深静脉（锁骨下静脉或者颈内静脉）途径注入。由外科医生从患者的右心耳，或者升主动脉途径给予鱼精蛋白，通常注药的速度较快，这是从升主动脉给予鱼精蛋白难以避免鱼精蛋白的不良反应的主要原因，而由麻醉医生从患者的深静脉途径给予鱼精蛋白，则能够很好地控制给药的速度。

导致鱼精蛋白不良反应的最主要原因除了那些对鱼精蛋白发生过敏或者类过敏反应的患者外，单位时间内给予的鱼精蛋白量的多少则与鱼精蛋白的不良反应密切相关。因此，缓慢地给予鱼精蛋白，在给药期间密切观察血流动力学和呼吸系统的变化，一旦呼吸和循环系统出现波动的预兆，即刻停止给药，应该是最有效、最安全，也是最简便的方法。所谓以单位时间内最小入量的方式注射鱼精蛋白，就是静脉注射鱼精蛋白的速度要非常缓慢，而不是间断性地一次静脉注射鱼精蛋白多少毫克。例如，有的麻醉医生一次快速静脉注射鱼精蛋白 30mg 或者 50mg，然后停下来观察一段时间后再次重复以上的给药方式，这不能称为缓慢给药，而只能称为间断给药。以间断给药的方式静脉注射鱼精蛋白并不能有效地避免鱼精蛋白的不良反应。曾经见到过一位从青岛来进修的同事一次静脉注射了鱼精蛋白 30mg 后，血压就即刻下降，同时肺动脉压急剧升高，差点酿成恶性心血管事件。当我指出给药速度快了些时，这位同事不理解地说:“给药速度不快啊！才仅给了鱼精蛋白 30mg，而且也是缓慢注射的。”待患者体循环压力恢复，肺动脉压下降后，我亲自来静脉注射鱼精蛋白，并请这位进修同事在旁边观察。在我静脉注射鱼精蛋白的过程中，患者的血流动力学非常平稳，鱼精蛋白给药完毕后也未出现任何不良反应。事后，这位进修同事感慨地说：“李主任，今天我才真正明白了什么才是缓慢地给予鱼精蛋白。”至于缓慢地静脉注射鱼精蛋白要慢到何种程度，应该视临床情况而定。但是，最初的鱼精蛋白 50mg 的注药速度一定要慢，尤其是那些可能具有高敏反应、心功能低下、肺动脉高压、高气道反应等的患者，静脉注射鱼精蛋白 50mg 的持续时间不应短于 5 分钟。鱼精蛋白 50mg 注入完毕后要观察一段时间，如果无任何不良反应，再继续给药，继后鱼精蛋白的给药速度可稍微快些。不提倡以微量泵注药的形式给鱼精蛋白，因为以微量泵注药鱼精蛋白，一般所设置的给药速度要快于以静脉注射的方式给鱼精蛋白时的初始速度，而全部鱼精蛋白进入患者体内的时间却又要长于静脉注射给药的时间，这就拖延了鱼精蛋白对肝素的拮抗。而且以微量泵注药的方式给鱼精蛋白也将鱼精蛋白给药的方式复杂化了，同时也增加了微量泵的费用。另外，由外科医生从患者的升主动脉给予鱼精蛋白的做法，不仅增加了外科医生的工作量，以及发生升主动脉并发症的风险，而且也难以避免鱼精蛋白的不良反应，这在前面已经讨论。其原因是从主动脉根部注射鱼精蛋白虽然可以避免鱼精蛋白直接进入肺循环，但是由外科医生从患者的升主动脉给予鱼精蛋白的注药的速度肯定要明显快于麻醉医生从深静脉给药的速度。

阜外医院在 21 世纪前，为减轻鱼精蛋白的不良反应，常规把鱼精蛋白和葡萄糖酸钙，或者氯化钙抽入同一个注射器内，目的是为了对抗鱼精蛋白对血流动力学的影响。而实际上，鱼精蛋白可能只影响部分心功能不全患者血流动力学的稳定，但却要毫无例外地要升高所有患者的肺动脉压，只是肺动脉压升高的幅度不同而已。而静脉注射钙剂，同样也升高肺动脉压，因此，鱼精蛋白和钙剂联合使用，对患者只有害处而并无益处。进入 21 世纪后，阜外医院麻醉科就摒弃了这种鱼精蛋白和钙剂联合用药的做法。但目前在其他的兄弟单位，仍然可见到鱼精蛋白和钙剂联合给药，不知是受阜外医院 20 世纪做法的影响，还是出于其他方面的考虑。至于静脉注射鱼精蛋白前预防性给予 H_1 受体拮抗药，如苯海拉明，是否可以完全预防鱼精蛋白的不良反应，我不曾尝试。

因为苯海拉明可明显延长患者的苏醒时间，对老年患者，可促发术后谵妄、躁动，这在前面的相关章节已经讨论。理论上，H_1受体拮抗药氯马斯汀可能较少促发术后谵妄和躁动，有潜在的临床应用价值。从阜外医院的临床研究来看，氯马斯汀未明显影响患者术后的苏醒时间，也未观察到患者在术后出现谵妄和躁动的现象。但由于该药在临床问世较晚，难以确立是否具有稳定血流动力学的作用，又由于只能肌内注射，不能从静脉给药，不便于术中使用，因此，尚未引起临床上的重视，这在前面也已提及。

关于静脉注射鱼精蛋白后发生严重不良反应的处理措施，在众多专业书刊中均有介绍，此处不再赘述。但是应该注意：如果不良反应严重，来势凶猛，如循环不能维持，出现肺高压危象和恶性心律失常等，则不要一味地用各种药物处理，应该果断地重新给予肝素（肝素用量为体外循环转流前的剂量。如果体外循环转流前首次所给的剂量，即肝素 400U/kg 可使 ACT 延长至 400 秒以上，注入肝素后，由于时间紧急，此时可不必监测 ACT，待转流开始后再监测 ACT。如果首次所给的肝素 400U/kg 未能使 ACT 延长至 400 秒以上，此时静脉注射的肝素量应为 400U/kg 加上使 ACT 延长至 400 秒所补加的肝素量），插入静脉引流管，再次体外循环转流。体外转流期间再进行抗组胺、抗过敏、支持循环等治疗。待体外循环转流一定时间后再按照脱离体外循环的步骤进行处理。一般情况下，脱离体外循环后，如果能够谨慎地给予鱼精蛋白，再次发生恶性心血管事件的可能性就很小了。如果静脉注射鱼精蛋白期间发生了室颤，唯一的处理措施就是立即再次体外循环转流，万不可企图用药物复苏，或者用电击来反复除颤，以免延误了救治的时间。因为临床实践表明，鱼精蛋白引发的室颤，通常药物处理无效，电击也难以及时复律。

第二节　心血管手术中的血液保护

前面已经讨论，在所有的外科学领域，以心血管外科，尤其是体外循环下的心血管手术，最关注如何来减少患者血制品的输入量。努力减少手术的出血量，进而减少患者血制品的输入量，并不是一个简单的学术问题，而是具有重要意义的社会问题。为此，国家卫生行政管理部门曾经委托阜外医院牵头，组织制定了心脏移植手术的血液管理等一系列的行政法规。另外，从学术方面来看，外科手术中的血液保护已经受到了临床的充分重视，众多的学术组织推出了外科手术血制品输入标准、术中血液回收操作规程、等容或者超容量血液稀释减少异体血制品的输入、术中血小板分离技术减少血制品的输入等各种各样的专家共识及指导意见或者指南。但是，如果细心地研究这些专家共识、指导意见或者指南，通常都是反复强调合理输血的重要性，以及患者所可能耐受的最低血红蛋白含量。除了偶有建议在术中进行抗纤溶治疗，或者给予去氨加压素等药物外，却很少有针对如何减少手术出血而提出的安全、具体及可行的措施。这就如同前面所提到的，以儿茶酚胺药物来增加患者的心排血量，借以减少血制品的输入量的临床研究那样，很少关注如何来减少手术中的出血量。固然，合理输入血制品对减少异体血的输入具有重要意义，但是，仅靠合理输入血制品对减少血制品的输入及避免出现“血荒”的作用却是很有限的，因为不管血制品的输入如何“合理”，出血多了就必须要输血。如果要从根本上减少手术中血制品的输入量，减少血制品输入可能给患者带来的危害，进而提高临床医疗质量，改善患者的预后，避免出现“血荒”的社会问题，最为关键的措施则是如何来减少手术中的失血量。

一、努力减少心血管手术的失血量

手术就要出血，这是不可避免的，但是，手术中出血量的多少则决定于手术团队对如何减少手术中的出血量的认识和技术水平。在心血管外科领域，外科医生能够做的仅是尽量减小手术创面，如微创手术、腔镜手术、小切口等，以及细心地止血，而手术创面渗血的多少，则在很大的程度上取决于手术团队的其他成员，如体外循环医生和麻醉医生。麻醉医生不仅在减少手术失血量方面可以发挥作用，有时甚至可以起到至关重要的作用。

本书的相关章节已经讨论了麻醉和术中的应激反应，以及血流动力学的管理对手术失血的影响。由于麻醉和术中适度的应激对患者是有益的理念在麻醉界深入人心，因此，控制性循环的实施非常困难，绝大多数的医生很难接受术中较低的血压和较慢的心率的这种血流动力学的管理模式。再加上有些研究认为，麻醉性镇痛药可能与术后谵妄的发生有关，因而麻醉性镇痛药在心血管麻醉中应用的剂量似乎有越来越少的趋势。近期，阜外医院从德国和美国进修学习回来的麻醉医生，在汇报在国外学习的见闻时，都提到了心血管外科手术中麻醉性镇痛药的使用量，即都明显地少于阜外医院在术中的使用量，而与阜外医院相比，患者在术中的血压和心率也都处于较高的水平。另外，国外这些医院在术中升压药的使用也明显多于阜外医院。前面已经提及，目前很多麻醉医生甚至认为：术中“轻度”的血压升高对于手术中的出血并没有明显的影响。因此，对于如何来减少手术中的失血量，在麻醉界的学术活动中则难以成为讨论的重点。

外科手术对患者是严重的创伤，有创伤就必然会伴有应激反应，有应激反应就会激活纤溶系统和激肽释放系统，这两大系统的激活就会引起手术创面的渗血。2007 年 11 月份，国家食品药品监督管理局发布命令：在国内全面停用抑肽酶。在这之前，心血管外科手术中广泛使用的抑肽酶就可以明显地减少手术中的出血量。抑肽酶减少手术中的出血量的机制就是因其可抑制纤溶系统和激肽释放系统，而且减少手术失血量的效果与纤溶系统和激肽释放系统的抑制程度密切相关。抑肽酶减少手术失血量的机制告诉我们，只要能够抑制手术中纤溶系统和激肽释放系统的激活，无疑就可以减少手术创面的渗血。

麻醉如欲抑制纤溶系统和激肽释放系统的激活，就必须抑制麻醉和手术创伤引起的应激反应，这又要回到麻醉管理的理念问题。本书的相关章节已经讨论了应激反应对患者的危害，这其中包括了临床长期认可的"适度应激"的影响。如果不能改变这些传统观念，想从血流动力学管理的角度来减少手术创面的渗血就无从谈起。

对麻醉、术中的血压是否会影响到手术创面的渗血，虽然外科医生对术中出血或者渗血的患者，大都会提出控制血压的要求，而在麻醉界有些医生却持否认态度，这在前面已经提及。他们的观点是：在术中维持术前的血压水平，或者是术中维持较高的血压水平，并不会增加手术的失血量。持这一观点的医生还在丁香园网站上进行了宣传。在本书的相关章节中已经讨论：麻醉和术中如果维持了术前水平的血压，患者必然要处于应激反应状态。先不说应激对纤溶系统和激肽释放系统的影响，仅从血压这一指标而言，如果血压不影响手术出血，为何在临床上会有控制性降压的要求呢？前面已经提及，阜外医院外科在施行未闭动脉导管切断缝合术时，通常会要求把 MAP 降至 40mmHg 左右。这一要求虽然主要是为了便于被切断的动脉导管的两端的缝合，但也包含有减少手术出血的作用。大血管外科的手术中，为了减少患者在术中的出血，控制血压通常就成为每位外科医生的必然要求。因此，血流动力学的管理应该是减少手术出血量的首要因素，仅从减少外科手术出血量的角度而言，也应该在麻醉和术中实施控制性循环。控制性循环管理不仅仅是减轻了血压对手术出血的影响，而且也抑制了机体对麻醉和手术创伤激发的应激反应，进而抑制了纤溶系统和激肽释放系统的激活，减轻了炎症反应对机体的伤害，这在相关的章节中已经讨论。

药物能否减少手术的失血量呢？荷兰学者在 1974 年证明了抑肽酶可以减少心血管手术中的出血量和血制品的输入量，此后，抑肽酶就被广泛地应用于心血管外科手术，而且逐渐扩展到了其他的外科学领域。抑肽酶停用后，是否还有其他药物能够像抑肽酶那样减少手术的失血量和异体血的输入量呢？理论上，乌司他丁和抑肽酶同属一个家族（均为丝氨酸蛋白酶抑制剂），乌司他丁有明确的抗炎作用，增大用量是否也具有抑肽酶那种减少手术出血的作用呢？经过我和其他同事共同的探索研究，结果表明：给予患者乌司他丁 300 万 U 的用量，与对照组相比，仅可减少血制品输入量的 18%，虽然在统计学上差异显著，但临床意义并不大。而给予抗纤溶药物氨甲环酸 30mg/kg 的用量却可以得到与乌司他丁 300 万 U 的用量相类似的结果，而药物的费用却可以忽略不计（每例患者所用氨甲环酸的总费用远不及乌司他丁 10 万 U 一支的费用）。随后进一步的研究表明，加大术中氨甲环酸的用量，手术中的失血量和血制品的输入量随着氨甲环酸用量的增大而进行性地减少，并且在临床上未见明显的不良反应。2009 年后至今，阜外医院外科手术血制品输入量的明显下降（详见相关章节），则与广泛使用较大剂量的抗纤溶药物——氨甲环酸是密不可分的。为了减少我国心血管外科手术的出血量和血制品的输入量，规范化使用氨甲环酸，中国心胸血管麻醉学会为此推出了《心血管外科手术围术期血液管理——抗纤溶治疗指南》。联合应用控制性循环和抗纤溶治疗对减少心脏手术失血量的效果可从下面的图 13.3 清楚地展现出来。该图片上展示的是一例心脏移植的患者在整个手术的过程中所有的回收血量。

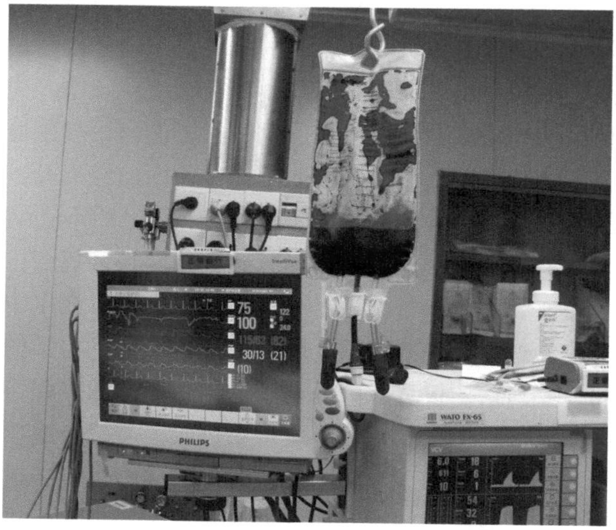

图 13.3　心脏移植患者术中回收的血量

此例为 62 岁的男性患者，因晚期冠心病合并缺血性心肌病行心脏移植术。患者术前的 EF 为 15%，频发室性心动过速，于 2013 年 11 月行心脏移植术。术中全部的血液回收量（包括纱布洗涤后）仅约 70ml。在没有输入回收的血液前，患者的血红蛋白已达 124g/L。

正如宣传广告所推出的“没有最好，只有更好”那样，减少手术失血量和血制品输入量的努力应该是永无止境的，不知道是否会有那一天：外科手术不再出血。如果这一天能够来到，无疑对手术患者是一划时代的福音。虽然阜外医院在减少手术失血和血制品的输入方面已经取得了可喜的成绩，处于世界领先水平，但是，并非每例手术在减少失血量方面做得都很完美，某些手术团队所施行的手术，以及某些手术的失血量仍然较大。而且在如何减少血制品的输入方面，目前所做的工作基本上还是集中于麻醉和手术的过程中，术前和术后的工作做得并不多。另外，从理论上看，体外循环转流中凝血因子必然要遭到破坏，如果能够避免凝血因子的破坏，或者能够及时地补充凝血因子，应该能够进一步减少手术的失血量，但是在这些方面的工作，临床上还远远做得不够。

关于文献报道和多家医院开展的术中患者自体放血、术中血小板分离技术、等容或者超容量血液稀释等临床研究，能否减少患者血制品的输入量的问题，除了没有开展以等容、超容量血液稀释来减少患者血制品的输入量的研究外，上述的各种血液保护措施阜外医院麻醉科都曾经进行过临床研究。术中的血小板分离技术从理论上说保存了患者的血小板功能，停机后回输给患者，应该能够减轻手术渗血，起到减少血制品输入量的作用。但是实际上，由于大多数国人的体重不会超过 80kg，而血小板分离技术必须要先快速放出至少 300ml 的血液，才有可能进行血小板分离。从患者的桡动脉置管，或者深静脉置管处快速放出 300ml 以上的血液，这在临床上绝非易事。如果放血的速度缓慢，则难以进行血小板分离，而且还有可能在放出的血液中出现血凝块。快速放出 300ml 以上的血液，这对心脏病患者而言，很有可能是一个非常危险的操作，因为能够直接威胁到患者血流动力学的稳定。因此，阜外医院麻醉科在 20 世纪 90 年代刚刚开始这项研究时就被迫很快放弃了。2014 年后，不了解这一研究经过的年轻医生又重新进行了这项研究，但同样面临了上述难以解决的问题。术中等容量或者超容量血液稀释减少血制品输入量的临床研究，对于心血管手术患者是不适宜的，这是很容易理解的，因此，阜外医院麻醉科从未进行过这方面的临床研究。至于术中放血能否减少血制品的输入量，文献的报道多是阳性的结果，即术中放出患者一定量的血液，术毕回输给患者，能够减少异体血制品的输入量。但是，回顾阜外医院麻醉科所走过的血液保护的历程，却并不支持手术中放血这一表面看起来似乎有效的血液保护措施。

20 世纪 80 年代末、90 年代初期，阜外医院麻醉科要求成年手术患者在麻醉后必须从颈内静脉或者桡动脉置管处放血，停机后再回输给患者。麻醉后给患者放血的血液保护措施是阜外医院麻醉科在 20 世纪持续时间最长的一项临床研究。当时的研究结果报道为从某年某月开始到某年某月自体放血一共多少例，一共放血多少毫升，减少异体血输入多少毫升（减少异体血的输入量等同于自体的放血量。把自体的放血量当作为异体血输入的减少量，这显然是不科学的）。并且在自体放血的研究中观察到：自体放血后心排血量增加，肠系膜的微循环速度加快。根据以上的研究结果，自体放血的研究结论是：开展自体放血的工作可以减少术中异体血的输入量，节约用血。自体放血还可以改善患者的微循环，增加心排血量。而实际在临床上，根据来自阜外医院输血科的资料分析，开展自体放血期间并没有能够减少总输血量及平均每例患者的输血量，反而多于未开展自体放血前的异体血的输入量（统计学上无显著性差异）。推测原因：可能是由于自体放血的患者在手术中的失血量较多的缘故，这是因为在放血的同时必须要输入较多的晶体液（当时无羟乙基淀粉、琥珀酸明胶等血浆代用品），而晶体液的大量输入导致了在体外循环转流前的血液稀释，使得手术野创面渗血增多。由于体外循环转流开始后血液又进一步稀释，使得手术野的渗血更加严重。另外，很多患者由于体外循环转流所致的进一步血液稀释导致转流中的血红蛋白水平太低而不得不在氧合器中加入异体血。因此，当时的自体放血不仅没有能够减少异体血制品的输入量，反而明显增加了每例自体放血患者麻醉管理的困难。至于自体放血患者的微循环速度加快和心排血量增加，这是血液稀释后的必然反应，并非说明自体放血所致的血液稀释对患者更加安全，反而是增加了患者的心脏作功和心肌的氧耗量，这对缺血性心脏病患者更为不利。况且由于自体放血的原因，不得不输入大量的液体，由于血液稀释后的携氧能力降低等因素，不仅导致心率反射性增快，而且使得机体和组织器官暴露于缺氧的危险之中。此外，从血流动力学的管理方面来说，如果做不好放出的血液和输入的液体之间的平衡，则明显增加了血流动力学管理的困难。再者，从自体放血的技术层面上来看，自体放血时，在血液流入枸橼酸抗凝液的过程中需要不停地摇晃，稍不注意，就有可能形成血凝块而浪费了放出的血液，这在阜外医院自体放血的过程中时有发生。客观、严峻的临床现实，使得这以行政命令来执行的自体放血的血液保护措施没有能够持续多长时间便就自动消失了。

二、阜外医院心血管手术中的血液保护实施方法

血液保护，减少心外科手术的出血量和血制品的输入量，在阜外医院被作为提高临床医疗质量，改善患者预后的重要环节而倍受重视。前面已经提及，抑肽酶投入临床后，阜外医院很快就普及了在所有的体外循环下的心外科手术中都给予了抑肽酶。2007 年 11 月，国家食品药品监督管理局发布了停用抑肽

酶的命令后，当年的 12 月份，阜外医院二次开胸止血的手术例数与每例患者的红细胞和血浆的输入量和 10 月份相比就某些患者有增加。2007 年 10 月份，每例手术患者红细胞的输入量平均为 2.60U，血浆的输入量平均为 276ml，而 12 月份就分别增加至 3.22U 和 393ml，如果换算成全血，则每例手术患者就多输入异体血 138ml。如果以 2007 年（前 10 个多月手术中使用了抑肽酶）和 2008 年（全年都没有使用抑肽酶，仅有少数患者在术中给予了氨甲环酸）相比，2007 年 7288 例手术中二次开胸止血的例数是 76 例，而 2008 年 7852 例手术中二次开胸止血的例数则为 152 例，2008 年红细胞的输入总量和血浆的输入总量较 2007 年分别增加了 32% 和 35%。面对临床上这一严峻的问题，麻醉科在 2008 年 1 月开展了如何减少患者的出血量和血制品输入量的临床研究，这在前面已经提及。在阜外医院取得了明确的临床效果及使用经验后，麻醉科在 2009 年发起了国内有多家医院参加的“氨甲环酸减少心血管外科手术的出血量和血制品的输入量”的多中心临床研究。通过多中心的临床研究，进一步证实了麻醉诱导后即开始给予大剂量的氨甲环酸能够减少心血管外科手术的出血量和血制品的输入量，而且使用安全，未见明显不良反应。为此，国家食品药品监督管理局还因为这项临床研究而同意修改了氨甲环酸的使用说明书，增加了在体外循环手术中氨甲环酸的使用剂量。多中心临床研究的方案中设置了氨甲环酸小 [氨甲环酸负荷量 10mg/kg，继后以 10mg/（kg・h）的速度持续给药至手术结束]、中 [氨甲环酸负荷量 20mg/kg，继后以 15mg/（kg・h）的速度持续给药到手术结束]、大 [氨甲环酸负荷量 30mg/kg，继后以 20mg/（kg・h）的速度持续给药到手术结束] 三个剂量组，研究的结果见表 13.1。

表 13.1　氨甲环酸多中心临床研究的分组和研究结果

	大剂量（与对照组比率 %）	中剂量（与对照组比率 %）	小剂量（与对照组比率 %）	对照组（%）	*P*
红细胞输注率	61.7%	57.6%	70.5%	78.3%	0.0792
红细胞输注量（U）	2.38±2.73(50.85）	2.32±3.30（49.57）	3.37±3.56（72.01）	4.68±5.00（100）	0.0009*
术后引流量(ml）	605.77±368.1（55.49）	658.81±440.2（60.35）	729.44±52.3（66.82）	1091.6±620.9(100）	0.0001*

大剂量：负荷量 30mg/kg，继以维持量 20mg/（kg・h）；中剂量：负荷量 20mg/kg，继以维持量 15mg/（kg・h）；小剂量：负荷量 10mg/kg，继以维持量 10mg/（kg・h）。

Shi J，Wang G，Lv H, et al. Tranexamic acid in on-pump coronary artery bypass grafting without clopidogrel and aspin cessation；randomized trial and 1-year follow-up，Ann Thorac Surg，2013，95（3），795-802.

Shi J，Ji H，Ren F，et al. Protective effects of tranexamic acid on clopidogrel before coronary artery bypass grafting. a multicenter randomized trial. JAMA Surg，2013，148（6）：538-547.

从表 13.1 可见，氨甲环酸三个剂量组与对照组相比，每例患者平均红细胞的输入量及术后引流量都明显减少，统计学上差异明显，而且在红细胞的输入率、每例患者平均红细胞的输入量及术后引流量方面，三个剂量组之间呈现出递减的趋势，这说明三个剂量组的氨甲环酸都可以减少心血管外科手术患者血制品的输入量，并且与氨甲环酸的用量呈现出正相关的关系。

阜外医院心血管外科的手术量从 2008 年的 7800 余例到 2017 年的 14 899 例，手术量每年都在逐步增加，而血制品输入的总量并未随着手术量的增加而增多。为了更加规范地合理使用血制品，更好地发挥氨甲环酸减少手术出血的作用，2010 年，麻醉科起草了《阜外医院外科血制品输入和血液保护实施指南（术中）》（简称实施指南），经外科系统广泛讨论后，张贴在每间手术室内。实施指南的制定，对减少外科手术中的失血量和血制品的输入量起到了很好的指导作用。但是在 2012 年以前，阜外医院的外科手术患者在住院期间血浆的平均输入量多于红细胞的输入量，这显然是不科学的，说明存在着血制品的输入有不合理的现象。经过整个外科系统的努力，遵照实施指南的规定，终于在 2013 年改变了血浆输入量多于红细胞输入量的现象。正如在 2018 年春节后，阜外医院外科管委会对 2017 年的工作所做的总结那样：虽然近 6 年来外科的手术量每年都在增加，但是红细胞和血浆的总输入量却并未随着手术量的增加而增多，说明平均每例手术患者的血制品的输入量在逐年减少，而且输入血浆的患者的人数、血浆输入的总量及平均每例手术患者的血浆输入量都低于红细胞的输入量。实施指南经过多年的临床实践证明是有效和切实可行的，对于减少心血管手术中的失血量和血制品的输入量具有明确的临床指导意义。下面所附就是实施指南的具体内容。

附：阜外医院外科血制品输入和血液保护实施指南（术中）

◆血制品输入指征

➢红细胞

✚ 体外循环中血红蛋白＜ 70g/L

✚ 血红蛋白虽＜ 70g/L，但预计经超滤、停机时血红蛋白可能＞ 80g/L，则体外循环中不输入红细胞

✚ 输入机器余血和洗涤红细胞后，血红蛋白仍＜ 80g/L。高龄、大血管手术血红蛋白＜ 90g/L

✚ 非体外循环手术，术中血红蛋白＜ 80g/L：高龄、大血管手术血红蛋白＜ 90g/L

➢新鲜冰冻血浆

✚ PT ＞ 1.5 倍正常值（INR ＞ 1.6），APTT ＞ 2 倍正常值，伴手术创面

弥漫渗血

- 大量输入库血（出血量或输血量相当于自身血容量，约 70ml/kg）
- 血液回收成品血量＞ 2000ml
- 先天性或获得性凝血功能障碍
- TEG 检查明确提示凝血因子缺乏
- 紧急逆转华法林的抗凝血作用
- 抗凝血酶Ⅲ缺乏引起肝素的耐药

➢ 血小板

- 血小板计数＜ 50×10^9/L
- 再次手术、主动脉手术、心脏移植术、体外循环时间长（＞ 6 小时）及大量输入库血
- TEG 检查明确提示血小板功能低下

◆血液保护

➢ 避免心率快、血压高的高循环动力学反应

➢ 恰当合理的抗凝和拮抗

- 非体外循环手术，肝素首次用量 100 ～ 200U/kg，以 ACT 延长并维持在 300 ～ 350 秒
- 鱼精蛋白量首次用量 3mg/kg，以“少吃多餐”的原则追加

➢ 抗纤溶药物

- 非体外循环手术，氨甲环酸总量 20 ～ 30mg/kg
- 一般体外循环手术，氨甲环酸总量 80 ～ 100mg/kg
- 二次、大血管和心脏移植手术，氨甲环酸总量 100 ～ 150mg/kg

外科管委会

从中可见，实施指南的内容包括两个部分，第一部分为手术中血制品的合理使用，第二部分为血液保护的实施办法。

实施指南中的第一部分：输入血制品的指征，对术中输入红细胞、新鲜冰冻血浆和血小板做出了明确、细致的规定。从第一部分的内容来看，实施指南对红细胞、新鲜冰冻血浆和血小板的输入规定是很严格的，尤其是对新鲜冰冻血浆输入的条件规定得非常明确和细致，避免了以手术创口渗血为理由而盲目输入新鲜冰冻血浆的现象，更是杜绝了把血浆作为血容量补充的错误做法。由于在制定实施指南时，国内抗凝血酶Ⅲ还未问世，因此，才把新鲜冰冻血浆作为抗凝血酶Ⅲ缺乏的患者的补救措施。现今，抗凝血酶Ⅲ问世后，为了对抗因为抗凝血酶Ⅲ缺乏而导致的肝素耐药的患者，则应该直接补充抗凝血酶Ⅲ，这在前面已经提及。关于心血管外科手术中血小板的补充，实施指南规定了血小

板计数要低于 50×10^9/L，这一规定要明显严格于目前外科手术中补充血小板的常规做法。因为大量的临床实践已经证明，血小板计数能维持在 50×10^9/L 以上，并不构成手术渗血的原因。而血小板的功能低下，才是导致手术渗血的重要因素。因此，在补充血小板的指征中，加入了 TEG 检查，只有 TEG 的检查提示了血小板的功能低下，才可补充血小板。

实施指南中的第二部分：血液保护，将避免手术中心率快、血压高的高循环动力学反应作为血液保护的头条内容，可见在阜外医院的心血管外科团队是多么重视血流动力学参数对手术出血的影响。而在很多的医疗中心，术中患者的收缩压在 130 ～ 140mmHg 可能是很常见的现象，而在阜外医院的外科手术中，一旦收缩压高于 130mmHg，外科医生就会提出意见，要求把血压降下来。甚至有的外科医生看到收缩压在 120mmHg 左右，就认为血压偏高了。现在的阜外医院外科团队对心血管手术中血流动力学的认识并不是传承下来的，而是从 20 世纪 90 年代末期，尤其是近十几年来逐步发展形成的。正是外科团队逐步形成的这一血流动力学管理的理念，对于减少手术的失血量和血制品的输入量，以至于降低手术患者的并发症及住院、术后 30 天内的死亡率都起到了至关重要的作用。心率增快不一定对手术失血造成多大影响，但是心率增快对患者在术中和术后的安全却构成了威胁，尤其是在血压不高而心率较快的情况下，对患者的威胁更大。另外，心率增快通常提示患者可能会合并有其他的问题，如容量不足、失血、心功能受损、过敏反应等。如果在麻醉和术中同时出现了心率快和血压高的现象，则通常提示患者发生了较强烈的循环应激反应，因此，这是将避免手术中出现心率快、血压高同时写在一起的重要原因。

实施指南中的第二部分，将抗纤溶药物——氨甲环酸的使用剂量从体外循环手术和非体外循环手术，以及何种困难程度的手术都做出了明确的规定。对于非体外循环下的心血管手术，由于无体外循环转流对凝血因子的损伤，氨甲环酸的用量应该适当减少。实施指南中规定的用量为 20 ～ 30mg/kg，即成年患者在整个手术中氨甲环酸的用药总量约为 2g（以 70kg 计）。而一般的体外循环下的手术，氨甲环酸的用量则增加到 80 ～ 100mg/kg，即术中所用的总量为 5 ～ 7g（以 70kg 计）。由于二次手术、大血管手术或者心脏移植手术，在术中的出血或者渗血都较严重，因此，氨甲环酸的用量则增加到 100 ～ 150mg/kg，即总量为 7 ～ 11g（以 70kg 计）。但是，由于手术时间的不可控性，临床上很难把预计要给予的氨甲环酸在手术结束时恰好能够进入到患者体内，因此，在阜外医院的外科手术中，采用了以下的给药方法：在麻醉诱导后完成深静脉穿刺置管，连接好氨甲环酸注射泵，从深静脉通路开始持续注射氨甲环酸。给药的速度为：①非体外循环手术，氨甲环酸的给药速度约为 5ml/h（以氨甲环酸的剂型 1g/10ml 计算，给药速度 5ml/h 即为氨甲环酸 500mg/h），如果持续给药的时间为 4 小时，给予的氨甲环酸总量约为 2g。②一般体外循环手术，氨甲环酸给药的速度为 15ml/h（1.5g/h）左右，如果手术时间大约为 4 小时，则氨甲环酸的总量约为 6g。③二次手术、大血管手术或者心脏移植手术，氨甲环酸的给药速度为 20ml/h（2g/h）左右，如果手术持续了 5 小时，则氨甲环酸的总量约为 10g。至于哪种氨甲环酸的给药方式临床效果更好，虽然文献上报道了多种给药方式，如先给予负荷剂量的氨甲环酸，然后再按一定的速度持续给药。阜外医院发起的“氨甲环酸减少心血管外科手术的失血量和血制品的输入量的多中心临床研究”就是采取了先给予负荷量，然后按照一定的速度持续给药的方式。但是在临床上的常规使用中，由于采取负荷量的方式给予氨甲环酸，一是操作程序有些复杂，二是较难计算继后持续给予氨甲环酸的速度，因此，阜外医院在氨甲环酸的常规给药中，就简化了氨甲环酸的给药方式，而是普遍采用了按照一定的速度持续给予氨甲环酸，临床上仍然取得了很好的效果，阜外医院近些年来在减少血制品输入方面所取得的成绩对此就是很好的说明，因为术中基本上都是按照一定的速度持续给予氨甲环酸，很少给予负荷量。文献上曾有从术中开始使用氨甲环酸并持续到术后若干小时的报道，但是在阜外医院没有进行这方面的临床研究，更没有在术中给予氨甲环酸持续使用到术后若干小时的病例。文献上也有在手术创口上局部使用氨甲环酸的报道，阜外医院同样也没有进行过这方面的研究，因而，也不曾在手术创面上喷洒过氨甲环酸。